肿瘤姑息护理实践指导

主　编　陆宇晗　陈　钒

主　审　徐　波

编　委　（按姓名笔画排序）

于新颖（北京大学肿瘤医院）
王　云（北京大学肿瘤医院）
王　坤（中国中医科学院广安门医院）
尤渺宁（北京大学肿瘤医院）
文翠菊（北京大学肿瘤医院）
白小燕（北京大学肿瘤医院）
任　晖（北京大学肿瘤医院）
刘晓红（北京大学肿瘤医院）
李　丹（北京大学肿瘤医院）
杨　茉（中国中医科学院广安门医院）
杨　红（北京大学肿瘤医院）
何双智（北京大学肿瘤医院）
谷友惠（北京大学肿瘤医院）
宋丽莉（北京大学肿瘤医院）
张　红（北京大学肿瘤医院（护理部））
张　红（北京大学肿瘤医院（日间病房））
张　彦（北京大学肿瘤医院）
张　洁（北京大学肿瘤医院）
张亚茹（北京大学肿瘤医院）
张丽燕（北京大学肿瘤医院）
陆宇晗（北京大学肿瘤医院）
陈　扬（中国中医科学院广安门医院）
陈　钒（北京大学肿瘤医院）
陈丽丽（北京大学肿瘤医院）
国仁秀（北京大学肿瘤医院）
赵　旻（北京大学肿瘤医院）
赵艺媛（北京大学肿瘤医院）
柏冬丽（北京大学肿瘤医院）
侯晓婷（北京大学肿瘤医院）
聂　鋆（北京大学肿瘤医院）
郭　敬（中国中医科学院广安门医院）
唐丽丽（北京大学肿瘤医院）
裴燕翔（中国中医科学院广安门医院）
薛　颖（北京大学肿瘤医院）

北京大学医学出版社

ZHONGLIU GUXI HULI SHIJIAN ZHIDAO

图书在版编目（CIP）数据

肿瘤姑息护理实践指导 / 陆宇晗，陈钒主编．—北京：北京大学医学出版社，2017. 4

ISBN 978-7-5659-1567-3

Ⅰ．①肿…　Ⅱ．①陆…②陈…　Ⅲ．①肿瘤学－护理学　Ⅳ．① R473.73

中国版本图书馆 CIP 数据核字（2017）第 034290 号

肿瘤姑息护理实践指导

主　　编：陆宇晗　陈　钒
出版发行：北京大学医学出版社
地　　址：（100191）北京市海淀区学院路 38 号　北京大学医学部院内
电　　话：发行部 010-82802230；图书邮购 010-82802495
网　　址：http：//www.pumpress.com.cn
E-mail：booksale@bjmu.edu.cn
印　　刷：中煤（北京）印务有限公司
经　　销：新华书店
责任编辑：赵　欣　**责任校对：**金彤文　**责任印制：**李　啸
开　　本：787mm × 1092mm　1/16　**印张：**21.25　**彩插：**1　**字数：**536 千字
版　　次：2017 年 4 月第 1 版　2017 年 4 月第 1 次印刷
书　　号：ISBN 978-7-5659-1567-3
定　　价：80.00 元

本书由
北京大学医学科学出版基金
资助出版

序

根据世界卫生组织发布的全球癌症数据，全球 2012 年新发癌症病例 1410 万，死亡病例 820 万；而目前中国癌症发生率与死亡率呈持续上升趋势，2012 年新发病例为 306.5 万，死亡病例为 220.6 万。癌症人群的不断扩大以及带瘤生存期的延长给姑息照顾领域的发展提出了挑战。

长期以来，医疗专注于疾病的治愈，忽略了以提供舒适和支持为目标的照顾。然而很多慢性迁延性疾病不能治愈，大部分中晚期癌症患者需带瘤生存，这时医疗的目标则应在规范化治疗的前提下，更多地关注延长患者的生存期，提高他们的生活质量。近几十年来，以多学科协作模式为特点的姑息医学逐渐推广和普及，以提供舒适和支持为主的姑息护理也随之发展，但许多护生和护士仍缺乏全面的和以舒适为导向的护理理念和护理实践。面对患者的躯体症状感到无能为力，面对终末期患者对死亡的困惑和担忧不知道如何作答，面对家属的悲伤不知道如何去抚慰，面对这些情境，护士也感受着许多的困惑和压力。而护士是与患者接触最为频繁的群体，大部分时间陪在他们身边，评估、照顾和管理患者，由此有更多机会去参与和引导治疗决策，促进患者和家属对自我健康的照顾做出积极反应，许多创造性的工作都是从这些挑战开始的。

美国医学研究所（IOM）在 2010 年《健康卫生报告》中提出，未来的护理将引领变革，需要适时重新评估和转换护理职能。报告中指出护士应作为医生和其他健康照顾者的全程协作者参与规划健康照顾体系，并强调护士应获得高水平的教育和培训以促进临床实践和学术发展。目前各类护理学科教材中与肿瘤患者姑息护理相关的内容不多，信息少且不够系统全面，难以满足肿瘤科护士的需求。本书的编写就成为了从事姑息护理或安宁疗护的护理人员的迫切需要。

本书编写人员多年从事肿瘤专科医疗和护理工作，有着丰富的临床经验，结合国内外最新的理念、政策和指南编写了本书，内容丰富且具体实用。希望本书的出版能为我国肿瘤科护士以及其他从事安宁疗护的护理人员的临床实践提供指引和帮助，并对肿瘤姑息护理的专业发展起到积极的促进作用。

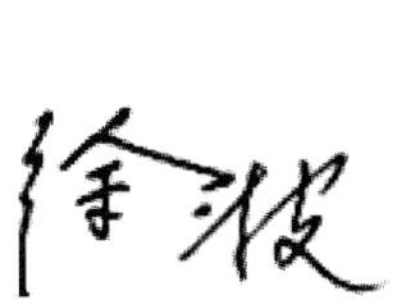

前　言

恶性肿瘤症状的复杂性、抗肿瘤药物的特殊性及疾病预后的不确定性给肿瘤护理带来诸多挑战，护士需掌握职业防护、规范给药、并发症的预防等知识和技能，以保证抗肿瘤治疗的顺利进行。与此同时不能忽略患者的感受，缺乏以舒适为导向的护理理念和实践。

世界卫生组织（WHO）根据全球死亡率数据提出成年人患癌症、痴呆、艾滋病等 12 种威胁生命的慢性迁延性疾病，需要提供以控制症状为首务、以提高生活质量为目的的姑息照护，并努力将其整合到患者的全程诊疗中，强调早期介入，即疾病一经诊断患者就应该获得心理咨询、营养服务、康复指导、疼痛等症状的控制，到了临终阶段可通过安宁疗护模式给予加强。

姑息照护是多学科协作性实践，护士作为慢病管理的重要力量和多学科团队的主要成员在其中发挥着重要作用。然而，当前护士尚缺乏全面系统的姑息护理相关的知识和技能。面对患者的疼痛、恶心呕吐、呼吸困难等痛苦症状不知道如何去帮助，面对癌性伤口的恶臭和渗液不知道如何去处理，面对患者的疲乏束手无策。

当疾病进展甚至临近死亡，许多患者仍不能面对，或否认或忌讳谈论死亡，以至到了濒死阶段仍无法接受死亡将至的事实，引发心理和精神上的痛苦。而医护人员不知道如何告知实情，如何适时转换治疗时机，如何引导患者做出符合自己意愿的决策。面对即将失去亲人和丧亲的家属，如何提供有效的支持和抚慰对护理人员也是一种挑战，有时不需要掌握太多的技巧，如给濒死期患者的额头放一块温热毛巾，给家属递上一张纸巾，用一些时间去陪伴和倾听，这些措施看似简单，却体现了护士对生命的尊重和关怀，这也恰恰是从事姑息护理的护士必备的素质。

肿瘤姑息护理有着丰富的专业内涵，然而，当前仍缺乏基于循证依据的姑息护理的实践指导。笔者于 2008 年将姑息护理一章写入肿瘤专科护士培训教材中，但其内容还远远不能满足护士的需要。现应广大肿瘤护理工作者的需求，历时一年余，参考国内外大量文献和书籍，结合本土文化，组织编写了本书。本书全面介绍了肿瘤姑息护理的理念和专业内涵，包括姑息护理的特征、姑息护理中特殊情境下的沟通模式、疼痛及其他常见症状的管理、灵性关怀、对主要照顾者的支持与居丧期辅导、终末期常见伦理问题、长期从事姑息护理的护士的压力管理等，此外，还融入了中医技术在姑息护理中的应用。本书内容不仅仅适用于肿瘤科护士，同样适用于其他慢性迁延性疾病患者的健康照顾者。

本书的编写得到北京大学医学出版社的大力支持，在此表示衷心的感谢！同时感谢我的编写团队，感谢各位来自医疗、护理、心理、中医等领域的专家的大力支持和帮助！希望本书的出版能够为从事姑息护理或安宁疗护的护理人员提供指引，从而使更多的癌症患者从中受益！

陆宇晗

2017 年 1 月

目　录

第一章　概　述

第一节　姑息照顾的发展史及内涵

一、姑息照顾的发展史

随着社会的发展，营养、环境、卫生条件不断改善，各种药物和疫苗陆续问世，以及人们对疾病的早诊早治的重视，疾病谱在发生着变化。婴幼儿疾病、急性疾病和感染性疾病的发生率和死亡率在逐渐下降，而慢性病的发生率则在逐年增加，同时随着医学技术的进步，慢性病患者的生存时间明显延长，患者和照顾者的生活质量也逐渐得到关注，以控制症状为首务、以提高生活质量为目的的姑息照顾模式由此进入了医疗健康照顾体系。

姑息照顾的发展史实际上是临终关怀的发展史。临终关怀模式是为了满足临终阶段的患者和家属的需求而产生和发展起来的。临终关怀在中国香港称为“善终服务”，在中国台湾称为“安宁疗护”。现代临终关怀的建立是以1967年桑德斯博士（Dame Cicely Saunders）在英国伦敦创办的圣克里斯托弗临终关怀院为标志的。20世纪70年代中期临终关怀进入美国，护理先驱佛罗伦斯·沃尔德（Florence Wald）带领多学科团队建立了美国第一家临终关怀机构。此后，全世界范围内掀起了临终关怀运动，60多个国家先后建立了临终关怀机构，相关的报刊论文有300余种。到了1989年，全世界临终关怀机构达2000余所。1982年，中国台湾、香港有了自己的临终关怀机构，1988年原天津医学院（现天津医科大学）建立了第一所临终关怀研究中心，目前我国已有初具规模的临终关怀机构200余所。

美国的临终关怀在20世纪80年代进入医疗保健体系，由医生判断预期生存时间不超过6个月的患者可接受临终关怀照顾，进入传统的临终关怀项目则不再接受延长生命的治疗。但同时也出现了问题，很多慢性消耗性疾病的生存期很难被准确预测，有患者因为一些原因，例如不想被当作临终患者对待，因此不能从临终关怀照顾模式中受益。然而，以患者和家属为中心、以提高生活质量为目的的临终关怀照顾模式正是这些慢性消耗性疾病以及进展期疾病患者所需要的。由此，与临终关怀理念一致的姑息照顾的概念和模式逐渐被重视和发展起来，并努力整合到患者的整体医疗照顾中。强调姑息照顾模式应从患者的疾病早期开始，贯穿疾病始终，到了临终阶段可通过临终关怀模式或项目得到加强。此后，在长期的临床实践中，医疗和护理根据各自在多学科团队中的专业特点和作用逐渐形成了姑息医学（palliative medicine）和姑息护理（palliative nursing）学科，并在实践中不断得到发展和完善。

2011年，美国医院联合评审委员会（Joint Commission Accreditation of Healthcare Organization，JCAHO）开始对医院姑息照顾项目进行认证，将姑息照顾作为医院对患者的全面医疗照顾的重要部分，推进这种以患者和家属为中心的姑息照顾模式，以期提高患有严重疾病的患者和家属的生活质量。至2012年，全美已经有了1500个姑息照顾项目在不同规模的医院实施，为患者和家属提供照顾和支持[1]。

二、姑息照顾的内涵

2010年世界卫生组织（WHO）修订了1982年提出的姑息照顾的定义，修订后的定义为"姑息照顾是为患有威胁生命的疾病的患者和家属提供照顾的一种方法，通过预防、评估、治疗疼痛和其他生理、心理和精神问题，提高患者和家属的生活质量"。这一定义强调了生活质量而不是数量，同时肯定死亡是生命周期的正常组成部分[2]。新的姑息照顾的定义提出这样的照顾模式可以整合到延长生命的治疗中，在患者临近死亡时更要加强。

2014年美国国立综合癌症网络（national comprehensive cancer network，NCCN）发布的指南提出"适当地将姑息照顾整合到抗肿瘤治疗中"，这些努力都是在改变姑息照顾的实践标准，将姑息照顾模式在疾病过程中的应用阶段前移。即疾病一经诊断患者就应该获得心理咨询，营养服务、疼痛等症状的控制及癌症康复，这样的照顾模式不仅适用于癌症患者，也适用于其他慢性疾病患者[3]。

姑息照顾被定义为多学科提供照顾和跨学科协作提供诊疗的模式，贯穿在疾病始终，适用于所有患严重威胁生命的疾病的人群[4]。小组成员可以由医生、护士和其他健康照顾专家组成。由于癌症患者的痛苦来自于生理、心理、社会、精神等多方面，因此患者主诉的问题和需求就可能涉及多个维度，而且常常相互关联，而小组协作形式具有这样的优势，即可以从多个不同专业角度和视野准确识别患者和家属来自方方面面的顾虑和问题，从而提供全面照顾和有效支持。

2004年美国发布了从国家层面发展的临终关怀与姑息照顾领域国家共识项目（National Consensus Project for Quality Palliative Care，NCP），来自临终关怀与姑息医学协会（American Academy of Hospice and Palliative Medicine，AAHPM）、临终关怀与姑息护理学会（Hospice and Palliative Nursing Association，HPNA）、高级姑息照顾中心（Center to Advance Palliative Care，CAPC）、国家临终关怀与姑息照顾组织（National Hospice and Palliative Care Organization，NHPCO）及临终关怀联盟（Last Acts Partnership for Caring，LAPC）五大专业组织的专家代表参与了NCP姑息照顾临床实践指南的制订。指南列出了姑息照顾的八个方面内容，旨在通过指南提供框架和方向以指导各健康照顾机构发展姑息照顾项目，并促进现有的项目达到更高的质量标准[5]。2005年国家质量论坛（National Quality Forum，NQF）基于NCP临床实践指南发布了关于临终关怀和姑息照顾质量评价的报告，建立了姑息照顾质量评价标准和数据报告平台。2009年随着美国姑息照顾项目的开展，NCP临床实践指南在临床实践、医疗政策及研究方面做了进一步更新，并与国家质量论坛发布的质量评价标准保持一致。这一指南同年在美国姑息医学协会和姑息护理学会年会上发布，用于指导各健康照顾机构发展各自的姑息照顾项目，随后该领域在实践中迅速发展逐渐走向成熟，国家联合委员会也启动了高级姑息照顾领域的培训和认证[6]。2013年NCP组织六大姑息照顾专业组织对临床实践指南做了更新，对全球姑息照顾的开展和质量提升起到积极的促进作用。

NCP临床实践指南中也强调了姑息照顾的要点，包括以患者和家属为中心提供照顾；缓解痛苦，关注生活质量；在不同健康照顾机构保持姑息照顾的全面性和连续性；对患严重疾病的患者和家属，姑息照顾小组应早期介入，可提供咨询和辅导；姑息照顾贯穿疾病全程，可以与延长生命的治疗同步或独立进行；以多学科团队协作模式提供照顾，与患者和家属保持专业沟通等[7]。

NCP 临床实践指南提出姑息照顾框架包括以下八个方面[5]：

1．组织架构和程序 明确了专业小组的组织架构和提供优质姑息照顾的必需程序，强调了要在不同的健康管理机构对患者保持连续的评估和照顾，明确了姑息照顾小组的成员、人力配置、资质、培训、教育和支持，强调了专业小组与患者和家属之间应密切协作。

2．生理方面的照顾 强调了对症状的综合控制，包括药物治疗、介入治疗、认知行为疗法、辅助治疗等，选择合适的症状评估工具，推荐疼痛管理的相关政策及控释药物的处方要求。

3．心理和精神方面照顾 确定了姑息照顾的心理和精神维度；强调多学科联合评估确定诊断；定义了核心要素，包括与患者和家属进行关于照顾目标的沟通 ；提出居丧服务项目的标准。

4．社会方面照顾 多学科协作共同确认、支持和发掘患者和家属的力量，定义姑息照顾中社会评估的核心要素，明确社工的作用。

5．精神、宗教和存在方面的照顾 包括精神性（灵性）的定义、多学科成员在评估和照顾精神性方面的问题时各自的职责和协作，强调经过培训的神职人员的功能角色，提供照顾人员应接受相应教育和培训，列举了可缓解症状和促进舒适的仪式和实践。

6．文化方面的照顾 定义了多学科团队文化和文化能力，强调了文化是患者和家属获得力量和有效应对的资源，强调尊重患者的语言和文化对提高照顾能力的重要性。

7．终末期照顾 包括社会、精神及文化方面的全面照顾，临终阶段对家属的指导、症状评估及控制、连续沟通、濒死期症状和体征的相关记录等。

8．伦理和法规方面照顾 分为预立医疗照护计划、伦理、法规三方面的内容。强调姑息照顾小组在引导患者完成预立医疗照护计划中的职责和目标；由于姑息照顾相关伦理和法规的复杂性，可由伦理委员会提供咨询；小组成员需接受伦理学原则和特殊法规的培训和教育；同时强调了小组成员间互相理解的重要性。

第二节 姑息照顾的模式与实践

根据患者接受姑息照顾的地点可分为居家照顾和住院机构照顾两种模式。

居家照顾的模式指晚期癌症患者住在家里，由家属提供基本的生活照顾，由医疗机构定期巡诊，提供帮助。如社区医院、宁养院的医护人员承担定期巡诊的工作。巡诊小组一种由全科医生、护士和志愿者组成，另一种由经过临终关怀与姑息照顾专科系统培训和认证的护理专家组成。医护人员有明确的岗位职责，医患双方需履行约定的规范及收费标准。工作内容主要有注射药物、伤口换药、疼痛控制、生活护理、心理支持等。居家照护的模式满足了一部分患者希望最后的时间能和家人在一起的愿望，而且费用低，又能够缓解医院床位紧张的状况。但是照顾者的负担较重、压力大，对患者的痛苦症状的控制感到困难，需要专业人员的帮助。

另一种模式是住院机构照顾，如医院的姑息治疗病区、临终关怀院、护理之家、康复院等。专门的姑息照顾机构有它的优势，首先由从事临终关怀和姑息照顾的专科医生和护士负责，症状控制会更加有效；其次，不必要的治疗和检查能及时停止，避免医疗资源的浪费，同时减轻患者的经济负担。另外，多学科协作能够为患者和家属提供全面的照顾和支持。

在美国，基于医院的姑息照顾项目发展迅速，通过发展有组织的姑息照顾项目，由经过专业培训的医生、护士和其他人员组成的多学科团队为患有严重疾病及终末期患者及家属提供专业的医疗照顾，包括症状控制、咨询辅导、精神及社会支持。基于医院的姑息照顾项目根据医院资源又分为初级、二级和三级照顾模式，不同水平的姑息照顾模式可提供不同形式的医疗服务。

资源有限的医院多采取初级姑息照顾模式。所有医生、护士和其他人员需接受基础的疼痛和症状控制的培训，具有提供姑息照顾的基本知识和技能，可以为所有患有严重疾病和终末期的患者提供基本姑息照顾。二级姑息照顾模式是指在所有医护人员可以提供基础水平照顾基础上，由来自多学科协作组或姑息照顾单元的专家提供专业的咨询和支持。三级姑息照顾模式多见于拥有专家团队的教学医院和学术中心，在初级和二级水平基础上，可对临床中的疑难病例进行会诊、咨询和解决，或者作为模范项目去发展其他中心。三级水平的医护人员和医疗机构有参与教育、培训和科研，推动姑息照顾团队建设及学科发展的责任[8]。二级和三级模式提供多种形式服务，包括住院姑息照顾单元、多学科咨询小组、居家照顾、姑息照顾门诊、居丧服务项目等，通常这些服务模式在同一个医疗照顾体系下管理，以保证所提供的姑息照顾的质量，同时也保证在不同疾病阶段、不同场所，患者和家属能够接受连续的姑息照顾。

国内目前提供临终关怀和姑息照顾的模式也大致分为居家照顾和住院机构照顾两类。居家照顾多由社区医院和宁养院提供。住院机构照顾与国外基于医院的姑息照顾项目相似，以医院症状多学科小组和姑息治疗单元提供姑息照顾的形式居多。部分医疗机构可为晚期疾病患者和家属提供居家延伸服务，包括居家护理和居丧期随访。此外，一些临终关怀院和康复中心也提供临终关怀和姑息照顾。虽然近几十年，在姑息照顾领域专家的大力推动下，在医疗政策法规方面的支持下，我国在肿瘤姑息治疗和护理方面，包括在机构建设、姑息照顾的理念和知识、症状规范化治疗、专业课程的设置、多学科专业人员培训、志愿者的参与、公众教育等方面取得了许多显著成绩，但对于我国人口众多、癌症发生率逐年增高以及社会人口老龄化趋势，目前健康照顾机构的分布及服务模式能够提供姑息照顾的覆盖面还远远不够，姑息照顾的质量也有待进一步提升。如何在所有健康照顾机构实现初级姑息照顾模式，让所有医护人员都能够掌握基本的姑息治疗的知识和技能；如何发展进阶培训培养专科姑息护理人才，有效评估和缓解患者的痛苦；如何推进多学科协作在姑息照顾中的有效实施，在初级照顾的基础上提供高质量的咨询和辅导；如何通过临床实践、教育和研究发展循证证据，并应用到临床，促进患者痛苦症状得到最大程度缓解，这些都需要医护及多学科专业人员进行积极地探索，让姑息照顾的理念落到实处，从而真正提高癌症和终末期患者及其家属的生活质量。这是一项长远的工作，需要全社会为之付出努力。

第三节　姑息护理的特征

姑息照顾是一种多学科协作提供诊疗护理的模式，其中护士是多学科团队中的重要成员。从事姑息护理的护士不仅要有专业的护理知识和技能，还需要具备真诚、关爱、同情等素质，以及较强的沟通能力。护士以独特的照顾角色和恰当的沟通与患者和家属建立一种信任和治疗性关系，这是从事姑息护理必备的核心能力，也使它成为有别于其他护理领域的一门专业。

姑息护理秉承全人照顾的理念，以患者和家属作为一个护理单元，提供生命全周期的护理，包括临终关怀和居丧期随访，并可实施于不同的健康照顾场所。它包含了新的护理理念和内容，以提高患者及家属的生活质量为目标，通过控制痛苦症状，提供身、心、社、灵的全面照顾，让患者在有限的生存期间内保持舒适和尊严，并平静地接受死亡。姑息护理为患有慢性迁延性疾病、癌症及艾滋病等无法治愈的疾病的患者提供了科学系统的护理方法。

姑息护理的任务包括：提供有效的疼痛和其他症状控制；识别患者和家属的心理、社会和精神需求并根据需求制订整体护理计划；恰当应用治疗性沟通技巧；倡导和尊重患者的意愿；促成符合伦理和法规的决策；为失落、悲伤和居丧期的家属提供支持；在多学科团队中促进协作性实践等[9-10]。护理人员只有了解姑息护理与其他护理学科的不同，才能提供有针对性的教育和培训，以满足临床实践的需要。

第四节 姑息护理的教育与培训

国际癌症研究机构关于全球最新癌症负担数据显示，2012 年，全球新增 1410 万例癌症患者，中国新增 306.5 万例，占 22%；全球 820 万人因癌症死亡，中国占 27%，即 220.6 万人死于癌症；全球 3260 万人带瘤生存，中国占 15%（504.5 万人）[11]。虽然近几十年肿瘤治疗手段发展迅速，但死亡率仍较高。

面对慢性迁延性疾病，面对不能治愈的事实，患者体验着来自躯体痛苦的同时，也不能面对和接受疾病状况带来心理和精神上的痛苦；长期以来，医疗多专注于疾病的治愈，缺少以提供舒适和支持为目标的照顾，一些积极的但不合时宜的治疗仍在进行；临床许多护士仍缺乏全面的和以舒适为导向的护理理念和护理实践。然而，随着医学模式的转变，对这些慢性迁延性或进展期疾病，以控制症状、提高生活质量为目的的姑息照顾模式已经逐渐整合到患者的全程诊疗过程中，特别是中晚期癌症患者带瘤生存期间，需要积极控制症状，最大程度地提高患者和家属的生活质量。护士作为最大的提供医疗照顾的群体，也将成为这些慢病管理中的主要力量。

无论是住院、在患者家里、在门诊还是在其他健康照顾机构，无论哪种类型的小组，护士都是多学科团队、患者和家属之间的纽带。由于护士连续为患者直接提供照顾，与患者和家属接触时间较为频繁，常常成为他们信任的人，也有更多机会参与患者终末期的决策，并可能成为决策的引导者、呼吁者或代言人，特别是关于治疗目标和时机的转换。无论对住院患者，还是在专业门诊、康复科及随访门诊的患者管理中，护士都发挥着积极的作用，包括指导患者进行症状自我管理、引导患者接纳疾病、适时转换治疗目标及参与决策，除了与患者和家属的沟通，护士在影响多学科团队其他人员更好地推进诊疗照顾计划的实施中起到积极的沟通和协调的作用。

2010 年，美国医学研究所（Institute of Medicine，IOM）在健康卫生报告中提出，未来的护理将引领变革，需要适时重新评估和转换护理职能。报告中指出护士应作为医生和其他健康照顾者的全程协作者参与规划健康照顾体系，并强调护士应获得高水平的教育和培训以促进临床实践和学术发展[12]。护士要成为健康系统中的重要力量，则需要去接受更好的培训和教育，才能在变革中发挥参与和引领的作用，同时促进护理相关政策的推进，这要求护士具备多方面的素质、知识和能力。

在姑息护理中，护士的压力也是值得关注的问题：护士在临床看到患者的症状不能得到有效控制感到无能为力；看到没有益处的生命支持措施的使用给患者增加痛苦；患者、家属和医护人员之间不恰当的沟通导致患者不能自主做出符合自己利益的决策或传递给患者和家属错误的希望；面对悲伤的家属不知道如何抚慰等。护士在临床工作中难免会面对这样的情境，如果不能很好地处理，就会出现负性感受，甚至感到压力和疲溃。而系统的教育和培训可以帮助提升护士从事姑息护理的能力，从而减轻工作中的压力和疲溃，包括学习症状控制、与终末期患者与家属的沟通、应对伦理困境、精神与文化思考等[13]。

在国外，姑息护理通常分为初级护理和专科护理两个层级水平。初级护理是每一位从事姑息护理的护士必备的知识和技能，经验丰富的护士可参加高一层级的专科护理的教育和培训，从而掌握常见症状及濒死期的评估及护理，全面评估心理、社会、精神痛苦并提供辅导，从而更有效地控制患者的疼痛和其他痛苦。专业的姑息护理可以为患者和家属提供全程的专业有效的照顾和支持，使其在面对死亡时也能找到平静和意义。

国外姑息护理教育已经开展了多年，1991 年世界卫生组织癌症及姑息治疗委员会通过了国际肿瘤护理协会开设的《姑息护理核心基础课程》，提出了姑息护理的教学内容包括五个方面：①姑息护理的原则；②沟通；③疼痛和其他症状的护理；④应对失落和死亡；⑤伦理问题。由此开始了对从事姑息护理的专科护士的培训和认证。由于慢性疾病照顾的复杂性，除了专科护理知识和技能，还需要护士掌握许多核心技能，包括应变思维、决策能力、领导力、协作能力和沟通能力。

1997 年，美国护理学院协会（AACN）提出护士为终末期患者和家属提供高质量护理的必备能力[14]，包括：

1．熟悉终末期患者的人口学特征及其动态变化、健康经济学现状及政府对健康照顾的投入，为提供终末期护理做好专业准备。

2．将终末期护理作为整体护理的一部分，掌握熟练的专业技能，为临终患者提供舒适护理。

3．与患者、家属及健康照顾团队其他成员有效沟通临终患者的各种问题。

4．识别和判断个人对待死亡的态度、价值观、期望，以及在不同信仰和习俗中个人的、文化的及精神方面的多样性。

5．在终末期护理中，应尊重患者的观点和意愿。

6．在履行护士职责时，应与多学科团队成员密切协作。

7．用科学的测评工具评估患者的终末期症状。

8．评估收集患者信息，制订护理计划并实施，恰当应用护理措施。

9．能够评价各种护理措施在提升以患者为中心的指标方面的效果。

10．能够提供全方位的评估和治疗，包括生理、心理、社会和精神需求，以提高终末期患者的生活质量。

11．能够协助患者、家属、同事和自己应对痛苦、失落和悲伤。

12．能够应用法律和伦理学原则分析终末期护理的复杂问题，识别个人的价值观、专业标准及患者意愿对决策的影响。

13．能够确定患者和家属获得有效资源的可行性和存在的障碍。

14．有在动态、复杂的健康照顾体系中实施护理计划提升终末期照顾质量的能力。

15．有将研究成果应用到教育和实践中的能力。

2004年美国国家共识项目（NCP）制订了姑息照顾临床实践指南，明确了姑息照顾的框架、培训领域以及姑息照顾的质量标准，也为姑息护理的专业发展、教育和培训提出要求和指明方向。美国护理专家将NCP指南应用于发展姑息护理教育培训中，对应指南中姑息照顾的八个方面列出了从事姑息护理的护士需要接受的培训、应履行的职责以及在多学科团队中应发挥的作用[15]。例如，在第一部分姑息照顾的组织架构和程序，提出作为多学科团队的重要成员，所有护士应在学校就开始接受姑息护理的基础培训，并在工作中接受继续教育和培训；所有护士应接受姑息照顾的理念、知识和技能的培训，包括疼痛和其他症状评估与控制、与晚期患者的沟通技巧、伦理学原则、悲伤辅导、家庭社区资源获得以及临终关怀等。在第二部分生理方面照顾，所有护士应对患者的疼痛、呼吸困难及功能活动等进行评估，并恰当使用评估工具进行连续评估；所有护士应将发现的内容记录到护理计划中；所有护士应遵循基于循证证据的治疗路径对疼痛和其他症状进行管理和再评估。这些对于今后在国内发展姑息护理课程，对从事姑息护理人员进行专业培训提供了指引和帮助。

基于美国《平静的死亡》提出的“护士为终末期患者和家属提供高质量护理需具备的能力”，美国护理学院协会（AACN）和City of Hope为注册护士发展了终末护理培训教程（end-of-life nursing education consortium，ELNEC）。核心教程分为9个模块，包括概述、疼痛控制、症状管理、伦理问题、文化考虑、沟通、失落悲伤与居丧、濒死期护理、高质量终末护理[16]。并建立了师资培训项目，自2000年起，该项目举办系列姑息护理师资培训，先后进入学校、医疗机构的继续教育课程以及社区，通过视频、课堂等方式进行培训，每年举办各种专项讲座、工作坊、研讨会，以使更多护士有机会参加学习从中受益。至2014年，ELNEC培训项目已走进79个国家。2015年，由中华护理学会肿瘤专业委员会组织、陆宇晗和其团队成员将其翻译成中文，并参考其课程设置纳入到肿瘤护理继续教育课程和专科护士培训中。美国临终关怀与姑息护理协会（HPNA）作为姑息护理专业学术组织为护士提供学习资源、教育和培训的机会。协会附设的培训认证机构（National Board for Certification of Hospice and Palliative Nurses，NBCHPN）为不同水平的姑息照顾小组和管理人员提供培训和认证。目前有高级临终关怀与姑息护士认证（Advanced Certified Hospice and Palliative Nurse，ACHPN）、临终关怀与姑息护士认证（Certified Hospice and Palliative Nurse，CHPN）、儿童临终关怀和姑息护士认证（Certified Hospice and Palliative Pediatric Nurse，CHPPN）、临终关怀和姑息执业护士（Certified Hospice and Palliative Licensed Nurse，CHPLN）和姑息护士助理（Palliative Nursing Assistant，PNA）等。这些经过培训和认证的临终关怀与姑息护理高级实践护士在不同的健康照顾场所引领着姑息照顾趋势，使其模式日趋成熟。

自20世纪90年代起，随着癌痛规范化治疗及姑息治疗的理念逐渐在国内推广普及，姑息治疗也成为了肿瘤综合治疗手段之一，各大医疗机构几乎都设置有肿瘤治疗科室，专门的姑息治疗病床也在逐年增加，姑息护理作为一种提供舒适和支持的照顾模式逐渐得到关注和发展。护士作为姑息照顾团队中的重要成员，要在多学科协作更好发挥作用，应具备应用姑息护理原则和标准为患者提供高质量护理照顾的能力。

近年来，我国肿瘤治疗专家们在姑息治疗方面也取得了很多成绩，但是姑息护理的理念和实践技能尚未普及。1998 年林菊英教授编写《社区护理学》时将姑息护理的概念引进中国，护理教科书中随之出现临终关怀、终末护理相关内容。教材中涵盖部分症状护理的内容，但较为泛泛，与终末期护理相关的内容不多，信息少且不够系统全面。在肿瘤治疗的相关书籍中更多偏重治疗方法，关于生活质量的信息也较少。有教科书中提到疼痛，但多为急性疼痛，而非慢性疼痛。关于终末期患者的疼痛和症状管理、与患者和家属沟通、照顾者的需要，有关政策、伦理、法律等内容均较少。有的教科书提到悲伤的特点和阶段，但很少有护理措施，也很少关注到护士个人的悲伤和压力。

姑息护理的内容涉及对患者身体、心理、社会、精神等方面的全面照顾，并对患者及家属进行死亡教育，帮助他们平静地接受和面对死亡以及帮助家属顺利度过悲伤期。一方面，护士在提供姑息护理的中具有多重角色，包括临床护士、教育者和协调者等。因此，不但需要熟悉姑息护理的理念，还应在症状评估和控制、咨询、照顾、沟通、决策等方面不断学习新的知识和技能。另一方面，肿瘤科护士经常面对临终或濒死患者，面对需要抚慰的悲伤家属，常常会感到压力。学习姑息护理的知识和技能，有助于提高护士面对困境的应对能力，增强在工作中的自信，减轻工作压力。

从 2009 年中华护理学会启动的肿瘤专科护士认证开始，肿瘤姑息护理作为完整的章节纳入到肿瘤专科护士的认证培训课程中，包括症状控制、沟通与死亡教育、伦理问题、精神护理、悲伤辅导等，进行了系统培训。中华护理学会每年举办继续教育学习班、工作坊、各种学术会议传播姑息护理的理念、知识和技能。随着国内健康照顾体系的不断发展和变化，在姑息护理领域的专科护士认证以及高级实践护士的培养也在进一步探索中。此外，姑息护理教育应从医学院校的护生开始，并在临床机构通过参加继续教育和专科培训进一步提高。

随着恶性肿瘤患者的增加、医疗模式的转变、国家健康体系和政策的变化，护士在健康照顾体系中的作用逐渐得到重视。在临终关怀与姑息护理领域，作为护士，只有加强教育和培训，提高知识结构和实践能力，才能适应转变，承担责任，更好地在健康照顾体系中发挥作用。依据成熟的指南，科学设置课程，分层次开展系统培训，将循证证据用于护理实践，是当前国内姑息护理发展的迫切任务。

（陆宇晗）

参考文献

[1] National Hospice and palliative care organization. 2012. NHPCO Facts and Figures：Hospice Care in American. http：//www. org/sites/default/public/Statistics_Research/2012_Facts_Figures. Accessed July 24，2013.

[2] World Health Organization. 2010. WHO Definition of Palliative Care. http：//www. who. int/cancer/palliative/definition/en/. Accessed July 16，2013.

[3] National Comprehensive Cancer Network. 2011. Clinical Practice Guideline in Oncology：Palliative Care. Retrieved from http：//oralcancerfoundation. org/treatment/pdf/palliative. pdf. Accessed April 28，2014.

[4] Grey M，Connolly CA. “Coming together，keeping together，working together”：interdisciplinary to transdisciplinary research and nursing. Nurs Outlook，2008，56：102-107.

[5] National Consensus Project for Quality Palliative Care. Clinical Practice Guidelines for Quality Palliative Care.

Pittsburgh，PA：National Consensus Project for Quality Palliative Care，2004.

[6] The Joint Commission. 2011. Advanced Certification in Palliative Care. http：//www. jointcommission. org/certification/palliative_care. aspx. Accessed August 31，2013.

[7] National Consensus Project for Quality Palliative Care. Clinical Practice Guidelines for Quality Palliative Care. 3rd ed. Pittsburgh，PA：National Consensus Project for Quality Palliative Care，2013.

[8] Von Gunten C. Secondary and tertiary palliative care in US hospitals. JAMA，2002，287：875-881.

[9] Becker R. Palliative Care1：principle of palliative care nursing and end-of-life care. Nursing Times，2009，105（13）：14-16.

[10] Becker R. Palliative Care 2：exploring the skills that nurses need to deliver high quality palliative care. Nursing Times，2009，105（14）：18-20.

[11] GLOBOCAN 2012：Estimated Cancer Incidence，Mortality and Prevalence Worldwide in 2012. Accessed Oct 11，2016 .

[12] Institute of Medicine（IOM）. The Future of Nursing：Leading Change，Advancing Health. http：//www. iom. edu/Report/2010/The –Future-of-Nursing-Leading-Change-Advancing-Health. Aspx. Accessed June 17，2013.

[13] 陆宇晗，国仁秀，刘莉 . 肿瘤科护士对照顾终末期癌症患者的职责认同与负性感受研究 . 中国护理管理，2011，11（2）：84-86.

[14] American Association of Colleges of Nursing（AACN）. A peaceful Death. Report from the Robert Wood Johnson End-of-life Care Roundtable. Washington DC：November 1997.

[15] Ferrell BR，Coyle N，Paice JA. Palliative Nursing. 4th edition. New York：Oxford University Press，2015：15-16.

[16] Pamela Malloy. Nursing education in Palliative Nursing. New York：Oxford University Press，2013：1009-1027.

第二章　沟　通

第一节　概　述

在姑息护理过程中，沟通是最核心的要素，它是姑息医学和姑息护理作为一门艺术和科学相结合的学科的体现方式。姑息护理中的沟通体现在全程诊疗过程中对患者和家属的照顾、关怀、协作、陪伴、维持希望、倡导和支持等方方面面。1998 年美国护理学院协会（AACN）在发布的《平静的死亡：终末期护理推荐的能力和课程指南》中提出终末期护理的一个核心能力是沟通，护士应抱有同情心与患者、家属及小组成员进行有效沟通[1]。因此，沟通是姑息护理教育的重要内容。

一、沟通的定义

沟通有很多定义，《现代汉语词典》中对沟通的定义是使双方能够连通。百度词条中将沟通定义为人与人之间、人与群体之间思想与感情的传递和反馈的过程，以求思想达成一致和感情的通畅。沟通是人与人交换意见、观点、情况或感情的过程[2]。目前普遍被接受的定义是：沟通是个体之间思想、感情和意见等信息的交流。传统意义上的沟通是指信息传递的过程，信息由讲话者传递到听者的头脑中，最终双方对信息的内容表示认同。

Elaine Wittenberg Lyles 等学者提出：在姑息护理中，沟通并不仅限于信息的传递，姑息护理中的沟通是沟通者双方相互创建含义和相互影响的过程[3]。从事姑息护理的护士，理解这一定义的内涵很重要，因为护士要面对医生、患者、家属及多学科团队中其他健康照顾者。传统的沟通定义只强调了需要有信息的发出者和接收者，但实际过程中，沟通双方都可以同时作为信息发出者和接收者。同时，沟通的过程也是双方相互影响的过程，一方表达出信息会影响另一方信息的反馈和表达，沟通双方同时进行信息的整理、发出、理解和接收。因此，表达和倾听同样重要。

二、沟通的特性

沟通本身具有多种特性，沟通无时无刻不存在，具有随时性；沟通双方既是信息的发出者，也是信息的收集者，具有双向性；信息的收集会受到沟通方式的影响，沟通具有情绪性；沟通的结果是由双方决定的，具有互赖性。王维利等在研究中认为认知沟通系统是一种开放系统，具有系统的整体性、沟通系统内部各要素相互依存性、内部结构层次性、目的性、内容的针对性、沟通边界的模糊性、沟通系统输出的非线性、信息在传播过程中的多向性、沟通系统建立的阶段性、系统本身自我调节和控制等特性[4]。

在姑息护理过程中，以下两个核心特性尤其能够体现沟通的内容和重要性：

1．沟通是双方的 只有单独一方不能进行沟通。当要与他人进行互动时，就要发出信息。信息可以通过语言、姿势、面部表情、眼神接触、身体接触甚至是语音语调来传达。即使保持沉默，也可以传递信息进行沟通，沉默、停顿、犹豫以及其他非语言沟通方式都是信息的表达方式，可以被信息接收者解读[3]。

2．传递的信息通常包含内容层面和相互关系层面两层含义 Wittenberg Lyles 等学者提出，护患沟通通常包括内容层面和相互关系两个层面的含义[3]。内容层面指沟通的目的，包括对患者的护理指导、全面评估、诊断护理问题、心理精神方面的鼓励和支持等；而相互关系一方面指沟通的护患双方如何理解对方传递的信息内容，另一方面指患者如何理解他与对方的关系。例如护士向患者提出问题，收集信息，为制订合理的护理计划做依据，患者能够理解并作答；但是护士的表情和声音很淡漠，就会让患者感到其实未被真正关注，护士只是例行公事完成岗位职责，从而对护士表现出疏远和不信任。这样的沟通就很难达到有效沟通的目的，因此，在护患沟通过程中应考虑到两个层面的含义，即不但将内容层面表达清楚，而且能够通过沟通建立治疗性的护患关系，这样才能真正让沟通在患者的诊疗过程以及终末护理中发挥作用。

三、沟通在姑息护理中的作用

姑息护理中，护士承担着多种角色，每一个角色都需要护士具备有效沟通的能力，通过有效沟通，充分发挥护理的职能，从而保证患者的诊疗、护理、康复过程顺利进行。护士承担的主要角色如下：

1．在日常护理工作中，护士作为照顾者，提供基础和专业护理，包括：保持患者在疾病全程中的舒适和安全；作为专业护士正确实施各项诊疗护理措施，包括全面评估、制订护理计划、正确给药、症状控制等；连续评估患者和家属的心理、精神、社会需求，提供以患者和家属为中心的整体护理。

2．护士承担着教育者的角色，在每一个护理行为中，护士都在为患者和家属做各种讲解和指导，讲解将要进行的各项治疗、检查的目的和意义，指导患者如何配合；在不同的疾病阶段解答患者和家属的问题和困惑；指导患者正确饮食、活动和康复等。

3．护士作为提供健康照顾的主要成员，在患者、家属及多学科团队成员承担着协调者的角色，护士需与患者和家属保持良好的沟通，同时促进家属与患者之间、多学科团队成员与患者和家属之间，以及多学科团队成员之间的协调和沟通，以便在对患者和家属的照顾中达成共识，共同促进诊疗护理目标的实现。

4．护士以其特定的照顾者的角色与患者建立信任关系，尤其是在终末阶段，评估到患者有知晓病情和参与治疗决策的需求时，护士常常作为他们的代言人和倡导者，与家属、与医疗照顾小组成员沟通，积极呼吁、尊重和支持患者参与决策和保持生命末期的尊严。同时制订具体可行的护理计划，动员可获得的家庭社会资源，积极促成符合患者和家属意愿的护理目标的实现。

美国临终关怀和姑息照顾协会（HPNA）在姑息护理的范畴和实践标准中也提出[5]：临终关怀和姑息护理护士应在所有实践领域和不同情境下进行有效沟通；护士能够应用语言、非语言、书写方法在患者、家属及小组成员间和社区进行有效沟通；护士应与患者、家属及小组成员就姑息照顾计划进行有效沟通并促进小组协作。这一标准强调了从事临终关怀和姑息护理的护士应具备有效沟通能力，不仅体现在评估信息、制订护理计划、实施以患者和家属为中心的护理照顾中，同时还体现在促进多学科团队成员的协作中。

肿瘤姑息护理通过多学科协作的诊疗照顾模式，控制症状，提供舒适和支持，以提高患者和家属的生活质量，实现以患者和家属为中心的整体护理。在这一过程中，面对肿瘤患者疾病、诊疗和预后的特殊性，沟通的内容和目标都较护理其他患者更为复杂，尤其是患者到了临终阶段，面对复杂的躯体和心理精神痛苦，面对终末期医疗决策的伦理困惑，不仅需要护士掌握姑息护理专业知识和技能，更需要掌握专业的沟通能力，才能真正帮助患者应对困境，并促成符合患者和家属的价值观和意愿的护理目标的实现。

（谷友惠　陆宇晗）

第二节　常用的沟通技巧与障碍

一、常用的促进有效沟通的技巧

沟通的基本方式分为语言性沟通和非语言性沟通。在有认知、参与和自我控制能力的人们之间应用语言性沟通是有效的。在实践中，80% 是非语言沟通方式，主要包括肢体语言、表情、语调和个人习惯等。在实践中，沟通的目的不仅仅是要交流特定信息，还有沟通双方需要建立一种具有特殊距离的人际关系，这种关系在护患之间可能是信任关系，也可能是一种有益的治疗关系。面对癌症患者，尤其是终末期癌症患者，这种关系尤为重要。因此要求护士不但要掌握姑息护理的专业知识和技能，更需要熟练掌握各种沟通技巧。常见的促进有效沟通的技巧如下：

（一）倾听

倾诉是一种心理的释放和安慰的途径，是患者传递信息和情感的主要方式。第一，护士需要主动倾听，表达出对患者诉说内容的关注，这对患者也是一种安慰和鼓励，同时也是护士与患者建立良好关系的开端[6]。第二，要专心倾听。在听的过程中，不要随意打断或阻止患者的讲话，不要随意评价，鼓励患者倾诉，这样患者才能充分表达信息和情感。第三，倾听的过程也是评估的过程，倾听的过程中要不断思考，及时迅速地判断患者的问题，把握关键点，通过倾听可以收集信息，评估和确定患者和家属的需求，及时整理和记录。第四，倾听时，可以应用适当的肢体语言，如身体前倾、目光交流、点头、肢体接触如握手等来向患者表达关注、鼓励和支持。通过“我明白了”“后来呢”或重复对方最后一句话中的关键词表示认同和引导患者，鼓励倾诉。第五，注意观察患者的语速、语调、表达的连贯性、表情和动作，判断其是否感到焦虑、紧张或压力。

（二）共情

共情也称为移情、同理心或同感。共情是一种态度，也是一种能力，其核心是理解。作为态度，共情指对他人的关切、接受、理解、珍惜和尊重。作为能力，指能够充分理解他人的感受，并以关切、温暖、尊重的方式表达这种理解[7]。临床护理中应用共情时需注意：

①不能评判对方的行为和思想，要站在对方的立场思考问题，理解并肯定患者的感受和表述。②沟通的同时要仔细观察患者或家属的各种反应，解读对方的肢体语言。③准确表达自己的理解和认同。④把握自己的角色，不要完全受患者情绪的影响。

（三）把握谈话的主题和方向

在护患沟通前，护士要做好计划，包括明确谈话的对象、时间、地点以及谈话的主题。在沟通过程中，明确的谈话主题有助于沟通目标的实现。控制会谈的技巧有很多，最常用的方法有：①释义，适时重复患者的话并做出解释，取得认同后自然提出下一个问题，引导谈话的方向；②中断，即在谈话过程中患者如偏离主题时可暂时中断，当谈话难以中断时，不要强迫对方终止，可以利用为对方倒一杯水、递一张纸巾来提示，适时引导回到主题而不是直接终止话题[6]。

（四）提出开放式的问题

开放式问题有助于鼓励患者或家属的倾诉，有助于护士收集到更多更全面的信息。如问患者“怎么样”，而不是“是不是”“好不好”，患者对前者的提问方式无法简单地用“是”或“否”来模糊回答，而是需要用描述性的语言具体回答。护士可以从患者的回答中收集到尽可能多的信息。Terry L. Schwinghammer 提出在与患者参与交流时，推荐使用 5 个“W”（who，what，where，when，why）和 1 个“H”（how）的结构进行开放式提问[8]。例如，“您的家庭成员都有哪些人？”“告诉我都发生了什么？”“您哪里不舒服？”“什么时候疼痛会加剧？”“为什么没有服用止痛药物？”“您是怎么来到医院的？”

（五）提供信息

沟通过程中要为患者提供有用的信息，包括疾病、用药、治疗、检查、康复等教育和指导。需注意：护士在传递信息前需评估患者的信息需求，根据评估结果提供相应信息；患者只能被告知其实际需要的信息而尽量不要多于其想要知道的信息；患者只能在同一时间接受很少量的信息；不要使用专业术语。

二、影响有效沟通的障碍及对策

（一）生理因素

由于患者的疾病因素，如意识不清不能准确表达感受，晚期癌症患者极度疲乏不愿意表达，失语、聋哑或患有老年痴呆等疾病，均可影响患者正确表达和接收信息；由于治疗原因如喉癌术后，或经口机械通气的重症患者不能说话，影响正常交流。这时，护士应根据患者的具体情况采取患者能够理解和接受的沟通方法，例如眨眼、手语、图画、脸谱、写字和其他非语言沟通方法。

（二）心理因素

在姑息护理中，特别是在患者的临终阶段，在谈及疾病进展和死亡临近的话题时，沟通会受到多种因素影响。许多患者不能接受和面对当前的疾病状况，对死亡感到恐惧，因此不愿提及而采取回避和否认态度。而护士方面，由于担心相关专业知识不足、缺乏沟通经验，或担心告知实情后患者或家属的情绪反应，或担心控制不住自己情绪，在患者谈及这些话题时护士可能采取回避和敷衍的态度。此外，护士与患者和家属的文化和价值观的差异，或护士本身的经历如失去亲人、离婚、家中发生变故等导致心理负担过重，无暇顾及其他事情，都可能影响正常沟通。因此，在姑息护理中，准确评估患者的心理状态及其对疾病和死亡的态度是有效沟通的重要内容。而护士需熟练掌握各种促进有效沟通的技巧，同时学习压力的自我管理，保持良好的心理情绪状态，才能更好地应对各种沟通情境。

（三）环境因素

安静、隐私的沟通环境可使患者和家属保持平和的心态，并有利于倾诉和表达情绪反应，有助于护患沟通的顺利进行。反之，嘈杂、拥挤的沟通环境会加重患者和家属的焦虑和紧张，影响沟通的效果，甚至会引发负性情绪。因此，在与患者或家属进行沟通时，应选择安静、整洁、光线适宜的场所，坐下来，给患者和家属充分的时间接收医护人员传递的信息，并恰当应用沟通技巧对患者和家属的情绪和问题做出反应。

（四）语言因素

患者的文化水平、专业知识和理解能力存在差异，在护患沟通中常常由于医护人员使用专业用语过多，而产生概念上的误解和不理解，影响相互之间的沟通效果[9]。另外，语言不通也会导致沟通上的理解偏差。因此在姑息护理的沟通过程中，护士应充分评估患者及家属的文化水平、对专业知识了解程度、语言和理解能力等内容，尽量避免使用过多的专业术语，控制每次沟通的内容和信息量，以通俗易懂的语言与患者和家属进行沟通。

（五）文化因素

护士照顾的患者来自不同国家、不同地域或不同种族，有着不同的文化背景和价值观，这种文化决定了患者对待事物或事件的思考、态度和行为方式，决定了他们对疾病的认识、对治疗的选择、对死亡的态度以及对人际关系的处理方式。在姑息护理中，文化因素是影响有效沟通和决策制订的重要因素。护士在沟通过程中要全面评估患者及家属的文化和宗教信仰，以谦逊、开放的态度面对不同的文化，尊重患者和家属的价值观、文化需求和意愿。

（六）沟通方式

不恰当的沟通方式影响护患沟通的效果，常见的阻碍有效沟通的语言和行为有：①正常化：主观评论，缺乏对患者的观点或感受的理解，不认为患者的感受是独特的、值得重视的。如“每个人都会害怕死亡……”②主观断定或保证：让患者错误地感觉到你的承诺必然实现，无需表达顾虑和担忧。如“我们给你用上止痛药，你就不疼了”。③不恰当的建议：强加自己的观点于患者，如“如果是我，我就……”④诱导问题：提出问题的同时自己已经给出了回答。如“你看上去不错，你一定感觉很好了！”⑤闭合式问题：这一类问题的答案只有肯定和否定，患者的回答内容的范围受限，而不能充分表达自己的感受。⑥推诿：当患者说出不适主诉，不予回答而是推给别人。如“一会儿医生来了你问他”。⑦问题转移：谈话中把问题转移到亲属或朋友，表现出患者的观点并不重要。如“你爱人是怎么想的？”⑧选择性应答：如患者说“我的疼痛好多了，但还是很难受”。护士说“我很高兴你不那么疼了，好好休息！”⑨独自高兴：医护人员自己保持好的情绪，希望去影响患者，从而阻止了患者表达真实感受。如“不要愁眉苦脸的，老说‘死’，多好的天气，笑一笑……”护士应了解这些阻碍有效沟通的语言和行为，避免应用这样的沟通方式，恰当应用倾听、共情等技巧，从而促进有效沟通。

（七）其他因素

沟通效果还受到许多因素的影响，例如患者和家属的经济状况、患者的家庭、社会支持资源缺乏、护士缺乏专业知识和主动沟通的意识、日常工作量大没有充足的时间用于与患者和家属的交流等。

（谷友惠 陆宇晗）

第三节 姑息护理中常用的沟通模式

从事姑息护理的过程中，护士要和患者和家属一起走过疾病全程，共同面对生命终末期的各种问题，帮助他们应对各种复杂情绪和困境。护士会面临很多沟通方面的难题和挑战，现将常用沟通模式介绍如下：

K. Peereboom 及 N. Coyle 提出护士在姑息护理中常用的沟通模式[10]：第一种常用的关于倾听和参与的沟通模式为“ASK-TELL-ASK”模式，先由护士提出一个问题，再由患者以陈述形式回答也可提出问题，护士再对谈论的内容做出反应，之后护士提最后一个问题以确认患者充分理解了医护人员告知的内容。第二种常用的模式是“SPIKES”模式，包含了倾听、了解患者对当前状况的感知、请患者说出想法、护士再为患者讲解相关知识或告知实情、对患者的情绪反应以同理心回应、最后对谈话的内容做总结共六个环节。第三种常用的沟通模式是“SOLER”模式，包含了护士坐在患者对面、以开放的姿态面对患者、移情倾听、目光接触、放松姿势共五个要点。第四种是“NURSE”模式，即护士识别患者的情绪、理解患者、尊重患者、提供支持、确认患者的顾虑和问题。这几种沟通模式在姑息护理的沟通中较为常用，护士在不同的沟通情境中要掌握要点并灵活应用。

Elaine Wittenberg Lyle 等在姑息护理沟通中提出新的沟通培训课程，称为“COMFORT”沟通模式[3]。该模式基于在姑息照顾和安宁疗护机构进行的相关研究的循证证据，教给护士沟通过程中的主要原则，指导护士在沟通过程中不但要考虑沟通的目的，还要通过沟通与患者和家属建立良好的相互关系。“COMFORT”沟通模式框架包括七个原则：叙事临床实践（C-Communicate）、健康 / 文化能力（O-Orientation and Opportunity）、用心陪伴（M-Mindful presence）、关注家庭（F-Family）、重要节点的沟通（O-Opening）、发掘内涵（R-Relating）、团队合作（T-Team）。现将各部分原则简要介绍如下：

在叙事临床实践（C）中，强调护士作为患者的主要照顾者，不仅需要完成固定的岗位工作，还应主动陪伴患者，患者的经历往往与其对疾病的态度和应对方式密切相关，护士应通过沟通引出患者和家属的故事，从故事里了解他们对疾病和死亡的理解、态度、应对方式及需求，从而制订有针对性的护理措施。

健康 / 文化能力（O）中，强调护士应评估患者的健康知识和文化能力，接受文化多样性，求同存异，根据患者的接受能力灵活运用各种沟通方式，在合适的机会用可理解的方式引导患者面对疾病和预后，并引导患者做出正确决策。

用心和陪伴是两个非语言的行为，当由于文化差异或疾病原因不能通过语言进行沟通时，医护人员可以通过用心陪伴来与患者进行交流或互动。这种方法要求护士具备很好的倾听和观察能力。“COMFORT”沟通模式提出用心陪伴（M），鼓励护士陪伴患者，面对各种突发情况，虽感知到沟通的阻力，但能用心去了解患者的情绪变化，找出他们的需求，提供支持和帮助[11]。

家庭是患者的支持系统的一个重要组成部分，关注家庭（F）强调护士应重视与家属的沟通，全面评估患者的家庭支持系统，包括家庭成员构成、家庭历史、经济来源、成员间的相互关系、家庭的既往相关经历等，充分发挥家属在患者全程诊治中的积极作用。另外，对家属的困惑、担忧、压力和负担，以及由患者的疾病引发的各种情绪反应，护士应关注，评估需求，提供支持和帮助。此外，促进家属和患者之间的坦诚开放的沟通，以及他们与多学科协作组成员的沟通，也是护士的重要职责。

在整个疾病进程中，护士在患者及家属的沟通与健康教育方面扮演着非常重要的角色。“COMFORT”沟通模式提到重要节点沟通的原则，强调了在姑息护理中特别是在某些重要节点，例如病情加重、肿瘤复发转移、进入终末阶段、出现灵性困扰、文化需求、拒绝有创抢救、终止生命支持措施等，护士应能够识别这些重要节点，及时主动地与患者和家属进行沟通，重要节点的沟通有助于患者和家属完成态度和行为上的转变，面对和接受疾病状况，做出正确决策，走出困境，从而有效提升终末期患者及家属的生活质量[3]。

患者和家属的表达常常包含多种含义和目的，发掘内涵（R）指的是鼓励护士多思考，在临床护理实践中，透过患者及家属的言语，深入领悟他们传递的信息的内在含义，结合其他评估结果找出患者和家属的真正需求，从而制订具体实用的护理目标，并与患者和家属一起共同促进护理目标的实现。

姑息照顾是多学科协作提供诊疗护理的模式，团队由多个领域的专业人员组成，通常包括医生、护士、社工、志愿者等，团队成员共享信息，关注患者及家属的需求，各司其职，共同制订诊疗护理计划，密切协作，保证终末期患者得到高质量的诊疗服务[3]。“COMFORT”沟通模式中团队协作原则（T），要求护士恰当应用沟通原则与多学科团队中的其他成员建立起互相尊重、信任的关系，共同制订和实施患者的诊疗护理计划。在出现意见不一致时，团队的目标要与患者和家属的目标保持一致，以患者和家属的利益最大化为原则引导决策。

“COMFORT”沟通模式提供了在姑息护理中与患者和家属沟通的重要原则，护士在临床实践中应结合具体情境恰当应用，让护士、患者、家属及团队成员之间的沟通更加专业有效。

（谷友惠　陆宇晗）

第四节　姑息护理中特殊情境的沟通

一、告知坏消息

在姑息护理中，传递坏消息给患者和家属是重要的沟通情境之一。坏消息包括癌症的诊断、疾病进展、预后不良、疾病进入终末阶段、临近死亡等。这样的坏消息如果沟通不当，常常让患者和家属很难接受，甚至引起强烈的情绪反应。护士作为护理健康照顾主要成员，在临床工作中常常被患者和家属问及诊断和预后等信息，帮助患者接纳并应对疾病也是护士的职责，因此，掌握沟通原则和技巧非常必要。

通常认为完全开放式的沟通，如实告知病情和预后，鼓励患者说出焦虑和担忧是有益的。但是事实上，面对晚期癌症患者，沟通会变得复杂得多，医护人员应根据患者期望的话题和信息需求来决定沟通内容。Slevin M. L. 建议应该告诉患者他们想知道的信息，但是不能多于他们本来希望知道的内容，是否告诉诊断和预后取决于患者希望知道什么内容[12]。关于如何告诉晚期癌症患者实情，Goldie L. 指出道德问题不仅仅是是否告诉癌症患者实情，更重要的是怎样去告诉，撒谎和毫无准备的行动都是有害的[13]。沟通技巧应用恰当可以使医护人员成为患者的最好支持者。如果不带有任何感情地叙述事实，或态度和蔼但很难过，或将坏消息混杂在近期检查和治疗计划中，效果都不理想。常用的告知实情的原则和技巧如下：

1．尊重患者的知情权，告知实情。这既符合伦理学原则，又对患者有益。多项调查研究已证实告知患者实情利大于弊。大量研究表明大部分患者都想知道自己的诊断、预后、治疗及可能的副作用[14]。而患者对医护人员的不满意来自于医护人员不能给予他们准确的信息。癌症患者希望医护人员更尊重他们的意见而不是家庭成员的意见。几乎所有的患者都反映家庭成员影响了他们获得关于自己疾病的信息。

2．沟通前多学科团队成员应首先达成共识，以免患者从不同人员处接收到不同的信息引起困惑。最好的告知方式是通过组织家庭会议，请患者决定希望哪些家属参加。

3．告知实情前，评估患者和家属的关系，评估他们对疾病、治疗、预后等信息的了解程度，评估患者和家属对医护人员的信任程度，这些信息都有助于沟通顺利进行。

4．告知前做好准备，包括选择合适的时间；提供舒适、安静、隐私的环境；医护人员及主要健康照顾者参加；患者希望到场的家属参加；所有参加的人员能够坐下来，不被打扰[15]。

5．告知坏消息时要坦诚且清晰表述，让患者和家属能够理解。如果过于委婉地表达，或提供模糊的信息，或短时间提供大量信息，可能会由于患者和家属的情绪反应使其无法理解和接收准确的信息而起不到告知实情的效果。

6．恰当应用沟通技巧，包括停顿、沉默、倾听、移情、观察等，鼓励患者和家属表达情感和提出问题。

7．恰当应对各种情绪反应。患者在接收到坏消息后，常出现否认、愤怒、或沮丧等情绪反应，护士应掌握常用的沟通语言帮助患者应对这些情绪反应。首先，认同患者的感受，例如“你一定很难过……”“我知道这个决定对你很难……”“你看上去很生气，能告诉我为什么吗……”患者可能会倾诉他的情感和顾虑，接着护士说“谢谢你能告诉我这些……”以表达对患者诉说的内容的肯定和尊重；接着护士说“刚才你谈到……你看我理解得对不对……”对谈话做总结和确认；最后说“你看我能帮您做些什么……”“你有什么想法可以联系我……”“我明天再过来看你……”等。

8．讨论后续医疗护理计划，尊重患者和家属的意愿从而做出决策。

二、关于治疗时机的转换

对于威胁生命的疾病，随着疾病进展，当积极的抗肿瘤治疗不再起作用或患者不能耐受的情况下，治疗的重点则应由以积极的治愈性治疗为主的阶段转换到以姑息治疗为主。关于这个主题的谈话通常会使医护人员感到困难，医生不愿意谈是因为不愿意承认“失败”，护士不愿意谈是因为不想看到患者和家属失望。但是，选择合适的时机转换治疗重心，有助于患者适时得到适宜的治疗和照顾，从而有效提高生活质量，同时也可提醒患者即将到来的死亡，能够有时间去处理未完的事务。因此，医护人员应选择合适的机会主动与患者和家属进行沟通，帮助他们面对和接受疾病状况，适时转换治疗阶段。

在沟通过程中，应注意以下原则和要点：①首先应评估患者对自己的疾病和当前疾病状况的理解，例如“你如何看待自己当前的疾病状况？”以了解患者已经获得的信息以及他们对这些信息的理解程度。②如实且明确告知当前疾病状况，“目前疾病已经没有更好的方法控制进一步发展 / 目前你的状况不适合再接受抗肿瘤治疗，下一步的治疗重点是控制症状，减轻痛苦，提高生活质量”。③为患者提供支持治疗的资源，协调下一步照顾场所和计划，包括联系疼痛门诊建档和随访，协调转诊到可提供症状控制和支持性照顾的地方医院，或可提供居家照顾的社区医院、关怀医院等。让患者和家属感到没有被放弃，还有医护人员将为其提供连续的支持和照顾。

三、谈论预先医疗照护计划

预先医疗照护计划是指患者在意识清醒时，在获得病情预后和临终抢救措施的相关信息下，根据个人的生活经验和价值观，表明自己对临终阶段的治疗和护理的意愿，并与医护人员和（或）亲友沟通其意愿的过程[16]。用来表达临终治疗护理意愿的口头和书面意见被称为生前预嘱，也称预先指示、预先指令[17]，它通常包含在临终阶段自己不能做决策的时候希望谁来做决策代理人以及选择何种医疗决策。预立医疗照护计划和生前预嘱在西方国家和我国香港、台湾已实施多年，为医护人员在患者的生命终期采取恰当的医疗措施提供正确指引，不但尊重了患者的意愿，减少患者不必要的痛苦，而且也可做到合理利用医疗资源。因此，生前预嘱成为近些年姑息治疗、护理及社会不同学科领域共同探讨、呼吁及尝试推广的工作，也是促进人们实现优逝的重要举措。

在姑息护理中，与患者和家属讨论预先医疗照护计划是重要的沟通情境。护士作为多学科团队主要成员，在引导患者制订预先医疗照护计划的沟通中发挥重要作用。Dahlin C.[15] 列出启动预先指示的谈话的常用陈述和问题，有助于沟通的顺利进行。常用的问题及注意事项如下：①将该话题做正常化的陈述，如“我想和你讨论一下我们要和所有患者讨论的一个话题”“我想与你谈谈你对下一步治疗和护理的意愿”。②请患者说出对自己疾病的理解，如“你如何理解自己当前的疾病状况？”“对当前的疾病情况，你还有什么想要了解的？”③请患者说出自己的意愿和期望，如“你希望将来是怎样的？”“你有没有想过如果事情不是按照你期望的发展？”“什么样的活动、经历或照顾对提高你的生活质量最重要？”④引导患者思考临终治疗决策，如“你是否知道心肺复苏及生命支持措施？你有没有想过你的呼吸或心脏可能骤停？你希望我们怎么做？”“如果你不能说话或没有能力做决定，你希望谁来代你做决定？”⑤在谈论预先医疗照护计划时，要与家属进行沟通，如“你的亲人有没有谈到他到了临终阶段希望得到什么样的治疗和照顾？”“他有没有表达自己的意愿？”“你是否了解生命支持措施？”让家属能够思考这些问题，并促进他们与患者之间的沟通，了解和尊重患者的意愿，从而起到更好的支持作用。

预先医疗照护计划是基于尊重患者自主决策权的符合伦理学的措施，对医护人员在患者终末期治疗决策中起重要的引导作用，同时保证患者在终末阶段得到符合本人意愿的照顾。护士应熟知其在提高患者生命终期生活质量中的作用，主动寻找合适的机会，恰当应用沟通技巧，促成多学科小组与患者和家属关于预先医疗照护计划的谈话。

四、谈论生命支持措施的使用

生命支持措施指用医疗仪器、设备或人为措施维持患者的生命，例如心脏加压泵、肾透析、人工喂养、心肺复苏、呼吸机通气支持等。在一些疾病人群，这些措施可以使病情逆转，但大多终末期癌症患者疾病进展到多器官功能衰竭，这些措施一旦使用，不但不能逆转病情，反而加重患者的痛苦，延长死亡的过程。

护士作为多学科团队中的主要成员，应了解在不同疾病或不同疾病阶段人群应用这些措施给患者带来的利弊，应熟悉伦理学原则，并主动引导和参与关于临终抢救和生命支持措施使用的话题的沟通。沟通过程应掌握以下原则：①选择合适的时间和安静的环境，便于倾听和交流。②评估患者对当前疾病状况和预后的了解，判断是否与实际情况一致。③尊重患者的文化和价值观，引导患者说出对生活质量的定义和理解。④恰当应用沟通技巧，假设一种情境，如果疾病不能治愈，需要使用心肺复苏或气管插管等措施维持以生命且不能撤除，询问患者的意愿。⑤结合患者的病情分析使用生命支持措施的利弊，耐心解答患者和家属的问题，支持患者和家属做出符合他们的利益、意愿和价值观的决策。⑥与患者和家属共同讨论后续治疗护理计划，包括积极控制症状、提供心理社会支持，保证终末阶段生活质量。

五、多学科协作组成员之间的沟通

姑息照顾是以多学科协作的形式为患者提供全方位的支持和照顾，协作组成员可以包括医生、护士、心理治疗师、康复师、社工等，人员结构组成多由医院的资源决定，也取决于不同阶段患者和家属的问题和需求。无论何种协作形式，护士总是小组中必不可缺的组成人员，并在患者的全程管理中发挥作用。

有效的沟通可以促进小组成员的紧密协作，提高解决问题的能力，共同促进目标的实现。保证小组成员的有效协作应做到以下方面[18]：①所有成员都应积极参与到患者的照顾中，参与程度取决于患者和家属的问题和需求，每个人在小组中的专业和作用都应被明确和尊重。②每个成员在解决问题的过程中都有发言权。③小组需要在一起定期分享信息，讨论小组的工作目标、进度和方向，彼此协作，分工完成，保持一致的目标和方向，共同解决患者和家属的问题。

目前在国内部分规模较大的医院及肿瘤专科医院先后成立了姑息治疗或症状管理多学科协作组。护士作为协作组的重要成员，在促进成员有效沟通、目标实现方面发挥重要作用，包括对疑难病例组织多学科协作小组讨论；评估和判断患者和家属存在的问题，及时与相关专业人员沟通，例如患者有心理社会需求，可请心理治疗师和社工及时介入；还包括执行诊疗护理措施，评价干预效果，及时反馈给协作组相应成员等。

（陆宇晗）

参考文献

[1] American Association of Colleges of Nursing. Peaceful Death：Recommended Competencies and Curricular Guidelines for End-of-life Nursing Care. www. aacn. nche. edu/elnec/publications/peaceful-death. Accessed Nov 7，2013.

[2] 李小寒 . 护理中的人际沟通学 . 上海：上海科学技术出版社，2010：73.

[3] Wittenberg-Lyles E，Goldsmith J，Ferrell B，et al. Communication in Palliative Nursing. New York：Oxford University Press，2013：1-21.

[4] 王维利，谢伦芳 . 论人际沟通系统的特性 . 护理研究，2008，22（3A）：572-574.

[5] American Nurses Association and Hospice and Palliative Nurses Association. Palliative Nursing：Scope and Standards of Practice-An Essential Resource for Hospice and Palliative Nurses. 5th ed. Silver Spring，MD：American Nurses Association and Hospice and Palliative Nurses Association，2013.

[6] 徐广军，赵约翰 . 从心理学角度谈医患间的沟通技巧 . 医学与哲学，2012，33（9B）：77-79.

[7] 王长虹，丛中 . 临床心理治疗学 . 北京：人民军医出版社，2012：55-82.

[8] Terry L. Schwinghammer. Phamarcotherapy casebook：a patient-focused approach. 6th ed. New York：The McGraw-Hill Companies，Inc，2005.

[9] 吴萍 . 护患沟通障碍原因分析及对策 . 护理研究，2004，18（5B）：932.

[10] Peereboom K，Coyle N. Faciliating goals-of-care discussions for patients with life-limiting disease：communication strategies for nurses. J Hosp Palliat Nurs，2012，14（4）：251-258.

[11] Wood J. Relational Communication：Continuity and Change in Personal Relationships. 2nd ed. Belmont，CA：Wadsworth，2000.

[12] Slevin ML. Talking about cancer：How much is too much? Br J Hosp Med，1987，38（1）：56，58-59.

[13] Goldie L. The ethics of telling the patient. J Med Ethics，1982，8（3）：128-133.

[14] Schofield PE，Beeney LJ，Thompson Jf，et al. Hearing the bad news of a cancer diagnosis：the Australian melanoma patient's perspective. Annals of Oncology，2001，12：356-371.

[15] Dahlin C，Kelley J，Jackson V，et al. Early palliative care for lung cancer：improving quality of life and increasing survival. Int J Palliat Nurs，2010，16（9）：420-423.

[16] Lum HD，Sudore RL，Bekelman DB. Advanced care planning in the elderly. Med Clin North Am，2015，99（2）：391-403.

[17] Goede M，Wheeler M. Advanced directives，living wills，and futility in perioperative care. Surg Clin North Am，2014，95（2）：443-451.

[18] American Association of Critical Care Nurses. 2005. ACCN Standards for Establishing and sustaining Healthy Work Environments：A Journey to Excellence. https：//www. aacn. org/nursing-excellence/standards/aacn-standards-for-establishing-and-sustaining-healthy-work-environments. Accessed Nov 10，2016.

第三章 疼痛评估与管理

疼痛是癌症患者最常见的症状之一，严重影响其生活质量，因此，疼痛被临床列为患者的第五大生命体征，也被作为慢性疾病来监测和管理。作为肿瘤科护士，应熟练掌握癌症疼痛的诊疗护理知识及技能，为患者提供专业有效的护理，从而使癌痛得到最大程度的缓解，提升患者的生活质量。本章重点讲述护士在癌症疼痛控制中的作用。

第一节 疼痛概述

一、疼痛的定义

目前最为广泛应用和公认的是国际疼痛协会（International Association for the Study of Pain，IASP）给出的疼痛定义："疼痛是伴随现有的或潜在的组织损伤引起或与损伤有关的感觉和情绪上不愉快的体验"[1]。这一定义强调了疼痛是患者的主观感受，提示在评估疼痛强度时，应该以患者本人的主诉为依据。

二、癌症疼痛的发生情况

疼痛是癌症患者最为常见的症状之一。52 项癌症研究的荟萃分析（2007）显示全世界每年新发癌症患者 1270 万，癌症疼痛人数达 600 多万，癌痛发生率约 50%，其中约 1/3 为中重度疼痛[2]。有调查显示 25% 的新诊断患者，60% 正在接受治疗的患者，75% 的终末期患者存在着未缓解的疼痛[3]。欧洲癌痛调查研究显示 31% 的患者因疼痛去医院诊治；73% 的癌症患者有疼痛症状，其中 94% 为中重度疼痛，50% 以上的患者每天至少出现一次疼痛[4]。在我国，初诊癌症患者的疼痛发生率为 25%，晚期癌症患者的疼痛发生率为 60% ～ 80%[5]。

三、疼痛对癌症患者生活质量的影响

大量调查资料表明伴有疼痛的癌症患者的生活质量明显低于无痛的癌症患者[6]。癌症疼痛对患者生活质量的影响通常表现在以下三个方面：对生理方面的影响，如功能减退，力量和活动耐力下降，恶心、食欲缺乏，失眠等。对心理方面的影响，如焦虑、恐惧、抑郁、注意力不集中，甚至失去控制、出现自杀倾向等。对社会方面的影响，如社会活动减少、性功能和情感减低、依赖性增加等。疼痛给患者生活质量带来方方面面的负面影响，提示医护人员在进行疼痛评估时不仅要关注疼痛的部位、性质、强度，同时还应关注疼痛对患者生活质量的影响及患者对疼痛和疼痛治疗的反应。

四、疼痛的产生机制

疼痛是由疼痛感受器、传导神经和疼痛中枢共同参与完成的一种生理防御机制。物理刺激、组织损伤或炎症刺激引起的化学刺激因素，以及前列腺素、缓激肽、5-羟色胺、组胺、钾和氢离子等致炎因子刺激神经末梢（感受器）引起疼痛，冲动沿周围神经传导到脊髓后角，在脊髓后角利用各种神经递质，包括P物质和谷氨酸盐，通过脊髓丘脑束的神经突触传至脊髓，再通过脑干到达背侧丘脑，在脊髓丘脑处，冲动被传导到大脑皮质的各个区域，这样就产生了疼痛的感受和反应。

五、疼痛的分类

（一）根据疼痛的发生时间和延续时间可分为急性、慢性和突发疼痛

急性疼痛通常由疾病或损伤引起，起病明确，病期限定且可预测。患者通常表现为心悸、呼吸急促、血压升高、多汗、皮肤苍白，并伴有明显的焦虑。治疗上主要针对病因治疗。

慢性疼痛通常由慢性病理过程造成，逐渐发生，并可能持续加重。患者通常表现为淡漠、迟缓、食欲缺乏、失眠等。癌症相关的慢性疼痛需要规律使用止痛药物治疗，并需要心理、社会支持等综合治疗。

突发疼痛通常突然发生，疼痛剧烈，且间断发生。在癌痛中又称为爆发痛，指在持续存在且稳定的基础疼痛之外出现的疼痛骤然加剧的现象。爆发痛发生快，持续时间短，疼痛强度多为中重度，且在基础疼痛已得到充分控制的情况下，爆发痛仍可以发生。爆发痛可分为两种类型：一种是偶发性爆发痛，通常有诱因、可预知，如体力活动、咳嗽、吞咽、排尿、排便等；另一种是自发性或特发性爆发痛，常突然发生、不可预知，且与患者的具体活动无关。自发性疼痛持续时间长，其不可预知的特点增加了治疗的难度[7]。

（二）根据疼痛的病理生理机制主要有两种——伤害感受性疼痛和神经病理性疼痛

伤害感受性疼痛是由躯体和内脏结构遭受伤害并最终激活伤害感受器所引起的。伤害感受器主要分布在皮肤、内脏、肌肉和结缔组织中，伤害感受性疼痛可进一步分为躯体痛和内脏痛。躯体痛通常疼痛部位明确，如肿瘤骨转移或术后痛，可分为急性和慢性，通常表现为刺痛、酸痛、搏动性疼痛或压迫性疼痛。内脏痛由胸腹部脏器受肿瘤浸润、压迫或牵引引起，定位不明确，通常表现为挤压痛、痉挛痛、钝痛、胀痛或牵拉痛等。

神经病理性疼痛由肿瘤浸润或治疗引起的外周神经或中枢神经系统受损所致。表现为烧灼样、刀割样痛、麻刺痛、伴耳鸣的耳痛、钳夹样痛、电击样痛等，往往伴有感觉或运动功能丧失。

（陆宇晗）

参考文献

[1] National Comprehensive Cancer Network（NCCN）. Adult Cancer Pain：Clinical Practice Guidelines in Oncology，version 2. 2016.

[2] Van den Beuken-van Everdingen MH，de Rijke JM，Kessels AG，et al. Prevalence of pain in patients with cancer：a systematic review of the past 40 years. Ann Oncol，2007，18：1437-1449.

[3] Higginson IJ，Murtaugh F. Cancer pain epidemiology：a systematic review. In Bruera ED，Portenoy RK(eds.)，Cancer Pain，Assessment and management. 2nd ed. Cambridge：Cambridge University Press；2010：37-52.

[4] European pain in cancer survey，2013. Available at：http：//www. paineurope. com/fileadmin/user_upload/Issues/EPIC_Survey/EPIC_Report_Final. pdf

[5] 中华人民共和国卫生部 . 癌症疼痛诊疗规范（2011 版）.

[6] 王瑛，译 . 癌症疼痛治疗临床实践指南 . 天津：天津科技翻译出版公司，1997.

[7] Porta-Sales J. Breakthrough cancer pain and current treatment options. Euro J Pain Suppl，2010，4（3）：181-185.

第二节 疼痛评估

疼痛评估是为患者制订有效的疼痛治疗计划的基础。全面准确的疼痛评估对识别疼痛症候群、查找疼痛病因、调整镇痛药物剂量及实施全程疼痛管理非常重要。护士应掌握疼痛评估原则，选择合适的疼痛评估工具，对患者的疼痛及对疼痛的反应进行全面评估，为制订有针对性的疼痛治疗计划及护理措施提供依据。

一、疼痛评估原则

由于疼痛是一种个人的主观感受，因此疼痛评估应以患者的主诉为依据。医护人员不能主观判断患者的疼痛强度，也不应怀疑患者报告疼痛的真实性。行为观察可为评估患者是否正在经历着疼痛提供线索，但是观察到的行为表现并不一定等同于患者真实的疼痛强度，因为每个人的应对方式不同，他们表现出来的行为和表情也会存在较大的差异。此外，根据患者的生命体征的改变来评估疼痛强度也是不恰当的，一方面癌性疼痛属于慢性病程，患者通常不伴有生命体征的改变；另一方面，这些指标的改变也可能是压力、恐惧、焦虑造成的，而不是疼痛所特有的。如果慢性癌痛患者出现血压、心率、呼吸频率等生命体征的改变，应警惕肿瘤相关急症的发生。

疼痛是一种涉及多种相关因素的复杂现象。国外疼痛治疗专家基于过去 40 多年的工作建立了疼痛评估的多因素模式，提出疼痛是个人独特的感受，在多维因素相互作用下产生的个人体验 [1]，包括生理和感知因素、情感因素、认知因素、行为因素、社会文化因素及环境因素。疼痛的生理和感知因素解释了疼痛的原因和特点，包括患者描述的疼痛性质、强度、部位、发作时间、加重及缓解的因素等。情感因素指与疼痛体验相关的情绪反应，患者可表现为易怒、焦虑、抑郁、注意力分散、情绪障碍或失去控制，这些情绪反应都会影响疼痛控制的效果和患者对疼痛治疗的满意度。认知因素包括疼痛影响个人思考的方式，如何看待自己和疼痛的关系，对疼痛和疼痛治疗的知识、态度和信念，以及疼痛对个人的意义等。这些认知因素影响了患者在疼痛治疗过程中的参与度及疼痛控制效果。行为因素指患者表达和应对疼痛的方式，医护人员可通过患者的行为表现理解他的想法和体验。社会文化因素包含了患者的人口学资料，如年龄、性别、种族、信仰、婚姻状态、社会支持等。环境因素指患者接受治疗所处的环境，安静、平和、温湿度适宜的环境利于患者缓解疼痛，反之则可能使疼痛加重。疼痛评估的多因素模型描述了多种因素对疼痛评估和疼痛体验的影响，为临床进行疼痛全面评估和采取干预措施提供依据。

当患者汇报了疼痛或不适，对疼痛的评估应常规进行，评估的频率根据患者疾病阶段和临床治疗需求决定。当疼痛发生变化时或疼痛治疗计划发生改变时都应进行全面评估。全面评估包括以下方面[2]：

1．疼痛病史　疼痛部位、牵涉痛的位置、疼痛有无放射；疼痛强度，包括过去 24 小时和当前的疼痛强度、静息时和活动时疼痛强度；疼痛对活动的影响，包括对日常活动、情绪、与他人的关系、睡眠、爱好等的影响；疼痛时间，包括疼痛发作时间、持续时间、持续性还是间歇性；疼痛性质；加重和缓解的因素；其他相关症状；目前的疼痛治疗计划，包括用药名称、剂量、间隔等；患者用药的依从性；目前疼痛缓解程度；药物不良反应；既往疼痛治疗情况；与疼痛相关的特殊问题，包括疼痛对患者和家属的影响、患者和家属对疼痛和疼痛用药的态度、对疼痛和疼痛表达的文化和信仰、有无精神困扰、患者对疼痛治疗的期望等。

2．社会心理因素　有无抑郁表现，家属和他人的支持，药物滥用史，镇痛药物使用不当或滥用的危险因素，镇痛不足的危险因素（儿童、老年、少数民族、交流障碍、药物滥用史、神经病理性疼痛、文化因素等）。

3．医疗史　肿瘤治疗史、其他疾病、既往有无慢性疼痛，体格检查，实验室和影像学检查。

二、疼痛评估工具

目前临床应用的疼痛评估工具有很多，大致可分为两类：单维度疼痛评估量表和多维度疼痛评估工具。单维度疼痛评估量表用于量化疼痛强度，为临床选择止痛药和调整剂量提供依据。多维度疼痛评估量表用于测量疼痛体验的多个方面，整合了患者的一般因素、疼痛强度、疼痛的描述、疼痛对功能的影响及其他与疼痛相关的问题，用于对疼痛进行全面评估。每种量表各有优缺点，临床可根据疼痛患者的理解能力及评估的目的选择合适的疼痛评估工具。

常用的单维度疼痛评估量表有：视觉模拟疼痛评估量表（visual analog scale，VAS）、数字疼痛评估量表（numeric rating scale，NRS）、Wong-Baker 疼痛影响面容量表（Wong-Baker faces pain rating scale）、面部表情疼痛评估量表（faces pain scale-revised，FPS-R）、主诉疼痛程度分级法（verbal rating scale，VRS）。

数字疼痛强度评估量表（NRS）是临床最为常用的疼痛强度评估工具，是由 0 ～ 10 数字等份标出的线性标尺，“0”表示无痛，随着数字增加疼痛强度随之增加，“10”表示最痛，请患者指出最能代表他当前感受的疼痛强度的数字（图 3-2-1）。该量表简单易懂，容易理解和使用。

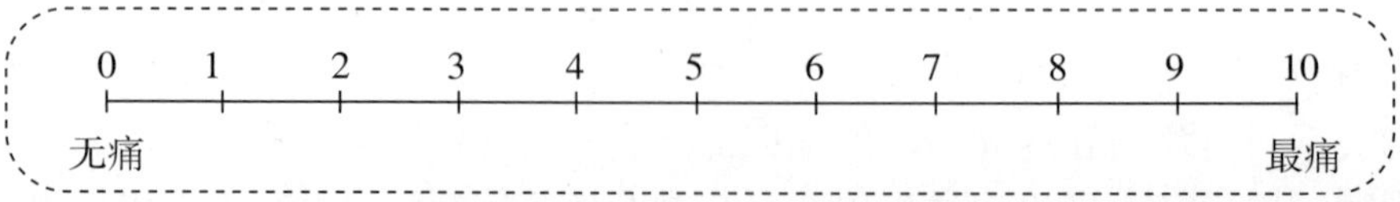

图 3-2-1　数字疼痛评估量表（NRS）

视觉模拟疼痛评估量表（VAS）将一条100mm的水平或垂直线模拟分成100个点，两端分别代表无痛和最痛，请患者根据自己的感受对疼痛强度做出标记（图3-2-2）。该量表敏感性高，信效度佳；使用方便，评估快速，能准确反映疼痛强度变化；与数字疼痛评估量表和疼痛影响面容量表相关性较好。但需要视觉好且需要用笔准确标记，在一些终末期虚弱患者中应用有困难。

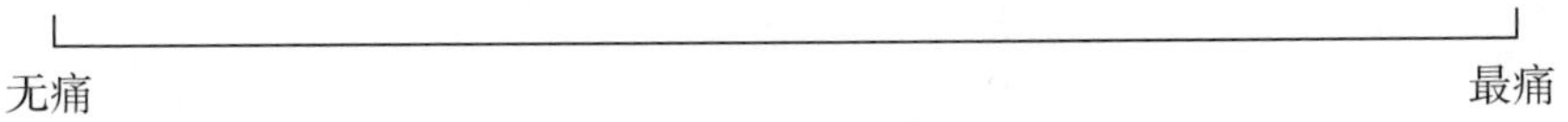

图 3-2-2 视觉模拟疼痛评估量表（VAS）

面部表情疼痛评估量表（FPS-R）在临床应用也较为普遍。该量表用脸谱的形式将面部表情由高兴到极其痛苦分成不同等级，最左端微笑的表情对应无痛，疼痛强度为“0”，从左到右表情逐渐痛苦，最右端的痛苦表情对应患者无法忍受的最痛“10”。这一评估工具排除了语言障碍和文化差异带来的影响，简单、直观、形象，适用于对儿童、成人学习或语言表达能力差者、老年人、有轻度认知障碍、使用VAS或NRS困难的患者（图3-2-3）。

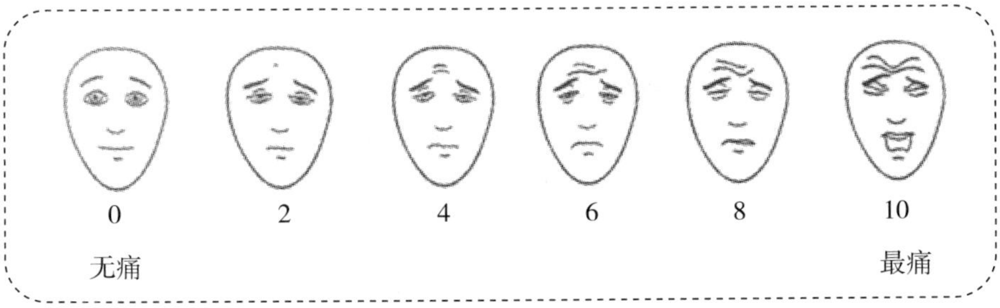

图 3-2-3 面部表情疼痛评估量表（FPS-R）

主诉疼痛程度分级法（VRS）根据疼痛对患者的生活质量的影响程度将疼痛强度分为4个等级。0级为无痛。Ⅰ级为轻度疼痛，有疼痛但可以忍受，能正常生活，睡眠不受干扰。Ⅱ级为中度疼痛，疼痛明显，需用镇痛剂治疗，睡眠受干扰。Ⅲ级为重度疼痛，疼痛剧烈，不能忍受，睡眠受到严重干扰，可伴有自主神经紊乱或被动体位。

常用的多维度疼痛评估工具有1987年由Melzack在MPQ基础上简化而来的简化McGill疼痛问卷（short-form of McGill pain questionnaire，SF-MPQ）[3]，由15个描述词汇组成，疼痛强度分0～3等级，已证实有较好的信度和效度。2009年，Dworkin等将简化的McGill疼痛问卷进一步补充和完善，形成了简化McGill疼痛问卷-2（SF-MPQ-2），该调查问卷由22个疼痛相关词语组成，如锐痛、绞痛、烧灼痛等，每一个疼痛描述根据程度分为0～10不同强度等级。临床应用有较好的信度和效度[4]。

简明疼痛评估量表（brief pain inventory，BPI）[5]是多维度疼痛评估工具，可评估疼痛的病因、病史、强度、性质、部位、对日常生活的影响，患者过去24小时内疼痛最重和最轻时的强度，过去24小时内大部分时间的疼痛强度以及当前的疼痛强度 。应用0～10数字评估对日常活动的影响，包括行走、一般活动、情绪、工作、娱乐、睡眠、与他人关系，还可以画出疼痛部位，是一种相对简明实用的疼痛评估工具（表3-2-1）。

表 3-2-1　简明疼痛评估量表（BPI）

1．大多数人一生中都有过疼痛经历（如轻微头痛、扭伤后痛、牙痛）。除这些常见的疼痛外，现在您是否还感到有别的类型的疼痛？

（1）是　（2）否

2．请您在下图中标出您的疼痛部位，并在疼痛最剧烈的部位以“×”标出。

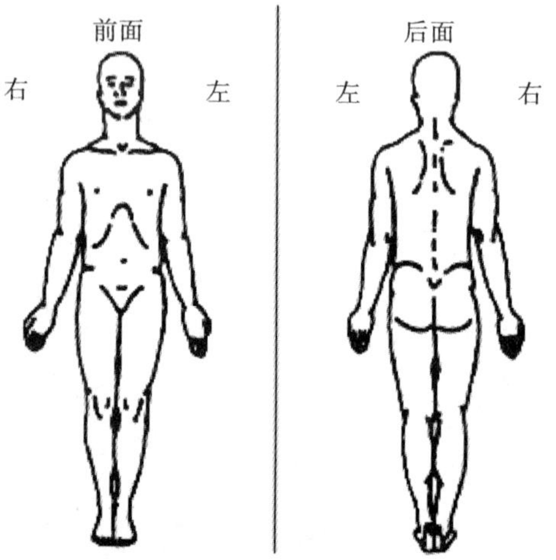

3．请选择下面的一个数字，以表示过去 24 小时内您疼痛最剧烈的程度。

（不痛） 0 1 2 3 4 5 6 7 8 9 10 （最剧烈）

4．请选择下面的一个数字，以表示过去 24 小时内您疼痛最轻微的程度。

（不痛） 0 1 2 3 4 5 6 7 8 9 10 （最剧烈）

5．请选择下面的一个数字，以表示过去 24 小时内您疼痛的平均程度。

（不痛） 0 1 2 3 4 5 6 7 8 9 10 （最剧烈）

6．请选择下面的一个数字，以表示您目前的疼痛程度。

（不痛） 0 1 2 3 4 5 6 7 8 9 10 （最剧烈）

7．您希望接受何种药物或治疗控制您的疼痛？

____

8．在过去的 24 小时内，由于药物或治疗的作用，您的疼痛缓解了多少？请选择下面的一个百分数，以表示疼痛缓解的程度。

（无缓解）0　10%　20%　30%　40%　50%　60%　70%　80%　90%　100%　（完全缓解）

9．请选择下面的一个数字，以表示过去 24 小时内疼痛对您的影响。

（1）对日常生活的影响

（无影响）0 1 2 3 4 5 6 7 8 9 10（完全影响）

（2）对情绪的影响

（无影响）0 1 2 3 4 5 6 7 8 9 10（完全影响）

（3）对行走能力的影响

（无影响）0 1 2 3 4 5 6 7 8 9 10（完全影响）

（4）对日常工作的影响（包括外出工作和家务劳动）

（无影响）0 1 2 3 4 5 6 7 8 9 10（完全影响）

（5）对与他人关系的影响

（无影响）0 1 2 3 4 5 6 7 8 9 10（完全影响）

（6）对睡眠的影响

（无影响）0 1 2 3 4 5 6 7 8 9 10（完全影响）

（7）对生活兴趣的影响

（无影响）0 1 2 3 4 5 6 7 8 9 10（完全影响）

疼痛评估卡片（memorial pain assessment card，MPAC）[6] 是多维量表中较为简单实用的评估工具，包含 3 个视觉模拟疼痛评估量表（VAS）分别测量疼痛强度、疼痛缓解情况及疼痛对情绪的影响，1 个语言描述量表（VRS）描述疼痛。通常可在 20 秒内完成，可快速评估患者的疼痛强度、疼痛缓解及心理痛苦。

此外，美国 City of Hope 患者和家属疼痛问卷用于评估持续癌症疼痛患者和家属的知识和体验。问卷包括 16 个条目，适用于住院患者和门诊患者及其家属 [7]。

还有美国疼痛协会患者结局问卷修订版（American Pain Society Patient outcomes Questionnaire-revised，APS-POQ-R）[8]，通过患者的主诉和访谈方法获得信息，包括疼痛强度和缓解，对活动、睡眠及情绪的影响，药物副作用的治疗，关于疼痛治疗的信息帮助，参与疼痛治疗决策的能力，应用非药物治疗措施。从这 6 个方面评价疼痛管理质量。该测量工具在成人住院患者中应用信效度较好。

三、沟通障碍和认知障碍患者的疼痛评估

患者的主诉是疼痛评估的金标准，但是对于一些有沟通障碍或严重认知障碍如痴呆或谵妄的患者，医护人员很难获得他们的主诉。患者没有能力通过说、写、指进行沟通和认知障碍给疼痛评估和治疗带来困难，他们的疼痛也因此经常被忽视而处于疼痛控制不良的状况。国际疼痛协会（IASP）明确指出，对无法沟通和认知障碍的患者不能忽视他们体验的疼痛，应给予合适的疼痛治疗。因此，对这一特殊人群，医护人员应选择合适的疼痛评估工具进行更准确的评估。

美国疼痛治疗护理协会（ASPMN）推荐对不能用言语沟通的患者进行疼痛评估需遵循以下原则 [9]：

1．疼痛评估技巧的优先级别　依次为：①如果有可能，尽量获得患者的主诉；②寻找引起疼痛的潜在原因和其他病因；③观察患者提示其疼痛存在的行为；④获得主要照顾者关于疼痛和行为改变的汇报；⑤尝试用镇痛试验缓解因疼痛引起的行为改变。

2．建立疼痛评估程序。

3．应用合适的行为评估工具。

4．最小化强调生理指标。

5．再评估和记录。

在沟通和认知障碍的患者，一些疼痛行为可提示疼痛的存在，包括面部表情、身体动作、保护性行为、特殊语言或发声、精神状态及行为方式的改变等方面。医护人员可以从患者在以上方面的表现与以往不同的变化来发现疼痛存在的线索。例如面部表情出现苦脸、皱眉、额头紧锁、面部肌肉抽搐、双眼不睁或牙关紧闭等；身体动作可见躁动不安、来回踱步、摇摆、连续或间断变换体位、退缩等；患者叹息、呻吟、抱怨、尖叫，或发出短语“帮帮我”“别碰我”、诅咒、辱骂、祈祷等信息；与以往相比出现食欲减退、睡眠改变、活动减少、情绪低落、神情恍惚，甚至出现定向障碍等变化，都提示可能出现疼痛。

对不能用言语沟通和认知障碍的患者进行疼痛评估是一种挑战，但应用评估工具及时准确地发现和评价患者的疼痛，对于制订有效的疼痛治疗计划又至关重要。目前常用于评估危重、有或无插管的成年患者疼痛的量表有行为疼痛量表（behavioral pain scale，BPS）和重症监护疼痛观察工具（critical care pain observation tool，CPOT）[10]。行为疼痛量表（BPS）最初

由 Robieux 等人用于评估婴幼儿和儿童的操作相关疼痛，可通过观察面部表情、有无哭泣及身体动作三个方面患者的反应判断疼痛强度，后进一步发展用于评估危重患者的疼痛强度。重症监护疼痛观察工具（COPT）从患者的面部表情、身体运动、插管患者对机械通气的顺应度或非插管患者发声情况、肌张力四个方面对疼痛强度进行评估。语言障碍老年疼痛评估表（pain assessment checklist for seniors with limited ability to communicate，PACSLAC）则适用于有语言沟通障碍的老年患者。不舒适行为量表（discomfort behavior scale，DBS）在临床应用较为普遍。此外，Edmonton 症状评估系统（ESAS）是有效的症状评估工具，通过视觉或数字评估疼痛和恶心呕吐、食欲等 8 个症状，修订版（ESAS-R）的应用显示其更容易被不能用语言沟通和认知障碍的患者理解。如果患者在终末期不能使用，可以由主要照顾者来填写 Edmonton 症状评估表格（ECAF）[11]。对这一特殊人群进行有效疼痛评估需要便于操作又具有较好的信效度的疼痛评估工具，国外相关研究较多，也趋于成熟，许多评估工具值得借鉴，我国尚处于探索阶段，各评估工具使用中各有优缺点，医护人员应根据评估对象的人群特点进行合理选择。

对不能言语沟通和认知障碍的患者，疼痛是他们的主观感受，而其他人通过观察和解释患者的疼痛行为又具有了他人的主观性，因此，医护人员不仅依靠观察患者的行为表现，还要有敏锐的感知能力和个人判断力。同时患者的主要照顾者对患者的行为表情变化更熟悉，因此主要照顾者提供的关于患者疼痛情况的信息尽管具有一定的主观性，但也相对可靠。

对不能言语沟通和认知障碍的患者，当可疑疼痛存在时，还可用镇痛试验来判断。当给予患者镇痛治疗后，患者的烦躁不安、痛苦表情等行为缓解或消失，即认为疼痛存在；如无效可考虑其他原因。在其他疼痛评估工具无法判断疼痛是否存在时，镇痛试验可以作为一种辅助方法。

（陆宇晗）

参考文献

[1] Ahles TA，Blanchard EB，Ruckdeschel JC. The multidimensional nature of cancer-related pain. Pain，1983，17：277-288.

[2] 成人癌痛临床实践指南（中文版，2016），NCCN Clinical Practice Guidelines in Oncology. www. nccn. org

[3] Melzak R. The short-form McGill Pain Questionnaire. Pain，1987，30：191-197.

[4] Dworkin RH，Turk DC，Revicki DA，et al. Development and initial validation of an expanded and revised version of the Short-form McGill Pain Questionnaire. Pain，2009，144：35-42.

[5] Daut RL，Cleeland CS，Flanery R. Development of the Wisconsin Brief Pain Inventory to assess pain in cancer and other diseases. Pain，1983，17：197-210.

[6] Fishman B，Pasternak S，Wallenstein SL，et al. The Memorial Pain Assessment Card：a valid instrument for the evaluation of cancer pain. Cancer，1987，60：1151-1158.

[7] Ferrel BR. Patient and Family Pain Questionnaires. Available at：http：//prc. coh. org/res_inst. asp. Accessed June 26，2013.

[8] Gordon DB，Polomano RC，Pellino TA，et al. Revised American Pain Society Patient Outcome Questionnaire（APS-R）for quality improvement of pain management in hospitalized adults：preliminary psychometric

evaluation. J Pain，2010，11（11）：1172-1186.
[9] Herr K，Coyne PJ，McCaffery M，et al. Pain assessment in unable to self-report：position statement with clinical practice recommendations. Pain manage Nurs，2011，12：230-250.
[10] Gelinas C. Nurses' evaluations of the feasibility and the clinical utility of the critical-care pain observation tool. Pain Manage Nurs，2010，11：115-125.
[11] Bruera E，Kuehn N，Miller MJ，et al. The Edmonton Symptom Assessment System（ESAS）：A simple method for the assessment of palliative care patients. J Palliative Care，1991，7：6-9.

第三节　癌症疼痛治疗

癌症患者的疼痛比较复杂，世界卫生组织（World Health Organization，WHO）大致将引起疼痛的原因分成四类：直接由肿瘤发展侵犯引起的；与肿瘤相关但不是直接引起的；由肿瘤治疗和检查引起的；与肿瘤无关的疼痛。疼痛的治疗方法需根据病因和疼痛具体情况进行综合治疗，主要分为以下三类方法：抗肿瘤治疗，包括化疗、放疗和姑息性手术；止痛药物治疗；非药物疗法，包括创伤性非药物疗法、物理疗法及社会心理疗法。现将癌症疼痛的药物治疗及非药物治疗原则介绍如下：

一、癌症疼痛的药物治疗

（一）选择药物

癌症疼痛治疗中，根据 WHO 关于癌症疼痛控制的三阶梯治疗原则选择止痛药。WHO 于 1986 年设计了一套简单有效、公认的、可合理安排的癌症疼痛治疗方案，即三阶梯治疗方案，目前已成为在国际上被广为接受的癌症疼痛的药物治疗方法[1]。其含义：根据患者疼痛的轻、中、重不同程度分别选择第一、第二及第三阶梯止痛药物；轻度疼痛（疼痛强度 3 分及以下）选择以阿司匹林为代表的第一阶梯非阿片类药物；中度疼痛（疼痛轻度 4 ～ 6 分）选择以可待因为代表的第二阶梯弱阿片类药物；重度疼痛（疼痛强度 7 分及以上）选择以吗啡为代表的强阿片类药物。非阿片类药物可增加阿片类药物的效果，针对疼痛性质不同阶梯均可以增加辅助用药，以提高镇痛效果（图 3-3-1）。

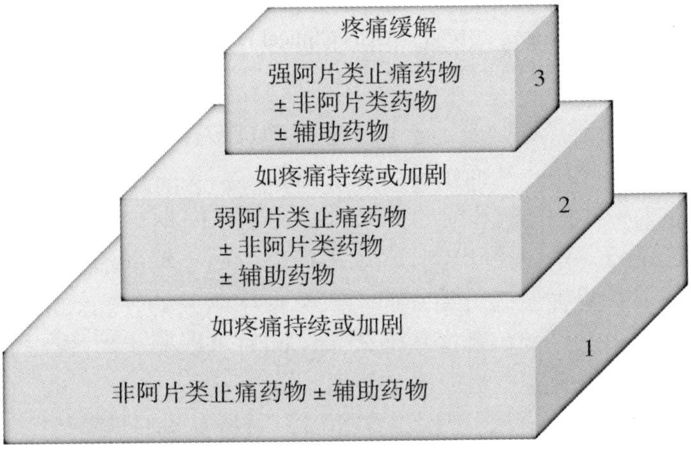

图 3-3-1　WHO 癌症疼痛控制的三阶梯治疗原则

随着三阶梯用药原则在临床的使用，越来越多的临床证据对癌痛治疗原则进行补充和完善，美国国立综合癌症网络（national comprehensive cancer network，NCCN）对《成人癌痛治疗指南》进行了多次更新，增加了很多内容，包括强调重视癌痛早期的姑息治疗、提出疼痛管理的重要性、新增爆发痛的治疗、止痛药的合理应用及社会心理支持治疗等。其中提到阿片类药物是癌痛治疗的重要药物，且长期使用相对安全。欧洲肿瘤内科学会（European Society for Medical Oncology，ESMO）和欧洲姑息治疗学会（European Association for Palliative Care，EPAC）相关指南也推荐使用小剂量强阿片类药物作为弱阿片类药物的替代选择。

NCCN 指出，在开始治疗时，应尽量明确潜在的疼痛机制，并判断是否存在疼痛综合征。最佳镇痛药的选择取决于疼痛强度、现行的镇痛治疗以及伴随的疾病。治疗需要个体化，以确定药物的合适剂量，在镇痛效果和不良反应之间获得平衡。

（二）止痛药物应用的要点

WHO 推荐了止痛药应用的五个要点：口服、按时、按阶梯、个体化、注意细节。给药途径首选口服给药，口服给药方便、经济，既可免除创伤性给药带来的不适，又能增加患者的独立性。按时给药即按照规定的间隔时间给药，例如速释吗啡应每隔 4 ～ 6 小时给药一次，缓控释制剂每 8 或 12 小时给药一次，这样，可以使止痛药物在体内保持稳定的血药浓度，保证疼痛得到持续缓解。按阶梯给药，即遵循三阶梯止痛原则，根据疼痛强度选择不同阶梯的止痛药。个体化给药指个体对麻醉性止痛药物的敏感度差异较大，所以阿片类药物没有标准用量，凡是能够使疼痛得到有效缓解的剂量就是正确剂量，可根据患者的具体情况进行调整。注意细节指对用止痛药的患者要密切观察药物不良反应和程度，如便秘、恶心、镇静等，及时给予处理，既要保证疼痛得到最大程度缓解，又要将止痛药物带来的不良反应降到最低。

（三）常用止痛药物[2]

止痛药物的种类繁多，通常分为非阿片类和阿片类药物两大类。非阿片类药物又称非麻醉性止痛药，包括对乙酰氨基酚和非甾体类抗炎药（NSAIDs），以对乙酰氨基酚、阿司匹林、布洛芬、吲哚美辛为代表药物。非阿片类药物主要用于轻度疼痛尤其是骨和软组织疼痛的治疗，也可作为辅助药物与强阿片类药物联合使用治疗重度疼痛。阿片类药物又称麻醉性止痛药，根据其作用强度分为弱阿片和强阿片两类，通过与中枢神经系统的阿片受体结合而产生镇痛效应。前者以可待因和氨酚待因为代表药物，用于治疗中度疼痛。后者以吗啡、芬太尼、哌替啶为代表药物，用于治疗重度疼痛。阿片类药物用于疼痛治疗时其镇痛作用无封顶效应。

全面了解疼痛的药物治疗原则有助于护士更好地理解疼痛治疗方案，识别和处理药物不良反应及药物之间的相互作用，从而指导患者正确服药。下面介绍常用止痛药的代表药物。

1．非阿片类药物　对乙酰氨基酚的作用机制主要在中枢神经系统，通过抑制前列腺素合成酶起作用。对乙酰氨基酚是用于治疗轻度疼痛以及用于辅助治疗中重度疼痛综合征最安全的药物。尤其是在非特异性肌肉骨骼疼痛，或与炎性相关的疼痛效果较好。对乙酰氨基酚在重度疼痛治疗时作为辅助用药可提高镇痛效果，同时可以减少阿片类药物的使用剂量。但在肝功能、肾功能损害的患者应减量或避免使用。

非甾体类抗炎药（NSAIDs）主要作用在外周，通过抑制环氧化酶，阻止炎症组织产生的花生四烯酸转化为前列腺素而起到抗炎、止痛和解热作用。环氧化酶分为 COX-1（结构酶或固有酶）和COX-2（诱导酶）两种同工酶。经典的非甾体类抗炎药如阿司匹林、布洛芬为非特异性COX抑制剂，对酶的抑制作用没有特异性，因此胃肠道溃疡、肾功能损伤和影响血小板聚集的副作用常见。COX-2被组织损伤或其他炎性反应诱导，选择性COX-2抑制剂如塞来昔布（西乐葆）、罗非昔布、氯诺昔康等引起胃肠道出血的风险相对小，但选择性COX-2抑制剂的费用相对高，因此主要适用于需要长期服用非甾体类抗炎药且发生胃肠道溃疡风险较高的患者。

非甾体类抗炎药是治疗炎性相关疼痛的非常有效的一类药，包括癌症相关的炎性疼痛。非甾体类抗炎药可以单独用于轻度疼痛，也可用于辅助中重度疼痛的治疗，非甾体类抗炎药的加入可以减少阿片类药物的用量，从而减少相应的药物不良反应。非甾体类抗炎药镇痛作用有封顶效应。

对有肾、胃肠道或心脏毒性高危因素，血小板功能障碍或潜在出血性疾病的患者应慎用NSAIDs。在这些情况下，阿片类镇痛药物是安全有效的替代药物。此外，NSAIDs可能增加化疗的不良反应，包括血液学、肝、肾、心血管系统的毒性。

2．阿片类药物　阿片类药物是治疗中重度疼痛的主要药物，其镇痛作用无封顶效应。无论疼痛的病理生理类型如何，阿片类药物通过减少疼痛信号的传输和神经系统的感知而起到镇痛作用。尽管过去认为阿片类药物对神经病理性疼痛无效，但是现在越来越多的证据已证明它在这个复杂的疼痛综合征的治疗中也是有效的。其他适应证包括呼吸困难的治疗、麻醉辅助用药等。阿片类药物使用禁忌证是过敏反应，表现为皮疹、喘息、水肿等，这种过敏反应几乎都发生在吗啡衍生物。

吗啡：吗啡是既往未使用过阿片类药物的疼痛患者的标准初始治疗药物。推荐口服硫酸吗啡的起始剂量为5～15mg或等效剂量，静脉用硫酸吗啡起始剂量为2～5mg或等效剂量。同时，作为阿片类药物中的金标准药物，吗啡成为阿片类药物等效剂量转换的基础，不同阿片类药物口服及肠外给药的等效剂量以及与吗啡的相对效能换算见表3-3-1。应注意的是，肾疾病和肝功能不全的患者应避免使用吗啡，因为肾功能不全的患者容易出现吗啡的活性代谢物吗啡-6-葡糖苷酸积聚，该物质具有镇痛效应，并加重药物不良反应。

表3-3-1　不同阿片类药物口服及肠外给药的等效剂量以及与吗啡的相对效能换算表

阿片类药物	肠外剂量（mg）	口服剂量（mg）	转换系数（静脉：口服）	镇痛持续时间（h）
可待因	130	200	1．5	3～4
芬太尼	0.1	—	—	1～3
氢可酮	—	30～200	—	3～5
氢吗啡酮	1．5	7．5	5	2～3
左啡诺	2	4	2	3～6
美沙酮	10	3～20	2	4～8
吗啡	10	30	3	3～4
羟考酮	—	15～20	—	3～5
羟吗啡酮	1	10	10	3～6
曲马多	—	50～100	—	3～7

国外针对吞咽困难的患者生产出吗啡的各种剂型，长效吗啡胶囊可以涂在软食上、口服吗啡溶液可以滴在嘴里。因为吗啡的亲水特性，经黏膜吸收缓慢，大多数吗啡和液体都是吗啡到了喉部，进入胃肠道吸收。另外当口服受限时，有各种栓剂可将药物送入直肠或肠造口给药，因吗啡为水溶性及经黏膜吸收缓慢的特性，因此控缓释制剂应用于直肠，时间峰值会延迟，但也可接近口服给药生物利用度的90%[3]。

芬太尼：芬太尼是高脂溶性阿片类药物，可经肠道外、经皮、经脊髓、经黏膜给药。也可用于小剂量雾化吸入治疗呼吸困难。对于不能吞咽、记不住服药时间、对其他阿片类药物副作用不能耐受的患者，芬太尼透皮贴剂具有明显的优势，其镇痛作用可持续72小时，相对于长效吗啡，芬太尼透皮贴剂引起便秘的发生率低。但芬太尼透皮贴剂不能用于快速滴定阿片类药物剂量，仅推荐用于其他阿片类药物控制疼痛稳定后。另外，应用长效芬太尼透皮贴剂期间，出现爆发痛应给予短效镇痛药物处理。此外，有研究发现，发热、出汗、病态肥胖、恶病质、腹水、肝功能异常都可能影响药物的吸收、血药浓度及镇痛效果[4]。

近些年，国外一些经黏膜吸收的速释芬太尼产品（TIRF）陆续上市应用于疼痛患者的治疗，包括经黏膜吸收的芬太尼柠檬酸盐口含片、颊溶膜剂、泡腾片、鼻腔喷雾剂及果胶喷鼻剂等，这些制剂可经黏膜快速吸收，5 ～ 10分钟内迅速起效，20 ～ 40分钟达到血药峰浓度，作用时间可维持1 ～ 3小时，用于控制爆发痛。与其他阿片类药物使用不同的是，不能根据长效药物剂量预测短效药物的有效剂量。另外，此类速释药物使用间隔应不短于15分钟。

羟考酮：羟考酮是半合成的阿片受体激动剂，对μ、δ、κ三种受体均有作用。其镇痛强度是吗啡的2倍，适用于中重度疼痛的治疗。羟考酮的口服生物利用度为60% ～ 87%，血浆蛋白结合率45%，用药后24小时可达到稳定血药浓度。血浆清除半衰期较短，为3 ～ 5小时，通过肝代谢，主要代谢物是去甲羟考酮和羟氢吗啡酮，代谢物主要经肾排泄。盐酸羟考酮控释片具有速释和控释双重作用，服用后1小时起效，镇痛作用可维持12小时。服药时应注意缓控释制剂需整片吞服，不得咀嚼、掰碎或压碎服用。羟考酮的吸收几乎不受食物种类和肠道pH的影响。国外速释羟考酮有胶囊和口服液剂型。相比于吗啡，长期使用羟考酮的毒副作用较少，其常见副作用同其他阿片类药物，包括恶心、便秘和嗜睡，但幻觉和瘙痒不常见。

美沙酮：美沙酮作为NMDA受体拮抗剂，对神经病理性疼痛效果好。美沙酮的药动学个体差异较大，半衰期可达24 ～ 60小时甚至更长，因此可以允许有较长的给药剂量间歇，一般推荐8小时。可经口服、肠外及舌下给药。CYP3A4诱导剂可促进美沙酮的代谢，当两种药物同时应用时，会减低美沙酮的血清水平，易出现阿片类药物戒断综合征。而CYP3A4抑制剂则会抑制美沙酮代谢而提高美沙酮血清水平，可能导致药物过量或毒性反应，因此，使用中应注意药物相互作用。美沙酮的推荐起始剂量为每天30mg或40mg，逐渐缓慢增加剂量。美沙酮不能用于处理爆发痛或者按需给药。较长的半衰期是优点，但同时应警惕药物蓄积带来过度镇静或呼吸抑制的风险。

不推荐用于控制癌痛的药物有哌替啶、丙氧氨酚，因为它们的代谢产物去甲哌替啶、去甲丙氧氨酚有中枢神经毒性，长期用药可引起中枢神经毒性反应。混合激动-拮抗剂如喷他佐辛、纳布啡、布托啡诺、地佐辛等治疗癌痛作用有限，不推荐使用，也不应与阿片受体激动剂联合应用。对阿片类药物依赖的患者，将一种激动剂转换为一种混合激动-拮抗剂容易引发戒断症状。

（四）阿片类药物使用原则、滴定和维持

1．阿片类药物的滴定[5]NCCN《成人癌痛治疗指南》中提到明确的阿片类药物滴定方案。对未使用过阿片类药物的患者，如疼痛评分≥4或出现疼痛急症的临床征象，可给予阿片类药物口服或静脉给药进行滴定确定给药剂量。现将口服阿片类药物滴定方案介绍如下：对于未使用过阿片类药物的患者，可口服给予5～15mg吗啡或等效药物，给药60分钟后评估疗效和药物副作用。此时，可能出现三种情况：第一种情况，疼痛缓解到3分以下，则按需给当前有效剂量；给药2～3小时后再评估以确定有效剂量；随访24小时；24小时总量转换为长效药物按时服用。第二种情况，疼痛缓解至4～6分，则重复给相同剂量，给药60分钟再评估。第三种情况，疼痛未缓解或加重，则按50%～100%增加药物剂量，60分钟后再评估，如果2～3个给药周期后疗效不佳，考虑静脉滴定或重新进行全面评估。

2．阿片类药物使用一般原则[5]

（1）适当的镇痛剂量是指在整个用药间期既能充分镇痛又无不可耐受的不良反应的剂量。

（2）大多数情况下口服是首选的给药途径，不能口服或口服药物副作用不能耐受的情况下可选择经皮下或静脉途径给药，不建议肌内注射给药。无创肠外给药途径（如经皮和经黏膜给予芬太尼治疗持续疼痛和爆发痛）适用于不能经口和直肠给药的患者。

（3）根据前24小时内使用的阿片类药物总剂量（按时给药以及按需给药的剂量）计算增加剂量。

（4）增加按时和按需给药的剂量，剂量增加的幅度参照症状严重程度。

（5）复合制剂中，如果所需阿片类药物剂量导致其中非阿片类药物成分剂量过度或不足，则应将复合制剂转为单纯阿片类药物。

（6）经过5个半衰期，药物血药浓度可以达到稳态。

（7）如果患者出现难治的不良反应，疼痛评分小于4分，考虑将阿片类药物剂量减少25%，再评估镇痛效果，并且密切随访确保疼痛不再加剧。

（8）如果疼痛控制不佳或不良反应不能耐受，考虑从一种阿片类药物转换到另一种阿片类药物。

3．阿片类药物维持治疗的原则

（1）对于持续性疼痛，按时给予阿片类药物，同时按需给短效药物治疗爆发痛。

（2）当24小时阿片类药物止痛剂量比较稳定时，考虑将短效阿片类药物更换为缓控释或长效阿片类药物控制慢性持续性疼痛。

（3）对于无法通过缓控释阿片类药物缓解的疼痛，包括爆发痛或急性加重的疼痛、与活动或体位相关的疼痛，或在给药间期末出现的疼痛，可给予解救剂量的短效阿片类药物治疗。短效和缓释剂型最好采用相同的阿片类药物。短效阿片类药物的解救剂量为24小时口服剂量（mg）的10%～20%，按需给药，间隔时间不短于1小时。如果需要重复多次给予解救剂量，提示需要调整按时给予的长效阿片类药物剂量。

（4）如果按需给予阿片类药物次数较多，或按时给药的阿片类药物剂量在峰效应或给药结束时仍无法缓解疼痛，可增加控缓释阿片类药物剂量。

（5）对肿瘤相关的急症，如骨折或承重骨骨折先兆、脑硬膜外转移和软脑膜转移引起的疼痛，感染引起的疼痛，梗阻或穿孔引起的疼痛，在治疗病因的同时应立即控制疼痛。

4．从一种阿片类药物转换到另一种阿片类药物的原则　计算有效控制疼痛所需服用的阿片类药物24小时总量。计算出新的阿片类药物的等效剂量（表3-3-1）。如果疼痛得到有效控制，减量25%～50%以减少不同阿片类药物之间的不完全性交叉耐药。第一个24小时内，充分快速地滴定剂量以达到镇痛效果，如果之前的剂量无效，可给予100%的等效剂量或加量25%，将每日需要的新阿片类药物剂量按给药时间分次服用。

5．由其他阿片类药物转换为芬太尼透皮贴剂的原则

（1）确定当前阿片类药物镇痛的24小时总量。正在使用羟考酮、氢吗啡酮和可待因的患者直接用表3-3-2换算，计算出芬太尼透皮贴剂每小时μg数，若所需芬太尼剂量大于100μg/h，则需使用多片贴剂。如非以上药物，需先转换为等效剂量的吗啡。

（2）在最初8～24小时内，按需给予吗啡或其他短效阿片类药物，待2～3天达到稳态，按每日按需给予的阿片类药物的平均剂量计算需要增加芬太尼透皮贴剂的剂量。贴剂用药剂量稳定，仍需使用短效药物处理爆发痛。

（3）使用短效阿片类药物将疼痛控制相对稳定后才可以使用透皮贴剂，芬太尼透皮贴剂不建议用于经常需要调整剂量的不稳定性疼痛，仅用于阿片类药物耐受的患者。

表3-3-2　由其他阿片类药物转换为芬太尼透皮贴剂的推荐剂量换算

芬太尼透皮贴剂（μg/h）	吗啡		羟考酮	氢吗啡酮		可待因	
	静脉/皮下（mg/d）	口服（mg/d）	口服（mg/d）	静脉/皮下（mg/d）	口服（mg/d）	静脉/皮下（mg/d）	口服（mg/d）
25	20	60	30	1.5	7.5	130	200
50	40	120	60	3.0	15.0	260	400
75	60	180	90	4.5	22.5	390	600
100	80	240	120	6.0	30.0	520	800

（五）止痛药物常见的不良反应及处理[5,6]

1．非阿片类药物的不良反应及处理　非阿片类镇痛药物主要指对乙酰氨基酚和非甾体类抗炎药（NSAIDs）。

由于对乙酰氨基酚的毒性反应，有肝功能或肾功能障碍的患者应慎用。

由于NSAIDs对环氧化酶的抑制作用导致前列腺素生成减少，而前列腺素能抑制胃黏膜组胺、五肽促胃液素诱导的胃酸分泌，当前列腺素受到抑制后，胃酸增多可致溃疡。同时水杨酸类药物可破坏胃黏膜，使黏膜下血管受损。因此，长期大剂量服用非甾体类抗炎药可能出现消化不良、胃灼热、恶心、腹胀、腹泻及消化道溃疡。其中COX-1抑制剂抑制了前列腺素的同时也抑制了血栓素A_2的生成，从而影响血小板的聚集，引起出血。另外，前列腺素有调节肾血流量、水及钠平衡等作用，长期应用非甾体类抗炎药物使前列腺素合成受到抑制，可致肾血管收缩、肾血流量下降，严重可能发生肾衰竭。长期使用水杨酸类药物可使血药浓度增加，超过其代谢能力可致肝中毒性改变。因此，医护人员应能够识别高危人群，用药期间严密监测药物不良反应，一旦出现药物不良反应，根据程度及时给予处理。

肾毒性高危人群：年龄大于60岁、体液失衡、间质性肾炎、肾乳头坏死、同时使用其他肾毒性药物。如果尿素氮或肌酐升高1倍，或出现高血压，或高血压恶化，停用NSAIDs。

胃肠道毒性高危人群：年龄大于60岁、消化道溃疡或酗酒史、重要器官功能障碍（包括肝功能不全）、长期大剂量使用NSAIDs。如果患者出现胃部不适、恶心，考虑停用NSAIDs或改用选择性COX-2抑制剂。选择性COX-2抑制剂胃肠道不良反应发生率低且不抑制血小板聚集，可同时联合使用抗酸药。如出现消化道溃疡或出血，立即停用NSAIDs。如果肝功能指标高于上限1.5倍，停用NSAIDs。

心脏毒性高危人群：心血管病史、心血管疾病或并发症的高危患者。NSAIDs与抗凝剂如华法林或肝素合用，可显著增加出血风险。如出现高血压或高血压恶化，停用NSAIDs。

用药期间要进行NSAIDs毒性反应监测，包括基础血压、尿素氮、肌酐、肝功能、全血细胞计数、粪便潜血，每3个月复查一次以确保用药安全。

2．阿片类药物常见的不良反应及处理　以代表药物吗啡为例介绍阿片类药物的不良反应及处理。

（1）便秘：便秘是阿片类药物最常见的不良反应，其发生率为90%～100%。阿片类药物引起的便秘不因长期用药而产生耐受，即便秘不仅出现在用药初期，而且还会持续存在于使用阿片类药物的整个过程中。严重便秘还会引起或加重患者的恶心等不适，因此预防和治疗阿片类药物引起的便秘是疼痛治疗中不可忽视的问题。

预防方法：常规预防措施包括多饮水、多进富含纤维素的食物、适当活动等。但实际上，常规预防措施通常不能预防阿片类药物引起的便秘，因此，在NCCN《成人癌痛治疗指南》中明确规定，医生在开具阿片类药物的同时，应开出预防便秘的缓泻剂。患者在服用阿片类药物期间应按时服用缓泻剂预防便秘。建议刺激性泻剂和润滑性泻剂联合使用或应用二者的复合制剂，联合用药可提高缓泻效果，同时可避免使用单一药物产生耐药性。避免使用容积型泻剂，如甲基纤维素等，因为此类泻剂吸水膨胀，使肠道内容物容积增大刺激肠壁引起排便，但在虚弱的患者，饮水受限反而会出现口干、腹胀，甚至发生机械性梗阻。如果出现便秘，排除粪便嵌塞后，可增加刺激性泻药的剂量；重度便秘可用强效泻药，如硫酸镁、乳果糖口服；必要时使用直肠栓剂或温盐水灌肠。如果终末期患者阿片类药物引起的顽固性便秘常规预防无效，可考虑甲基纳洛酮0.15mg/kg皮下注射，最多每日1次。

（2）恶心、呕吐：阿片类药物引起恶心、呕吐的发生率为30%，一般发生于用药初期，症状大多在4～7天内缓解。患者出现恶心、呕吐时，应排除其他原因所致，如便秘、脑转移、化疗、放疗或高钙血症等原因。阿片类药物引起的恶心、呕吐通常随着用药时间延长症状逐渐减轻至完全消失。

预防方法：在用药第1周内，应同时给予甲氧氯普胺（胃复安）等止吐药物预防。轻度恶心可用甲氧氯普胺（胃复安）治疗，重度恶心、呕吐可按时给予止吐药。若恶心、呕吐持续1周以上，需减少阿片类药物剂量，或换用药物，或改变用药途径。

（3）镇静：在初次使用阿片类药物，或明显增加药物剂量时，患者可能会出现思睡或嗜睡的不良反应，一般数日后自行消失。在评估患者镇静程度的同时，应首先评估并排除其他导致镇静的原因，如中枢神经系统病变、镇静药物、高钙血症、脱水、感染、缺氧等。如果排除其他因素，24～48小时后仍嗜睡，可使用中枢兴奋剂。

预防方法：初次使用阿片类药物的剂量不宜过高，剂量调整以原有剂量的25%～50%

的幅度增加。老年人尤其应慎重滴定用药剂量。可辅助非阿片类药物以减少阿片类药物的剂量。

（4）呼吸抑制：呼吸抑制极少发生在阿片类药物耐受的患者。如果终末期患者出现呼吸抑制，通常与多种因素有关。因此，需评估相关因素。如果患者出现明显的镇静过度，则应减低阿片类药物的用药剂量。若镇静程度持续加重，应严密观察患者的意识和呼吸情况，当患者对躯体刺激没有反应，呼吸频率小于 8 次 / 分，并出现针尖样瞳孔时，考虑为阿片类药物过量引起。应立即停用阿片类药物和其他镇静药物，在没有纳洛酮的情况下，可增加患者的痛觉刺激。有纳洛酮的情况下应立即给予纳洛酮解救处理。

预防方法：取纳洛酮 0.4mg 溶于 10ml 生理盐水中，每隔 2 分钟取 0.5ml 皮下或静脉注射直到呼吸状态改善，纳洛酮半衰期为 5 ～ 20 分钟，必要时可重复给药。停药指征：患者清醒，呼吸频率大于 9 次 / 分。纳洛酮使用限量为 0.8mg。如患者的意识和呼吸仍无好转，应考虑其他原因。

（5）尿潴留：发生率低于 5%。一些因素可能增加尿潴留发生的危险，例如同时使用镇静剂、腰椎麻醉术后、合并前列腺增生症等。腰椎麻醉术后使用阿片类药物发生尿潴留的危险率可增加至 30%。在合用阿片类药物和镇静剂的患者中，尿潴留发生率可能高达 20%。

预防方法：在使用阿片类药物的同时尽量避免使用镇静剂。避免膀胱过度充盈。若发生尿潴留，可诱导排尿、热敷会阴部或给予膀胱区按摩，仍无效，应考虑导尿。

（6）中枢神经系统毒性反应：长期使用哌替啶（杜冷丁）的患者容易出现中枢神经系统毒性反应。这是因为哌替啶在体内的代谢产物去甲哌替啶（去甲杜冷丁）有中枢神经系统毒性，而且它的半衰期长，可达 3 ～ 18 小时，长期用药容易蓄积，出现神经系统中毒，患者可表现出寒战、震颤 / 抽搐、肌阵挛 / 癫痫大发作等症状。因此，哌替啶（杜冷丁）只可用于短时的急性疼痛，而不适用于慢性疼痛的治疗。

（7）肌阵挛：通常见于使用阿片类药物剂量较大的患者。有证据显示肌阵挛的发生与药物蓄积有关，多见于肾功能不全的患者。

预防方法：适当静脉水化；改用阿片类药物的替代药物，可能减轻症状；清醒可沟通的患者可每 8 小时口服氯硝西泮 0.5 ～ 1mg，不能吞咽的患者可使用劳拉西泮舌下含服。极度痛苦的患者也可肠外给苯二氮䓬类药物。

（8）瘙痒：多见于使用吗啡的患者。评估瘙痒的原因、有无同时使用其他药物的因素。根据瘙痒程度考虑使用抗组胺药物如苯海拉明，静脉或口服给药，每次 25 ～ 50mg，每 6 小时 1 次。如为异丙嗪，每次 12．5 ～ 25mg 口服，每 6 小时 1 次。如果瘙痒持续存在，症状无法控制，考虑更换另一种阿片类药物。另可考虑在镇痛方案中增加小剂量混合激动 - 拮抗剂，纳布啡 0.5 ～ 1mg，每 6 小时给药。瘙痒持续不缓解，可考虑持续滴注纳洛酮每小时 0.25μg/h，最大可调整至 1μg/h，以减轻瘙痒且不减弱镇痛效果[7]。

（六）辅助用药

辅助药物可用于癌痛三阶梯治疗的任何一个阶梯，根据疼痛性质恰当应用辅助药物可以提高镇痛效果，减少阿片类药物的用量。

非甾体类抗炎药对骨、关节、软组织及炎性相关性疼痛治疗效果较好。

皮质类固醇抑制前列腺素合成，减轻神经组织周围水肿，辅助用于脊髓神经根压迫、脑转移、脊髓压迫的引起的水肿及颅内压增高引起的头痛等疼痛效果较好。由于其抗炎作用，对骨痛治疗及缓解恶性肠梗阻也有效。

抗惊厥药和抗抑郁药是治疗癌症相关神经病理性疼痛的一线辅助镇痛药物，对神经损伤致撕裂痛及烧灼痛有效。

NMDA 受体拮抗剂：NMDA 受体与疼痛的传递与调节有密切关系。长时间的持续刺激使脊髓中的 NMDA（*N*- 甲基 -D- 天门冬氨酸）受体被激活，活化的 NMDA 受体使脊髓背角细胞敏化（中枢敏化），对所有传入的刺激有较大应答，并产生持续疼痛，降低了对吗啡的敏感性。NMDA 受体拮抗剂阻断其过程，从而抑制中枢敏化，提高吗啡镇痛疗效，对难治性神经痛也有效。

非甾体类抗炎药、双膦酸盐及降钙素可用于治疗骨转移性疼痛。

二、癌症疼痛的非药物治疗

1．创伤性非药物疗法　包括姑息手术方法、麻醉方法、神经外科方法等。姑息手术可用于减小肿瘤体积，从而减轻梗阻和压迫症状。需强调的是外科治疗应在症状出现之前进行，才能起到最佳姑息止痛作用。麻醉方法通过局部用麻醉剂或神经松解剂进行神经阻滞，一般用于控制难治性疼痛。神经外科缓解疼痛的方法有神经切除、置入药物注入系统和电神经刺激法，适用于躯体痛而不适用于神经痛的治疗。

2．物理疗法　包括皮肤刺激、锻炼、固定术、经皮电神经刺激（transcutaneous electrical nerve stimulation，TENS）及针灸疗法等。皮肤刺激包括冷疗、热疗、湿敷、按摩等。目前对癌症患者使用热疗的效果看法不一，但也没有明确的禁忌。按摩通过促进局部血液循环来减轻疼痛，特别适用于活动受限引起的酸痛。锻炼对于慢性疼痛患者很重要，可以增强肌肉力量，活动强直的关节，在患者功能减退和活动受限制期间保持肌肉和关节的功能，并帮助恢复身体的协调与平衡，增加患者的舒适感。但是应注意，锻炼要适度。另外，当患者因肿瘤侵犯可能发生病理性骨折的情况下，应避免做任何负重的锻炼。改变体位是预防和缓解疼痛的常用方法，合适的体位因人而异、因病而异。对多发骨破坏的患者，可建议使用固定托，以预防变换体位时发生病理性骨折。

3．社会心理干预　社会心理干预方法采用认知和行为技术帮助患者得到疼痛被控制的感觉。转移或分散注意力、放松和意想是最常用并且容易操作的方法。目前有专门为癌症患者设计的冥想音乐磁带，用于提高睡眠质量、缓解疼痛、保持身心舒适，效果较好。心理治疗主要由精神病学专家、临床心理学家等专业人士来完成。专业的心理治疗可帮助疼痛患者更好地度过危机。适用于疼痛伴有焦虑、抑郁症状，或有自杀倾向的患者。支持组织可来自家庭、病友及社会各界，支持组织可以帮助患者正确对待疾病，增强战胜癌症的信心，并通过交流获得对自己治疗和康复有帮助的信息。教育的目的是针对患者在疼痛控制中存在的常见问题进行解释和指导，消除患者对麻醉性止痛药的顾虑和担忧，以提高患者的治疗依从性。

三、PCA 的使用[8]

患者自控镇痛术（patient-controlled analgesia，PCA）是让患者自己控制止痛药物剂量。可通过具有给药剂量参数的输液泵来完成。该泵可用于静脉注射、皮下注射或硬膜外给药。PCA 的使用实现了止痛治疗个体化的思路，使患者成为疼痛治疗的知情者和执行者。

PCA 常用于术后急性疼痛的治疗、癌症疼痛的治疗、内科疾病如心绞痛的治疗，以及分娩期间、分娩后及剖宫产后的止痛治疗。用于癌症患者的疼痛治疗时，可以控制患者的突发疼痛。PCA 还可以用于为了止痛而入院的患者，为他们迅速解除疼痛。待疼痛缓解到稳定水平，PCA 有助于确定由静脉转换到口服的药物剂量。PCA 对于在家和住院的患者都比较安全，但是禁用于过度镇静及精神恍惚的患者。

一台标准 PCA 输液泵一般具有以下基本组成部分：一个贮药器，可以重复给药；一套输注设备，能精确地输注预先设定的药物剂量；一个按钮装置，当患者需要给药时，按按钮即可；可以设置满足特殊要求单次剂量的电子程序；可以设置锁定时间，以免患者在按钮给药起效前再次给药；一套管道连接系统。PCA 输液泵装置一般有两种：一种是电子泵，另一种是一次性自控泵。两种装置各有特点。各厂家生产的输液泵虽然各有特点，但是基本原理是相同的。具体操作步骤可见厂家使用说明。

（陆宇晗）

参考文献

[1] Agency for Health Care Policy and Research. 癌症疼痛治疗临床实践指南 . 王瑛，译 . 天津：天津科技翻译出版公司，1997.
[2] 孙燕，顾慰萍 . 癌症三阶梯止痛指导原则 . 北京：北京医科大学出版社，2002.
[3] Ripamonti CI. Pain management. Ann Oncol. 2012，23（Suppl 10）：294-301.
[4] Kokubun H，Ebinuma K，Matoba M，et al. Population pharmacokinetics of transdermal fentanyl in patients with cancer-related pain. J Pain Palliat Care Pharmacother，2012，26（2）：98-104.
[5] 成人癌痛临床实践指南（中文版，2016），NCCN Clinical Practice Guidelines in Oncology. www. nccn. org
[6] Watson MS，Lucas CF，Hoy AM，et al. 牛津临床姑息治疗手册 . 任军，马力文，译 . 北京：人民卫生出版社，2006.
[7] Ferrell BR，Coyle N，Paice JA. Palliative Nursing. 4th edition. New York：Oxford University Press，2015.
[8] 罗爱伦 . 病人自控镇痛 . 北京：北京医科大学中国协和医科大学联合出版社，1999.

第四节 癌症疼痛护理

一、关注癌症患者的疼痛，做好疼痛筛查

因癌症患者疼痛的发生率较高，美国国立综合癌症网络（NCCN）发布的《成人癌痛治疗指南》2016 版强调了疼痛筛查的重要性，明确提出医护人员在每一次接诊患者时都要对其进行疼痛筛查，疼痛筛查的对象包括所有就诊的癌症患者，下一次就诊时要对其进行再次疼痛筛查。

疼痛筛查的目的是可找出伴有疼痛的患者和预期可能发生疼痛的患者，对筛查出的疼痛患者应进行全面评估，并提供规范的疼痛治疗；对于预期可能发生疼痛的患者，例如要进行临床操作，包括伤口护理、脊髓穿刺、腰椎穿刺、皮肤和骨髓活检、动静脉置管等，虽然这些操作引起的疼痛是一种急性、短暂的体验，但患者通常伴有明显焦虑情绪，因此，应在诱发疼痛的动作开始前一定时间给予半衰期较短的速释型阿片类药物，或局部麻醉药，或非药物措施预防疼痛。主诊医生和主管护士作为多学科团队中的主要成员，也是患者的首诊人员，应首先关注疼痛，对就诊患者进行疼痛筛查，对患者的疼痛做到早期发现、早期干预。

二、连续准确评估疼痛并记录，为选择和调整止痛药物提供依据

（一）掌握疼痛评估原则

疼痛是个人的主观感受，因此，评估疼痛应以患者的主诉为依据。相信和尊重患者的主诉，并如实记录。不以患者的面容表情的变化及生命体征的改变判断疼痛强度，也不以医护人员的主观感知判断患者的疼痛情况。

（二）选择合适的疼痛评估工具

首先，根据疼痛评估的目的选择疼痛评估工具。初次进行疼痛治疗或疼痛发生变化时需要全面评估，则需选择多维度疼痛评估工具，以全面评估疼痛要素和疼痛相关体验。而在阿片类药物滴定过程中或药物剂量调整中，为了确定疼痛缓解程度，则可选择单维度疼痛评估工具来量化疼痛强度。

其次，根据患者的理解能力和认知情况选择合适的疼痛评估工具。例如大部分成年患者都能够理解和使用数字疼痛评估量表，儿童和老人可能更容易理解面容表情疼痛评估量表。对不能沟通或认知障碍的患者，应遵循美国疼痛治疗护理协会（ASPMN）推荐的疼痛评估原则[1]，即如果有可能，尽量得到患者的主诉、寻找引起疼痛的潜在原因和其他病因、观察患者提示其疼痛存在的行为、获得主要照顾者关于疼痛和行为改变的汇报、尝试用镇痛试验缓解因疼痛引起的行为改变及恰当应用合适的行为评估工具。及时准确发现和评估这些患者的疼痛，对于制订有效的疼痛治疗护理计划非常重要。

（三）全面评估疼痛及患者对疼痛的反应

1．评估疼痛的一般情况　包括疼痛部位、疼痛强度、疼痛性质、疼痛持续时间、使疼痛加重和缓解的因素、疼痛对患者生活质量的影响、有无药物滥用史、心理社会文化因素。同时需要评估患者目前的治疗情况，包括疾病治疗和疼痛治疗情况，如可疑神经性疼痛时可做神经系统相关检查。在伴有疼痛的患者入院时，主管护士应了解患者的疼痛情况，详细记录在护理记录单中，并教会患者正确使用疼痛强度评估量表，在医生或护士问起疼痛强度时，能够用数字准确表达，为以后连续的疼痛评估和治疗奠定基础。

2．评估疼痛对患者功能活动的影响　未缓解的癌症疼痛是长期持久的体验，直接影响到患者日常的功能活动能力，包括对自理能力、休息、睡眠、娱乐、社会交往、性生活、家庭角色等方面的影响。很多患者诉说疼痛对他们的睡眠影响最严重，使他们难以入睡或睡眠中断，护士可向医生建议加用镇静催眠药物。有的患者因为疼痛限制穿衣、进食、如厕等自

理活动，提示护士应加强基础护理，并允许有专人陪护，协助患者完成各种自理活动。对于肿瘤多发骨转移的患者，护士应指导患者受累部位减少持重，以避免发生病理性骨折。评估疼痛对患者日常功能活动的影响程度，为制订有针对性的护理干预措施提供依据，并制订相应的疼痛护理目标。制订疼痛护理目标的原则是使疼痛缓解到一定强度，患者在这一疼痛强度下可以保证舒适和完成一般功能，如翻身、睡眠、下床活动等。制订疼痛控制的护理目标时应与患者和家属共同完成，目标应现实可行，并及时评价和记录措施实施的效果，确定制订的目标是否达到。

3．评估疼痛对患者心理情绪的影响　慢性复杂的癌症疼痛通常会使患者产生焦虑、沮丧、烦躁、内疚、绝望甚至自杀的念头，这些情绪改变又会加重患者对疼痛的感知和体验。有资料显示恐惧难以忍受的疼痛是癌症患者求死的主要原因[2]。因此，评估疼痛对患者的心理情绪方面的影响，及时提供相应的支持和辅导，对于改变患者的负性情绪、避免意外发生是必要的。特别要评估的人群有：有家族抑郁史、既往抑郁发作史、试图自杀史、缺乏社会支持、疼痛控制不良的患者。另外，通过询问患者过去的疼痛经历和应对方式，有助于护士理解患者的行为改变，护士应鼓励患者倾诉和宣泄情感，充分表达所感受的疼痛，由此评估患者的实际需要并提供有效的心理支持，对有抑郁表现的可请专业医生会诊，必要时给予药物治疗。

4．评估患者对疼痛治疗的态度和依从性　在癌症疼痛控制中，患者是否愿意向医护人员报告疼痛以及是否遵医嘱按时服用止痛药是疼痛能否得到有效缓解的关键环节之一。陆宇晗等研究者对癌症疼痛患者进行调查，结果显示有半数以上的患者不能遵医嘱用止痛药，不愿意汇报疼痛、不按时服药、自行减量、延迟、停药、拒绝服药、要求针剂的现象普遍存在。分析导致患者不遵医行为的主要原因，是他们对疼痛及疼痛治疗的误解和担忧，主要表现在以下 10 个方面：①担心癌症疼痛无法控制；②担心用麻醉性止痛药会成瘾；③担心药物的生理依赖性；④担心药物耐受性；⑤担心药物副作用难以控制；⑥担心总是说疼别人会烦；⑦认为忍受疼痛是坚强的表现；⑧担心诉说疼痛会转移医生治疗癌症的注意力；⑨担心疼痛加重的时候拿不到药；⑩经济方面的担忧[3]。疼痛控制障碍问卷（Barriers questionnaire）是 Ward（1993）等[4]护理专家制订的用于评估癌症患者疼痛控制障碍的工具，原问卷由 24 个问题 8 个方面的条目组成。2005 年，陆宇晗等人在对大样本癌症疼痛患者对疼痛治疗的顾虑的调查分析后重新修订，增减了若干条目，使其更适用于中国人群的特点，成为临床评估患者相关的影响疼痛控制障碍的有效工具，为护士有针对性的宣教和指导提供了依据（表 3-4-1）[5]。护士可根据评估结果制订相应的教育计划，消除患者的顾虑，提高其在疼痛治疗中的依从性，保证疼痛治疗的顺利进行。

5．评估社会家庭支持系统在疼痛控制中的作用　家属在癌症患者的疼痛治疗中起着重要作用，如提醒患者按时服药、记录患者的疼痛变化和缓解情况、预防和处理止痛药物的不良反应、实施非药物治疗措施、提供情感支持等，特别是疾病晚期患者在家治疗期间。家属在疼痛控制中的积极参与对护患双方都是一种支持。另外，家属对止痛药物的顾虑在一定程度上也会影响患者的态度和行为。因此，护士应评估患者家属对疼痛治疗的知识、态度及在治疗中的作用，通过疼痛教育消除他们对患者的负面影响，充分发挥其在疼痛控制中的积极作用，共同促进护理目标的实现。

表 3-4-1　患者相关的疼痛控制障碍评估工具（中文版 BQ-R）

我们希望了解您对疼痛及疼痛治疗的态度，答案没有对错之分，请按您的真实想法回答。下面“0”表示您完全不同意这种说法 / 做法，“5”表示完全同意。请圈上您认为适合的数字。

1．癌症疼痛不可能得到有效缓解。
完全不同意 0　1　2　3　4　5　完全同意

2．长期用阿片类药物容易成瘾。
完全不同意 0　1　2　3　4　5　完全同意

3．现在用了阿片类药物，以后停药会不舒服。
完全不同意 0　1　2　3　4　5　完全同意

4．止痛药不能再加量，以后疼痛加重时会不起作用了。
完全不同意 0　1　2　3　4　5　完全同意

5．止痛药的副作用太大，很难控制。
完全不同意 0　1　2　3　4　5　完全同意

6．担心疼痛加重的时候拿不到药，所以会存一些备用。
完全不同意 0　1　2　3　4　5　完全同意

7．总说疼痛会分散医生治疗癌症的注意力。
完全不同意 0　1　2　3　4　5　完全同意

8．总说疼，怕医生护士会烦。
完全不同意 0　1　2　3　4　5　完全同意

9．认为忍受疼痛是坚强的表现。
完全不同意 0　1　2　3　4　5　完全同意

10．我有时会考虑止痛药的费用问题而不愿意加量或间断用药。
完全不同意 0　1　2　3　4　5　完全同意

（四）连续评估疼痛并记录

疼痛评估是一个连续的过程，应遵循动态评估的原则，即评估、干预、再评估。再评估包括对疼痛干预的效果和药物不良反应的评估，评估和再评估的结果均应及时记录。国外肿瘤护理专家早在 20 世纪 80 年代就认识到疼痛评估的重要性，提出应该将疼痛作为癌症患者的第五项生命体征来评估和记录[6]。我国各临床机构也对疼痛记录的内容和形式进行了探索。北京大学肿瘤医院于 2004 年将疼痛记录单整合到体温单中，形成简明的疼痛强度记录单，用于临床取得了较好的效果。该疼痛曲线位于体温单下方，提供了关于疼痛的三方面信息：患者 24 小时的平均疼痛强度，24 小时内出现爆发痛的时间、次数和强度，以及疼痛治疗后疼痛缓解程度（图 3-4-1）。临床医护人员可直观地看到患者的基础疼痛强度、24 小时爆发痛的次数以及治疗后疼痛缓解程度，为调整止痛药物剂量提供了依据。

三、熟悉常用止痛药物的特性及用法，指导患者正确用药

（一）给药途径方面

很多患者入院后会要求使用针剂止痛。这时，护士应教育患者口服用药途径的优势，包括无创、安全、可以自行用药，从而增加患者在疼痛治疗中的主动性等。经皮给药也是一种

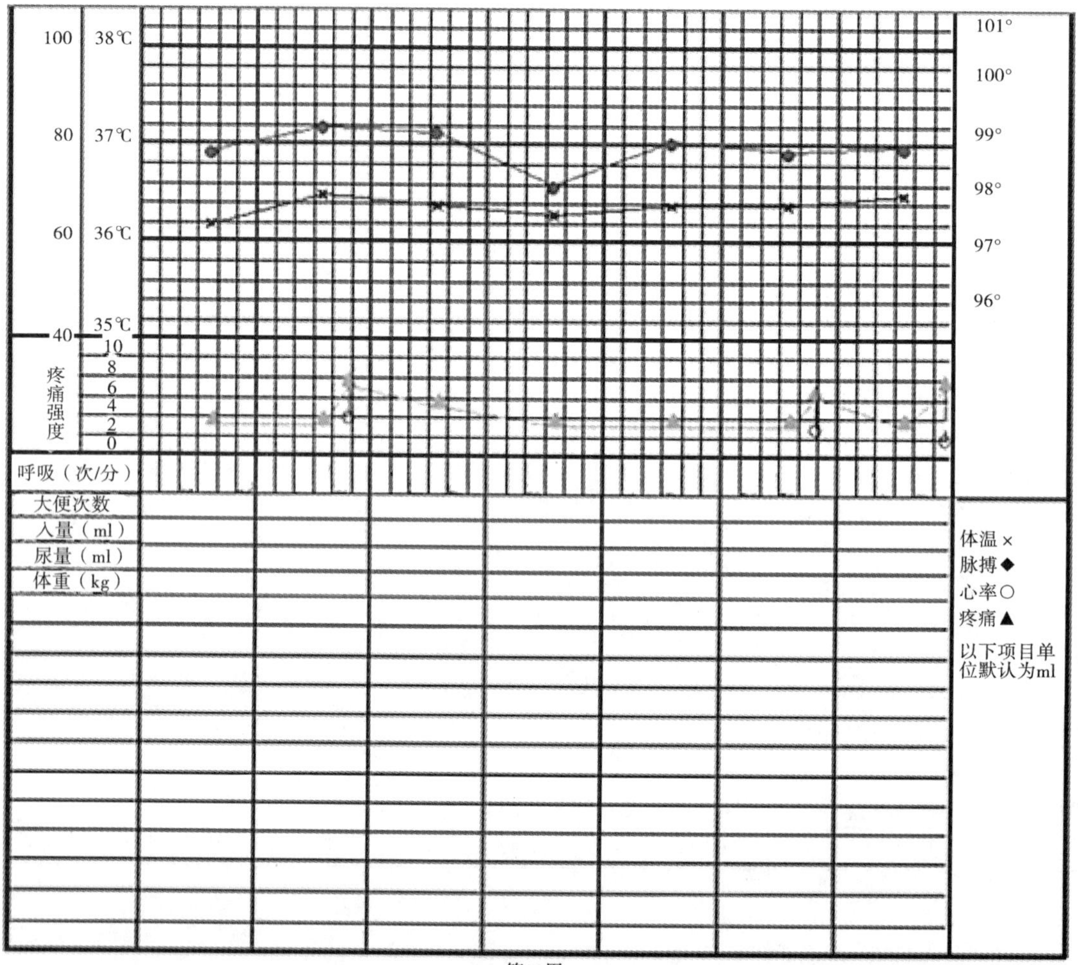

第10周

图 3-4-1　疼痛护理记录单

无创的给药途径，常用于相对稳定的疼痛治疗。应尽量避免肌内注射给药，注射药物不仅会给患者带来疼痛，而且出院后用药不方便，吸收也不可靠。

（二）给药时间方面

目前疼痛治疗药物根据药物释放速率大致分为速释制剂和控/缓释制剂两种。很多患者认为只有疼痛无法忍受的时候才需要用止痛药，这是临床中存在的最常见的误区。事实上，规范化的给药时间方法是：按时给予控/缓释制剂控制持续疼痛，按需给予速释制剂控制爆发痛。只有按时服用控/缓释制剂止痛药才能使药物在体内保持稳定的血药浓度，保证疼痛得到持续缓解。出现突发疼痛时给予速释制剂止痛药，才能使突发疼痛迅速缓解。护士应告诉患者按时服药对于疼痛持续缓解的重要性，教育患者癌症疼痛如同其他慢性疾病一样，需要常规药物控制，而不能等到疼痛无法忍受时再用药。

（三）正确使用透皮贴剂

临床常用的有芬太尼透皮贴剂（多瑞吉），用于疼痛相对稳定的维持用药，药物经皮肤持续释放，一次用药维持作用时间可达72小时。初次用药后4～6小时起效，12～24小时达稳定血药浓度。护理中应注意以下几方面：①部位选择：选择躯体平坦、干燥、体毛少的部位，如前胸、后背、上臂和大腿内侧，这些部位粘贴牢固，不易松脱。②粘贴步骤：粘贴前用清水清洁皮肤，不要用肥皂或乙醇擦拭，因有机溶剂可加快药物的吸收速度；待皮肤干燥后打开密封袋，取出贴剂，先撕下保护膜，手不要接触粘贴层，将贴剂平整地贴于皮肤上，并用手掌按压30秒，保证边缘紧贴皮肤。③每72小时更换贴剂，更换时应重新选择部位。④贴剂局部不要直接接触热源，因为温度升高，会增加皮肤对芬太尼的通透性，增加药物释放的速率，造成血药浓度骤升，可能出现药物过量，同时药物代谢加快也可导致镇痛时间缩短。⑤芬太尼透皮贴剂禁止剪切使用，这在2016版NCCN《成人癌痛指南》中有明确规定。⑥用后的贴剂需将粘贴面对折放回药袋处理。⑦使用芬太尼透皮贴剂的患者，应注意观察药物不良反应并记录。

（四）PCA的使用

根据PCA泵种类不同，注药方法也有所不同。护士应掌握PCA的原理和使用方法，包括注药方法、保持管路通畅，以及处理报警系统的反应等。注药前将注药囊内和管路内气体排出。注药严格按照操作规程进行，注意无菌操作，防止药液污染。注药后检查接口和管路是否有渗漏。配制好药液的PCA泵在使用前，将所用药物的名称、浓度、剂量，配制的容量标记在泵上。使用微电脑电子泵时，使用前更换电池，使用中保持管路通畅无气泡，连接好管路接口和控制键插头，尽量减少报警次数。严格区分控制键和按钮的作用，区别持续注药方式和PCA注药方式。

使用PCA泵前评估患者的疼痛强度并记录。向患者讲解PCA泵内的药物及常见的不良反应、PCA泵的结构、使用方法和优点，解答患者的疑问，减轻患者对PCA治疗的顾虑。并教会患者如何使用PCA，当疼痛加重需要给药时，如何自己控制按钮。尊重患者自主独立的人格价值是PCA治疗的一个显著特色，在治疗期间，与患者保持连续的开放性的沟通，形成以患者为中心的治疗氛围，帮助患者在疼痛治疗中获得“自我控制”的感觉非常重要。另外，患者的文化程度、信仰、疼痛经历、家庭支持等因素都会影响患者对疼痛的反应，因此，应全面评估影响疼痛控制的因素，并及时给予相应的护理措施，保证PCA治疗顺利进行。治疗期间应连续评估患者的疼痛强度，及时评价镇痛效果，注意观察、预防和处理止痛药物的不良反应并记录。

四、做好止痛药物不良反应的预防、观察及护理

长期大剂量服用非甾体类抗炎药的患者发生消化道溃疡、出血、肝肾毒性的危险性明显增加，因此，对有基础疾病的患者应避免长期大剂量服用非甾体类抗炎药；告知患者如有胃肠道不适或症状加重，及时通知医护人员；并密切观察有无出血征象、监测肝肾功能。另外，此类药物镇痛作用有封顶效应且药物副作用明确，指导患者应严格按照推荐剂量使用，不可无限制加量。

便秘是阿片类药物最常见的不良反应，预防便秘一直是疼痛治疗中的重要内容，却常常被忽略。很多患者直到出现严重便秘、粪便嵌塞，甚至出现不全肠梗阻才开始重视排便问题，导致便秘难以处理，同时增加了不必要的痛苦。因此，在用药过程中，护士的观察和护理指导非常重要。第一，应指导患者在服用止痛药期间按时服用缓泻剂预防便秘，通常刺激性泻剂和润滑性泻剂联合使用或使用二者的复合制剂。第二，由于肿瘤患者发生便秘的相关因素较多，例如食物中缺乏纤维素、发热、脱水、脊髓压迫、电解质紊乱、直肠或肛门神经肌肉功能障碍、抗酸药、铁剂等药物使用等，应全面评估引起便秘的原因，判断除外阿片类药物引起便秘的因素外是否可加重便秘，积极消除病因。第三，连续评估患者的排便情况，一旦发生便秘，能够及早发现，正确处理。通常缓泻剂睡前服用，缓泻剂的用量以保证患者每 1 ～ 2 天排出成形软便为准。直肠栓剂清晨使用效果较好，需强调的是直肠栓剂仅用于解除急性粪便嵌塞，不建议用于常规预防和处理癌痛患者的便秘。第四，严重便秘可能继发粪便嵌塞，甚至并发肠梗阻，护士应能够全面评估、准确判断和正确处理，例如判断出现粪便嵌塞时则应首先使用直肠栓剂解除，再按时服用缓泻剂保持排便通畅，注意出现粪便嵌塞或肠梗阻时禁止使用刺激性泻剂。此外，仍需鼓励患者进食粗纤维食物、多饮水、养成规律排便的习惯及适量活动等，卧床患者应为其提供隐秘的排便环境和合适的便器。

初次使用阿片类药物的患者，恶心、呕吐的发生率 30%，用药 4 ～ 7 天可自行缓解。对初次用药的患者应做好解释，并遵医嘱给予甲氧氯普胺（胃复安）等药物预防，以消除患者的顾虑。如 1 周后恶心、呕吐仍不缓解，需考虑其他因素。因恶心、呕吐是肿瘤患者常见的症状之一，护士应全面评估患者发生恶心、呕吐的其他因素，例如是否存在化疗相关的延迟性恶心呕吐、是否正在口服抗肿瘤药物，有无脱水、电解质紊乱、脑转移、肠梗阻等问题，如有明确病因应积极预防、纠正或治疗，以免影响患者按时服用止痛药，导致疼痛控制不良。

镇静是阿片类药物常见不良反应。对初次使用或明显增加阿片类药物剂量的患者，应注意询问和观察患者有无思睡或嗜睡等镇静表现，连续评估并记录镇静程度，以免出现阿片类药物过量引起的呼吸抑制。容易发生呼吸抑制的高危人群有：经静脉给阿片类药物、肝肾衰竭、服用美沙酮、同时服用镇静剂、呼吸系统感染及肥胖患者。护士应能够识别高危人群，密切监测镇静程度。如镇静程度严重，应建议医生减少阿片类药物剂量，以免发生呼吸抑制。

如果确定患者出现阿片类药物过量引起的呼吸抑制，在没有纳洛酮的情况下，增加患者的痛觉刺激，有纳洛酮的情况下应立即使用纳洛酮解救。在使用过程中，应严格按照步骤进行，并不停地呼唤患者，如果过快或过量，患者可能会出现严重无法控制的疼痛。另外，长期应用阿片类药物的患者，对阿片类药物会产生躯体依赖性，对拮抗剂极其敏感，可能会出现戒断症状。在患者意识清醒，呼吸频率大于 9 次 / 分后，应鼓励患者深呼吸并连续评估和记录患者的生命体征，直到意识和呼吸完全恢复。另外，需强调的是，明确判断患者由于阿片类药物中毒引起的呼吸抑制时不宜吸氧，特别是高浓度氧。

五、老年疼痛患者的护理

年龄是影响疼痛的一个重要变量。由于老年患者在生理、心理、社会等方面的特点，导致其在疼痛控制中的特殊性和复杂性。主要表现在两个方面。

1．有调查发现老年癌痛患者多不愿意汇报疼痛，可能与以下原因有关[7]：医护人员通常误认为老年人经历的疼痛体验多，对疼痛的耐受性强而忽视了老年人群的疼痛。老年人生病以后的角色改变，成为被照顾的对象，因此，出于自尊，在忍受疼痛方面，尽可能表现得坚强。调查结果还表明老年癌痛患者对疼痛治疗的顾虑程度明显高于年轻人，他们更加担心用麻醉性止痛药可能成瘾，担心不能停药或停药时会出现不适。此外，老年人群高发视听障碍、语言沟通障碍，也是导致患者不能及时汇报疼痛的原因之一。因此，护理中应注意患者进行全面评估，鼓励患者表达疼痛感受并给予充分的理解和信任。向患者解释忍受疼痛不表示坚强，也不利于治疗和康复。并鼓励患者说出对疼痛药物和治疗存在的顾虑，给予正确的解释，消除患者的顾虑和担忧。

2．老年患者在疼痛控制中的另外一个特点是对阿片类药物的治疗效果和毒性反应更敏感。随着年龄增加，其体内肌肉、脂肪和水分的比率变化，影响了对药物的吸收，导致对阿片类药物治疗效果趋向于更敏感。因此，老年疼痛患者用阿片类药物的起始剂量应小于年轻人，一般为年轻人起始剂量的 25% ~ 50%，并根据患者的反应缓慢加量。另外，随着年龄增加，肝肾功能减退，导致药物的代谢速率减慢，药物作用时间延长，并容易在体内蓄积，导致毒性反应增加。因此，护理中应特别注意对止痛药物不良反应的观察、预防和处理。

六、指导患者及家属恰当应用非药物方法治疗

在癌症疼痛控制中，恰当应用非药物疗法有时可以起到意想不到的效果，包括按摩、冷热敷、经皮神经电刺激、放松训练、想象、催眠等。护士首先应掌握常用的非药物疗法的使用范围及操作方法，才能指导患者和家属正确实施，特别是患者在居家照顾阶段，家属可协助患者采取非药物治疗措施，有助于疼痛得到更有效的缓解。但要注意的是，非药物疗法通常不能取代癌症疼痛的药物治疗。

七、提供心理社会支持

在疼痛控制中，特别要评估患者的心理情绪状态，评估患者和家属对疼痛的情绪反应并提供支持应作为疼痛控制计划的一部分。包括：评估家属和其他支持系统对患者疼痛控制的影响，充分发挥他们在疼痛控制中的积极作用；告诉患者和家属疼痛相关的情绪反应是正常的，鼓励他们说出疼痛感受；鼓励家属陪伴，提供情感支持；鼓励患者寻找保持最佳舒适状态的方式；讲解疼痛治疗计划和预期疗效，树立疼痛可有效缓解的信心等。如患者伴有明显的焦虑、抑郁或自杀倾向，应及时给予心理支持和辅导，严重者可请心理治疗师进行治疗。目前国内外研究均显示了疼痛教育在提高癌症疼痛患者的治疗依从性中的有效性。在对疼痛患者的全程护理中，护士应充分履行疼痛教育的职能，以促进疼痛得到有效缓解。

（陆宇晗）

参考文献

[1] Herr K，Coyne PJ，McCaffery M，et al. Self-report：Position statement with clinical practice recommendations. Pains manage Nurs，2011，12，230-250.

[2] 田晓山，周宏灏，胡春宏，等．姑息治疗与临终关怀中的人文精神——有感于晚期癌症患者的救治现状．中国医学伦理学，2009，22（2）：50-51.
[3] 陆宇晗，尤黎明，郭美珠，等．癌症疼痛患者对疼痛治疗的顾虑和遵医行为．中国疼痛医学杂志，2004，10（6）：335-337.
[4] Ward SE. Patients related barrier in management of cancer pain. Pain，1993.
[5] 陆宇晗，马双莲．癌症疼痛患者对疼痛治疗的顾虑的调查研究．护士进修杂志，2005，20（10）：882-884.
[6] Morone NE，Weiner DK. Pain as the 5th vital sign：Exposing the vital need for pain education. Clin Ther，2013，35（11）：1728–1732.
[7] 陆宇晗，关珊，张荔．老年癌症疼痛患者的特点及护理．全国肿瘤护理学术交流暨专题讲座会议论文汇编，2004.

第五节　癌症疼痛教育与随访

癌痛为慢性病程，大部分患者需要长期规律服用止痛药控制疼痛。患者作为全程疼痛控制中的重要参与者，能否及时准确汇报疼痛、正确服用止痛药、积极预防和处理药物不良反应等，都直接影响到疼痛控制的效果。家属作为患者的主要照顾者，也应在疼痛控制中起到积极作用。因此，对患者及家属的疼痛教育成为疼痛管理的重要内容。疼痛教育是指通过对疼痛患者及家属进行疼痛及疼痛治疗相关信息的传播和行为干预，帮助他们掌握疼痛及疼痛治疗相关知识，从而自愿、正确地参与到疼痛控制中来。

一、癌症疼痛教育的内容

1．灌输无需忍痛的观念　疼痛给患者的身、心、灵及社会交往等方面带来负面影响，严重影响患者的生活质量。护士应能够准确评估疼痛，及时沟通，告知疼痛缓解对患者的生活、治疗及康复的重要性，鼓励患者表达疼痛感受。同时告诉患者大部分疼痛可以通过药物有效缓解，如果药物控制无效，还有很多镇痛方法可以选择，帮助患者树立疼痛可缓解的信心，从而积极地参与到自己的疼痛控制中来。

2．根据患者年龄、意识状态、认知情况、治疗阶段及评估的目的选择合适的疼痛评估工具，教会患者正确使用疼痛评估工具，以保证患者在全程疼痛控制中能够准确及时地向医护人员汇报自己的疼痛情况。

3．指导患者正确服药　阿片类药物需由医生开具，仅限患者本人使用。如无医生同意，不可自行调整用药剂量和频率。护士应指导患者正确服药，包括每种药物的用途、服药时间、服药注意事项、药物的不良反应、预防措施及自我护理要点，必要时提供文字说明。

4．向患者与家属解释阿片类药物特性，消除顾虑和担忧，提高治疗依从性。很多患者担心用麻醉性止痛药会成瘾，家属也常表达这样的担心。长期应用阿片类药物会产生生理依赖性和耐药性，但不应与成瘾性混淆。阿片类药物的成瘾性也称精神依赖性，是指为了得到精神上的快感而不择手段地获取并使用药物的行为，是滥用药物的行为。事实上，有调查资料表明，麻醉性止痛药用于缓解癌症疼痛，极少发生成瘾，其成瘾率低于4‰。生理依赖性是阿片类药物的药理特性之一，一般出现在突然停用药物或使用阿片类药物拮抗剂纳洛酮时，其典型症状有焦虑、易怒、寒战、出汗、流涕、恶心、呕吐、腹痛等，也称戒断症状。护士应告诉患者无需担心停药带来的不适，因为当病因解除后，按照阿片类药物规范化的撤药方案，戒断症状完全可以避免。阿片类药物的耐药性是指为了维持镇痛效果，需不断增加药物剂量。产生耐药性的最初表现是一定剂量的药物作用时间缩短。很多患者担心现在增加止痛药物剂量，以后再增加就不起作用了，因此在需要加量时拒绝加量。护士应告诉患者合理调整用药剂量，按原有剂量的 25% ～ 50% 逐渐增加，药物的镇痛作用将随之增加，因为阿片类药物的镇痛作用没有极限。对阿片类药物成瘾性和耐药性的担心是癌症疼痛患者最常见的顾虑，护士应主动与患者讨论这些问题，并给予正确的解释，以消除患者的顾虑，提高他们在疼痛控制中的治疗依从性，保证疼痛治疗的顺利进行。

5．提供出院后疼痛就医信息　告知患者出院后的取药方式及流程。由于各医疗机构麻醉药品的管理及镇痛药物资源有所差异，对异地就医的疼痛患者应指导其提前了解相关信息，以保证出院后疼痛治疗的连续性。

6．告诉患者出院期间出现以下情况应及时与医护人员联系，包括：取药或服药过程中出现任何问题、新出现的疼痛、疼痛发生变化、现有药物不能缓解疼痛、严重的恶心呕吐、3 天未排便、白天易睡且很难唤醒、意识模糊等。

7．告诉患者和家属阿片类药物需在家中妥善保管，需谨慎使用，不能与酒精或其他违禁药物混合放置或使用。

二、癌症疼痛教育的原则

1．癌痛是慢性病程，医护人员需连续评估患者的信息需求，并给予相应指导，疼痛教育应贯穿在疼痛治疗始终。

2．评估患者的语言、文化程度及理解能力，选择合适的教育形式，以确保传递的信息能够被充分理解和接受。

3．评估患者对疼痛及疼痛治疗的知识、态度及信念，判断患者对疼痛的认识、在疼痛治疗中的误区、对止痛药物的顾虑和担忧等，从而制订个体化的疼痛教育计划。

4．根据患者疼痛治疗的不同阶段提供相应的信息支持。患者在疼痛的不同时期、不同情境下信息需求侧重点有所不同。例如新出现的疼痛给患者带来不适和焦虑，护士应教会患者认识疼痛，无需忍痛，树立疼痛可缓解的信心，并教会患者准确汇报疼痛。在患者服用止痛药阶段，用药指导和应对药物不良反应则成为疼痛教育的重点。

5．慢性癌痛患者需要长期规律服用止痛药，家属在疼痛控制中的作用不容忽视。有调查显示，家属对疼痛治疗和镇痛药物的顾虑和担忧也会对患者的治疗依从性产生影响，因此，教育的对象应包括家属[1]。

6．疼痛教育应遵循一定程序，即评估、计划、实施与评价。评估患者的学习能力和信息需求；结合评估结果制订教育计划，包括提供教育的方式、时间、场所、内容等；按照计划采用合适的方式实施教育；评价教育对象是否掌握了传达的信息，可通过提问、答卷、观察患者用药行为等方法进行评价，以确定疼痛教育的效果，对尚未掌握或部分掌握的患者应分析原因，重新制订疼痛教育计划。

三、疼痛教育的形式

疼痛教育的形式一般分为团体教育和个体化教育两种形式。团体教育指将疼痛患者集中起来，通过讲座的形式由医护人员针对患者和家属存在的共性需求和问题进行讲解，例如教会患者和家属如何评估疼痛、常用止痛药物特性、服药注意事项、药物常见不良反应及应对、麻醉性药物管理政策、疼痛门诊的信息、常见顾虑解析等。团体教育覆盖面广，收效高，也便于患者之间的交流和讨论。临床实践也显示了其实施在促进疼痛缓解、提高患者疼痛治疗依从性方面的作用[2]。

由于不同患者的文化程度、信息来源、社会支持以及疼痛治疗方案不同，患者对疼痛相关信息的需求也有所不同。个体化教育是临床最为常用也是最有效的疼痛教育的实践方式。个体化教育基于个体化的评估，根据患者的具体问题和需求提供有针对性的教育和辅导，对提高患者治疗依从性、正确服用止痛药以及提高自我照顾能力更易见效果。在患者住院期间，主管护士在从接诊、日常评估、给药及提供出院指导过程中均需根据患者的信息需求提供个体化的教育和指导。

根据患者的年龄、性别、职业、文化程度、对信息的需求可采用不同的教育形式，也可多种形式联合应用以达到预期效果。教育方法有很多，包括：语言教育法，通过讲课、谈话、讨论、咨询等方法传递信息，面对面便于沟通交流；书面文字教育法，通过文字和图片形式将信息展示给患者，简明清晰又便于保存、学习和传阅；视听教育法，利用现代视听系统或多媒体进行健康信息传播。

为提高疼痛教育的效果，临床进行了多种疼痛教育形式和方法的探索，如针对疼痛患者共性的信息需求制作疼痛教育手册供患者自行学习、通过视频演示等方式形象生动地教育和启发患者等。国外许多文献报道了通过网络教育项目、电视教育节目、电台广播等传播形式进行宣教对提高疼痛控制效果的有效性，也为异地就医的患者回到家里接受信息提供便利[3]。也有视频结合印刷材料提供疼痛教育在减轻患者顾虑、提高疼痛控制效果中的有效性的报道[4]。一项 Meta 分析也显示患者疼痛教育可有效提高疼痛控制效果[5]。

四、疼痛随访

在对癌痛患者的全程管理中，出院后随访是重要组成部分。患者出院后，在疼痛治疗过程中可能出现各种问题，例如，有的患者住院时间短，疼痛控制尚不平稳，出院回家疼痛加重或爆发痛频繁；有的患者带药回家不知道如何服用；有的患者出现阿片类药物的不良反应不能耐受；有的患者因为担心药物成瘾而自行减量导致疼痛控制不良。为提高疼痛控制效果，促进患者全程无痛，医护人员需提供疼痛随访以保证患者疼痛治疗的连续性和疼痛控制的有效性。

疼痛患者出院时，医护人员可与患者共同制订随访计划，例如根据患者用药情况，安排定期到门诊随访。也可为患者及家属提供咨询联系电话，患者在家期间有问题可通过电话咨询。也可由医护人员通过电话提供定期主动随访。随访间隔可根据患者的疼痛情况和用药情况进行合理安排，例如初次用药，随访间隔时间尽可能短，以指导患者正确用药，达到疼痛控制的最佳疗效和最小不良反应，建议出院 3 天内进行第一次随访。随着疼痛缓解或平稳，可适当延长随访间隔，建议 1 ～ 2 周进行一次。

随访前医护人员应了解患者的一般资料、疾病和疾病治疗情况、疼痛及疼痛治疗情况。随访内容主要包括：了解患者当前疼痛情况、服用止痛药情况、药物不良反应。如果疼痛控制不良，需进一步地细致全面评估，以确定是否存在镇痛不足的现象、是否需要调整药物剂量、患者服药时间和方法是否正确、是否存在带药不足的情况、患者有无按时服用缓泻剂预防便秘等，根据收集的信息分析判断可能存在的问题，提供相应的指导或安排就诊。随访内容需连续记录，以便对患者的疼痛及疼痛治疗效果进行连续监测。

为保证随访工作对患者疼痛管理的延续性和有效性，也可建议患者建立镇痛日记，记录在家的疼痛变化、服药情况以及药物不良反应的程度，以便于随访时向医护人员提供准确的信息。在门诊随访中，医护人员也可使用药物计数的方法，来评估患者的服药依从性。对于出现药物不恰当使用或存在滥用药物高危因素的患者，可适当减少处方量，同时增加门诊随访的频次。

（陆宇晗）

参考文献

[1] 陆宇晗，马双莲，郭美珠，等．癌症疼痛患者及家属对疼痛治疗的顾虑的相关性研究．现代护理杂志，2004，10（10）：883-885.

[2] 陆宇晗，关珊，马双莲．疼痛教育项目提高癌症患者疼痛治疗效果的有效性评价．中国疼痛医学杂志，2006，15（1）：22-24.

[3] Kim HS，Shin SJ，Kim SC，et al. Randomized controlled trial of standardized education and telemonitoring for pain in outpatients with advanced solid tumors. Support Care Cancer，2013，21（6）：1751-1759.

[4] Thoms ML，Elliott JE，Rao SM，et al. A randomized，clinical trial of education or motivational –interviewing-based coaching compared to usual care to improve cancer pain management. Oncol Nurs Forum，2012，39（1）：39-49.

[5] Bennet MI，Bagnall AM，Jose Closs S. How effective are patient-based education interventions in the management of cancer pain?Systemetic review and meta-analysis. Pain，2009，143（3）：192-199.

第六节 癌症疼痛管理

虽然近些年随着疼痛治疗规范化的推广和普及，越来越多的疼痛得到有效缓解。然而，我国的疼痛控制现状与发达国家相比仍存在较大差距，未缓解的疼痛仍普遍存在。疼痛管理在癌痛患者的全程诊治过程中、在保障疼痛治疗顺利进行中起到非常重要的作用。

WHO 推荐使用人均吗啡消耗量作为衡量和评价国家或地区整体癌痛治疗的重要指标。2009 年中国的医用吗啡人均消耗量为 0.49mg，是全球人均医用消耗量的 1/12，而发达国家平均水平为 30.55mg[1]，我国用于镇痛治疗的吗啡总消耗量也处于较低水平，从一定程度上也反映了我国癌痛治疗与发达国家的差距。一项对北京地区 11 家医院的多中心癌痛状况调查显示，477 例疼痛患者中有 73.41% 的患者因癌痛控制不佳影响正常活动程度达中度及以上，患者对疼痛治疗的满意度调查结果发现仅有 14.64% 患者对疼痛控制的效果感到满意[2]。由此可见，我国的癌痛控制现状不容乐观。

一、影响癌症疼痛控制的因素

（一）医护人员相关因素

医护人员对疼痛治疗重视不够、不相信患者的主诉、评估中存在主观和偏见、疼痛评估不准确、疼痛治疗不规范、疼痛评估和记录不连续、缺乏对患者疼痛治疗的连续性等影响疼痛治疗。此外，医护人员自身对阿片类药物的使用存在顾虑，如担心患者成瘾、担心药物不良反应、担心患者对药物耐受，都会直接影响到疼痛治疗计划的实施及效果。近些年许多调查显示肿瘤科医生、护士、社区医护人员等对癌痛知识的掌握程度现状并不满意。

（二）医疗卫生体系相关因素

医疗机构不重视癌痛治疗、麻醉性药品管理政策执行不到位、镇痛药物资源不足、医疗结构中缺乏专业疼痛治疗人员、医疗机构缺乏可遵循的疼痛评估和治疗的标准和规范、能够提供规范镇痛治疗的机构数量不足等因素，都导致了患者疼痛得不到有效控制。在中国，医疗资源分布不均，三级医院日门诊及出入院患者数量庞大，住院床位数有限，患者出院后的连续性照护及随访管理的需求得不到满足，缺乏对患者服药疗效进行实时评估和随访的有效模式，导致患者的疼痛中断或不满意。许多晚期癌症患者回到基层医院或社区医疗机构，这些机构的癌痛诊疗专业队伍建设相对滞后，疼痛治疗不规范，也是导致疼痛得不到有效控制的原因[3]。

（三）患者和家属相关因素

患者和家属在疼痛治疗过程中会有许多顾虑和担忧，例如担心汇报疼痛会转移医生治疗癌症的注意力、害怕疼痛意味着病情加重、希望做一个医护人员眼中的“好病人”，这些因素导致患者不愿意汇报疼痛。担心药物成瘾、担心药物难以控制的副作用、担心药物耐受，这些顾虑导致患者不愿意按医嘱服用止痛药。有文献报道，癌痛评估、治疗、护理的规范实施仍存在很多不足，包括患者教育和公众教育不够，对阿片类药物成瘾性和药物副作用存在误区和担忧，导致患者不遵医嘱服用药物的行为普遍存在[4]。

以上因素导致患者的疼痛得不到有效缓解，未缓解的疼痛不仅给患者带来躯体痛苦，影响饮食、睡眠及日常活动能力，造成体能下降，还同时引发焦虑、烦躁、抑郁、孤独等心理情绪反应，使患者失去抗肿瘤治疗的信心，甚至出现自杀倾向[5]。国外一项大样本群组调查结果显示经历慢性疼痛 10 年的人群死亡率增加[6]，提出持续不缓解的疼痛可能增加身心压力，导致潜在免疫功能下降；使运动减少，合并肺炎和血栓的倾向增加；同时增加呼吸和心脏的氧耗，从而加速死亡。因此，国际疼痛协会于 2000 年提出要将疼痛列为继体温、脉搏、呼吸、血压之后的“第五大生命体征”来重视、监测和管理[7]。

二、癌症疼痛管理标准

美国卫生保健机构评审联合委员会（JCAHO）制订了疼痛管理标准，并于 2001 年在全美医疗机构执行[8]。标准强调，疼痛与许多疾病或外伤并存，疼痛治疗尚未得到重视，在治疗癌症的同时，还应治疗由此伴随的任何疼痛。标准提出了以下主要内容：

1．患者有对疼痛进行适当评估和接受疼痛治疗的权利，为保障患者的权利，医护人员应克服文化和其他偏见，充分尊重患者。

2．疼痛评估是疼痛控制的前提，应对每一位疼痛患者进行疼痛评估。

3．用简单评估工具进行连续评估，并记录。

4．考核医护人员是否具有提供疼痛治疗的能力和资格，对新入职人员要进行系统培训。

5．为保障治疗用药，医疗机构需建立止痛药供应保障机制和流程。

6．向患者和家属讲解止痛药的相关知识。

7．为准备出院的患者讲解提供疼痛治疗的信息。

2016 年 NCCN《成人癌痛治疗指南》较以往做了进一步更新，首次明确提出了疼痛管理的“4A”目标，即优化的镇痛、优化的日常生活、最小的不良反应、避免不恰当给药。强调疼痛控制既要提高患者的舒适度、改善患者的功能，又要保证治疗安全和患者安全。

我国疼痛治疗专家多年来致力于推广普及疼痛规范化治疗，但事实上疼痛要得到有效控制，其影响因素来自方方面面，因此，疼痛管理逐渐得到重视，它涵盖了从疼痛筛查、疼痛评估、规范治疗、患者教育到相应的支持保障机制的建立和实施，贯穿在患者疼痛诊疗全程。有效的疼痛管理不仅包括患者对疼痛控制效果满意，同样包括对疼痛治疗的过程感到满意。医疗卫生保健部门和各医疗机构近些年在疼痛的全程管理中做了一系列探索，也取得了一定的成绩。

在药物管理方面：过去阿片类药物管理政策的重点在于防止药物滥用，而对如何保障合理止痛治疗的药物供应不够重视。WHO 关于阿片类药物管理原则强调麻醉性药品管理不仅要防止药物滥用，更重要的是要保障阿片类药物止痛的医疗用药。为此 WHO 和全球各国都制订了相关政策以保障癌痛治疗的合理用药[9]。近几十年，国内姑息治疗领域专家也在积极倡导改善疼痛控制不足的现状，呼吁和促成政府制订各种保障政策，包括自 2005 年国务院颁布了《麻醉药品和精神药品管理条例》，原卫生部相继又公布了《麻醉药品、第一类精神药品管理规定》和《处方管理办法》，为指导和保障医疗止痛的合理用药做了大量工作。

在政策支持方面：2008 年中华医学会首次将疼痛管理纳入等级医院评审评价标准中，强调各医疗机构需重视疼痛治疗；2011 年国家卫计委在全国范围内启动癌痛规范化治疗示范病房的建设项目，对各医疗机构的疼痛病房和疼痛门诊的设置、人员配置、诊疗规范的实施给予指导意见，对癌痛管理起到积极的推进作用；2015 年北京市卫计委组织多学科疼痛治疗专家对各医疗机构进行癌痛管理质量督导，从医、护、药方面进一步规范各医疗机构的疼痛管理。

在专业团队建设和规范化培训方面：各医疗机构陆续建立了疼痛病房或疼痛门诊，由多学科成员组成的专业团队组建，为医疗机构的疼痛管理起到积极的推进作用；各学术组织纷纷组织制订疼痛治疗专家共识，引进、修订或编写疼痛诊疗规范；将癌痛规范化治疗及护理知识纳入继续教育课程，对在职人员进行常规培训，并通过各种形式在全国推广普及，以提高医护人员的疼痛治疗、护理及管理知识和能力。2008 年起，疼痛护理知识纳入中华护理学会肿瘤专科护士培训课程中，作为必修课学习掌握，国内在一些地方护理学会也相继启动了疼痛专科护士培训和认证工作。

在患者教育及公众教育方面：各医疗机构制订各种宣传材料，定期举办健康讲堂，通过网络、广播、视频传播疼痛相关知识，让患者认识到无痛是他们的权利，指导患者正确服药，消除对止痛药物的顾虑和担忧，提高治疗依从性。一些医疗机构设置了疼痛咨询热线，为患者提供专业咨询和随访服务。

在管理模式的探索方面：科学可行的疼痛管理模式可有效提高疼痛控制效果，并提高患者对疼痛管理的满意度。目前，各医疗机构根据疼痛管理标准，结合机构资源进行各种疼痛管理模式的可行性及有效性的探索。一些医疗机构已初步形成了以护士主导的多学科协作的疼痛管理模式，并将现有的临床路径应用到疼痛管理中，对患者进行连续主动的疼痛管理，取得较好的效果。

针对疼痛控制障碍的多种因素，国家医疗健康管理部门、各医疗机构、各学术组织及医护人员都在不同层面做出努力，也取得了一定的成绩，但是当前的总体癌痛控制现状还差强人意，仍然存在很多问题有待改进。例如，越来越多的晚期癌症患者会回到家中或基层医院度过最后的生命阶段，但许多基层医院对疼痛治疗的重视程度不够、镇痛药物缺乏、疼痛治疗的专业人员匮乏、疼痛诊疗的规范化程度不够、患者在家中很难得到基层医院或社区的有效支持，特别是远离大城市的偏远地区。癌痛管理是一项长远的任务，如何保证患者得到全程有效的疼痛管理，如何让每一位疼痛患者都能够得到最佳的疼痛控制，值得医护人员思考，并在实践中不断付出努力。

（陆宇晗）

参考文献

[1] Stiefelhagen P. Basic principles of tumor pain therapy. MMW Fortschr Med，2015，157（3）：24.

[2] 王薇，曹邦伟，宁晓红，等．北京市癌痛控制20年进步与挑战——北京市多中心癌痛状况调查（FENPA14090）．中国疼痛医学杂志，2014，20（1）：5-12.

[3] 华红伟，姜峰，叶品，等．以患者为中心的癌痛全程管理模式探索．医学与哲学，2015，36（24）：86-87.

[4] 陆宇晗，尤黎明，马双莲，等．癌症疼痛患者对疼痛治疗的顾虑与遵医行为．中国疼痛医学杂志，2004，10（6）：335-337.

[5] 陆宇晗．疼痛的护理//徐波．肿瘤护理学．北京：人民卫生出版社，2008：97-100.

[6] Torrance N，Elliott AM，Lee AJ，et al. Severe chronic pain is associated with increased 10 year mortality：a cohort record linkage study. Eur J Pain，2010，14（4）：380-386.

[7] [Accessed Sep 27，2016]；Pain as the 5th Vital Sign Toolkit. 2000. http：//www. va. gov/painmanagement/docs/toolkit. pdf.

[8] Yadgood MC，Miller PJ，Mathews PA. Review the agony of the new pain management standards. Am J Hosp Palliat Care，2000，17：333-341.

[9] WHO，Medical need for opioid analgesics. In：WHO，ed. Achieving balance in national opioids control policy：Guidelines for Assessment. Geneva：WHO，2000：3-4.

第四章　症状评估与管理

第一节　疲　乏

疲乏是癌症患者常见的症状之一，是患者的主观感受，其发生与癌症本身和治疗有一定关系，因此称为癌因性疲乏（cancer related fatigue，CRF）。CRF 很少单独发生，常常和其他症状如疼痛、抑郁、贫血、睡眠障碍等症状同时存在。它严重影响了患者的自理能力和生活质量。很多患者认为 CRF 比疼痛、恶心、呕吐更令人痛苦。

一、概述

（一）定义

患者将疲乏描述为：疲倦、乏力、虚弱、精疲力竭、无精打采、不适、缺乏耐心、力不从心等[1-2]。美国国家癌症研究所（National Institutes of Health & National Cancer Institute，NCI）的常见不良反应评价标准（CTCAE）中将 CRF 定义为全身不舒适感、身体不佳的状态，甚至影响日常生活活动包括做饭、购物、打电话、理财等[3]。美国国家癌症网络（NCCN）于 2016 年在《癌因性疲乏实践指南》修订版中指出：CRF 是一种令人痛苦的、持续的，与癌症和癌症治疗有关的，躯体的、情感的和（或）认知的劳累，或筋疲力尽的主观感受，这种感受与活动不成比例，并且伴有功能障碍[4]。《国际疾病分类标准》第 10 版将 CRF 定义为：非特异性的无力、虚弱、全身衰退、嗜睡、疲劳。并提出了诊断标准：疲乏症状反复出现，持续时间 2 周以上，同时伴有如下症状中的 5 个或 5 个以上：①全身无力或肢体沉重；②不能集中注意力；③缺乏激情、情绪低落、兴趣减退；④失眠或嗜睡；⑤睡眠后感到精力仍未能恢复；⑥活动困难；⑦存在情绪反应，如悲伤、挫折感或易激惹；⑧不能完成之前能完成的日常活动；⑨短期记忆减退；⑩疲乏症状持续数小时不能缓解[2]。定义一方面强调了 CRF 是患者的主观感受，像疼痛一样，医护人员需要根据患者的描述来确定，另一方面强调了 CRF 影响了患者的正常机体功能，如生理、认知和情绪，进而影响患者的生活质量[5]。

CRF 不同于一般性疲乏，它的程度更重、更令人痛苦，通常不能通过休息来缓解[4]。一般性疲乏仅引起有限的能量消耗，人们即使在极度疲乏时，也有能力完成他们真正想做的事，而在 CRF 时则无法完成[6]。

（二）发生情况

在癌症患者中，治疗期间 CRF 的发生率为 39% ～ 90%，治疗结束后，CRF 的发生率为 19% ～ 38%[7-10]。40% 的患者在诊断癌症时即主诉疲乏[10]。接受姑息治疗的晚期患者，重度疲乏的发生率高达 78%[11]。对于许多癌症康复者来说，疲乏在治疗结束之后还会长期存在，有时会持续很多年[12,13]。

（三）对生活的影响

CRF 对患者和其照顾者的生理、心理及经济状况都有负面影响。有调查显示有疲乏经历的患者中，91% 患者认为疲乏妨碍了正常生活，88% 患者认为疲乏改变了日常生活规律；53% 患者感到悲伤、受挫、易怒；75% 患者因疲乏调换了工作；65% 的照顾者在患者疲乏严重期间，每月平均请假 4 ～ 5 天，20% 的照顾者每周平均有 1 天不能工作[14]。

（四）发生机制

CRF 的病理生理机制目前尚不十分清楚。疲乏的产生可能是多因素的结果，任何一个单独的机制都不能明确解释。发生机制的相关假说有：促炎细胞因子[15]，下丘脑 - 垂体 - 肾上腺皮质轴失调[16]，昼夜节律不同步[17]，骨骼肌萎缩[18]，遗传失调[19]。

（五）影响因素

CRF 的影响因素包括不可治疗因素和可治疗因素。不可治疗的影响因素有患者的年龄、性别、婚姻状况、职业以及教育程度等，很难通过实施干预而改变。但通过实施干预可以改变的是 CRF 的可治疗因素，如疼痛、抑郁、贫血、营养、药物作用、睡眠紊乱、不良睡眠习惯、活动减少，以及心、肺、肝、肾、内分泌等相关合并症，对这些因素的控制有助于缓解疲乏。

1．抑郁　在癌症患者中，疲乏和抑郁常常同时存在，两者关系复杂，可互为因果[20,21]。抑郁是癌症患者的常见临床表现，也会影响睡眠[22]。

2．疼痛　疼痛是对 CRF 影响作用最大的症状因素，而且疲乏程度与疼痛程度呈正相关。原因可能是疼痛本身使得患者活动耐力降低、诱发抑郁或沮丧，疼痛也影响患者的食欲和睡眠，导致体能下降，疲乏发生[23]。

3．营养不良　因癌症导致患者的能量和物质代谢发生改变，同时抗肿瘤治疗引起食欲减退、恶心、便秘、腹泻等，使患者摄入食物减少，电解质失衡，造成营养不良，引起疲乏。

4．睡眠障碍　睡眠障碍指睡眠过多或失眠。有调查显示睡眠障碍越严重，疲乏程度越高[24]。患者在接受抗肿瘤治疗期间睡眠经常被打断，影响睡眠质量。

5．不良睡眠习惯　包括睡眠环境差，白天打瞌睡，睡前饮用咖啡、酒或食用高糖食物，深夜玩游戏，看电视，手机聊天等，都影响正常睡眠。

6．药物作用　药物副作用或药物相互作用可能加重疲乏。β 受体阻滞剂引起心动过缓，进而导致疲乏。抗抑郁药、止吐药、抗组胺药联合使用时，可引起患者困倦，加重疲乏[25]。

7．贫血　疲乏是贫血的常见症状之一，而贫血是癌症患者最常见的问题之一。CRF 的严重程度和血红蛋白的水平呈负相关[26]，原因可能为红细胞数量减少或红细胞功能障碍。但也有许多患者没有发生贫血，却经历严重的 CRF[27]。

8．活动减少　活动少会引起肌肉、心脏、呼吸系统功能迅速下降。经过一段长时间的休息后，以前能耐受的运动现在却被视为极度疲乏。如果不逐步恢复体力，而采取减少活动的方法，可能会恶性循环，疲乏将持续存在[7]。

二、评估

CRF 的表现可分为主观感受和客观表现。主观感受包括三方面：躯体疲乏、情感疲乏和认知疲乏。客观表现主要是体力与精力的降低。对 CRF 的评估是进行及时、有效干预 CRF 的前提。测评疲乏的工具分为单维评估量表和多维评估量表。疲乏是患者的一种主观感受，因此，评估疲乏的最适宜的方式是患者的主诉。首先，医护人员应对所有的癌症患者进行 CRF 的筛查，使用单维评估量表确定是否存在疲乏，如存在疲乏，应进一步评估疲乏的严重程度。如果患者为中重度疲乏，应使用多维疲乏量表进行进一步评估，包括收集疲乏史、体格检查、评估与 CRF 同时存在的可治疗因素。此外，医护人员应对疲乏进行连续评估，因为即使在癌症治疗结束后，CRF 仍可能持续存在。

（一）单维评估量表

此类量表操作简单，易于回答，但评估内容单一、不深入，只能测量 CRF 的程度，无法反映它的表现和特点。例如等级量表（以无、轻度、中度、重度划分）、数字化量表（以 0 ～ 10 数字划分，0 代表无，10 代表最严重），也可通过三个问题调查疲乏的强度和影响：①你感到过疲乏吗？②如果有，用 0 ～ 10 表示通常疲乏的程度。③疲乏对您有何影响？

1．数字评估量表（number rating scales）　可作为筛查工具。它是一条带数字刻度的线段，由 0 ～ 10 共 11 个分值组成，0 代表没有疲乏，10 代表最严重的疲乏，1 ～ 3 代表轻度疲乏，4 ～ 6 代表中度疲乏，7 ～ 10 代表重度疲乏。这个量表实施和计分简单，敏感性高。

2．简短疲乏量表（brief fatigue inventory，BFI）　该量表于 1998 年由美国 MD Anderson 癌症中心疼痛研究小组研制，包括 9 个条目。前 3 个条目评估当前的疲乏程度、过去 24 小时疲乏的一般水平和最重水平，后 6 个条目评估疲乏对生活不同方面（日常行为、情绪、行动能力、日常工作、与他人关系、生活乐趣）的影响[28]。用 0 ～ 10 数字描述程度，0 代表无，10 代表最严重，BFI 中文版由 Wang 修订，具有良好的信效度。此量表简单、易于理解，且能区分疲乏的严重程度，但受测量维度的限制，不能测量其对生活质量的影响等方面。

3．欧洲癌症治疗与研究组织的问卷（European Organization for Research and Treatment of Cancer quality of life questionnaires，EORTC QLQ-C30）　该量表中文版由万崇华等在国内应用，证明有较高的信度和效度。为生活质量问卷，共 30 个条目。包括 5 个功能（躯体、角色、认知、情绪和社会功能）、3 个症状（疲乏、疼痛和恶心呕吐）、1 个整体生命质量、6 个单项（呼吸困难、失眠、食欲下降、便秘、腹泻和经济困难）。关于疲乏有 3 个条目，测量生理疲乏[29]。该量表虽应用广泛，但对疲乏进行深入研究时仍存在局限性。

4．视觉模拟量表（visual analogue scale，VAS）　患者根据自己疲乏的严重程度在一条 10cm 的线段上作标记，左端为 0，表示无疲乏，右端为 10，表示最严重的疲乏。该量表易于执行，但缺乏信度和效度数据资料，目前临床上使用较少。

5．口述等级量表（verbal rating scale，VRS）　简单地将疲乏分为轻度疲乏、中度疲乏、重度疲乏。

（二）多维评估量表

多维疲乏评估量表可用于测量疲乏的性质、严重性及影响因素等，是对 CRF 治疗和研究的重要评估工具。

1．癌症治疗功能评估疲乏量表（functional assessment of cancer therapy-fatigue，FACT-F） 在癌症治疗功能评估量表的基础上增加 13 个条目评估疲乏（可作为独立的疲乏量表使用）。测量生理、社会、情感、功能、疲乏 5 个维度[30]。量表已在不同癌症患者中验证，信效度良好。计分采用 0 ～ 4 分评分，0 代表一点也不，4 代表非常。但该量表仅适用于治疗中的患者，且有些条目较难理解，不易翻译成其他语言。

2．Piper 疲乏量表 -12（Piper fatigue scale，PFS-12） PFS 是 1987 年由 Piper 设计制订的首个用来专门测量 CRF 的多维量表，从躯体、情感、认知三个不同维度反映患者的主观感受，目前在国内外应用广泛。1998 年 Piper 对该量表进行了修订。PFS-12 是在修订版的基础上再删减，现有 12 个条目，评估感觉、行为、程度、情绪和认知方面的疲乏[31]。各条目均用 0 ～ 10 数字描述，分值越高表明疲乏越重。

3．Schwartz 癌症疲乏量表修订版（Schwartz cancer fatigue scale revised，SCFS-R） 1998 年由 Schwartz 设计，有 28 个条目，4 个维度。修订后的 SCFS 只有 6 个条目，测量生理、知觉方面的疲乏[32]。计分采用 Likert 5 级评分法，评价患者近 3 天内的疲乏。

4．多维疲乏量表（multidimensional fatigue inventory，MFI） 由 Smets 等设计，有 20 个条目，测量一般疲乏、生理、心理、活动和积极性 5 个方面[33]。采用 Likert 5 级评分法，完全符合计 1 分，完全不符合计 5 分。量表已在放疗患者、慢性疲乏患者、医学生、军人、医护人员中进行了验证，具有较好的结构效度，内部一致性 0.84，具有较高的完成率。2011 年首次对中文版 MFI 进行了验证，内部一致性达 0.8 以上。

5．多维疲乏症状量表（multidimensional fatigue symptom inventory，MFSI） 包括 83 个条目，比较长，修订后形成 MFSI 简表，有 30 个条目，评估一般疲乏、生理、心理、情感和体力 5 个方面[34]，已在不同癌症患者中验证，具有很好的内部一致性和重测信度，5 个维度内部一致性为 0.87 ～ 0.96，中文版已于 2011 年经过验证，是一个可信的量表。

6．癌症疲乏量表（cancer fatigue scales，CFS） 由日本学者 Okuyama 于 2000 年研发，共 15 个条目，包括生理、情感、认知 3 个维度[35]。每个维度有 5 个条目，采用 0 ～ 4 计分，得分越高，提示疲乏越重。该量表已在不同癌症患者包括放化疗患者中验证，内部一致性系数为 0.88。中国版本量表经验证信效度均较好。该量表具有简洁、易于完成的特点，可用于晚期癌症患者。

7．疲乏症状量表（fatigue symptom inventory，FSI） 由 Hann 等设计，包括 13 个条目，采用 0 ～ 10 计分，评估过去 1 周内疲乏的严重程度及对日常生活、活动、情绪、集中精力的能力及生活质量的影响[36]。该量表已在不同癌症患者中验证，信效度较好，内部一致性在 0.90 以上，但重测信度较弱，需进一步临床研究。其独特之处在于可测量疲乏持续时间和强度，随时间的可变性好，中文版 FSI 也具有很好的信效度。

所有量表都有各自应用的局限性，也没有一个统一的标准去衡量这些方法的准确性。因此，选择量表时除了考虑量表的测量特性和使用特性外，还需要考虑测量的目的（是诊断性的、预后性的还是评估性的）和频率。大部分量表均在不同人群中进行了验证，适用范围较广。由于患者所处的癌症阶段、疲乏程度、认知功能不同，量表的完成情况也不尽相同。总体来说，晚期癌症患者的完成率普遍较低。尽管理想的条目数还不确定，但 10 个条目以下、简单直接的量表具有较高的完成率，含 30 多个条目的量表则难以完成，尤其对一些晚期癌症患者。BFI、EORTC QLQ-C30 对晚期癌症患者是较合适的选择。

三、治疗

CRF 的治疗包括筛查、初次评估、干预和再评估四个阶段。

对 CRF 的干预分两步进行：首先识别可治疗的诱因，如疼痛、贫血、抑郁、睡眠障碍等，并进行治疗。其次，针对经诱因治疗后继续存在及无明显诱因的 CRF 进行干预。在临床具体操作中，应先评估患者是否存在 CRF，再识别诱因。当可以识别和处理引起疲乏的因素时，疲乏的治疗更有针对性。当疲乏的原因无法确定和纠正时，非药物和药物治疗均应考虑。

（一）非药物干预

非药物干预包括运动疗法、心理治疗、营养治疗、睡眠治疗、白光疗法等。

1．运动疗法　运动干预对控制 CRF 有充分的证据。近年来，许多临床试验评价了运动对 CRF 的作用。建议所有的癌症患者应保持每周 4 天以上、每次 30 分钟以上的中等强度活动 [4]。应根据患者的年龄、性别、癌症类型、身体状况制订个体化运动方案，从低强度开始，循序渐进。制订运动计划前应先向专业人员咨询，如有以下情况应慎重：伴心血管疾病或阻塞性肺疾病、大手术后、化疗副作用明显、骨转移、有跌倒的风险等。运动形式主要包括患者居家自行运动和在专业人员引导下的有氧运动、抗阻训练、瑜伽等 [38]。瑜伽在国外开展得比较多，对缓解 CRF 具有一定的积极意义，每周 2 ～ 3 次，每次 60 分钟 [39]。

2．心理治疗　包括认知行为疗法、支持表达疗法、心理教育法等。其中认知行为疗法是指通过改变思维和行为的方法来改变不良的认知和不适当的思维方式，建立正确的思维方式以达到消除不良情绪的目的，并寻求正确的解决问题的方法。这类治疗包括认知治疗、行为治疗和放松治疗三个基本成分。对 CRF 的心理治疗可采取多种方式联合，如调动患者的社会支持力量、解答患者的疑问、认知力重建和意念放松、消除患者不良行为等有助于改善 CRF 的措施 [40,41]。心理疗法还可通过改善患者的疼痛、焦虑、抑郁、睡眠，进而减轻疲乏症状 [42]。

3．营养治疗　营养咨询有助于解决患者因厌食、腹泻、恶心、呕吐引起的营养不良。补充足够的水分和电解质平衡也有助于预防和治疗疲乏。

4．睡眠疗法　睡眠紊乱是引起 CRF 的可治疗因素。非药物干预措施有认知行为疗法、替代治疗、心理治疗和运动 [43]。其中的认知行为疗法包括刺激控制、睡眠限制和睡眠卫生。刺激控制包括当有睡意时立刻就寝，每晚在几乎同一时间睡觉，以及每天保持规律的起床时间。还包括如 20 分钟内无法入睡就起床，不管是刚开始就寝还是在半夜醒来。睡眠限制包括避免长时间的午睡和限制在床上的总时间。睡眠卫生包括一些促进夜晚良好睡眠和白天最佳功能状态的技巧，例如，在午后避免摄入咖啡因和创造一个利于入睡的环境（如黑暗、安静、舒适的环境）等。行为疗法往往和一些具有放松作用的其他方法相结合，如呼吸控制、按摩、瑜伽、进行性肌肉放松和引导想象技术[44]。

5．白光疗法（bright white light therapy，BWLT） 通常用于治疗情绪障碍和睡眠障碍的患者。作用原理是人体的生物节律受光的影响，光线通过刺激下丘脑的视神经交叉上核来调节生物节律。具体治疗方法是：患者坐在10000 lx荧光灯漫射屏的桌子前，清晨进行30～90分钟，对白天睡眠者可适当调整时间[45]。美国的一项随机临床研究中，患者4周时间内每天早上接受30分钟的光照治疗。在治疗过程中患者坐在一个释放强烈白光的仪器附近，可以一边喝咖啡一边看电视来度过这段时间。在经过治疗后患者的夜间睡眠质量有所改善，白天也不易疲劳，使患者生活状况有所改善。随着科学技术的进步，LED照明弥补了目前光疗装置由于使用荧光灯而产生紫外线和热量的缺陷。

（二）药物干预

对CRF的可治疗因素，如疼痛、情绪障碍、呕吐、贫血、睡眠紊乱、营养不良/失衡及并发症，可进行药物治疗。针对疲乏的药物治疗有以下两类：

1．中枢兴奋药哌醋甲酯（利他林）对严重疲乏和（或）进展期癌症患者有效，副作用较少，常见的不良反应有头痛、恶心、便秘等[46]。莫达非尼为促清醒的非苯丙胺类药物，在嗜睡症的治疗中得到认可[5]。常见的副作用包括头痛、失眠、腹泻等。

2．营养补充剂辅酶Q10、左旋肉碱及人参等，均有助于改善疲乏。

四、护理

CRF的有效控制需要知识面广且有敬业精神的护理团队。护士不但定期和系统地评估患者的疲乏程度，而且对患者进行健康教育和咨询，以及可以对疲乏的患者进行系统管理。

（一）筛查并评估CRF

经过CRF培训的护士可参与对所有新确诊癌症的患者进行CRF的筛查及初次评估。如果患者轻度疲乏，建议患者及其家庭成员接受有关疲乏的教育咨询和一般应对策略（包括自我监测、节省能量、分散注意力等）；如果疲乏强度是中重度，护士应继续深入了解病史（包括疲乏病史、社会支持状况，以及系统回顾）和评估可治疗因素。

评估疲乏的病史，包括了解疲乏的开始情况、变化模式、持续时间、随时间的变化情况、自我缓解的影响因素、对躯体功能的影响情况、自我评价的疲乏原因和伴随的症状等。了解社会支持状况，包括家人、朋友、社会对患者的物质上和精神上的关心和帮助。系统回顾能够帮助医护人员发现导致疲乏的躯体因素，而且可以指导进一步的体格检查和实验室检查，确定是否存在其他疾病。

评估CRF的可治疗因素，为制订干预措施提供依据。常见可治疗因素包括疼痛、心理障碍、贫血、睡眠紊乱、活动减少、药物作用，以及合并疾病（酒精或药物滥用，心、肺、肝、肾、胃肠及神经-内分泌等系统的功能障碍、感染等）。干预后护士应对患者进行再评估。

（二）健康教育

健康教育和咨询是有效控制CRF的重要措施[4]。首先应向患者说明，疲乏是一个常见症状，它不是治疗失败或疾病进展的表现，消除患者因担心而不报告疲乏的顾虑。他们大部分人认为疲乏是癌症必须要经历的一部分，部分认为尚无有效的治疗手段，不想麻烦医生，或希望通过非药物治疗来控制疲乏，还有患者担心报告疲乏后，医生会改变治疗原发病的方案。

理想的做法是在患者未出现疲乏之前，对患者及家属进行有关疲乏信息的教育，包括以下内容：①疲乏产生的原因、持续时间及形式。②应告知患者，当接受放疗、化疗、生物治疗时，可能会出现中重度疲乏；出现中重度疲乏可能是治疗的后果，而不是疾病进展或者治疗没有效果的指征。③还应告知患者，在这些治疗措施完成之后，还是有可能出现不同程度的疲乏。④告知患者自我管理的重要性，指导疲乏的患者掌握一般策略，如监测疲乏水平、节省能量、分散注意力等。了解自己疲乏程度的变化将有助于对疲乏的处理。记疲乏日记可以帮助患者了解自己的能量变化，在能量高峰期安排活动。节省能量强调有效使用自己的能量，包括减少不必要的活动、合理安排自己的活动（如吃饭、会客等）。在能量高峰期进行活动，使用省力的工具，如穿浴袍而不使用毛巾擦干身体，使用助行器、床边柜等。优先安排重要的事情，减少不必要的活动，尤其当他们经历中重度疲乏时[46]。利用有限的能量去做有价值的活动，而不是那些可由他人代劳的琐事，这样可以在控制疲劳的同时，提高患者的个人满足感和生活质量。白天的小睡也有助于恢复能量，但时间不宜超过 1 小时，以免影响夜间睡眠。分散注意力的方法包括做游戏、听音乐、阅读、社交活动等方式。使患者不将注意力集中于化疗不良反应导致的痛苦上，即通过转移患者的注意力及提高其反应灵敏度来缓解化疗带来的疲乏。

需要特别注意的是，CRF 作为一种主观体验，在不同的个体及同一个体的不同时期被感知的情况均有所不同，不同年龄、不同肿瘤患者，以及是否接受化疗等也会对这一体验过程产生影响。故健康教育除了具备上述共性外，也应“量体裁衣”，考虑患者的个体化需求。同时，护士应定期接受 CRF 知识的培训，这是保障健康教育效果的有效手段，只有在掌握 CRF 系统知识的基础上，才能为患者提供切实的帮助。

（三）指导运动

不必要的卧床休息及延长卧床时间不仅不能缓解疲乏，还可能引起疲乏。运动锻炼可以减少功能丧失或提高功能，减轻 CRF。护士指导患者进行有氧运动，如散步、慢跑、骑自行车、做广播体操、爬山、游泳、打太极拳等。护士帮助患者在制订运动计划时精确规定活动强度、持续时间及频率，使运动效果最大化的同时增加患者的依从性。运动方案应个体化，结合患者的年龄、性别、身体状况和所处的疾病阶段等，原则是从低强度和短时间开始，循序渐进。指导患者学会自我监测脉搏，及时调整运动的强度和时间，帮助患者安全地运动而达到缓解疲乏的目的。护士根据患者的耐受力和监测指标，引导和鼓励患者参加适当的工作和学习，重返社会，不仅可以提高患者的日常活动能力，还可增强患者活动的自信心。

（四）心理支持

护士为患者提供心理支持：①面对面解答患者的问题，提供必要的信息支持，可以降低患者的心理困扰，提高应对能力。②纠正患者的错误想法，消除不良行为，重建认知，从而带动情感和行为的改变。

（五）促进睡眠

护士应从减少对睡眠的不良刺激、调整睡眠时间、提供有助于睡眠的环境等方面着手，改善患者的疲乏状态。①改善环境，为患者提供安静、舒适、通风、温湿度适宜、个体化或接近家庭的环境，并将噪声控制到最低。②向患者讲解改善睡眠的意义，帮助其制订合理的作息计划，包括睡觉和起床有固定的时间、避免长时间午睡、鼓励患者适度减少床上时间等。③晚间以右侧卧位为主，不压迫心脏，并且有利于胃的排空。④睡前不饮用含咖啡因的饮料、食物及烟酒，避免在晚上进行剧烈运动。⑤进行温水浴，水温在40℃左右，进行盆浴、擦浴或足浴，或在温水中加入有助于安神助眠功效的中药进行足浴，亦可起到改善焦虑、抑郁，减少入睡时间，提高睡眠质量的作用。护士在为患者指导促进睡眠的方法前，先与患者讨论平时的睡眠习惯和质量，再为其提供几种可行的个体化方案供其选择，并鼓励督促患者坚持采用这些方法，直至其疲乏程度减轻。

（任　晖）

参考文献

[1] Wang XS，Woodruff JF. Cancer-related and treatment-related fatigue. Gynecol Oncol，2015，136（3）：446-452.

[2] 张凤玲，韩丽沙．癌因性疲乏的护理研究进展．中华护理杂志，2008，43（3）：271-274.

[3] http：//evs. nci. nih. gov/ftp1/CTCAE/CTCAE_4. 03_2010-06-14_QuickReference_5x7. pdf

[4] National Comprehensive Cancer Network. NCCN Clinical Practice Guidelines in Oncology. Cancer Related Fatigue，2016，www. nccn. org/index

[5] 陈衍智，郑文献，蒋姗彤，等．癌症相关性疲乏的研究进展．癌症进展，2015，13（2）：144-150.

[6] 林岑，胡雁．癌因性疲乏：概念分析．国外医学（护理学分册），2005，24（6）：318-321.

[7] Stone PC，Minton O. Cancer-related fatigue . Eur J Cancer，2008，44（8）：1097-1104.

[8] Prue G，Rankin J，Allen J，et al. Cancer-related fatigue：A critical appraisal. Eur J Cancer，2006，42（7）：846-863.

[9] Henry DH，Viswanathan HN，Elkin EP，et al. Symptoms and treatment burden associated with cancer treatment：results from a cross-sectional national survey in the U. S. Support Care Cancer，2008，16（7）：791-801.

[10] Hofman M，Ryan JL，Figueroa-Moseley CD，et al. Cancer-related fatigue：the scale of the problem. Oncologist，2007，12（Suppl 1）：4-10.

[11] Stone P，Richards M，A'Hern R，et al. A study to investigate the prevalence，severity and correlates of fatigue among patients with cancer in comparison with a control group of volunteers without cancer. Ann Oncol，2000，11（5）：561–567.

[12] Bower JE，Ganz PA，Desmond KA，et al. Fatigue in long- term breast carcinoma survivors：a longitudinal investigation. Cancer，2006，106（4）：751-758.

[13] Wang XS，Zhao F，Fisch MJ，et al. Prevalence and characteristics of moderate to severe fatigue：a multicenter study in cancer patients and survivors. Cancer，2014，120（3）：425-432.

[14] Curt GA，Brteithart W，Cella D，et al. Impact of cancer related fatigue on the lives of patients：new findings from the fatigue coalition. Oncologist，2000，5（5）：353-360.

[15] Schubert C, Hong S, Natarajan L, et al. The association between fatigue and inflammatory marker levels in cancer patients: a quantitative review. Brain Behav Immun, 2007, 21 (4): 413-427.
[16] Papadopoulos AS, Cleare AJ. Hypothalamic-pituitary-adrenal axis dysfunction in chronic fatigue syndrome. Nat Rev Endocrinol, 2011, 8 (1): 22-32.
[17] Berger AM, Wielgus K, Hertzog M, et al. Patterns of circadian activity rhythms and their relationships with fatigue and anxiety/depression in women treated with breast cancer adjuvant chemotherapy. Supportive Care Cancer, 2010, 18 (1): 105-114.
[18] Al-Majid S, McCarthy DO. Cancer-induced fatigue and skeletal muscle wasting: the role of exercise. Biol Res Nurs, 2001, 2 (3): 186-197.
[19] Rich TA. Symptom clusters in cancer patients and their relation to EGFR ligand modulation of the circadian axis. J Support Oncol, 2007, 5 (4): 176-177.
[20] Hopwood P, Stephens RJ. Depression in patients with lung cancer: prevalence and risk factors derived from quality of life data. J Clin Oncol, 2000, 18 (4): 893-903.
[21] Smets EM, Garssen B, Cull A, et a1. Application of the multidimensional fatigue inventory (MFI-20) in cancer patients receiving radiotherapy. Br J Cancer, 1996, 73 (2): 241-245.
[22] Palesh OG, Collie K, Batiuchok D, et al. A longitudinal study of depression, pain, and stress as predictors of sleep disturbance among women with metastatic breast cancer. Biol Psychol, 2007, 75 (1): 37-44.
[23] Beck SL, Dudley WN, Barsevick A. Pain, sleep disturbance, and fatigue in patients with cancer: using a mediation model to test a symptom cluster. Oncol Nurs Forum, 2005, 32 (3): 542.
[24] Berger AM, Higginbotham P. Correlates of fatigue during and following adjuvant breast cancer chemotherapy: a pilot study. Oncol Nurs Forum, 2000, 27 (9): 1443-1448.
[25] 赵守华，刘向阳，马少忠. 肿瘤相关性疲劳. 中国医刊，2005，40（9）：16-19.
[26] Cella D, Lai JS, Chang CH, et al. Fatigue in cancer patients compared with fatigue in the general United States population. Cancer, 2002, 94 (2): 528–538.
[27] Stone PC, Abdul-Wahab A, Gibson JS, et al. Fatigue in cancer patients is not related to changes in oxyhaemoglobin dissociation. Support Care Cancer, 2005, 13 (10): 854–858.
[28] Mendoza TR, Wang XS, Cleeland CS, et al. The rapid assessment of fatigue severity in cancer patients: use of the Brief Fatigue Inventory. Cancer, 1999, 85 (5): 1186-1196.
[29] 薛秀娟，许翠萍，杨雪莹，等. 癌因性疲乏测评工具及评价指标的研究进展. 中华护理杂志，2012，47（9）：859-861.
[30] Yellen SB, Cella DF, Webster K, et al. Measuring fatigue and other anemia-related symptoms with the Function Assessment of Cancer Therapy (FACT) measurement system. J of Pain Symptom Manage, 1997, 13 (2): 63-74.
[31] Reeve BB, Stover AM, Alfano CM, et al. The Piper Fatigue Scale-12 (PFS-12): psychometric findings and item reduction in a cohort of breast cancer survivors. Breast Cancer Res Treat, 2012, 136 (1): 9-20.
[32] Schwartz A, Meek P. Additional construct validity of the Schwartz Cancer Fatigue Scale. J Nurs Meas, 1999, 7 (1): 35-45.
[33] Smets EM, Garssen B, Bonke B, et al. The Multidimensional Fatigue Inventory (MFI) psychometric qualities of an instrument to assess fatigue. J Psychosom Res, 1995, 39 (3): 315-325.
[34] Stein KD, Martin SC, Hann DM, et a1. A multidimensional measure of fatigue for use with cancer patients. Cancer Pract, 1998, 6 (3): 143-152.
[35] Okuyama T, Akechi T, Kugaya A, et al. Development and validation of the cancer fatigue scale: a brief three-dimensional, self-rating scale for assessment of fatigue in cancer patients. J Pain Symptom Manage,

2000，19（1）：5-14.
[36] Hann DM，Jacobsen PB，Azzarello LM. et al. Measurement of fatigue in cancer patients：development and validation of the Fatigue Symptom Inventory. Qual Life Res，1998，7（4）：301-310.
[37] Barsevick AM，Whitmer K，Sweeney C，et al. A pilot study examining energy conservation for cancer treatment-related fatigue. Cancer Nurs，2002，25（5）：333-341.
[38] 田利，李惠玲，张晓菊，等. 运动疗法干预癌因性疲乏的系统评价再评价. 中国实用护理杂志，2015，31（28）：2178-2182.
[39] 张琪，朴丽，赵东梅，等. 瑜伽对乳腺癌患者癌因性疲乏干预效果的 Meta 分析. 中华现代护理杂志，2015，21（28）：3380-3386.
[40] 王婷，赵江，张森，等. 癌症患者癌因性疲乏干预策略的研究现状与展望. 护理学报，2011，18（4A）：20-23.
[41] Jacobsen PB，Donovan KA，Vadaparampil ST，et al. Systematic review and meta-analysis of psychological and activity-based interventions for cancer-related fatigue. Health Psychol，2007，26（6）：660–667.
[42] 高健慧，商丽艳，徐燕. 认知行为疗法在癌症病人身心症状护理中的应用进展. 护理研究，2015，29（1）：1-4.
[43] Page MS，Berger AM，Johnson LB. Putting evidence into practice：evidence-based interventions for sleep-wake disturbances. Clin J Oncol Nurs，2006，10（6）：753-767.
[44] Cohen M，Fried G. Comparing relaxation training and cognitive-behavioral group therapy for women with breast cancer. Res Soc Work Pract，2007，17（3）：313- 323.
[45] Ancoli-Israel S，Rissling M，Neikrug A，et al. Light treatment prevents fatigue in women undergoing chemotherapy for breast cancer. Supportive Care Cancer，2012，20（6）：1211-1219.
[46] Minton O，Stone P，Richardson A，et al. Drug therapy for the management of cancer related fatigue. Cochrane Database Syst Rev，2010，（1）：CD006704.

第二节　厌食、恶液质

一、概述

（一）厌食

1．定义　厌食是一种非主观意愿的食欲不振，不思饮食，食不知味[1]。厌食是一种复杂的进食障碍，是肿瘤患者发生恶液质的因素之一，表现为早饱感、嗅觉 / 味觉改变、恶心、呕吐等。

2．发生机制　厌食是一个复杂的临床问题，通常厌食和进食受多种因素调节，包括生理因素、胃肠因素、代谢因素和营养因素，以及神经内分泌因素。其中任何因素发生改变都可能导致厌食，肿瘤患者发生厌食也是多因素作用的结果。目前公认的调控肿瘤患者食欲下降的介质包括激素（如瘦素）、下丘脑弓状核调节、细胞因子和神经递质，如炎症反应释放的炎症因子（肿瘤坏死因子 α，TNFα）可以引起大脑进食中枢的抑制[2]，从而使肿瘤患者食欲减退，造成营养不良，成为恶液质发生的基础。

3．发生情况　食欲和进食能力是生活质量最重要的内容，因此厌食是一种非常痛苦的症状。在新确诊的肿瘤患者中厌食的发生率高达 50%[3]，其发生率因肿瘤的分型和分期而异。其中消化道肿瘤患者体重减轻和营养不良的发生率最高，可达 30% ～ 80%；在晚期肿瘤患者当中，厌食的发生率可达 80% [1]。肿瘤患者接受的治疗也会导致患者饮食摄入、消化及营养吸收困难。厌食和体重丢失会加快其他疾病的进展或恶化，会加重患者治疗相关症状，影响患者功能状态和生活质量。

（二）恶液质

1．定义　恶液质“cachexia”一词源于希腊语“kakos”和“hexis”，意义为“坏状态”。对于恶液质的最早认识可以追溯至希波克拉底时代公元前400年左右。随着人们对恶液质认识的加深，恶液质的定义一直在变化之中。2011 年欧洲姑息治疗研究协作组（European palliative care research collaborative，EPCRC）发布的国际专家共识中将恶液质定义为：恶液质是指进行性发展的骨骼肌量减少（伴有或不伴脂肪量减少），常规营养支持治疗无法完全逆转，最终导致进行性功能障碍的一种多因素作用的综合征 [4]。该定义提出了恶液质的三个重要特点：骨骼肌减少、常规营养支持不能完全缓解和功能障碍。恶液质不同于营养不良，不是所有的营养不良患者都是恶液质，但是所有的恶液质患者都有营养不良 [2]。营养摄取下降在恶液质发病过程及病理生理中发挥一定的作用，但它不一定是恶液质的始动因素，而营养素摄取下降一定是营养不足的始动原因。恶液质患者可以没有食欲减退。

2．发病机制　肿瘤恶液质是由复杂多因素共同作用的结果 [5]，其病理生理学特征是蛋白和能量出现负平衡 [2]，这种负平衡主要是由食物摄入量的减少和代谢异常共同引起的，包括肿瘤引起的厌食、消化道梗阻等因素导致营养物质摄入不足；三大营养物质代谢紊乱，尤其是分解代谢明显增强，能量消耗增加；肿瘤自身产生的一系列介质直接或间接地调节物质代谢。目前关于恶液质发病机制的研究很多，包括基因、细胞因子、氧化应激、激素作用、炎症反应等各种因素导致营养物质代谢严重紊乱，进而出现骨骼肌进行性减少，导致恶液质发生，但具体机制仍不明确。

3．发生情况及影响　恶液质是一种严重的临床症候群，但目前尚未被重视和认识。恶液质既可见于恶性肿瘤患者，也可见于良性疾病患者。它的发病率因原发病不同而异，恶性肿瘤患者的恶液质发生率更高。大约 50% 的恶性肿瘤患者发生恶液质，恶液质也是导致 20% 恶性肿瘤患者死亡的主要原因，消化道、胰腺恶性肿瘤患者的恶液质发生率最高，上消化道、胰腺恶性肿瘤终末期患者恶液质的发生率高达 80% [6]。Vaughan VC 等报告在生命的最后 1 ～ 2 周，86% 的恶性肿瘤患者存在恶液质，在整个疾病过程中，45% 的患者丢失 10% 以上的体重 [7]。可见，恶液质是肿瘤患者的常见问题，严重影响患者的生活质量，降低患者对放疗、化疗的反应，缩短患者生存期。除外生理影响，恶液质对患者本人、家属及医护人员的心理也带来巨大的冲击，使患者感到痛苦、压抑、沮丧、失望、无助，并导致亲人们的感情冲突，增加医患矛盾 [8]。有调查显示恶液质、疼痛是严重影响肿瘤患者心理健康的两个最主要原因 [9]。

4．诊断和分期

（1）恶液质的诊断：2011 年欧洲姑息治疗研究协作组（EPCRC）发布的国际专家共识提出了癌症恶液质的诊断标准：①无节食条件下，6 个月体重下降＞ 5%，或② BMI ＜ 20 kg/m^2 和任何程度的体重下降＞ 2%，或③四肢骨骼肌指数符合肌肉减少症标准（男性＜ 7.26 kg/m^2，女性＜ 5.45 kg/m^2）及任何程度的体重下降＞ 2% [4]。

（2）恶液质的分期：Fearon K.[4] 在《癌症恶液质的定义与分类的国际共识》中将恶液质分为以下三期：①恶液质前期：体重下降＜ 5%，伴有厌食症、代谢改变者进入恶液质前期；②恶液质期：6 个月内体重下降＞ 5% 或基础 BMI ＜ 20 kg/m^2 者出现体重下降＞ 2%，或四肢骨骼肌指数与肌肉减少症相符（男性＜ 7.26 kg/m^2，女性＜ 5.45 kg/m^2）者出现体重下降＞ 2%，为开始进入恶液质期；③恶液质难治期：晚期肿瘤患者出现分解代谢活跃，对抗癌治疗无反应，WHO 体能状态评分低（3 分或 4 分），预计生存期不足 3 个月者为已进入恶液质难治期。

（3）恶液质分期的意义：不同的恶液质期应采用不同的治疗方案，前期和恶液质期是比较有效的治疗窗。患者一旦进入恶液质难治期，体重的下降几乎不可能逆转。

二、恶液质状态的评估

到目前为止，尚缺乏一种特定的专门针对恶液质的评估工具，在日常实践中常使用营养不良的评估工具进行评估。通过此类评估，将患者分为营养不良和是否存在营养不良风险，以帮助判断患者是否需要进行营养治疗干预以及采用何种营养支持进行治疗。最常用的营养不良评估工具包括：

1．患者主观全面评估工具（patient-generated subjective global assessment，PG-SGA） 患者主观全面评估工具是 1994 年 Otteny [10] 在主观整体评价法（subject global assessment，SGA）基础上开发的针对癌症患者的营养筛查工具，该营养评定工具包括两大部分。第一部分包括体重变化、症状、过去和当前食物摄入、活动能力，由患者独自完成。第二部分包括代谢、与营养相关的疾病和体检，由临床医师完成。根据总得分可将营养状况分为 3 个等级，得分越高说明营养不良程度越重，0 ～ 1 分表明无需营养干预，＞ 9 分表明需要实施营养干预或改善症状的治疗。PG-SGA 的特点是内容简单、易于理解。目前 PG-SGA 已广泛用于头颈部肿瘤、肺癌、妇科肿瘤、胃肠道等恶性肿瘤患者的营养筛查与评估。

2．营养风险筛查 2002 评估表（nutritional risk screening 2002，NRS2002） NRS2002 是 2002 年 ESPEN 通过分析 128 个临床随机试验，基于住院患者推出的营养风险筛查工具 [11]，是中华医学会肠外肠内营养学分会推荐用表。其内容包括人体学测量（BMI）、近期体重变化、膳食摄入情况和疾病的严重程度 4 个方面。NRS2002 总评分 = 营养状况评分 + 疾病严重程度评分（年龄大于 70 岁者加 1 分），总分 0 ～ 7 分。总评分≥ 3 分者说明存在营养风险，需给予营养支持。该工具的优点是测量简便、操作性强。但由于恶性肿瘤患者这一群体的特殊性，该工具在恶性肿瘤患者中的实用性需要更进一步的研究。

3．微型营养评估表（mini nutritional assessment，MNA） 由 Guigoz [12] 等人于 1994 年开发，用于评估住院老年患者的营养状况，包括人体学测量、整体评定、膳食问卷及主观评定 4 个维度 18 项内容。总分 30 分，分为营养状况良好（总分≥ 24）、存在营养高危风险（17 ≤总分＜ 24）、营养不良（总分＜ 17）。MNA 的优点在于用时短和无创性。MNA 既适用于营养筛查，也可用于营养评估。常应用于社区、住院及门诊老年患者、慢性疾病、外科手术患者。近年来 MNA 已用于评估肿瘤患者的营养状况、分析肿瘤恶液质与多项预后指标的相关性 [13]。

4．肿瘤患者营养不良筛查工具（malnutrition screening tool for cancer patients MSTC） 肿瘤患者营养不良筛查工具是 2011 年韩国学者 Kim [14] 基于 2651 例住院肿瘤患者（胃癌、结肠癌、肺癌、乳腺癌、头颈部肿瘤、泌尿系统肿瘤等）开发的营养筛查工具。筛查内容包括饮食变化、体重减轻情况、体质指数、功能状态。

厌食和恶液质是进展期疾病患者的痛苦症状，二者是不同的临床症状，但难以区分。以往，在一些定义中肿瘤恶液质与厌食症被统称为厌食 - 恶液质综合征。目前，一些临床学家及研究人员仍然把它与恶液质当成同义词。在 NCCN 姑息治疗指南中，也是将厌食和恶液质合并阐述治疗及相关指导。厌食、恶液质在评估、治疗和护理方面存在许多共通之处，在本章节中对于厌食、恶液质的治疗和护理也一并阐述。

三、治疗

恶液质的治疗目的往往是改善症状和生活质量，传统的治疗方法包括营养支持、增进食欲、抗炎等。临床中常在恶液质难治期才开始对患者进行治疗，以患者体重变化作为治疗效果的标准，但往往不能改善患者体内细胞因子的变化，因此也不能真正缓解患者的恶液质状态。按照最新的国际共识，在患者进入恶液质前期和恶液质期时，就应该进行干预，以取得更好的治疗效果[4]。NCCN 姑息治疗指南中对于厌食、恶液质患者根据预期生存期的不同，给予不同的治疗指导[15]。

1．病因治疗　首先评估并确定导致患者厌食的原因，如肿瘤治疗引起的恶心、呕吐、嗅觉或味觉异常、疼痛、疲乏、口腔问题等。部分原因相辅相成，比如厌食会导致疲乏，疲乏加剧厌食，厌食又加剧疲乏。在明确患者厌食的原因后，针对可逆性原因进行治疗。基本的口腔卫生在进展期和终末期患者当中常常被忽视，特别应该关注晚期患者的口腔，为患者佩戴合适的义齿，合适的义齿可能会改善进食。口腔溃疡、黏膜炎、念珠菌病、曲霉病、单纯疱疹和细菌感染导致口腔或食管疼痛，从而导致厌食症。

2．饮食咨询及饮食调节　个体化的饮食咨询可以改善患者的营养摄入和增加体重，减少厌食的发生，并且提高生活质量。首先要评估并确定患者日常的摄入模式，评价摄入食物的营养品质，经过恰当的改进提高营养品质。评估食物或饮食对于患者和家庭的意义，通常家庭成员会高估营养摄入的意义，对患者施加压力以增加摄入量，由此可能导致患者和家属之间的矛盾。对于那些由于患者摄入不断减少导致无助和沮丧的家庭要给予更多教育和连续的支持。通过饮食咨询向患者及家属解释发生厌食的原因，指导家属根据患者饮食喜好进行饮食调节。除外濒死期患者，通常都能够从补充的蛋白和能量中受益。一般主张少量多餐进食易消化、高蛋白、高能量饮食，如乳制品、鱼虾类、豆制品、米粥等[16]。少量多餐进食高能量、易咀嚼的食物可以显著提高食物摄入量。在食物烹调方法上，尽可能选择清淡的烹调方式，如清炒、蒸、煮、炖等，避免选用油煎、油炸、烧烤等烹调方式。为患者提供舒适的进食环境，同时注意食品外观，最大限度地增加患者的食欲和摄入量。避免高脂肪含量食物，因为脂肪能延缓胃排空时间进而加重厌食症状。如果患者味觉、嗅觉发生改变，应避免过冷或过热温度和极端味道的食物。根据患者的口味和意愿提供食物，鼓励患者去尝试不同口味、不同温度、不同调味料以及不同颜色的食物，但是不要勉强患者按照家属的想法去尝试。多数患者首选温和少辛辣食物，有些患者也对冷或清凉的液体有良好的耐受性且会感觉享受。也可以制订定时摄入计划，对于过早饱腹感的患者，应该先吃最有营养的部分，同时避免在进餐时间进食碳酸苏打水等罐装饮料，以免出现饱腹感影响进食。值得注意的是，饮食指导的目的在于改善食欲和缓解其他影响进食的症状如恶心、呕吐、腹痛、腹胀、便秘、腹泻等，以保证患者摄入的食物能够被消化、吸收和利用。

3．药物治疗

（1）孕激素：孕激素是治疗肿瘤厌食症的一线药物，能有效减轻食欲下降的症状。在对厌食的效果研究中，醋酸甲地孕酮是研究最广泛的黄体酮制剂[17]。1993 年 9 月，美国 FDA 批准醋酸甲地孕酮作为恶液质患者及不明原因消瘦的艾滋病患者的标准治疗药物。Ruiz Garcia V. 等人发表的回顾性分析中包括了 35 个临床试验，结果显示，在肿瘤患者中醋酸甲地孕酮在改善食欲、增加体重方面有明显优势[18]。醋酸甲地孕酮在提高肿瘤患者生存质量及其他相关应用中有广阔前景，但目前的数据没有最佳推荐剂量。孕酮制剂的副作用包括血栓栓塞现象、出血、高血糖、高血压、外周水肿、肾上腺抑制。临床使用时应从小剂量开始。

（2）糖皮质激素：美国护理学会推荐恶性肿瘤患者可以使用糖皮质激素刺激食欲。包括地塞米松、甲泼尼龙、泼尼松。目前最有效的类型、剂量、用药途径没有确立，最好是短期使用。如果长期使用这些药物，可能会产生严重毒性[19]，如出现严重焦虑、免疫抑制、胰岛素抵抗、肌无力和失用、脂肪重新分配、降低骨质密度、体液潴留等。因此糖皮质激素适用于期望短期受益的人群，或者是预计生存时间短的肿瘤患者。

（3）促胃肠动力剂：甲氧氯普胺或西沙必利是抗多巴胺类药物，甲氧氯普胺虽然不能直接刺激食欲，但具有止吐和促进胃肠动力作用[1]，可以有效减轻恶心及早期的饱腹感。

对于肿瘤恶液质的治疗，药物的疗效还不确定，相关的研究还在探索中。

4．体力活动　规律的锻炼和体育活动，通过抑制促萎缩过程的炎症反应，以及增强胰岛素敏感性、促进蛋白质合成、增强抗氧化酶活性，进而可能减缓甚至逆转肿瘤恶液质的不良后果。体力活动对于肿瘤患者是安全的、有益的，而且广泛适用于不同诊断、不同性别、不同年龄、不同分期和不同治疗措施（手术、放疗、化疗）的肿瘤患者[2,20]。NCCN 指南推荐患者从低强度、短时间运动开始，逐步过渡到推荐的强度及运动时间，并根据患者的情况随时调整运动计划。根据患者的体力状态及肿瘤分期，每周至少进行 1 次 30 分钟以上的中等强度体力活动，体力允许的患者可以每周进行 5 次中等强度体力活动，每次 30 ~ 60 分钟。需要注意的是日常活动属于低强度体力活动，中等强度的活动包括快走、跳舞、瑜伽、打太极拳、骑自行车等，高强度的活动如竞走、打篮球、游泳等。最简单而且有效的运动是饭后散步。Adamsen L. 研究发现，体力活动结合身心放松在改善患者活力、体能、身体素质及精神健康方面效果显著[21]。

5．营养治疗　恶液质患者营养支持的实施方法可分为肠外营养支持和肠内营养支持。目前尚无充分的证据表明肠外或肠内营养支持能够完全逆转患者的恶液质状态。给予临床营养支持治疗可以改善部分营养指标，但对于恶液质患者来讲，营养支持的目标并不是治愈肿瘤，而是缓解症状及改善患者的生活质量。对于由于接受放疗导致严重吞咽困难的头部和颈部肿瘤患者、因肿瘤生长造成肠梗阻的患者，或者因上消化道恶性肿瘤接受某些手术的患者，可以采用肠外营养支持治疗，但并不一定会改善生存率。使用肠外营养在厌食 - 恶液质综合征治疗领域内一直存在争议，在任何情况下，如果患者肠道具备功能，肠内营养优于肠外营养，因为后者的受益非常有限，而肠内营养成本低且并发症少；并且患者的恶液质状态越严重，生存时间越短，从营养支持中获益的可能性就越低。因此对于接近临终状态的患者、生命体征不平稳及多脏器衰竭的患者原则上不考虑给予系统性营养支持治疗。在姑息治疗机构中，建议对于具有良好潜在的功能状态、预计生存期 2 ~ 3 个月，但无法施行肠内营养的患者实行肠外营养。系统评价显示肿瘤患者使用完全肠外营养受益非常有限，感染、代谢和机械并发症显著增加[22]。尤其是对于恶液质难治期的患者而言，营养支持疗法带来的负担和风险可能超过所带来的潜在好处，治疗的目的往往也侧重于减轻恶液质相关症状，比如刺激食欲、治疗恶心及控制饮食相关的沮丧。普遍认为在姑息治疗中肠外营养的适应证是有限的，不应鼓励常规使用。应该在全面恰当评估患者全身营养和胃肠道功能状况的前提下，结合病情以及患者意愿制订营养治疗计划。

6．心理治疗　厌食症患者心理和精神上的痛苦常常被医护人员忽略。疾病对身体的影响和治疗的不良反应，导致患者缺乏兴趣和精力准备食物或者进食；体重下降、体力不支、自我形象发生变化等都给患者带来心理和精神上的压力和痛苦。厌食 - 恶液质综合征和体重下降互相影响，形成恶性循环，而食欲和进食能力是患者保持生活质量的基本因素，因此医护人员应对厌食患者进行连续评估，包括厌食对患者心理状态的影响，对有抑郁或潜在抑郁表现的患者，应及早干预，潜在抑郁症的治疗可以显著改善食欲。

四、护理

厌食、恶液质是超过 80% 晚期肿瘤患者死亡之前的必经阶段，特别是胃肠、胰腺、胸部和头颈部恶性肿瘤，目前没有根本治疗手段。发生恶液质的患者机体处于严重的功能失调状态，患者往往表现为显著消瘦、贫血甚至全身功能衰竭，严重影响患者的治疗效果和生活质量。对恶液质患者的护理逐渐成为姑息护理实践领域的重要内容。

1．皮肤护理　大多数恶液质患者由于病情影响，自理能力差，且体型消瘦，容易出现皮肤问题。因此对恶液质患者尤其要做好皮肤护理，保持皮肤清洁、干燥，提高患者舒适度，避免发生压疮。一旦发生压疮，不仅给患者带来痛苦，而且还会加重病情，引发感染，甚至危及生命。恶液质患者应定期沐浴，根据患者病情及客观条件可以选择盆浴、淋浴、床上擦浴等。要注意根据患者病情和习惯选择合适的沐浴时间，注意水温，擦洗时动作轻柔，避免患者受伤；以下部位重点清洗，如耳后、耳郭（耳廓）、腋下、乳房下、脐部、腹股沟等。

压疮发生的最基本、最重要的原因是局部组织长期受压。要向患者及家属进行有关压疮预防的健康教育，使其了解产生压疮的原因、压疮的好发部位和预防方法，如定时翻身，一般每 2 小时至少翻身一次，病情严重时酌情增加翻身次数。翻身时避免拖、拉、拽等动作。保持床单位干燥、整洁、平整。鼓励患者积极参加适当的身体锻炼，卧床患者进行定时定量的床上活动。一旦发生压疮，根据分期采取相应措施。

2．口腔护理　口腔中存在大量的正常和致病菌群，正常人每天可以通过饮水、进食、刷牙、漱口等活动达到减少和清除致病菌的目的，但当机体处于恶液质状态时，机体防御功能下降，容易受到病菌侵袭，因此需要定期进行口腔清洁护理。每日对患者口腔进行评估，评估口唇、黏膜、牙龈、牙齿、舌、上颚、口腔气味等，根据患者自理能力，协助患者完成口腔清洁；根据患者口腔情况可以选择不同的口腔护理溶液[23]，见表 4-2-1。对于可以自理的患者鼓励其使用软毛牙刷刷牙，使用牙线清洁牙齿；无法完全自理的患者需要护士或家属协助完成口腔清洁；对于佩戴义齿的患者，每天使用牙膏、牙刷清洁义齿。

表 4-2-1　临床常用口腔护理溶液

名称	浓度	作用及适用范围
生理盐水	0.9%	清洁口腔，预防感染
过氧化氢溶液	1% ~ 3%	防腐、防臭，适用于口腔感染有溃烂、坏死组织者
碳酸氢钠溶液	1% ~ 4%	用于真菌感染
氯己定溶液	0.02%	清洁口腔，广谱抗菌
呋喃西林溶液	0.02%	清洁口腔，广谱抗菌
醋酸溶液	0.1%	用于铜绿假单胞菌感染
硼酸溶液	2% ~ 3%	酸性防腐溶液，抑制细菌
甲硝唑溶液	0.08%	用于厌氧菌感染

3．排泄护理　恶液质的患者由于生理功能的改变、饮食不当、疾病本身以及精神因素会出现便秘或腹泻。对于便秘的患者，护士进行患者及家属宣教时，应使其了解影响排便的因素和有关排便的知识。帮助患者养成良好的排便习惯，如可以在早饭后协助患者如厕排便，增强胃肠道反射，形成排便规律。此外合理安排饮食，指导患者多进食富含纤维素的食物；增加饮水量，每日饮水 1500 ~ 2000 ml，每天清晨空腹喝一杯蜂蜜水或者少量食用油混合温水，促进肠蠕动，利于排便，同时鼓励患者增加活动量以促进胃肠蠕动。出现便秘则遵医嘱正确使用缓泻剂。对于腹泻患者，首先使患者了解有关腹泻和饮食的卫生知识。腹泻期间，指导患者进食清淡流质饮食，如粥、面汤、米汤等；持续严重腹泻时，遵医嘱暂停饮食，给予肠外营养支持；遵医嘱正确给药，包括抗生素、止泻剂、口服补液或静脉补液等。

4．营养支持的护理　可以经口进食的患者的饮食指导详见厌食、恶液质治疗中“饮食咨询与饮食调节”。对于采用其他肠内营养途径（鼻胃管、空肠造瘘管、胃造瘘管）的患者，护士要掌握喂养管路的位置及固定情况，做好喂养管路的护理，保证喂养管位置正确及通畅；护士还要熟悉患者所用营养液的主要成分、每日摄入量、液体出入量；调节恰当的喂养速度、温度、角度，观察患者喂养营养液后的反应及并发症的发生。肠外营养的患者输注途径主要有中心静脉和外周静脉两种，做好静脉管路的护理，根据计划选择相应输注方法，按时按量均匀地完成输液量，避免过快或过慢。要告知患者及家属合理输注营养液及控制输注速度的重要性，不要自行调节输液速度；告知其保护静脉管路的方法，避免发生脱管。当患者胃肠道功能恢复时，鼓励患者经口进食或改行肠内营养，以降低和防治肠外营养相关并发症 [16]。

5．心理护理　恶液质患者一般病程较长，在诊断和治疗过程中，患者往往要面临一系列复杂的心理问题，其中抑郁是最常见的心理问题之一，表现为失眠、对生活失去兴趣、焦虑、易激惹和注意力不集中等症状；当抑郁较严重时，患者往往会出现自杀倾向。护士在护理恶液质患者的过程中，要善于与患者沟通，建立信任关系，经常给予鼓励和支持。家属是患者最主要的社会支持来源，家属的态度和行为是患者治疗的重要影响因素。因此要充分发挥家庭支持以及朋友、同事、社会团体等其他社会支持的作用，给予患者情感上的支持和照顾，使患者心理上得到安慰。鼓励患者参加一定的社交活动，有利于缓解患者焦虑及紧张情绪，增进食欲，提高生活质量。

厌食、恶液质是进展期疾病和终末期疾病患者，尤其是肿瘤患者面临的一个严重问题。

然而厌食、恶液质的管理过程中面临很多障碍，使得这一症状的管理变得复杂，包括缺乏清晰的定义和指导原则、一致的评估和管理策略，以及专业人员和家属对于这一领域知识认识不足等。护士是协调和解决进展期和晚期肿瘤患者的痛苦症状的最佳角色，作为姑息护理提供者，应不断为患者提供支持和帮助，并恰当应用不断发展的证据来指导护理行为。

（赵 旻 白小燕）

参考文献

[1] Oncology Nursing Society. https：//www. ons. org/practice-resources/pep/anorexia.

[2] 石汉平，李薇，陈公琰，等. 肿瘤恶液质. 北京：人民卫生出版社，2015.

[3] Adams LA，Shepard N，Caruso RA，et al. Putting evidence into practice：evidence-based interventions to prevent and manage anorexia. Clin J Oncol Nurs，2009，13（1）：95-102.

[4] Fearon K，Strasser F，Anker SD，et al. Definition and classification of cancer cachexia：an international consensus. Lancet Oncol，2011，12（5）：489-495.

[5] 王琳，李苏宜. 癌性恶病质发病机制及治疗的研究进展. 临床肿瘤学杂志，2004，9（2）：212-214.

[6] 陈克能，徐光炜. 癌性恶病质. 中华普通外科杂志，2001，16（9）：556-559.

[7] Vanghan VC，Martin P，Lewandowski PA. Cancer cachexia：impact，mechanisms and merging treatments. J Cachexia Sarcopenia Muscle，2013，4（2）：95-109.

[8] Reid J，Santin O，Porter S. The psychological and social consequences of cachexia in patients with advanced cancer：a system review. J Cachexia Sarcopenia Muscle，2012，3（4）：281-301.

[9] McClement S. Cancer anorexia-cachexia syndrome：psychological effect on the patient and family. J Wound Ostomy Continence Nurs，2005，32（4）：264-268.

[10] Ottery FD. Rethinking nutritional support of the cancer patient：the new field of nutritional oncology. Semin Oncol，1994，21（6）：770-778.

[11] Kondrup J，Rasmussen HH，Hamberg O，et al. Nutritional risk screening（NRS2002）：a new method based on an analysis of controlled clinical trial. Clin Nutr，2002，22（3）：321-336.

[12] Guigoz Y，Vellas BJ，Garry PJ. The Mini Nutritional Assessment：a practical assessment tool for grading the nutritional status of elderly patients. Facts Res Gerontol，1994，（suppl2）：15-59.

[13] Gioulbasanis I，Georgoulias P，Vlachostergios PJ，et al. Mini Nutritional Assessment（MNA）and biochemical markers of cachexia in metastatic lung cancer patients：interrelations and associations with prognosis. Lung Cancer，2011，74（3）：516-520.

[14] Kim JY，Wie GA，Cho YA. Development and validation of a nutrition screening tool for hospitalized cancer patients. Clin Nutr，2011，30（6）：724-729.

[15] National Comprehensive Cancer Network. NCCN Clinical Practice Guidelines in Oncology：Palliative Care，V. 2. 2015

[16] 石汉平，凌文华，李薇. 肿瘤营养学. 北京：人民卫生出版社，2012.

[17] 董磊，孙红培. 醋酸甲地孕酮对癌症厌食 - 恶病质综合征的临床疗效. 中国医药指南，2008，6（17）：398-399.

[18] Ruiz Garcia V，López-Briz E，Carbonell Sanchis R，et al. Megestrol acetate for treatment of anorexia-cachexia syndrome. Cochrane Database Syst Rev，2013，3：CD004310.

[19] 郑志斌，周业江. 癌症恶病质的临床研究进展及意义. 医学综合，2014，20（22）：4085-4087.

[20] Knols R，Aaronson NK，Uebelhart D，et al. Physical exercise in cancer patients during and after medical treatment：a systematic review of randomized and controlled clinical trials. J Clin Oncol，2005，23（16）：

3830-3842.

[21] Adamsen L，Stage M，Laursen J，et al. Exercise and relaxation intervention for patients with advanced lung cancer：a qualitative feasibility study. Scand J Med Sci Sports，2012，22（6）：804-815.

[22] Baldwin C. Nutritional support for malnourished patients with cancer. Curr Opin Support Palliat Care，2011，5（1）：29-36.

[23] 尚少梅，李小寒 . 基础护理学 . 4 版 . 北京：人民卫生出版社，2007.

第三节　恶心、呕吐

恶心、呕吐是恶性肿瘤患者的常见症状之一，可单独出现，也可伴随其他症状群出现。恶心、呕吐对患者的生理、心理、社会及精神都会产生明显的负面影响，从而降低患者的生活质量，严重的恶心、呕吐可能造成代谢紊乱、营养失调、体重减轻，同时增加患者对治疗的恐惧，甚至延误或终止抗肿瘤治疗。因此，积极、合理地预防和处理恶心、呕吐，对于保障治疗顺利进行以及提高患者的生活质量非常重要。

一、概述

（一）定义

恶心常是呕吐的前驱症状，是一种反胃的感觉和（或）伴有呕吐的冲动[1]，可伴有迷走神经兴奋的表现，如皮肤苍白、出汗、血压下降或心动过缓等；呕吐是指胃内容物逆流出口腔的一种反射性动作[1]。各种抗肿瘤治疗，包括化疗、放疗、止痛治疗、手术麻醉等，都可能引起患者恶心、呕吐。恶性肿瘤患者并发肠梗阻、水电解质紊乱、脑转移等，也可发生不同程度的恶心、呕吐。

（二）发生机制

近年来，对于肿瘤治疗相关呕吐机制的研究和新药研发已有长足的进步，但是仍然存在着许多不足。无论是化疗、放疗、阿片类药物还是术后恶心呕吐，其确切机制目前仍不完全清楚；目前有关恶心呕吐的病理生理机制大多来自化疗药物相关恶心呕吐的研究。

呕吐中枢和化学感受器触发区（chemoreceptor trigger zone，CTZ）可能是产生恶心和呕吐的中枢机制。除 CTZ 的传入信号之外，化疗药物刺激胃和近段小肠黏膜，肠嗜铬细胞释放神经递质刺激肠壁上的迷走神经和内脏神经传入纤维，也可将信号传入脑干，直接刺激呕吐中枢的神经核，或间接通过 CTZ 启动呕吐反射。

来自中枢神经系统的直接刺激，前庭系统的传入信号也可以诱导呕吐。神经递质及其受体在呕吐形成中发挥着重要作用。与化疗所致恶心呕吐关系最密切的神经递质为 5- 羟色胺（5-HT）、P 物质和大麻素，其他还包括多巴胺、乙酰胆碱和组胺等。近年来认为 5-HT 在化疗所致恶心呕吐（chemotherapy induced nausea and vomiting，CINV），特别是在急性呕吐中发挥重要作用的递质，在迷走神经传入纤维、CTZ 及孤束核中均有多种 5-HT 受体。P 物质属于激肽家族的调节多肽，能够结合神经激肽（neurokinin，NK）受体，在急性和延迟性呕吐中起重要作用。

恶心的机制可能与呕吐不完全一样，可能有不同的神经通路，但确切的机制仍不清楚。

（三）原因

引起晚期肿瘤患者恶心、呕吐的原因有很多，可能与各种潜在的病因有关，包括疾病因素如胃肠道梗阻、肿瘤、排空延迟、便秘、胃肠道刺激、颅内压升高等，代谢异常如高钙血症、低钠血症等，治疗因素如细胞毒性药物、阿片类药物、放疗等。此外，心理因素如恐惧等也可引发恶心呕吐[1,2,3]。

在肿瘤患者所有导致恶心呕吐的因素中，化疗是最为常见的因素。不同化疗药物的致吐程度不一样，根据美国国立综合癌症网络（NCCN）公布的止吐指南，化疗药物的致吐风险可分为高、中、低、轻微四级[4]。高度致吐风险：用药后 90% 的患者有发生呕吐的风险；中度致吐风险：用药后 30% ～ 90% 的患者有发生呕吐的风险；低度致吐风险：用药后 10% ～ 30% 的患者有发生呕吐的风险；轻微致吐风险：用药后小于 10% 的患者有发生呕吐的风险。美国临床肿瘤协会（ASCO）[5]、欧洲医学肿瘤学会（ESMO）、肿瘤支持治疗多国协会（MASCC）[6] 将常用的化疗药物的致吐程度进行了归类。不同药物在不同患者之间可能出现不同的反应，其剂量和给药途径的变化也会对恶心呕吐的发生带来影响。不同的联合化疗方案致吐性不同，有可能增加恶心呕吐的发生率，临床治疗时可用来参考指导治疗（表 4-3-1）。

表 4-3-1 抗肿瘤药物的致吐分级

致吐等级	静脉化疗药物	口服药物
高度致吐风险 （呕吐发生率 >90%）	顺铂、氮芥、链佐星、环磷酰胺 ≥ 1500mg/m^2、卡莫司汀、达卡巴嗪、放线菌素	六甲蜜胺、丙卡巴肼
中度致吐风险 （呕吐发生率 30% ～ 90%）	卡铂、环磷酰胺 < 1500mg/m^2、柔红霉素、多柔比星（阿霉素）、表柔比星、伊达比星、奥沙利铂、阿糖胞苷 > 1g/m^2、异环磷酰胺、伊立替康	环磷酰胺、替莫唑胺、长春瑞滨、伊马替尼
低度致吐风险 （呕吐发生率 10% ～ 30%）	米托蒽醌、紫杉醇、多西他赛、丝裂霉素、拓扑替康、吉西他滨、依托泊苷、培美曲塞、甲氨蝶呤、阿糖胞苷 <1000mg/m^2、氟尿嘧啶、硼替佐米、西妥昔单抗、曲妥珠单抗	卡培他滨、替加氟、氟达拉滨、依托泊苷、舒尼替尼、依维莫司、拉帕替尼、来那度胺、沙利度胺
轻微致吐风险 （呕吐发生率 < 10%）	长春瑞滨、贝伐单抗、利妥昔单抗、博来霉素、长春碱、长春新碱、白消安、氟达拉滨、克拉立滨	苯丁酸氮芥、羟基脲、美法仑、硫鸟嘌呤、甲氨蝶呤、吉非替尼、厄洛替尼

（四）类型

按照发生时间，CINV 通常可以分为急性、延迟性、预期性、爆发性及难治性 5 种类型[7,8]。急性恶心呕吐一般发生在使用化疗药物 24 小时内[9]，可在给药后 5 ～ 6 小时达高峰，但多在 24 小时内缓解[10]。延迟性恶心呕吐多在化疗给药 24 小时之后发生，常见于顺铂、环磷酰胺及其他药物（例如阿霉素、异环磷酰胺），以及化疗给药大于 2 天及以上给药方案时，可持续数天。预期性恶心呕吐是指患者在下一个周期化疗开始前就出现的恶心呕吐，是一种对化疗药气味、看见或者甚至于听见有关化疗药的名称等信息的条件反射，延迟性恶心呕吐常发生在三四个化疗周期后患者体验过急性/延迟性恶心呕吐后[1]。预期性恶心呕吐往往伴随焦虑、抑郁，与以往 CINV 控制不良有关，发生率为 18% ～ 57%，恶心比呕吐常见。爆发性呕吐是指即使进行了止吐药预处理，但仍出现的呕吐，并需要进行“解救性治疗”。难治性呕吐是指以往的化疗周期中使用预防性和（或）解救性止吐治疗失败，而在接下来的化疗周期中仍然出现呕吐。

在美国国家癌症研究所（NCI）公布的恶心呕吐治疗指南（health professional version）中对晚期肿瘤患者的慢性恶心呕吐的分级做了说明[1]，指出慢性恶心呕吐与许多潜在病因有关，研究结果并未提供一个明确的病因，潜在的成因包括胃肠道、颅脑、代谢、药物（例如吗啡）、细胞毒性化疗及放疗等[11]。

（五）分级

根据 WHO 对恶心的分级标准：0 级：无恶心；Ⅰ级：轻度恶心，但不影响日常生活及进食；Ⅱ级：影响日常生活及进食；Ⅲ～Ⅳ级：频繁严重恶心，需卧床休息。呕吐分级标准：0 级：无呕吐；Ⅰ级：呕吐 1 ～ 2 次/天；Ⅱ级：呕吐 3 ～ 5 次/天；Ⅲ～Ⅳ级：呕吐超过 5 次/天。美国 NCI 将恶心呕吐以其毒性反应为标准（常见不良事件反应评价标准 4.03 版本，national cancer institute's common terminology criteria for adverse events V4.03）进行分级[12]，详见表 4-3-2。

表 4-3-2　恶心、呕吐反应分级

不良反应 \ 分类 分级	恶心	呕吐
1	食欲降低，不伴进食习惯改变	24 小时内发生 1 ～ 2 次（至少间隔 5 分钟）
2	经口进食减少，但无明显体重下降，无脱水或营养不良	24 小时内发生 3 ～ 5 次（至少间隔 5 分钟）
3	经口摄入能量或水分不足，需鼻饲、静脉营养或住院治疗	24 小时内发生 ≥ 6 次（至少间隔 5 分钟），鼻饲、静脉营养或住院
4	—	危及生命，需要紧急处理
5	—	死亡

二、评估

（一）评估内容

为有效控制恶心、呕吐，需要用一个结构化的方法评估并处理这些症状[13]。评估作为治疗决策的基础至关重要，它是一个连续过程并在首次接诊患者时就开始。进行症状评估时要了解症状的病理生理机制，包括患者的病史、检查和诊断结果等[14]。恶心呕吐作为晚期肿瘤患者的第一症状的情况很少，因此出现该症状的患者常常对他们的疾病有全面的病史描述，包括疾病诊断、前期治疗、转移部位等。恶心呕吐的原因也不仅限于药物、尿毒症、感染、焦虑、便秘、肠易激、消化道近段梗阻等[15]。评估要点包括以下方面：

1．评估恶心与呕吐发生的时间、频率、原因、诱因、症状持续时间、呕吐的方式、特点，以及呕吐物的量、颜色、性质、气味、有无混合物（如胆汁、血液、粪便等）。

2．评估呕吐的伴随症状，如有无头痛、神志障碍、眩晕、胸痛、腹痛等，呕吐前是否伴有恶心。

3．评估生命体征，如呼吸是否深大、次数、呼出的气体的气味、精神及神志状态、有无脱水征、黄疸、脑膜刺激征、体重变化。

4．评估腹部体征，听诊肠鸣音是否正常，询问是否有便秘、腹胀、肠梗阻或肠蠕动过快等症状。

5．了解患者呕吐与饮食的关系。

6．对大量呕吐的患者注意观察其有无相关并发症如水电解质紊乱、酸碱平衡失调。

7．询问患者是否服用过可能引起恶心呕吐的药物。

8．恶心呕吐不仅对患者身体功能产生影响，也会对患者的情感、认知、社会功能带来影响，注意观察患者因恶心呕吐引起的情绪反应及表现。

9．了解既往病史，有无高血压、脑外伤、溃疡病、肝胆系统疾病、肾疾病、糖尿病病史。

（二）常用评估工具

有很多评估工具可用于对恶心呕吐进行全面评估或单一症状评估。检查表、视觉模拟评分、患者访谈或李克特量表，几乎都是患者自评量表[16]。在研究中常用的信效度良好的评估量表详见表 4-3-3。

表 4-3-3　恶心、呕吐评估量表

工具	研发者	结构	使用范围	中文版本
MASCC 止吐评价工具[17]（MASCC antiemesis tool，MAT，2004）	多国癌症支持治疗学会（MASCC）	8 个条目（条目 1、3、5、7 使用二分类变量，条目 4 与 8 为数字评分法 0 ～ 10 分）	化疗后 24 小时至化疗周期结束后第 4 天：用来测量 CINV 急性和延迟性恶心、呕吐程度	香港理工大学 Jing-Yu Tan 等研究者 于 2014 年译制[18]
生活功能指数量表[19]（functional living index-emesis，FIIE，1992）	北卡罗来纳大学 的 Lindley CM[20] 等研究者	18 个条目（恶心、呕吐两个维度，每个维度 9 个条目），采用数字模拟评分法 0 ～ 7 分评估	化疗给药后 3 天内：用来测量 CINV 急性和初始延迟期（48h 内）症状	—

续表

工具	研发者	结构	使用范围	中文版本
莫洛恶心呕吐量表[21]（Morrow assessment of nausea emesis，MANE，1992）	罗切斯特大学的 GR Morrow	14/16/17 个条目（频率、持续时间、程度三个方面）	预期性恶心呕吐、治疗后 24 小时内 CINV 急性恶心、呕吐	—
恶心、呕吐、干呕症状评估量表[22]（index of nausea and vomiting and retching，IVNR，1999）	密苏里大学 Rhodes VA 及其团队	8 个条目（恶心、呕吐、干呕三个维度，0 ~ 4 分）	每 12 小时测试一次，无特殊阶段要求，可用于预期、急性及延迟恶心呕吐	密苏里大学哥伦比亚分校 Fu、Mei R 等研究者[23]于 2002 年调适
生命质量测定量表（CINE-QOL）	欧洲癌症研究与治疗组织	57 个条目（包括躯体、角色、认知、情感和社会 5 个功能子量表；疲劳、疼痛、恶心呕吐 3 个症状子量表；呼吸困难、失眠、食欲丧失、便秘、腹泻、经济条件 6 个单项测量项目；Osoba 的恶心呕吐评估模式和 MANE 量表的功能及健康状况，恶心呕吐持续时间和严重程度、干呕持续时间和严重程度；人口学基线和 1 个总体健康状况子量表）	—	—

三、治疗

恶心呕吐的治疗原则包括明确病因，针对原发病进行治疗，纠正可逆因素；合理应用止吐药物；辅以非药物疗法。

（一）针对原发病进行治疗

引起恶心呕吐的原因较多，在恶心呕吐的治疗中明确病因后，及时针对原发病予以治疗。对于可逆转的因素，要及时予以纠正[24]，如便秘予以缓泻剂；胃酸过多可予以中和胃酸及保护胃黏膜药物、H_2 受体阻滞剂或质子泵抑制剂；颅内压升高予以脱水剂及皮质类固醇激素；高钙血症予以降钙素、双膦酸盐等；保证足够的液体供给，维持水电解质平衡，纠正酸碱失衡等。

（二）药物治疗

临床常用的止吐药物包括 5-HT_3 受体阻滞剂（如昂丹司琼、格拉司琼、帕洛诺司琼等）、糖皮质激素（地塞米松）、NK-1 受体阻滞剂（阿瑞匹坦）、多巴胺受体阻滞剂（甲氧氯普胺）、精神类药物（氟哌啶醇、奥氮平及劳拉西泮等）及吩噻嗪类。针对晚期肿瘤患者，化疗、放疗、阿片类药物、肿瘤切除术等不同情况下出现的恶心呕吐，选用药物方案也不一致。

1．化疗引起的恶心呕吐　目前，化疗相关恶心呕吐临床实践指南有美国 ASCO《肿瘤患者止吐药应用指南》、MASCC 及欧洲 ESMO《止吐指南》[6]、NCCN 发布的相关止吐治疗指南[4]、我国抗癌协会癌症康复与姑息治疗专业委员会（CRPC）和临床肿瘤学会抗肿瘤药物安全管理专家委员会（ASMC）发布的《肿瘤治疗相关呕吐防治指南》（2014 年版）[8]。在各指南中针对化疗引起的恶心呕吐提出[8,10]：

（1）CINV 的处理应以预防为主，充分评估恶心呕吐风险后，化疗前给予预防性止吐药物。

（2）根据不同的化疗方案及药物的致吐风险进行分级管理，例如对于高度致吐风险的化疗药物推荐采用最强的三联标准疗法（5-HT_3RA+DXM+NK-1RA）。

（3）选用药物时，要结合患者的自身因素以及既往使用止吐药的经历。

（4）应用抑制恶心呕吐药物的同时，应注意避免药物的不良反应。

化疗引起的急性、延迟性恶心呕吐，其预防用药根据使用化疗药物致吐级别的高低而存在差异（各级致吐风险化疗方案的止吐治疗方案详见表 4-3-4）。预防用药涵盖患者整个化疗阶段，从化疗给药前 24 小时内至化疗后 3 天（高风险致吐方案）或 2 天（中风险致吐方案）[4]。预期性恶心呕吐重在预防，积极控制每一周期化疗相关的恶心呕吐[25]，消除患者的负性体验，可减轻预期性恶心呕吐的发生。认知行为疗法可用于治疗预期性恶心呕吐。对在预防性止吐方案基础上仍然出现的爆发性呕吐给予解救性止吐方案，基本原则是酌情给予不同类型的止吐药[26]，针对致吐风险确定给予患者的最佳治疗方案。如果呕吐患者口服给药难以实现，可以经直肠或静脉给药[27,28]。目前针对难治性恶心呕吐，尚无好的治疗方法。总体而言，预防优于治疗，常规予以止吐药物，而不是按需给药[4]。

表 4-3-4　不同致吐风险化疗方案的止吐治疗方案

分类	致吐风险	急性呕吐	延迟性呕吐	证据 / 推荐级别
静脉注射化疗药物	高风险	5-HT_3RA+DXM+NK-1RA± 劳拉西泮 ±H_2 受体阻滞剂或 PPI	DXM+NK-1RA± 劳拉西泮 ±H_2 受体阻滞剂或 PPI	1
	中风险	5-HT_3RA+DXM+NK-1RA± 劳拉西泮 ±H_2 受体阻滞剂或 PPI	5-HT_3RA+DXM+NK-1RA± 劳拉西泮 ±H_2 受体阻滞剂或 PPI	2A
	低风险	DXM; 甲氧氯普胺、丙氯拉嗪 ±H_2 受体阻滞剂或 PPI	无常规预防	2A
	轻微风险	无常规预防	无常规预防	2A
口服化疗药物	高 - 中风险	5-HT_3RA± 劳拉西泮 ±H_2 受体阻滞剂或 PPI	无常规预防	—
	低 - 轻微风险	无常规预防	无常规预防	2A

注：5-HT_3RA：5-HT_3 受体阻滞剂；DXM：地塞米松；NK-1RA:NK-1 受体阻滞剂；PPI：质子泵抑制剂
证据 / 推荐级别：1—基于高水平证据，专家组有统一的共识；2A—基于低水平证据（含临床经验），专家组有统一的共识

2．放疗引起的恶心呕吐　放疗所致恶心呕吐的预防基于放疗照射部位及是否同时合并了化疗[29]。当放疗合并了化疗时，恶心呕吐的预防方案的选择取决于化疗药物的致吐风险。在 MASCC/ESMO 指南中指出全身放疗具有高致吐风险，而上腹部照射具有中度致吐风险[29]。一项 Meta 分析中建议使用 5-HT$_3$RA 预防放疗所致恶心呕吐[30]。一项随机对照试验结果表明对腹部放疗的患者口服昂丹司琼的止吐有效率为 67%，而对照组（安慰剂组）有效率为 45%（$P < 0.05$）[31]。对上腹部放疗及全身放疗者予以口服昂丹司琼或格拉司琼并可予以地塞米松联合口服[4]。针对放疗导致的爆发性呕吐与化疗所致恶心呕吐的治疗方法基本相同。其他的放疗方案可使用 5-HT$_3$RA 如昂丹司琼作为补救治疗[4]。

3．术后恶心呕吐（post-operative nausea and vomiting，PONV）　术后恶心呕吐防治专家意见（2012）[32]中指出：女性、使用阿片类镇痛药、非吸烟、有术后恶心呕吐（PONV）史或晕动病史是四种主要的危险因素。预期发生 PONV 的简单计分方法为：无以上四种情况，发生率为 10%，每具备以上 1 种情况者发生率增加 20%，如具备以上 2 ～ 4 种情况，PONV 发生率分别为 50%、70%、90%。而用丙泊酚全凭静脉麻醉可降低 PONV 发生率 20% ～ 30%。药物使用时应：

（1）针对基础病因，去除 PONV 的促发因素或病因。

（2）应识别中到高风险患者，并给予有效预防。

（3）无论预防还是治疗，不同作用机制的止吐药物联合使用，作用会增强而不良反应无明显叠加，联合用药的防治作用均优于单一用药。

（4）预防 PONV 应在手术结束前静脉给予负荷剂量，持续静脉给药不易达到药物有效的血药浓度。如果一类药物无效可加用另一类药物。针对低中度风险患者可根据药物作用时间给予单一静脉注射药物甲泼尼龙或地塞米松、氟哌利多或 5-HT$_3$RA；高度风险患者可给予以上三种药物两种或三种联合。发生 PONV 的患者，应使用与预防用药不同种类的止吐药物，达到多种药物的联合使用。药物选择仍以上述三种药物的联合为一线选择，但也可使用东莨菪碱透皮贴剂、甲氧氯普胺等。

（三）非药物治疗

1．营养支持　对于不存在进食障碍且营养状况良好的患者，要解除患者进食的顾虑，部分患者认为进食会加重化疗药物引起的恶心呕吐症状而害怕进食。对于这部分患者，护士应加强沟通，告知其恶心呕吐的原因以及营养饮食对肿瘤治疗的重要意义，使其消除顾虑，主动进食。在把握总体饮食原则的基础上，缓解胃肠道反应，增进患者食欲。对于恶心呕吐明显无法进食以及存在营养不良的患者可考虑采取肠内营养和肠外营养（静脉营养）支持。肠内营养更符合生理特征，在改善肿瘤患者的营养、免疫状况以及肠功能的恢复方面明显优于肠外营养，且费用较低，感染发生率较低。因此，只要胃肠道条件许可，应首选肠内营养治疗；如果存在严重的进食或消化吸收功能障碍，可采取肠外营养治疗[33]。定期使用营养评定工具或按照营养医师要求测定体重、上臂围、肱三头肌皮褶厚度、肌酐、身高指数、血浆白蛋白浓度、血清转铁蛋白浓度、免疫功能试验（血白细胞计数、皮肤超敏反应）等指标，持续评估患者的营养状况以及水电解质紊乱状况和各脏器功能状态。

2．行为放松疗法[34]　通过指导患者调整认知，改善情绪和行为，减轻紧张、恐惧、焦虑等情绪，可使其身心放松。行为放松疗法一方面可降低迷走神经的兴奋性，从而降低大脑呕吐中枢对化疗药物的敏感性，另一方面可增强患者对恶心呕吐的耐受能力。放松训练是将患者的注意力集中在声音、呼吸、运动、想象等方面，降低对周围环境的感受能力，分散注意力。使肌肉放松，心理放松，进而改变患者生理状态，减轻对化疗产生的焦虑、抑郁等心理因素造成的恶心呕吐。常见的放松训练方法包括呼吸放松、意象冥想放松、音乐治疗等。进行认知干预，例如护士可以用患者感兴趣的话题转移或分散患者的注意力；根据患者的不同个性和职业，有目的地让其给医护人员或别的患者讲解工作领域的知识及自己的特长以展现人生的闪光点；通过在病房播放有趣的文艺节目或紧张的体育比赛等可视化手段，也可降低患者化疗相关恶心呕吐发生率。多种形式的放松方法都能减轻恶心呕吐的程度，提高患者的舒适程度 [35,36]，常用于预期性恶心呕吐的治疗。有文献调查显示，在临床中应用最多的就是分散注意力，其次是放松训练 [37]。

3．中医治疗　临床上，在治疗化疗所致恶心呕吐时，中医药发挥了重要作用，尤其对于控制延迟性呕吐及部分顽固性呕吐 [38]。中医学认为，化疗药物具有一定的药物毒性反应，可扰乱人体的气血，影响脏腑功能的正常运行，尤其损伤脾胃运化功能，使之升降失调，脾气不升则运化失常，胃气不降上逆则呕吐，肝失疏泄，则气机逆乱，胃失和降，均可导致呕吐发生 [39]。

中医临床对于化疗所致恶心呕吐多采用辨证分型论治。在辨证过程中，可分为实证、虚证及虚实夹杂证，痰湿困脾、肝胃不和、脾胃虚弱、胃虚有热及胃阴不足五型。针对不同型予以不同方剂，如痰湿困脾型方选小半夏汤合苓桂术甘汤加减、肝胃不和型方选逍遥散或半夏厚朴汤加减等 [40]。除外中药治疗，针灸通过刺激一定的腧穴和相关的经脉，用其疏通经络、调和阴阳、扶正祛邪、调节人体脏腑气血的功能来预防恶心呕吐的发生，以针法、灸法、耳针、穴位注射及穴位贴敷等方法作用于相应穴位，文献报道中多选用内关、足三里等常规止吐穴位 [40]，常辅以健脾理气、降逆止吐的中药 [41]。

四、护理

（一）创造良好的治疗环境

病房内空气流通性差、温度和湿度过高或过低、异味、噪声及空间拥挤杂乱等不良因素均可刺激患者，诱发或加重恶心呕吐。因此，营造愉悦的环境，在病房内选择播放柔和、旋律慢、频率低或患者喜欢的轻音乐，鼓励患者阅读、看电视或从事感兴趣的活动等，可以转移患者的注意力，有助于稳定情绪。大房间病床之间应以隔帘遮挡，以免互相影响。呕吐后用温水漱口，保持口腔清洁。尽量避免污物、气味等不良刺激以防产生不良的条件反射。尽量避免在嗅觉和视觉上让患者感到不适的东西。

（二）做好饮食护理，保证营养

准确、及时地评估是进行营养支持和干预的依据。询问以往的饮食结构和饮食习惯，合理运用评估工具评估患者的营养状态，筛查营养不良风险人群，制订合理的营养支持计划。合理搭配饮食，适当清淡，尽量保证患者的营养摄入。食物气味过重、油腻、食物过热以及过冷都可引起恶心、呕吐，甜食往往也是引起呕吐的因素。化疗期间鼓励患者进清淡、易消化、高热量、高蛋白、富含维生素的食物，少吃甜食和油腻食物，选择适合患者口味的食物，注意色、香、味的搭配，尽量摄取水分和盐分，鼓励少量多餐。食欲缺乏的患者可在餐前适量散步。服药和进餐时间应有一定间隔。进食方式：呕吐与胃的充盈度有关，在化疗前后 2 小时内避免进食；化疗期间少食多餐，进食前后 1 小时内不宜多饮水，餐后避免立即平卧，以免食物反流引起恶心；延长用药与进食时间，可有效降低恶心呕吐发生率。恶心呕吐频繁时，暂停进食，缓解后逐渐缓慢进流食或半流食。

（三）用药护理

1．掌握适宜的用药时间　护士在用药管理方面发挥重要作用 [38]。在治疗方面，护士应了解有高度和中度致吐危险的化疗药物，以及 NCCN 推荐的用药指南，针对不同类型的恶心呕吐的治疗原则、常用药物的药理特性及给药方法，保证按时准确给药，有效预防和控制症状。护士在患者化疗开始前应全面评估可能引起恶心呕吐的危险因素，如实记录在护理记录单中，对可能发生恶心呕吐的高危人群进行宣教，告诉患者医护人员将采取有效措施预防可能发生的恶心呕吐，并查对医生是否已开相应医嘱，保证给药安全。有文献报道，在睡眠中给药可以预防化疗所致的呕吐。这是因为胃酸分泌随迷走神经的控制而呈周期性变化，睡眠时胃肠蠕动慢，肛门括约肌反射改变，吞咽活动弱，唾液分泌近乎于停止，所以患者在睡眠中呕吐反射会减弱。因此，对呕吐频繁者可采取午睡时给药，另外可于餐后 2 ～ 3 小时输注化疗药，此时胃充盈度小，胃肠蠕动减慢，胃内压力小，胃酸分泌少，不易引起恶心、呕吐。

2．观察止吐药物不良反应　便秘是 5-HT_3 受体阻滞剂最常见的不良反应 [8]，可指导患者调整饮食、适当活动以预防，必要时遵医嘱服用缓泻剂；头痛也是 5-HT_3 受体阻滞剂的副作用之一，指导患者可用热敷、按摩等方法缓解，必要时遵医嘱用止痛药。锥体外系症状主要见于长期或大剂量应用甲氧氯普胺（胃复安）者，特别是年轻人，主要表现为帕金森综合征，可出现肌震颤、头向后倾、斜颈、阵发性双眼向上注视、共济失调等症状。注射给药可引起直立性低血压 [42]。护士应了解各种止吐药物的副作用，在用药过程中做好预防、观察及处理。

3．观察恶心呕吐相关并发症 [8,43]　严重呕吐可导致患者热量和蛋白质摄入不足，体重下降、虚弱，出现营养失调。严重呕吐还可导致电解质失衡，表现为低钠血症、低钾血症或低镁血症、脱水、代谢性酸 / 碱中毒而出现相应的症状和体征。严重呕吐易使患者出现吸入性肺炎，特别是老年人和虚弱的患者，由于咽反射减弱或意识模糊而容易发生。吸入性肺炎可致非心因性肺水肿、继发细菌性肺炎、脓胸、肺脓肿，甚至出现败血症休克或呼吸衰竭而死亡。严重呕吐和干呕还可能导致食管下段和食管胃交界处黏膜和皮下黏膜撕裂，出现马 - 韦综合征，表现为上消化道出血和疼痛。如全层撕裂可能出现纵隔炎、全层腹膜炎、脓毒血症，甚至死亡。

护士应了解晚期癌症患者常见的电解质失衡表现及脱水的临床表现。例如脱水患者注意血压、脉搏及体重变化。记录每日液体出入量，准确记录液体丢失情况，包括呕吐的时间、频次和量。大部分电解质失衡都不是独立发生的。护士应协助医生准确留取血样，严密监测患者的症状、体征，监测血电解质变化情况，以便及时调整补液的速度和量。对可能发生呕吐的患者，应嘱其头偏向一侧或坐起，以免呕吐时发生吸入性肺炎，对卧床患者、老年人和虚弱的患者应特别注意。观察患者有无呼吸频率加快、心动过速、发热、咳嗽、痰多等症状和体征，如有发生，能够做到及时发现，及时通知医生治疗。

（四）提供良好的心理与社会支持

心理和认知因素在预期性恶心呕吐发生中起重要作用。有的患者初次化疗，对化疗药物的不良反应不了解，或看到别的患者出现恶心呕吐，可能会产生紧张的心理，而治疗前紧张、焦虑、恐惧等不良情绪均会降低患者对化疗的耐受性，加重恶心呕吐的程度，甚至增加了下一周期预期性恶心呕吐发生的可能性。姑息护理要求全人护理，NCCN 指南中要求除外积极的症状管理、明确治疗方案，还要照顾患者及家属的需求，鼓励其积极参与治疗过程[43]。全面了解患者治疗前的情况，包括是否在遇到压力时产生恶心感，是否在本人或他人的经历中了解化疗导致的恶心呕吐和以前缓解恶心呕吐的有效措施。护士应耐心倾听患者的感受和需求，帮助他们调整情绪和心态，树立信心。家属是患者的最主要照顾者和社会支持来源，利用家庭、亲属、同事和朋友等比较亲密的关系，给予患者精神心理方面的支持，可减轻或缓解其情绪或精神上的压力。通过良好的心理社会支持，帮助患者克服紧张、焦虑等负性情绪，使患者身心放松、愉快，降低迷走神经的兴奋性，从而抑制大脑呕吐中枢对化疗药物的敏感性，增加患者对恶心、呕吐的耐受力[44]。

（五）健康教育

健康教育在减轻患者焦虑、提高患者的治疗依从性和自我照顾能力方面起重要作用。患者从护士的咨询中获得所需要的有关药物副作用、疾病相关等信息以帮助他们进行恶心呕吐的自我管理[45]。护士应熟悉化疗相关恶心呕吐的治疗原则及护理要点，覆盖患者治疗全过程[10]，包括入院时、住院期间、出院前及出院后随访，针对化疗期间特别要注意于化疗前、化疗过程中给予科学、合理的宣教。健康宣教内容应因人而异，根据患者及家属的信息需求、文化层次等因素进行具体的、有针对性和实用性的教育。健康教育可根据患者需求采取多种形式以达到最佳教育效果，包括口头宣教、书面指导、集体教育、个别辅导等。

（杨　红）

参考文献

[1] Nausea and Vomiting. National Cancer Institute. http：//www. cancer. gov/about-cancer/treatment/side-effects/nausea/nausea-hp-pdq.

[2] Mannix KA. Palliation of nausea and vomiting. In：Hanks G，Cherny N，Christakis NA（eds.），Oxford Textbook of Palliative Medicine. 4th ed. New York：Oxford University Press，2011：801-812.

[3] Wood GJ，Shega JW，Lynch B，et al. Management of intractable nausea and vomiting in patients at the end of life. JAMA，2007，298（10）：1196-1207.

[4] NCCN Clinical Practice Guidelines in Oncology：Antiemesis. Version 2，2016［EB/OL］［2016-7-29］. https：//www. nccn. org/professionals/physician_gls/pdf/antiemesis. pdf

[5] Navari RM：Antiemetic control：toward a new standard of care for emetogenic chemotherapy. Expert Opin Pharmacother，2009，10（4）：629-44.

[6] F. Roila，J. Herrstedt，M. Aapro，et al. Guideline update for MASCC and ESMO in the prevention of

chemotherapy- and radiotherapy-induced nausea and vomiting：results of the Perugia consensus conference. Annals of Oncology. 2010，21（Supplement 5）：232–243. doi：10. 1093/annonc/mdq194

[7] Kris MG，Urba SG，Schwartzberg LS：Clinical roundtable monograph. Treatment of chemotherapy-induced nausea and vomiting：a post-MASCC 2010 discussion. Clin Adv Hematol Oncol，2011，9（1）：1-15，.

[8] 中国抗癌协会癌症康复与姑息治疗专业委员会（CRPC），中国临床肿瘤学会抗肿瘤药物安全管理专家委员会（ASMC）. 肿瘤治疗相关呕吐防治指南（2014 版）. 临床肿瘤学杂志，2014，19（3）：263-273.

[9] Wickham R：Nausea and vomiting. In：Yarbo CH，Frogge MH，Goodman M，eds.：Cancer Symptom Management. 2nd ed. Sudbury，Mass：Jones and Bartlett Publishers，1999，228-263.

[10] 徐波. 化学治疗所致恶心呕吐的护理指导. 北京：人民卫生出版社，2015，1-11.

[11] Schwartzberg L：Chemotherapy-induced nausea and vomiting：state of the art in 2006. J Support Oncol，2006，4（2 Suppl 1）：3-8.

[12] National Cancer Institute：Common Terminology Criteria for Adverse Events（CTCAE），Version 4. 0. Bethesda，Md：U. S. Department of Health and Human Services，National Institutes of Health，2010. Available online. Last accessed December 30，2015.

[13] Harri DG. Nausea and vomiting in advanced cancer. Br Med Bull，2010，96：175-185.

[14] Glare P，Pereira G，Kristjanson LJ，et al. Systematic review of the efficacy of antiemetics in the treatment of nausea in atients with far-advanced cancer. Support Care Cancerm，2004，2：432-440.

[15] Shoemaker L，Estfan B，Induru R，et al. Symptom management：an important part of cancer care. Cleve Clin J Med，2011，78（1）：25-34.

[16] Betty R. Ferrell，Nessa Coyle，Judith A. Paice. Palliative Nursing. 4th ed. New York：Oxford University Press，2015.

[17] Brearley SG，Clements CV，Molassiotis A. A review of patient self-report tools for chemotherapy-induced nausea and vomiting. Support Care Cancer，2008，16（11）：1213–1229.

[18] Jing-Yu Tan，Lorna K. P. Suenl，Alex Molassiotis. Psychometric assessment of the Chinese version of the MASCC Antiemesis Tool（MAT）for measuring chemotherapy-induced nausea and vomiting. Support Care Cancer，2016，24：3729–3737.

[19] Lo LH，Hayman LL. Parents associated with children in measuring acute and delayed nausea and vomiting. Nurs Health Sci，1999，1：155–161.

[20] Lindley CM，Hirsch JD，O'Neill CV，et al. Quality of life consequences of chemotherapy-induced emesis. Qual Life Res，1992，1（5）：331–340.

[21] Morrow G. A patient report measure for the quantification of chemotherapy induced nausea and emesis：psychometric properties of the Morrow assessment of nausea and emesis（MANE）. Br J Cancer 66（Suppl XIX），1992：72–74.

[22] Rhodes VA，McDaniel RW. The index of nausea，vomiting，and retching：a new format of the index of nausea and vomiting. Oncol Nurs Forum，1999，26（5）：889–893.

[23] Fu MR，Rhodes V，Xu B. The Chinese translation of the Index of Nausea，Vomiting，and Retching. Cancer Nurs，2002，25（2）：134-140.

[24] 李嘉诚基金会“人间有情”全国宁养医疗服务计划办公室. 姑息医学. 汕头：汕头大学出版社，2008.

[25] Roila F，Warr D，Clark-Snow RA，et al. Delayed emesis：moderately emetogenic chemotherapy. Support Care Cancer，2005，13：104-108.

[26] Roila F，Hesketh PJ，Herrstedt J. Prevention of chemotherapy-and radiotherapy-induced emesis：results of the 2004 Perugia International Antiemetic Consensus Conference. Ann Oncol，2006，17：20-28.

[27] Grunberg S，Clark-Snow RA，Koeller J. Chemotherapy-induced nausea and vomiting：contemporary

approaches to optimal management. Proceedings from a symposium at the 2008 Multinational Association of Supportive Care in Cancer（MASCC）Annual Meeting. Support Care Cancer，2010，18（Suppl 1）：1-10.

[28] Ormrod D，Goa KL. Intranasal metoclopramide. Drugs，1999，58（2）：315-322; discussion 323-4.

[29] Feyer PC，Maranzano E，Molassiotis A，et al. Radiotherapy-induced nausea and vomiting（RINV）：MASCC/ESMO guideline for antiemetics in radiotherapy：updated 2009. 2011，19（Suppl 1）：5-14.

[30] Salvo N，Doble B，Khan L，et al. Prophylaxis of radiation-induced nausea and vomiting using 5-hydroxytryptamine-3 serotonin receptor antagonists：a systematic review of randomized trials. Int J Radiat Oncol Biol Phys，2012，82（1）：408-417.

[31] Franzén L，Nyman J，Hagberg H，et al. A randomised placebo controlled study with ondansetron in patients undergoing fractionated radiotherapy. Ann Oncol，1996，7（6）：587-592.

[32] 吴新民，罗爱伦，田玉，等．术后恶心呕吐防治专家意见（2012）．临床麻醉学杂志，2012，28（4）：413-416.

[33] 张军，王严庆，王致天，等．胃肠道肿瘤患者围手术期不同营养支持方法的研究．第三军医大学学报，2006，28（8）：844.

[34] 言克莉．非药物干预肿瘤化疗所致恶心呕吐的进展．中国使用护理杂志，2007，23（33）：73-74.

[35] Griffiths P，Richardson A，Blackwell R. Outcomes sensitive to nursing service quality in ambulatory cancer chemotherapy：Systematic scoping review. Eur J Oncol Nurs，2012，16（3）：238-246.

[36] Tipton JM，McDaniel RW，Barbour L，et al. Putting evidence into practice：evidence-based interventions to prevent，manage，and treat chemotherapy-induced nausea and vomiting. Clin J Oncol Nurs，2007，11（1）：69-78.

[37] So WK，Chan DN，Chan HY，et al. Knowledge and practice among Hong Kong oncology nurses in the management of chemotherapy-induced nausea and vomiting. Eur J Oncol Nurs，2013，17（3）：370-374.

[38] 黄晓佳，曹勇，孟金成．化疗所致恶心呕吐的中西医治疗探讨．陕西中医，2009，30（5）：571-573.

[39] 刘永梅，王德山．化疗致呕的中医药防治研究进展．上海中医药杂志，2006，11（5）：66-68.

[40] Collins AS. Postoperative nausea and vomiting in adults：implications for critical care. Crit Care Nurse，2011，31（6）：36-45.

[41] 周晓红，钟娟，宋芬芬，等．针灸治疗恶性肿瘤化疗所致恶心呕吐研究进展．中医研究，2014，27（9）：77-79.

[42] 陆宇晗．癌症患者恶心呕吐的评估及护理．国际护理杂志，2007，26（1）：108-110.

[43] National Comprehensive Cancer Network. NCCN Clinical Practice Guidelines in Oncology：Palliative Care. Version 2. 2013. http：//www. nccn. org/professionals/physician_gls/pdf/palliative. pdf. Updated June 5，2013. Accessed June 15，2013.

[44] 陈国萍，周瑞芳，李淑琴．肿瘤患者化疗所致恶心呕吐的护理干预．实用临床医药杂志，2013，17（4）：10-12.

[45] Lee YM，Chan MP，Wong KF，et al. An evaluation of the quality of a chemotherapy administration service established by nurses in an oncology day care centre. European Journal of Oncology Nursing，2001，5（4）：244-253.

第四节　吞咽困难、口干、呃逆

一、吞咽困难

（一）概述

1．定义　吞咽困难，也称吞咽障碍（dysphagia），为临床较为常见的症状，多种疾病均可涉及。一般认为，吞咽障碍是由于下颌、双唇、舌、软腭、咽喉、食管括约肌或食管功能受损所致的进食障碍。临床表现为对液体或固体食物的摄取、吞咽发生障碍，或吞咽时发生呛咳、哽咽，严重者可发生吸入性肺炎、脱水、营养不良等并发症[1]。

吞咽是一种复杂的神经肌肉反射性协同运动，解剖结构包括口腔、咽、喉和食管。据估算，人每天平均进行的有效吞咽次数为600次。正常的吞咽过程常分为四个阶段：口准备阶段、口自主阶段、咽阶段和食管阶段。口准备阶段是咀嚼食物，形成可吞咽的食团；口自主阶段是将可吞咽的食团从口腔前部向口腔后部推送，直至咽部；咽阶段是指食物通过咽部的过程；食管阶段是食物通过食管进入胃的过程，此过程不受吞咽中枢的控制，主要依靠食管肌肉的收缩。

根据吞咽障碍发生的吞咽过程的不同阶段，将吞咽障碍分为：准备期、口腔期、咽期和食管期吞咽障碍[2]。

（1）准备期吞咽障碍：即咀嚼吞咽和食团成形、进入咽腔前食团的准备过程障碍。功能的损害程度取决于神经肌肉病变的类型和严重程度。准备期吞咽障碍的共同特征是流涎，食物在患侧面颊堆积或食物贴于硬腭上，食物咀嚼不当、窒息或咳嗽。伴发的征象有经鼻反流、构音障碍，或味觉、温度觉、触觉和实体觉减退或丧失。唇的张力减退或面肌无力可使食物堆积在口腔前部或一侧面颊。在吞咽启动前，食团通常位于舌与硬腭之间，如果患者唇闭合不恰当，食物可能漏出口腔。

（2）口腔期吞咽障碍：表现为反复动作试图吞咽、咽启动延迟或困难或分次吞咽。多由口腔疾病引起，如牙槽脓肿、口炎、舌病、颌周蜂窝织炎、口腔黏膜疾病（如放化疗引起的口腔黏膜炎等）、口腔肿瘤、口腔神经疾病（常见有舌震颤、舌下神经瘫痪、三叉神经痛、味觉障碍等）、涎腺疾病等。此期吞咽障碍一般影响流质食物吞咽，因流质食物需要较多的口内控制。当缺乏适当的控制时，食物就可在吞咽动作启动前流入咽部，引发吞咽前误吸。半流质和黏稠性食物较易控制，对口腔期吞咽障碍患者较适合。

（3）咽期吞咽障碍：由于参与该期的肌肉运动的有效性和准确性的损害，造成吞咽时呼吸暂停及气道保护出现障碍。最常见的症状是以呛咳为主的吞咽困难，并可伴有经鼻反流、误吸、气喘、音质沙哑、流质饮食困难，部分患者会出现无症状性误吸，即食物或液体进入声带水平以下的气道而不出现咳嗽或任何外部体征。该期的吞咽障碍主要由伴有咽痛的疾病引起，如咽壁感染性疾病（咽黏膜急性炎症或溃疡等）、咽壁异物、恶性肿瘤、咽邻近器官疾病（如牙源性或口腔感染等）等。另外瘫痪性或咽肌运动失调也可导致咽部吞咽障碍的发生。

（4）食管期吞咽障碍：食管期吞咽障碍是指食物转运至食管后向下输送有障碍。任何食管协调性收缩的障碍都可以引起输送异常，如食管无蠕动、食管反流、食管痉挛等。最常见的症状是胸骨后胀满、哽噎和胸骨后灼痛，多由以下原因引起：

1）食管机械性梗阻，如食管癌、食管异物等。

2）食管炎：包括反流性食管炎、放射性食管炎等。较早期无狭窄形成时因进食和胃酸反流的刺激而发生间歇性胸骨后烧灼感和疼痛；晚期形成狭窄，则出现持续性堵塞症状。

3）其他：如食管动力病变，症状主要为胸骨后烧灼痛，液体食物或固体食物均可出现吞咽障碍；Barrett 食管即食管下端鳞状上皮被柱状上皮覆盖，分泌胃酸等物质，可导致溃疡和癌，主要症状为胸骨下痛；弥漫性食管痉挛、贲门失弛缓症等。

2．相关因素　导致吞咽障碍的因素很多，主要包括疾病因素、药物因素、人群因素、异物因素及心理因素，其中最主要的为疾病因素，如肿瘤本身，也有治疗的副作用引起的，如放化疗的不良反应等，常见因素如下：

（1）疾病因素：疾病因素为引起吞咽障碍的主要因素。出现吞咽障碍较多见的肿瘤有脑瘤、头颈部肿瘤、食管癌等。吞咽障碍是脑瘤患者的常见症状，当肿瘤增大或压迫周围结构时可能出现吞咽困难，且有 85% 的临终患者会出现吞咽困难[3]。晚期或复发性头颈部肿瘤由于手术切除造成正常结构损害，影响口腔的正常生理功能，如舌切除或下颌骨切除术，由于舌会部分或全部被切除，影响患者咀嚼、搅拌食物的能力以及推进食团进入咽的能力。头颈部肿瘤放疗的患者也会出现慢性的吞咽困难和误吸，放化疗导致患者口腔、咽、食管黏膜的炎症，也可致吞咽功能下降。对于食管癌患者来说，吞咽困难是较晚期的表现，因为食管壁富有弹性和扩张能力，只有当约 2/3 的食管周径被癌细胞浸润时，才出现咽下困难。胸部的其他恶性肿瘤如肺癌、纵隔肿瘤侵犯左侧喉返神经，或者肿瘤切除过程中喉返神经受损导致喉神经麻痹，从而出现咳嗽、吞咽困难。另外神经系统疾病出现吞咽困难也很常见。

（2）药物因素：许多药物存在吞咽困难的副作用，药物可能影响患者吞咽的整个过程，包括患者的意识状态、口腔和咽部的润滑和完整性、味觉和嗅觉，影响运动的协调性，导致胃肠道功能失调等。抗精神病药物，如地西泮（安定），会产生锥体外系不良反应，影响口腔和食管肌肉的功能，长期使用可能造成迟发性运动障碍，进而影响吞咽的协调性，药物剂量增加时，吞咽功能损伤加重；抗惊厥药物如苯巴比妥、卡马西平和苯妥英导致患者出现困倦、运动失调等副作用而影响中枢神经系统功能；抗组胺类药物、抗抑郁药物影响患者的味觉和嗅觉，导致患者胃肠道动力下降，增加反流而引起吞咽困难。

（3）人群因素：婴幼儿和老年人是较为特殊的群体，因为他们的生理解剖结构特殊。婴幼儿的生理、解剖结构的特点就是不断地生长和发育，所以吞咽器官相关结构的相对位置和功能在不断变化，同时婴儿的喂养方法、不良进食习惯都与吞咽障碍有相同或相似的表现。另外新生儿和婴儿咽部气道缺乏坚韧性，咽壁由软组织构成，极易受压变狭窄。因此，在婴幼儿哺乳、喂食时以及被怀抱、搬动时均需特别注意，勿使咽部气管受压狭窄，导致吞咽障碍。

老年人群也是发生吞咽障碍的主要人群，随着年龄增长，老年人往往因为牙齿缺失、口腔敏感性降低、味觉和嗅觉改变、视力减退、目光注视与手的协调动作减退、独自进食、情绪抑郁等多种因素影响出现吞咽障碍。吞咽障碍可导致患者营养不足和肌肉萎缩，后者又加重了吞咽障碍的程度，形成恶性循环。另外，由于味觉减退，老年人食欲降低，主动吞咽的欲望下降也会影响吞咽功能。在健康老年人中，63% 存在食物摄取、在口中移动及咽下等问题，但这些问题通过改变饮食结构或进食时间能够有效代偿，因而临床上无明显症状。老年人的一些常见疾病也多合并吞咽障碍，如脑卒中、帕金森病、阿尔兹海默病和其他痴呆性疾病、运动神经元病、头颈部肿瘤、脑外伤、慢性阻塞性肺病、食管反流性疾病、风湿病等，其中脑卒中最为常见，发生率高达 16% ～ 60.4% [4]。

（4）异物因素：除了生理功能退化或发育不完全及疾病因素外，尚有其他因素可致吞咽障碍。如异物在食管内长期存在，异物周围的组织长期受到异物的刺激，食管组织受到严重的破坏，广泛的肉芽组织生长导致食管狭窄，从而出现吞咽障碍。

（5）心理因素：心理因素也会引起吞咽障碍，根据罗马Ⅲ功能性食管病的诊断标准，功能性吞咽困难的患者感觉吞咽障碍却无食管组织病理学异常，无胃酸反流引起症状的证据，发病率占普通人群的 2.6% ～ 7.0%，经常与食管其他症状如胸痛、胃灼热和反流伴随出现 [5]。

（二）评估

1．常用的评估方法和工具　吞咽障碍比较常见，但不易被发现。通过患者的主诉、病史及体格检查评估其是否存在吞咽障碍，应用常用的筛查和评估工具亦有助于及早明确吞咽障碍的存在及其障碍程度。常用的评估方法和工具概述如下。

（1）直接观察法评估患者的吞咽功能：直接观察患者进食、饮水或服药时的情况可以得到有关患者吞咽功能失调的有价值的信息，如咀嚼无效、口腔或咽部有食物残留、是否存在误吸、分泌物管理困难或梗阻等。同时也要评估患者的一般状况，包括意识状态、生命体征及患者的认识水平，了解患者有无发热、脱水、呼吸异常等情况。仔细观察患者口部开合、口唇闭锁、舌部运动情况，注意有无流涎，能否完成软腭上抬、吞咽反射、呕吐反射，注意牙齿状态、口腔内卫生状况、构音、发声，并检查口腔内知觉和味觉的状况等。

（2）吞咽功能的床旁检查：不需特殊仪器在床旁就能进行吞咽功能评估。临床上常用的有反复唾液吞咽试验、饮水试验和标准化床旁吞咽功能检查法。

1）反复唾液吞咽试验（repetitive saliva swallowing test，RSST）：由才藤荣一于 1996 年提出，旨在评定随意性吞咽反射的引发功能 [6]。患者取坐位，检查者将手指放在患者的喉结及舌骨处，观察在 30 秒内患者吞咽的次数和幅度，高龄患者 30 秒内完成 3 次即可。对于患者因意识障碍或认知障碍不能听从指令的，这种吞咽试验执行起来有一定的困难，这时可在口腔和咽部做冷按摩，观察吞咽情况和吞咽启动所需要的时间。

2）饮水试验（water swallow test）：由窪田俊夫于 1982 年提出，通过饮水判断患者吞咽功能是否存在障碍 [7]。如果患者喝下两三茶匙水没有问题，让患者“像平常一样”喝下 30ml 温水，然后观察和记录饮水时间、有无呛咳、饮水状况等。在 5 秒内将水一次喝完，无呛咳，属正常；饮水时间超过 5 秒或分 2 次喝完，均无呛咳者属于可疑；分 1 ～ 2 次喝完，或难以全部喝完，出现呛咳者属于异常。饮水试验不但可以观察患者饮水的情况，而且可以作为能否进行吞咽造影检查的筛选标准。

3）标准化床旁吞咽功能检查法（standardized bedside swallowing assessment，SSA）：该检查法由 David G. Smithard 和 Rosemary Wyatt 最先提出，它可作为研究吞咽障碍的工具和非专业医师用来简单筛查吞咽障碍的方法 [8]。SSA 通过 3 个检查步骤评定患者是否存在吞咽障碍，具体方法见表 4-4-1。该方法也可作为进行吞咽造影检查的筛查法。

表 4-4-1　标准化床旁吞咽功能评价量表（SSA）

第一步　初步评价	
意识水平	1= 清醒 2= 嗜睡，可唤醒并做出言语应答 3= 呼唤有反应，但闭目不语 4= 仅对疼痛刺激有反应
头部和躯干部控制	1= 能正常维持坐位平衡 2= 能维持坐位平衡但不能持久 3= 不能维持坐位平衡，但能部分控制头部平衡 4= 不能控制头部平衡
唇控制（唇闭合）	1= 正常　2= 异常
呼吸方式	1= 正常　2= 异常
声音强弱（发［a］、［i］音）	1= 正常　2= 减弱　3= 消失
咽反射	1= 正常　2= 减弱　3= 消失
自主咳嗽	1= 正常　2= 减弱　3= 消失
合计	分
第二步　饮一匙水（量约 5ml），重复 3 次	
口角流水	1= 没有 /1 次　2= ＞ 1 次
吞咽时有喉部运动	1= 有　2= 没有
吞咽时有反复的喉部运动	1= 没有 /1 次　2= ＞ 1 次
咳嗽	1= 没有 /1 次　2= ＞ 1 次
哽咽	1= 有　2= 没有
声音质量	1= 正常　2= 改变　3= 消失
合计	分
附注：如果该步骤的 3 次吞咽中有 2 次正常或 3 次完全正常，则进行下面第三步	
第三步　饮一杯水（量约 60ml）	
能够全部饮完	1= 是　2= 否
咳嗽	1= 无 /1 次　2= ＞ 1 次
哽咽	1= 无　2= 有
声音质量	1= 正常　2= 改变　3= 消失
合计	分

4）吞咽障碍 7 级评定法[9]：1999 年日本学者才藤把吞咽障碍的症状和康复治疗措施相结合，使得吞咽障碍评价方法更趋简单，对动态观察吞咽功能恢复的指导价值较大。该方法将吞咽障碍分 7 级，从 7 ～ 1 提示吞咽障碍程度递增。7 级，属于正常范围，没有摄食、吞咽问题，不需要康复治疗；6 级，有轻度问题，咀嚼能力不充分，有必要制成软食、调整食物大小，吞咽训练不是必需的；5 级，口腔问题，主要是准备期和口腔期的中度或重度障碍，

无误咽，适宜进行吞咽训练；4级，机会误咽，一般方法摄食吞咽有误咽，经过调整姿势等可防止误咽，需要就医和吞咽训练；3级，水的误咽，使用误咽防止方法无效，故需选择食物，为保证水分的摄入可采取经口、经管并用的方法，必要时做胃造瘘，应接受康复训练；2级，食物误咽，改变食物的形态没有效果，为保证水分、营养摄入应做胃造瘘，同时积极进行康复训练；1级，唾液误咽，有唾液即可引起误咽，应做长期营养管理，吞咽训练困难。

（3）吞咽障碍的功能性检查：吞咽障碍的患者存在误吸危险，但从咽部外面无法观察，因此要正确评价吞咽功能，描述吞咽障碍发生的生理机制，定位导致吞咽障碍的原因，评估吞咽解剖结构和黏膜的完整性，必须采用内镜、吞咽X线荧光透视检查、造影等辅助检查。

1）吞咽X线荧光透视检查（video fluoroscopic swallowing study，VFSS）：该检查能在透视下观察钡剂由口腔到食管的整个过程，并通过从侧位及前后位成像对吞咽的不同阶段进行评估，可较准确地了解有无误咽的发生，是诊断吞咽障碍、确定口咽功能紊乱机制的“金标准”。进行吞咽造影的患者应处于清醒状态，能配合医生指令，维持一定时间坐、立位并耐受较好。其评分标准见表4-4-2。VFSS能够评估患者吞咽过程的安全性和有效性以及针对吞咽障碍所给予治疗的疗效，但该检查对被检者的坐姿有一定的要求，且检查的时间相对较短，因此对判断患者的进食疲劳情况和定量分析咽部收缩力的情况有一定的局限性。

表4-4-2　吞咽障碍的程度分级

	评分	程度（VFSS）
口腔期	0	不能把口腔内食物送入咽喉，从口唇流出，或者仅能依靠重力作用送入咽
	1	不能形成食团，只能把食物形成零碎状流入咽
	2	不能一次把食物完全送入咽喉，一次吞咽动作后，有部分食物残留在口腔内
	3	一次吞咽就可把食物送入咽喉
咽喉期	0	不能引发喉上抬与软腭弓上抬闭合，吞咽反射不充分
	1	在会厌谷和梨状隐窝存有多量的残渣
	2	少量储留残渣，且反复几次吞咽可把残渣全部咽入咽喉下
	3	一次吞咽就可把食物送入食管
食管期	0	大部分误咽，但无呛咳
	1	大部分误咽，但有呛咳
	2	少部分误咽，无呛咳
	3	少量误咽，有呛咳
	4	无误咽

2）吞咽光纤内镜检查（fiber optic endoscopic examination of swallowing，FEES）：该检查使用光纤内镜经过口腔或鼻腔能够直观地获得吞咽过程中的解剖、咽部结构的活动性和感觉障碍等信息。其中FEES能够敏感地检测腭的功能、声襞的活动度和开合、吞咽后残留的程度、位置以及咽喉部的感觉。FEES能准确地检测吞咽前和吞咽后的误咽，而吞咽时的误吸则使用VFSS观察最直观。FEES可由专业人员（如语言治疗师）在床旁进行，不像VFSS需

要接触放射线辐射，因此可作为临床多次和连续评估的选择。并且它通过荧光屏提供的图像资料，还可对患者进行生物反馈治疗。

3）食管、胃、十二指肠镜检查：识别黏膜和解剖结构的异常，确认有无食管狭窄、肿瘤或出血等。

4）食管测压：通过压力测量食管肌肉收缩的强度和方式，也能测量食管括约肌的压力，帮助区别导致吞咽困难的原因是食管动力问题还是食管下括约肌功能失调。

5）pH 探针：将一根细小管子经鼻放入食管，管子末端有 pH 感应器，可以测量食管的酸度，收集相关数据，将结果与正常的食管酸度进行对比，这是诊断胃食管反流的金标准。

2．吞咽障碍的评估内容　吞咽障碍可导致误吸，并减少经口摄入量，由此又可能导致严重并发症，如肺炎、营养不良和脱水等。全面评估患者吞咽障碍的情况，可以及时发现患者吞咽异常，从而避免和减少并发症的发生。通过评估识别患者吞咽功能失调的生理机制，决定哪些护理措施可以有效缓解患者的吞咽障碍，为患者提供最安全、最有效的营养摄入方式。因此，吞咽障碍评估的内容不仅限于吞咽的生理过程本身，还包括了解导致患者吞咽障碍的因素、目前的饮食习惯、食欲及饮食状况、评估肺炎、营养不良、脱水的风险、患病前是否使用了可导致吞咽障碍的药物、患者和家属对治疗的愿望和对康复指导的依从性等，以明确哪些患者存在并发症的危险。另外，患者的安全和生活质量也是评估的一部分。

（三）治疗

根据造成患者吞咽障碍的原因不同制订不同的治疗方案，包括对由疾病或治疗的不良反应引起的吞咽障碍采取积极的对因治疗，对由手术、放化疗等的治疗损伤引起的吞咽障碍则需要康复训练或重建改善患者的吞咽功能。对由药物引起的吞咽障碍，则评估导致吞咽障碍的药物应用的必要性，如果药物不能停用，可以采取预防措施或通过辅助性的护理措施改善患者的吞咽功能，目标是维持患者良好的营养状态，预防营养不良、吸入性肺炎等并发症。

（四）护理

1．全面的评估是制订护理措施的依据　护士应熟悉吞咽障碍发生的相关因素，恰当地应用评估工具发现和评估患者吞咽障碍的程度，为制订有针对性的护理措施提供依据。

2．对于手术、放化疗等治疗损伤引起的吞咽障碍，积极的康复训练是重建和改善患者吞咽功能的重要措施。

护士在指导患者进行康复锻炼时应注意：

（1）团队合作，制订目标，循序渐进：针对吞咽障碍的患者，护理的目标是预防营养不良和吸入性肺炎等并发症，维持患者适当的水分和营养物质的摄入，改善患者摄食和吞咽的能力以及营养状态，在治疗基础疾病的前提下提高患者生活质量。医疗小组的成员至少包括：临床医师、护士、语言治疗师和营养师。各成员应明确目前阶段各自的职责和任务，各学科间相互合作以获得最佳康复结果。在拟定康复训练计划时必须根据患者的实际情况（病史、检查评估结果和预后）制订短期和长期的目标。但值得注意的是，康复训练仅适合某些情况，针对特定的功能不良、个体化进行，如肌肉强度损伤导致的吞咽障碍，可以通过训练改善，而对于老人或疾病晚期患者，其有效性和适合性有待探讨。最后，在进行康复训练前要了解患者对康复指导的耐受性和依从性。

（2）掌握正确的训练方法：积极的康复训练是重建和改善患者吞咽功能的常用措施，通过训练恢复患者经口进食的能力，吞咽障碍的训练主要分为基础训练和摄食训练。基础训练是针对那些与摄食 - 吞咽活动有关的器官进行功能训练，也称口、颜面功能训练；摄食训练则是实际进食，并结合体位、食物形态等辅助手段的训练方法。

基础训练是用于卒中急性期进食前及中、重度吞咽障碍患者进行摄食训练之前的准备训练，从预防失用性功能低下、改善吞咽的相关器官的运动及协调性入手。其主要训练方法包括：

1）口腔周围肌肉的运动训练：嘱患者进行口唇闭锁、下颌开合、舌部运动等，运动时要颈部放松。

2）冷刺激法与空吞咽：使用冰冻的棉棒蘸少许水，轻轻刺激腭、舌根及咽后壁，然后嘱患者做空吞咽动作。寒冷刺激能有效地强化吞咽反射，反复训练可使之易于诱发吞咽反射而且吞咽有力。

3）屏气 - 发声运动：患者坐在椅子上，双手支撑椅面做推压运动、屏气，此时声门紧闭。然后突然松手、声门大开、呼气发声。此运动不仅可以改善声门的闭锁功能、强化软腭的肌力而且有助于除去残留在咽部的食物。

4）咳嗽训练：患者由于肌力和体力下降、声带麻痹，咳嗽会变得无力。咳嗽训练有强化咳嗽、促进喉部闭锁的效果。

摄食训练以安全管理和口腔卫生为基础，随着基础训练所获得的功能改善，可逐步推进到摄食训练，摄食训练是综合性的训练方法。摄食训练的适应证：患者不受刺激也处于清醒的意识状态，全身状态稳定，能产生吞咽反射，少量误吸能通过随意咳嗽咳出。一般安排在饭前，每日 3 次，每次 20 分钟，训练时先清洁口腔。

1）采用安全的吞咽体位：安全正确的吞咽体位不仅能减低患者的疲劳程度，还可辅助吞咽的过程，同时减少误吸的发生。体位视病情而定，能坐起的患者取躯干垂直，头正中、颈部轻度向前屈曲位，这种体位可以最大程度地保护气道。对不能坐起的患者，一般让患者取躯干 30° 仰卧位，头部前屈，头转向咽部麻痹的一侧，重力的作用能引导食物接触咽部健侧，提高食物通过咽部的有效性。颈部前屈也是预防误吸的一种方法，能减少食团通过咽部的时间，而颈部后伸则起相反的作用。

2）适宜的食物形态：食物的形态应根据患者吞咽障碍的程度及康复阶段来调整，同时兼顾营养的需要对所需食物进行加工。原则是先易后难，选择适宜吞咽障碍患者的食物，特征为柔软且密度均一、有适当的黏性、不易松散，通过咽及食管时容易变形则不易在黏膜上残留，禁食刺激性食物。

3）合适的一口量：即最适于吞咽的每次摄食入口量，正常人约为 20ml。对患者进行摄食训练时，如果一口量过多，会从口中漏出或引起咽部残留导致误吸，过少则难以诱发吞咽反射。一般先以少量（3 ～ 4ml）开始，然后逐渐增加。

4）咽部残留的去除：当吞咽无力时食团常常不能被一次咽下而残留在口腔和咽部。如果吞咽后听到“咕噜咕噜”的声音或发音有湿性嘶哑时，可疑有食物、唾液、痰残留在咽部。如果患者存在感觉功能低下，往往自己感觉不到。去除残留的方法有：①空吞咽与交互吞咽：当咽部已有食物残留，如继续进食，则残留积累增多，容易引起误吸。因此，每次进食吞咽后，应反复作几次空吞咽，使食团全部咽下，然后再进食。亦可每次进食吞咽后，饮极少量的水（1～2ml），这样既有利于刺激诱发吞咽反射又能达到除去咽部残留食物的目的，称为交互吞咽。②侧方吞咽：咽部两侧的梨状隐窝是最容易残留食物的地方，让患者转动或倾斜颈部，使同侧的梨状隐窝变窄，挤出残留物。同时，另一侧的隐窝变浅，咽部产生高效的蠕动式运动可去除残留物。③点头样吞咽：会厌谷是另一处容易残留食物的部位。当颈部后屈时，会厌谷变得狭小，残留食物可被挤出，接着颈部前屈（点头）的同时吞咽，便可去除残留食物。

（3）指导患者采用辅助性的吞咽措施：除了康复训练，辅助性的吞咽措施也可提高患者吞咽的安全性和有效性，包括改变头颈部的姿势，改变食物的黏稠度，增加患者的感官意识，调整患者的喂食行为等。这些措施易于患者学习和实践，一旦有效，患者的吞咽功能就会明显改善。

1）姿势调整：吞咽过程中姿势的改变有助于驱动食物和液体而预防误吸的发生，但不会改变吞咽的生理机制。常用的方式是颈部前屈的姿势，这种姿势可以增加食团的压力，限制吞咽过程中喉的开放，降低咽部渗出和误吸的风险。但是有时这种姿势也可能加剧误吸的风险，就需要放射影像学的检查来确定其应用价值。由于吞咽困难发生的机制不同，这些措施可以单独使用，也可以联合使用。表4-4-3列出了语言治疗师推荐的姿势及其原理。

表4-4-3 代偿性的姿势调整策略及其原理

姿势调整策略	原理
颈部前屈	下颌贴近喉，使舌靠近咽后壁，促进会厌的偏转闭合
头后仰	通过重力作用促进食团的运动
头向健侧倾斜	重力作用下食团滚向健侧
头转向患侧	将食团从咽部患侧移开，促进食管上口的开放
头倾斜的同时颈部前屈	引导食团向健侧运动，同时及时关闭喉
头旋转的同时颈部前屈	将食团从咽部患侧移开，同时有利于喉前庭和会厌的关闭

2）食物改进：食物改进是指改变食物或液体的结构、性状或黏稠度。结构改变的食物，其部分营养成分可能在加工过程中丢失。而且由于食物的性状或黏稠度改变后的外观不能引起患者的食欲，因此可能导致患者对这类食物的依从性下降。但是，对于姿势调整指导依从性差的患者可以考虑通过改变食物的性状或黏稠度来确保患者经口进食的舒适和安全。如有的患者在进食稀液体时会出现误吸，但进食黏稠的液体则不会；慢性疾病消耗导致衰弱的患者，由于进餐时间延长而耐力下降可以选择软食，即将食物切成小片，或用肉汁、汤汁浸润食物。由于各种原因导致口咽疼痛而影响咀嚼功能的患者，可以将食物磨碎、切碎或切成丁，稍微咀嚼就能形成食团；对于咀嚼功能明显下降及食管狭窄的患者可以采用匀浆膳，加入酸奶或土豆泥使之均匀光滑，不需要咀嚼就可下咽等。

3）增加患者的感官意识：增加患者感官意识的技能，包括用勺子给患者喂食时增加向下的压力，给患者提供酸的、冷的、需要咀嚼的食团，或大容量的食团，这些技巧在降低患者误吸风险的同时可诱发快速的喉部反射。

4）口腔护理：口腔黏膜的状态和口腔的卫生状况反映了患者的吞咽和管理分泌物的能

力。干净、湿润的口腔不仅能增进患者的舒适，还降低院内感染率，缩短住院日。保持患者良好的口腔卫生，保证牙菌斑及时去除，病原菌不能在口腔内繁殖，预防口腔和牙齿疾病，降低误吸性肺炎的发生，尤其是那些经皮内镜下胃造瘘术（PEG）后或鼻饲的患者。重症患者的口腔护理程序包括经常评估患者口腔黏膜的状态、及时吸痰、保持口唇和口腔黏膜的湿润，其他的措施还包括：①为患者提供食物、液体或药物之前用手电仔细检查和评估口腔的状况。②住院患者使用面罩加湿，给予连续性的口腔护理，有助于稀释分泌物，湿化口咽黏膜，最大程度地增进患者的舒适。实施口腔护理时，避免干燥的口腔分泌物结痂脱落而阻塞气道。③氯己定（洗必泰）是一种广谱抗菌药物，对降低院内呼吸道感染以及危重症患者呼吸机相关肺炎非常有效。

5）帮助吞咽障碍患者选择经口进食的方式：①避免患者用餐时受到干扰，有助于患者集中精力在吞咽上而提高吞咽的安全性。尤其是对采用辅助措施进行吞咽的患者、用餐注意力不集中的患者以及需要喂食的患者，如老年痴呆患者。②增强患者的感官意识，给患者喂食大容量的食团，用勺子自舌头上向下加压，以提醒患者口中有食物。或给患者喂食冷的、酸的或需要咀嚼的食团，以改善患者口腔的感觉和意识。③提供喂养的用具：有喂养困难的患者常伴有手颤抖或虚弱无力，提供组合餐具，方便患者使用。④采用最佳的进食姿势。如在患者进食、饮水或服药时，让患者尽量坐直，防止身体下滑、头歪向一边。⑤合理安排进餐的次数。⑥少量多餐，进食高热量的食物。

3．用药护理　吞咽障碍患者的口服给药存在一定困难。超过 60% 的吞咽障碍患者对片剂药物存在吞咽问题，包括需要多次吞咽才能吞下药片、吞咽后药片残留在咽部、吞咽药物时间延长、需要大量液体帮助吞咽以及造成气道狭窄等[3]。吞咽障碍造成的患者用药困难及其导致的风险，影响患者给药的依从性，导致患者不能按时服药，影响治疗效果。通常采取改变药物的成分、给药途径或给药方法。护士应该协助患者用药，指导其必要时改变药物的性状。如可将药物研碎或放入半流食中，如米粥、冰激凌中使之易于吞咽。但要注意药物之间的相互作用，同时研碎、打开或咀嚼药物可能改变药物的药动学或效能，因此，在应用前应咨询药师，以寻求最适当的给药方法，保证安全用药。

4．并发症的观察、预防和处理　由于吞咽障碍可导致患者出现吸入性肺炎、营养不良和脱水等并发症，因此并发症的观察和预防也很重要。

（1）评估患者肺炎的风险　吞咽障碍意味着下呼吸道感染的危险性增加。固体食物或者黏稠液体的误吸可增加肺炎的危险。但误吸并不一定导致肺炎，有些患者没有误吸也可出现肺炎，这是因为还有其他导致肺炎的因素，例如吸烟、呼吸道疾病合并肺功能减退如慢性阻塞性肺病、患者咳痰无力、不能移动或者其他并发症。另外，进食需要帮助、牙齿状况不佳、龋齿、细菌以及口腔病原体也是老年患者发生误吸性肺炎的重要危险因素。误吸和肺炎之间的关系比较复杂，但是误吸是肺炎的一个危险因素，必须在这些危险因素当中优先明确是否存在误吸。下列因素提示存在误吸的危险：

1）湿性或嘶哑发音。

2）自主咳嗽减弱，喉功能降低的任何表现。

3）意识水平下降也是误吸危险的预测因素之一。

值得注意的是，虽然咳嗽是异物进入气道的表现，但是没有咳嗽并不意味着吞咽是安全的，电视透视检查下误吸的患者有 68% 在临床上并不咳嗽[10]，静息性的误吸只能通过特殊的仪器来确定。

（2）评估患者营养不良的风险：早期以及定期对吞咽障碍患者进行营养不良的筛选很重要，可以明确患者的营养不良风险，侧重吞咽障碍对患者营养状况的影响，如是否存在吞咽障碍、进食的能力等，而不是侧重以往的营养状况。营养筛选应包括：

1）体重指数。

2）进食能力。

3）食欲。

4）躯体疾病。

5）心理疾病。

营养不良常用的筛查工具包括 NRS-2002（nutrition risk screening 2002）、MUST（malnutrition universal screening tool）、患者主观整体评估（patient-generated subjective global assessment，PG-SGA）等。

（3）改善患者的营养状况，纠正脱水：定期对吞咽障碍的患者进行营养状态的评估，及时发现患者营养不良的风险。患者出现吞咽障碍时，如果不能经口满足营养需求，应考虑在发病后 1 周内尽早开始管饲饮食。两种管饲方式即鼻饲管或胃造瘘术，不但可以改善患者营养及脱水状况，还可以通过该方式给药，从而预防误吸、延长患者的生存期。两种方法各有优缺点，胃造瘘术需要通过外科方法或内镜完成，而放置鼻饲管快速、简单，但耐受性低并且需要经常更换，鼻饲管的平均有效时间为 10 ～ 28 天，根据管子的类型和材质以及厂家建议的不同略有差异。置管前，应该充分告知患者和家属该方式与经口喂养相比的益处和风险，获得知情同意并尊重患者的意愿。某些情况下，如大手术后需要短期营养支持的患者，早期置入喂养管可以改善患者的营养状况，增强体力和耐力，提高生活质量。而终末期患者，管饲喂养可能减缓病情恶化的速度，延长患者的生存时间。管饲安全、方便，但在病情允许的情况下仍鼓励患者继续少量进食以保持心情愉悦和舒适。

二、口干

（一）概述

1．定义　在正常情况，口腔中唾液的分泌和消耗要达到平衡，即口腔中剩余一定量的唾液，以润滑、保护口腔中的黏膜、牙体和牙周组织。如果口腔中唾液分泌量减少或消耗量增加，口腔中就会出现唾液分泌和消耗的负平衡，即口干（dryness of mouth）。

口腔干燥症（xerostomia）是以口干为主诉的主观感觉症状，伴有或不伴有唾液分泌的减少，也称为唾液腺功能障碍或唾液分泌过少。口腔干燥症影响着世界上数百万的人群，它的发生率取决于监测人群，发生率在 12% ～ 30%，但特殊人群例如更年期妇女及老年人发生率更高[11]。此外，糖尿病患者、肾衰竭、心力衰竭以及肝病终末期的患者也会出现口腔干燥症，而且随着年龄的增长及药物治疗的增加而增加[12]。日常生活中，通过饮水等措施能迅速缓解的一过性口干，不能称之为口腔干燥症。只有那些持续的、顽固的、难以缓解的主观口干感觉，干扰人们的正常生活时，才称之为口腔干燥症。

口干患者易出现龋齿、口腔黏膜损伤和口腔感染。常见的自觉症状多与进食有关，表现为味觉减弱或味觉改变，咀嚼或吞咽困难，特别是进食干硬食物时，没有饮料或液体则难以进食。患者还可能主诉口臭、口腔疼痛、发黏、口腔黏膜烧灼感、不能忍受辛辣食物的刺激等，上述症状可能改变患者的膳食结构，损害患者的营养状况。严重的口干患者进食时可能出现噎堵，甚至造成吸入性肺炎。口干患者还可能出现构音障碍及语音的改变，导致语言困难而减少社会交往。因此口干的治疗不仅能增进患者的营养状况，促进患者牙齿健康和睡眠的改善，而且有益于患者的社会交往，从而提高患者生活质量。

2．相关因素　引起口干的相关因素包括生理、病理、心理、神经、药物以及肿瘤患者接受放射治疗后等。发病机制包括唾液分泌的减少、局部或全身脱水等因素导致口腔中唾液分泌和消耗的负平衡，造成客观的口干[12]。

（1）造成唾液分泌的外界刺激减少或刺激传入障碍：外界环境中的光线、声音、温度及其他刺激累积到一定程度，唾液分泌中枢的天然活动性，或者两者的结合可能是非刺激性唾液分泌的主要原因。一些老年人过着远离社会的安静生活，外界环境的刺激减少，唾液分泌中枢的冲动减弱，限制了唾液腺的分泌能力，这可能是老年性口干的原因之一。

（2）感染性疾病（如唾液腺感染、正中菱形舌炎等）引发的口腔干燥症、涎腺发育不全，以及肿瘤或其他原因造成涎腺破坏或萎缩均可引起口干。

（3）肿瘤放化疗引起的口干：头颈部肿瘤放疗时，涎腺组织一般处在放射野中，受照射范围取决于肿瘤原发灶的部位和大小。在放疗的第 1 周，唾液量减少 50% ~ 60%。化疗及细胞毒性药物也会引起口干，如化疗后患者出现食欲缺乏、恶心、呕吐、腹泻等导致脱水。

（4）心理因素引发的口干：情绪变化、心理不平衡、心理紊乱，尤其是抑郁症均可引起口干。患者主诉口干，咽馒头或饼干时必须用水送下，夜间口干加重，需多次喝水，查体口腔黏膜无光泽，舌面干，口腔内唾液分泌量减少。

（5）内分泌疾病：如糖尿病、更年期妇女口干症等。

（6）自身免疫性疾病：原发性泪腺萎缩或继发性泪腺萎缩，瘤样淋巴上皮病变（Von Mikulicz 综合征）。

（7）血液系统疾病：缺铁性贫血和恶性贫血均可引发口腔干燥症。缺铁性贫血是因为体内缺乏铁，影响正铁血红素的合成，除一般贫血症状外，口腔症状可出现舌痛，舌面丝状乳头及菌状乳头萎缩，舌面光滑发亮，角化不全，舌尖也可见萎缩性改变。

（8）药源性口干：很多药物有口干的不良反应，如抗胆碱能类药物、抗组胺药、吩噻嗪类药物、抗抑郁药、阿片类药物、β 受体阻滞剂、利尿剂、抗癫痫药物、镇静催眠药都可引起口干。

（9）佩戴义齿的患者：义齿固定不良或难以固定也可以造成口干。

（二）评估

由于口干感觉阈值的显著个体差异性，口腔干燥症患者的主观、客观口干程度是不同的，很难制订统一的标准评价患者的口干程度。因此，口腔干燥症的评估应该包括主观的口干感觉和客观的口干表现两个方面，以便更好地评估口腔干燥症的严重程度和治疗效果。

口干患者经常伴有口腔疼痛、黏膜溃疡等，导致咀嚼、吞咽困难，甚至言语困难，同时患者可能存在龋齿、营养问题及睡眠障碍等，因此，口干的评估需要全面回顾患者的病史、目前的用药等，有助于识别导致患者口干的原因。评估内容包括 8 个方面：口腔和口唇的干燥程度、是否影响语言、咀嚼和睡眠、进食和吞咽时口干的情况、休息时口干的情况、进食时及休息时小口啜饮的频率。详见表 4-4-4 口腔干燥症评价问卷[3]。

表 4-4-4　口腔干燥症评价问卷

（1）你有口干的经历吗？频繁吗？
（2）口干使你感到困扰吗？
（3）你感觉嘴唇干吗？
（4）你鼻子里面感觉干吗？
（5）刷牙时你会出现牙龈出血吗？你的舌头发红吗？
（6）你觉得经常需要饮用更多的液体吗？什么时候？
（7）你经历过因为口干或口腔黏而说话困难的情况吗？
（8）你咀嚼困难吗？在哪类食物方面你咀嚼困难？
（9）你吞咽困难吗？固体还是液体？
（10）你需要更多的液体帮助吞咽食物吗？所有的食物，还是固体、半固体？
（11）你需要含糖果或嚼口香糖来缓解口干吗？
（12）你夜间不得不因饮水而起床吗？多长时间醒一次？
（13）你的味觉有改变吗？什么样的味觉？所有的食物都是这样吗？
（14）你吸烟吗？多久一次？
（15）你喝酒吗？多久一次？
（16）你进含咖啡因饮食吗？哪种饮料？哪种食物？
（17）你在服用哪些处方药、非处方药或制剂？

客观口干可通过口腔内的检查发现口干的征象：如口腔颊黏膜苍白干燥、红舌、舌体干燥有裂缝、唾液池消失、出现口腔溃疡、齿龈炎或出现念珠菌感染。同时还要观察腺体是否肿胀，提示局部有压迫；以及是否存在龋齿。口腔外的检查包括嘴唇是否干裂、是否存在口角炎或伴有念珠菌感染等。

有两个标准的床旁试验监测患者是否存在口腔干燥症：饼干试验和舌叶片试验。饼干试验是给患者一块干饼干，如果没有水患者就不能吃饼干，则存在口干。舌叶片试验是口腔检查的延伸，视诊完成后，将叶片放在患者的舌头上，如果叶片黏在患者舌头上，则患者存在口干。此外，还有非刺激性和刺激性的唾液流率检测，该试验可以测量唾液的分泌量，用棉签擦拭患者的嘴角，让患者在设定的时间内将唾液吐入一个容器来测量，但已不常用。

记录患者口干的程度也很重要，应用最广泛的口干程度分级表是美国放射治疗协作组（RTOG）- 欧洲癌症研究和治疗组（EORTC）提出的放射性口腔干燥症分级标准：口干分为 0 ～ 4 级。0 级表示没有口干；1 级为轻度口干，对刺激有反应；2 级为中度口干，表现为对刺激反应差；3 级为完全的口干、对刺激无反应（重度）；4 级为唾液腺纤维化[13]。

（三）治疗

任何口腔干燥症的患者都会伴有不同程度的客观口干，大多数是由唾液腺功能障碍引起，所以主观的口腔干燥症的治疗与客观口干的治疗是分不开的。根据造成口干的原因不同制订不同的治疗原则，包括对由疾病引起的口干对因治疗；对由感染引起的口干治疗潜在的感染；对由药物引起的口干，则评估导致口干的药物应用的必要性，如果药物不能停用，可以减少药物剂量或改变用药时间以避免或减轻夜间口干的情况；其他情况如生理、心理因素引起的口干可应用唾液的代用品缓解口腔症状。

（四）护理

1．评估患者的口唇、舌象以及口腔黏膜情况，了解患者唾液分泌情况。

2．了解患者血液指标，排除糖尿病、甲亢等相关疾病。

3．分析患者口干的原因，结合病情向患者讲解口干的原因及治疗口干的重要性。根据原因不同，给予治疗口干的措施。

4．保持适宜的环境湿度，避免长时间处于干燥环境中，如指导患者在室内环境中应用空气加湿器，夜间睡眠时，可将加湿器放在床头等，必要时遵医嘱给予雾化吸入。

5．指导患者戒烟酒，避免饮用含酒精的饮料，避免过干、过硬的食物，如饼干等；饮食口味宜清淡，不宜过重，太咸会加重口干的症状。

6．指导患者勤漱口，建议用氟化物漱口水漱口，既可保持口腔清洁又有利于保护牙齿，必要时行口腔护理以减少口腔内继发感染的可能。

7．指导患者适当饮水。饮水能够立即恢复因缺失唾液而丧失的部分功能，湿润口腔黏膜，清洁口腔，帮助咀嚼和吞咽。饮水还能补充液体，发挥现存唾液腺的功能。但是，应该少量、多次啜饮，大量、无节制的暴饮可能增加排尿的次数，给患者增加新的困扰。

8．指导患者正确服用药物，避免服用引起口干的药物（如阿托品等）。

9．指导患者应用唾液的代用品。唾液代用品的耐受性优于人工唾液，最容易接受的是口腔喷雾等措施。唾液代用品是一些水性的溶液，可能含有羧甲基纤维素或来自动物的黏蛋白，因此在应用时注意对患者文化或宗教禁令的评估。

10．观察和记录患者口干缓解情况，指导患者使用护唇用品，防止口唇皲裂。

11．预防口腔并发症　唾液缺失破坏了口腔的防御能力，失去唾液滋润的口腔更容易遭受致病微生物的侵袭。所以，感染性疾病是口干的主要并发症，最常见的是龋齿和白色念珠菌感染。

（1）预防龋齿：细致的口腔卫生保健措施是非常必要的。要求患者进餐后刷牙，每天至少用牙线清洁牙齿一次。限制含糖饮食，不吃黏、甜的小食品，如饼干、小点心、蜜饯等，限制饮用酸性饮料。根据患者龋齿发生的情况和唾液腺损伤程度，选择局部用氟的类型、方法和频率。局部使用含高浓度钙和磷的制剂。

（2）预防白色念珠菌感染：系统应用抗真菌药物并不能取得良好效果，对病危易感人群建议口腔局部使用碱性或含抗真菌药物的漱口液、含片，预防白色念珠菌感染，但应警惕其中的致龋成分。

三、呃逆

（一）概述

1．定义　呃逆是反复的、不随意的、痉挛性膈肌及肋间肌收缩，随后突然声门闭合，产生一个特有的声音。膈肌开始收缩至声门闭合并持续 1 秒。在呼吸周期任何瞬间包括呼气期都可发生呃逆，但典型呃逆是在吸气峰值后产生，其发作特点是突然发作，每分钟数次或数分钟一次，可自行终止，症状反复。呃逆总的发生率为0.39%，男性者呃逆的发生率（0.70%）明显高于女性患者（0.03%）[14]。据估计癌症患者中的发病率为10% ~ 20%[3]。

呃逆按发作的持续时间可分为一过性呃逆、持续性和呃逆顽固性呃逆。一过性呃逆为自限性发作，持续数分钟至48小时以内，为时短暂，无需特别处理。多由胃扩张引起，另外温度的突然变化、酒精的摄入、过度吸烟和心理状况的改变也会引起一过性呃逆。持续性或慢性呃逆为呃逆持续48小时以上，但不超过1个月。若呃逆持续1个月以上不缓解，则称之为顽固性呃逆[3]。呃逆长时间、反复地发作，可影响患者进食及睡眠，并导致体重减轻、体力耗竭、焦虑、抑郁等，进而影响患者的康复及生活质量。

2．相关因素　呃逆被认为是一个无意识的脊髓反射，具有完整的反射弧，其主要组成是位于上颈段脊髓的呃逆中枢，反射弧传入支神经由膈神经、迷走神经和由T6 ~ T12发出的交感神经束组成；反射中枢由脑干、膈神经核、延髓网状结构、下丘脑组成；传出神经由膈神经、肋间神经、前斜角肌组成；效应器则由膈肌、肋间肌、前斜角肌组成。反射弧中的任何环节受到刺激皆可能导致呃逆。呃逆的过程被证实由多个神经递质参与，包括γ-氨基丁酸（GABA）和多巴胺等。

引起终末期患者顽固性呃逆的因素很多，主要包括解剖结构改变、代谢紊乱、炎症和感染性疾病、药物以及精神因素等。

（1）解剖结构的改变刺激膈神经和迷走神经的外周分支引起呃逆：肿瘤直接侵犯膈肌（如胰腺、胃等与膈肌邻近部位），或在膈肌邻近部位的转移（如膈下转移、腹腔淋巴结转移等）均会刺激膈肌兴奋而致呃逆；上腹部或纵隔的肿瘤手术、腹腔镜检查或手术、肝癌或肺癌的动脉介入治疗插管等刺激膈肌而致呃逆；肝大、中等量以上的胸腹水、胃扩张等刺激膈肌的末梢神经而致膈肌痉挛。高位颈椎肿瘤、颅后窝肿瘤包括小脑、延髓以及第四脑室的肿瘤压迫或颅内高压等对呃逆反射中枢刺激而产生呃逆。同时顽固性呃逆亦提示存在潜在的病症，如胸动脉瘤、脑干肿瘤等。

（2）代谢紊乱：也是引起终末期患者顽固性呃逆的原因之一。电解质或酸碱平衡失调可发生呃逆，如小细胞肺癌患者血钠、血钙降低时，膈肌及其他肌肉出现颤动或抽搐而引起呃逆。其他如尿毒症、肝性脑病、延髓缺氧等患者也易出现。

（3）炎症和感染性疾病：如脓血症、心包炎、肺炎、胸膜炎以及可能引起迷走神经兴奋的食管炎、胃炎、胰腺炎、肝炎、心肌梗死等也会引起呃逆。

（4）药物因素：引起呃逆的药物包括类固醇激素、化疗药物、多巴胺受体阻滞剂、甲地孕酮、甲基多巴、尼古丁、阿片类药物、肌肉松弛剂等。地塞米松是导致联合化疗的肿瘤患者出现顽固性呃逆的主要原因。在以顺铂为基础化疗药的化疗过程中，呃逆的发生是地塞米松和顺铂共同作用的结果。高剂量顺铂引起的呃逆可能与顺铂刺激肠嗜铬细胞上的5-HT受体后，兴奋迷走神经导致膈肌痉挛有关[8]。

（5）精神因素：神经症等。

（二）评估

1．评估患者呃逆的频率、持续时间及呃逆症状发作的特点，如呃逆发作与饮食、吞咽、大笑、深呼吸、突然受冷或体位改变有无联系。

2．评估患者的一般状况，包括有无感染的征象，进行全面检查，如颞动脉有无压痛，咽部有无炎症，耳部是否有异物，甲状腺是否肿大，是否存在肺炎、心包炎、腹胀或腹水、谵妄、脑卒中的征象等。

3．评估呃逆期间患者的饮食情况，有无食欲缺乏以及因呃逆导致吞咽困难而进食减少或不能进食等。

4．评估呃逆对患者睡眠的影响，如整夜呃逆导致失眠等。

5．评估呃逆对患者心理精神状况的影响，如烦躁、焦虑、苦恼、抑郁、无助等。

6．评估导致呃逆的可能原因，如近期有无创伤、手术、炎症或感染性疾病、代谢紊乱及用药史，如应用地塞米松、含有铂类化合物和紫杉醇等药物的化疗等。

7．评估患者有无因癔症而连续吞气的现象。

（三）治疗

治疗原则包括去除引起呃逆诱因的对因治疗和阻断呃逆反射弧的对症治疗。如呃逆是由某种疾病引起的，当疾病好转或治愈时，呃逆也会随之减轻或消失。对于精神因素引起的呃逆可用暗示疗法，并辅以镇静剂。阻断呃逆反射弧的对症治疗包括非药物无创疗法和药物治疗。

1．非药物无创疗法　通过刺激迷走神经，打破迷走神经紧张状态，从而可以治疗呃逆。

（1）阻断或刺激呼吸

1）使患者屏息呼吸。

2）咽鼓管充气法（Valsalva 动作）：使患者声门关闭，强行呼气，以增加胸膜腔内压，影响静脉回流；或闭口、鼻用力呼气，使咽鼓管及中耳压力增加。

3）压迫甲状软骨。

4）过度通气。

5）用胡椒或鼻烟使患者打喷嚏。

6）施行持续正压呼吸。

7）吸入 5% CO_2。

8）纸袋呼吸，反复呼吸纸袋内高二氧化碳的气体。

（2）刺激悬雍垂或鼻咽部：如用力牵拉舌头，使患者伸舌，用纱布包住向外牵引 3 ～ 5 分钟，同时作深吸气、屏气动作；含漱；饮冰水；紧压两耳饮水；吞咽硬面包或碎冰；快速喝水；吞咽醋和蜂蜜混合液；用汤匙提起悬雍垂等。

（3）刺激迷走神经，如压迫颈动脉窦、按摩直肠。

（4）刺激膈神经，如压迫膈肌点、拉膝压胸。

（5）解除胃扩张，如洗胃、诱发呕吐、胃鼻管吸引等。

2．药物治疗

（1）甲氧氯普胺（胃复安）：是一种强效多巴胺受体阻滞药，多巴胺在胃肠道是抑制性神经递质，可减少食管收缩，松弛近端胃及减少胃分泌。甲氧氯普胺作用于胃肠道平滑肌，对多巴胺受体具有拮抗作用，对脑也有多巴胺拮抗效应，产生锥体外系副作用，还有抗呕吐作用。

（2）巴氯芬：是近年治疗难治性呃逆使用较多的药物。作用机制可能是一方面对神经传导起抑制作用，从而缓解平滑肌、膈肌痉挛使呃逆停止；另一方面通过对中枢的镇静作用抑制呃逆中枢而制止呃逆发作。

（3）东莨菪碱、氯丙嗪、氟哌啶醇、阿米替林等多用于常规治疗无效的患者。

3．针灸或穴位注药疗法　灸内关、合谷、中脘、膈俞、足三里、三阴交等穴或维生素 B_1、维生素 B_6 内关穴位注射。

（四）护理

1．做好心理护理及解释工作，缓解患者因呃逆带来的紧张、焦虑等负性情绪。

2．观察和记录呃逆发作的特点及频率。

3．及时处理呃逆引起的恶心、呕吐等不适，保证患者营养及水分的摄入，避免辛辣、过冷、过热的饮食及饮品。

4．指导患者正确使用非药物治疗措施（参照本节呃逆的治疗），并观察效果。

5．按医嘱使用药物对症处理。

6．处理呃逆引起的睡眠障碍，保证患者充足的睡眠。

（张亚茹）

参考文献

[1] 窦祖林．中国吞咽障碍临床与科研十年回眸．中国康复，2014，29（6）：403-405.

[2] 汪洁．吞咽的生理机制与卒中后吞咽障碍．中国卒中杂志，2007，2（3）：220-225.

[3] Ferrel BR，Coyle N，Paice JA. Palliative Nursing（Fourth edition）. New York：Oxford University Press，2015：193-210.

[4] 韩维嘉．老年吞咽障碍者的生活质量和营养评价．上海：复旦大学公共卫生学院，2011：1.

[5] 汪文婧，孙慧男，陈旭昕，等．吞咽困难的发病原因及治疗研究进展．转化医学杂志，2015，4（6）：377-381.

[6] 万青．卒中后吞咽障碍的临床评估和治疗．中国卒中杂志，2007，2（3）：231-235.

[7] 窦祖林．吞咽障碍评估与治疗．北京：人民卫生出版社，2009.

[8] Westergren A. Detection of eating difficulties after stroke：a systematic review. Int Nurs Rev，2006，53（2）：143-149.

[9] 高怀民．脑卒中吞咽障碍的7级功能分级评价．现代康复，2001，5（10）：78.

[10] 张婧．卒中后吞咽困难的识别和管理指南．中国卒中杂志，2007，2（3）：242-255.

[11] Glore RJ，Spiteri-Staines K，Paleri V. A patient with dry mouth. Clin Otolaryngol，2009，34（4）：358–363.

[12] Tanasiewicz M，Hildebrandt T，Obersztyn I. Xerostomia of Various Etiologies：A Review of the Literature. Adv Clin Exp Med，2016，25（1）：199-206.

[13] Cox JD，Stetz J，Pajak TF. Toxicity criteria of the Radiation Therapy Oncology Group（RTOG）and the European Organization for Research and Treatment of Cancer（EORTC）. Int J Radiat Oncol Biol Phys，1995，31（5）：1341-1346.

[14] 李萍萍．肿瘤常见症状中西医处理手册．北京：中国中医药出版社，2015：207-208.

第五节　便　秘

便秘是癌症患者的常见症状之一。据报道接受姑息治疗的患者便秘发生率为 40% ～ 64%，而住院的癌症患者中便秘的发生率更是高达 70% ～ 100%[1]。这不但增加了患者的痛苦，降低了生活质量，严重便秘甚至影响患者治疗的顺利进行。因此临床中如何正确评估患者发生便秘的高危因素，准确评估患者便秘的程度，掌握正确的预防及干预措施至关重要。

一、概述

（一）定义

正常排便需要肠内容物以正常的速度通过各段，及时抵达直肠并能刺激直肠、肛门引起排便反射，排便时盆底肌群协调合作完成排便。正常人的排便习惯为 1 ～ 2 次 / 天到 1 次 /（1 ～ 2）天，粪便多为成形软便。少数健康人可达到 3 次 / 天到 1 次 /3 天。便秘表现为排便次数减少、粪便干硬和（或）排便困难。排便次数减少指每周排便少于 3 次[2]。慢性便秘的病程至少为 6 个月。

（二）临床表现

1．便意少，便次也少　此类便秘可见于慢传输型和出口梗阻型便秘。前者是由于传输缓慢，使便次和便意均少，间隔较长时间才能出现便意，粪便常干硬，用力才能排出粪便。而后者常常是感觉阈值增高，不易引起便意，因而便次少，而粪便不一定干硬。

2．排便费力　表现为粪便排出异常艰难，也见于两种情况，以出口梗阻型便秘更为多见。患者用力排便时若腹肌收缩无力，则加重排便难度。第二种情况是由于通过缓慢，粪便内水分被重吸收，粪便干结，尤其是长时间不排便时，干硬的粪便排出异常困难，可发生粪便嵌塞。

3．排便不畅　常有肛门直肠内阻塞感。虽频有便意，便次不少，但排便不畅。可伴有肛门直肠刺激症状，如下坠、不适等。此类患者常有感觉阈值降低，或伴有直肠内解剖结构异常，如直肠内套叠以及内痔等。个别患者的直肠感觉阈值升高，也可出现类似症状，可能与合并肛门直肠局部解剖改变有关。

4．便秘伴有腹痛或腹部不适，常在排便后症状缓解。

（三）影响因素

1．生活方式因素　饮食结构不合理、食物中膳食纤维摄入不足；疾病影响致饮水受限；体质虚弱导致卧床时间长，活动量明显减少；由于检查、治疗、环境改变、便器使用不当等导致患者忽略或抑制便意，应用缓泻剂和（或）灌肠过度或不当，导致排便习惯改变等。

2．病理因素　各种肿瘤、炎症或其他因素引起的肠梗阻、肠扭转、高钙血症、低钾血症、脊髓损伤、肛门直肠功能异常、精神心理障碍（如抑郁、厌食）等。

3．治疗因素　长期使用抗酸药、抗抑郁药、抗组胺药、钡剂、降压药、铁剂、阿片类止痛药、部分化疗药物（如长春新碱）以及 5- 羟色胺受体阻滞剂，都可能引起便秘。

二、评估

合理有效的评估是提供个体化治疗和护理的关键措施。目前国内外关于便秘的评估工具主要包括：便秘的风险评估、便秘的症状评估以及便秘对生活质量的影响几个方面。

（一）便秘的风险评估

便秘的风险评估量表[3]（constipation risk assessment scale，CRAS）由 Richmond 和 Wright 于 2008 年研制，用于评估引起便秘的风险相关因素，为临床提供了快捷而全面的便秘风险评估工具，具有良好的信效度，见表 4-5-1。

表 4-5-1 便秘风险评估量表

一般性风险因素	
性别	
男	1
女	2
活动状况	
独立活动	0
靠辅助用具行走	1
只能待在床上或椅子上	2
脊髓损伤或压迫	3
纤维摄入	
每天 5 片蔬菜 / 水果或更多	0
每天 3 ～ 4 片蔬菜 / 水果	1
每天 2 片蔬菜 / 水果或更少	2
液体摄入	
每天 10 杯或更多	0
每天 6 ～ 9 杯	1
每天 5 杯或更少	2
个人信念	
是否认为自己易于发生便秘	
是否用过泻药缓解便秘	
得分	

住院患者填写	
患者是否不习惯医院的厕所	
不	0
是	1
患者是否需要使用便盆	
不	0
是	1
得分	

增加便秘风险的情况	
通过病历、病史、血结果评价：	2
生理情况	3
代谢异常	3
低钾血症 / 尿毒症 / 铅中毒	2
盆腔情况	2
子宫切除术 / 卵巢肿瘤 / 子宫脱垂 / 怀孕	2
神经肌肉病变	2
帕金森病、多发性硬化病 / 先天性巨结肠病 / 脑血管意外 / 脊柱裂 / 类风湿关节炎 / 颅内肿瘤	
内分泌疾病	
糖尿病 / 甲状腺功能减退 / 垂体功能减退 / 高钙血症	
结直肠或腹部疾病	
肠易激综合征 / 克罗恩病 / 憩室炎 / 溃疡性结肠炎 / 结直肠肿瘤 / 肛门直肠狭窄 / 肛裂 / 肛门直肠脱垂 / 痔 / 疝气	
心理情况	
心理疾病	
抑郁 / 神经性厌食症 / 神经性贪食症	
认知障碍或痴呆（有证据显示的缺乏对语言或环境的理解）	
得分	

增加便秘风险的药物	
患者是否近期服用了标准剂量的以下药物？	2
止吐药	2
钙通道阻滞剂	2
铁剂	3
止痛药	5
非阿片类	2
阿片类	2
抗胆碱能药物	
抗癫痫药	
抗抑郁药	
抗帕金森病药	2
解痉药	2
细胞毒药物	3
细胞毒性化疗药	5
长春碱类药物	
总分	

风险判定：低风险≤ 10 分；中度风险 11 ～ 15 分；高风险≥ 16 分

（二）便秘的症状评估

1．便秘评估量表（constipation assessment scale，CAS） CAS 包含 8 个条目，用于快速判断患者有无便秘以及便秘的严重程度 [4]。该量表分别对腹部鼓胀或胀气、排气数量的变化、排便频率降低、稀便、直肠梗阻和压迫感、排便时伴直肠疼痛、粪量较少、排便费力、排便不尽感、排便失败进行评估，总分为 0 ～ 16 分，得分越高症状越重。

2．便秘评分系统 [5]（constipation scoring system，CSS） 包含 8 个条目，分别为排便频率、排便困难程度、排便不尽感、腹痛、排便时间、需要帮助的类型、每 24 小时有便意而排不出来的次数及便秘病程。量表总分最低为 0 分，最高为 30 分，得分超过 15 分可判定为便秘。

3．Knowles-Eccersley-Scott 症状评分 [6]（Knowles-Eccersley-Scott symptom，KESS） KESS 是基于 CSS 的优化版本，不仅可以评估患者的便秘程度，还可对患者进行分型。该量表包含 11 个条目，预计在 5 分钟内完成，最高分 39 分，得分越高，便秘越重。

4．此外，便秘患者症状自评问卷 [7]、出口梗阻综合征评分 [8] 等在临床中也有一定应用。

（三）便秘相关的生活质量评估

1．便秘患者生活质量自评问卷 [9]（patient assessment of constipation quality of life questionnaire，PAC-QOL） PAC-QOL 是对慢性便秘患者生活质量进行评估的一个特异性量表，包含 28 个条目，分为担心和关注的事件（11 个条目）、躯体不适（4 个条目）、心理不适（8 个条目）和满意度（5 个条目）4 个维度。每个条目采用 5 分法计分，病情越严重，得分越高。

2．便秘相关生活质量评分 [10]（constipation related quality of life，CRQOL） 是针对便秘的疾病特异性生活质量评估工具，从易受便秘影响的身体形象、饮食、情绪和与他人的关系等方面筛选出 18 个条目，分为 4 个维度。社交障碍包括 5 个条目，忧虑包括 6 个条目，饮食习惯包括 3 个条目，如厕态度包括 4 个条目。所有条目均采用 5 分法评分，得分越高，对生活质量影响越大。

3．便秘相关失能量表 [11]（constipation related disability scale，CRDS） 主要评估便秘对于患者日常生活的影响，分为工作 / 休闲能力和日常生活能力两大块进行，包含 13 个条目，每个条目从没有困难到不可能完成，分别计 0 ～ 4 分，总分为 0 ～ 39 分，得分越高，提示完成事件的难度越大，患者丧失的生活能力越多。

（四）其他评估内容

对便秘患者的体格检查包括全身检查、腹部检查和肛门直肠指检。腹部检查时应特别注意有无腹部压痛、腹部包块等。肛门直肠指检简便、易行，通过指检可了解有无肛门直肠肿物等器质性疾病，了解肛门括约肌和耻骨直肠肌功能 [12,13]。当患者用力排便时，正常情况下肛门口松弛，如手指被夹紧，提示可能存在肛门括约肌不协调收缩。对肛门直肠疼痛的患者，还应检查耻骨直肠肌有否触痛以区别肛提肌综合征与非特异性功能性肛门直肠疼痛。便常规和潜血试验应作为慢性便秘患者的常规检查和定期随诊项目。

此外，肠道动力、肛门直肠功能的检测如结肠传输试验、测压法、球囊逼出试验、排粪造影等特殊检查对肠道和肛门直肠功能的科学评估、便秘分型、治疗方法选择、疗效评估也是必要的[14]。对难治性便秘患者，药物治疗无效或外科手术前应行相关检查以全面了解肠道和肛门直肠功能和形态学异常的严重程度。

三、治疗

便秘的总体治疗原则是个体化的综合治疗，包括积极预防；对有明确病因者针对病因治疗；合理使用缓泻剂等。

（一）积极预防

合理的膳食、多饮水、运动以及建立良好的排便习惯，是预防便秘的重要措施。增加纤维素和水分的摄入，推荐每日摄入膳食纤维 25 ～ 35 g[15]，每日至少饮水 2.0 ～ 3.0 L[1]。根据自身状态进行适度运动，尤其对久病卧床、运动量少的老年患者更有益[16]。指导患者建立良好的排便习惯：结肠活动在晨醒和餐后时最为活跃，建议患者在晨起或餐后 2 小时内尝试排便，排便时集中注意力，减少外界因素的干扰[17]。

（二）合理用药

1．缓泻剂　选用缓泻剂时应考虑循证医学证据、安全性、药物依赖性以及价效比。目前缓泻剂分类方法不甚统一，但根据其作用机制大致可分为 4 类：渗透性泻剂、膨胀性泻剂（溶剂型泻剂）、刺激性泻剂及润滑性泻剂。不同类型的缓泻剂作用机制不同，其优缺点各不相同，因此应根据便秘的类型选择不同的缓泻剂。

（1）渗透性泻剂：可在肠内形成高渗状态，吸收水分，增加粪便体积，刺激肠道蠕动，从而起到通便的作用。药物包括盐类泻药（如硫酸镁）、不被吸收的糖类（如乳果糖）和聚乙二醇[18]。其中，矿物盐类泻药起效快，适用于急性便秘。乳果糖等不吸收糖适用于慢性便秘，单药长期服用可产生耐药性，可与刺激性泻药联合使用治疗难治性便秘。聚乙二醇口服后不被肠道吸收、代谢，其含钠量低，不引起肠道净离子的吸收或丢失，不良反应少[19]。

（2）膨胀性泻药（容积性泻剂）：此类泻剂为植物性的或半合成纤维素，在肠内仅有部分被消化，具亲水性，吸收膨胀成胶状，使肠内容物变软，增加粪便含水量和粪便体积，刺激肠壁反射性增加肠蠕动，从而起通便作用，主要用于轻度便秘患者，服药时应补充足够的液体。12 ～ 24 小时起效，2 ～ 3 天可见明显效果。常用容积性药物包括欧车前、聚卡波非钙、麦麸等[20,21]。此类药物作用相对温和。

（3）刺激性泻药：作用于肠神经系统，直接刺激结肠神经丛，增强肠道动力和刺激肠道分泌，起到通便作用。包括比沙可啶、番泻叶、大黄、芦荟、蒽醌类药物和蓖麻油等。适用于急性便秘。短期按需服用安全有效[22]。

（4）润滑性泻剂：通过润滑肠壁，渗入肠管，软化粪便，从而起到通便作用。包括矿物油、甘油、植物油及中药火麻仁等。此类泻剂安全温和，适用于慢性便秘。

（5）近年来，复合制剂的缓泻药物已上市使用，例如多库酯钠丹蒽醌胶囊和车前番泻颗粒。对阿片类药物引起的便秘及终末期患者难治性便秘效果较好。另外，国外 μ 阿片受体阻滞剂甲基纳曲酮[23]，在临床用于治疗难治性阿片药物引起的便秘及终末期患者较多，起效快、疗效好。

2．促动力药　作用于肠神经末梢，释放运动性神经递质、拮抗抑制性神经递质或直接作用于平滑肌，增加肠道动力。

3．促分泌药　可刺激肠液分泌，促进排便。

（三）非药物治疗

1．精神心理治疗　可给予合并精神心理障碍、睡眠障碍的慢性便秘患者心理指导和认知治疗等[24]，使患者充分认识到良好的心理状态和睡眠对缓解便秘症状的重要性。对合并明显心理障碍的患者给予抗抑郁焦虑药物治疗，存在严重精神心理异常的患者请精神心理科会诊，考虑专科治疗。

2．生物反馈　循证医学证实生物反馈是盆底肌功能障碍所致便秘的有效治疗方法，生物反馈治疗能持续改善患者的便秘症状、心理状况和生活质量[25]。

3．其他治疗方法　有文献报道益生菌能改善慢性便秘的症状[26]。中药（包括中成药制剂和汤剂）能有效缓解慢性便秘的症状，但其疗效的评估尚需更多循证医学证据支持[27]。针灸能改善慢传输型便秘患者的症状和抑郁焦虑状态[28]，有助于改善便秘症状。

四、护理

（一）生活方式调整

1．重视便秘，积极预防　排便是通过神经反射来完成的，焦虑、恐惧和悲观失望等因素均可造成便秘。因此，护士要关心、安慰患者，向患者讲解有关的疾病知识，强调便秘对身体、疾病及治疗的负面影响，使患者能正确对待便秘问题，从而积极主动采取预防措施。

2．饮食护理　首先向患者及家属讲明饮食与排便、饮食与疾病康复的关系，根据病情制订合理的饮食，使患者及家属配合。增加脂肪、高纤维素食物和水的摄入，有助于防止便秘的发生。高纤维素饮食可使粪便维持一定的体积并成形，维持成人正常排便的膳食纤维摄取量为每日 25 ～ 35 g。鼓励患者多饮水，保证每日液体摄入量在 2 ～ 3 L，睡前喝一杯蜂蜜水或清晨空腹饮一杯淡盐温开水均有助于排便通畅[29]。还要摄入香蕉、膳食纤维饮料，多食水果、蔬菜或笋类、麦片、麸皮等多纤维食物有促进排便的作用。忌食烈酒、浓茶、咖啡、蒜、辣椒等刺激性食物，少吃荤腥厚味的食物。

3．合理安排排便的时间和环境　指导患者有规律的生活，注意养成良好的排便习惯，嘱患者尽可能在每日早餐后排便，因早餐后易引起胃 - 结肠反射，此时训练排便易建立条件反射，即使无便意，也应坚持定时去厕所，日久便可建立定时排便的习惯。排便时要注意力集中，不要在厕所里看书报、抽烟或思考问题。叮嘱患者平时有便意时不要克制和忍耐，要立即去排便。为患者提供隐蔽的排便环境，在床上排便的患者要做好其心理护理，保护患者的隐私，处理好排泄音和臭味，便器的保温、舒适物品的应用都要适合患者[30]。

4．适当运动　适当的增加运动量，可促进直肠供血及肠蠕动，有利于排便。运动的内容和方法应根据性别和体力等情况综合考虑，如跑步、跳绳等。

（二）用药护理

护士应掌握正确用药的方法，熟知各类缓泻剂的适应证和禁忌证，严密观察患者用药的副作用。例如：矿物盐类泻剂可引起电解质紊乱，故应慎用于老年人和心肾功能减退者；乳果糖等不吸收糖长期服用可产生耐药性，且使用不当可造成严重腹泻，出现脱水、电解质紊乱，对老年张力弛缓型便秘效果不佳；容积性泻剂适用于不能用力排便及食物中缺乏纤维素的慢性便秘。这些泻剂对于进水受限和极度虚弱的终末期肿瘤患者应慎用，因大量服用可能导致胃肠胀气，使腹部紧张，甚至继发消化道的机械性梗阻。长期大剂量使用刺激性泻剂可损伤肠壁神经丛细胞，反而会加重便秘。矿物油应慎用，因其影响脂溶性维生素的吸收，且被组织吸收可导致肉芽肿。缓泻剂通常睡前空腹服用效果较好。

（三）恰当应用非药物疗法

便秘患者排便时，腹部可按升结肠、横结肠、降结肠的顺序作环形按摩，以刺激肠蠕动，增加腹压，使降结肠的内容物向下移动，促进排便。此外，穴位按揉对缓解便秘具有良好的效果，穴位按揉时间越长，便秘的各项症状改善越佳，效果越持久[31]。中医认为穴位足三里、三阴交可调理脾胃、生气化血、滋阴通便；支沟宣通三焦气机；合谷泻大肠实热；天枢疏通肠腑。针灸疗法建议由专业人员操作。穴位按揉方法易于掌握，作为一种传统的辅助方法起到了不容忽视的作用。

（四）严密监测并发症

严重便秘可继发粪便嵌塞，甚至出现肠梗阻，因此应及早发现，及时处理，连续监测便秘程度，预防并发症的出现。如出现恶性粪便嵌塞，应及时给予直肠栓剂解除。出现粪便嵌塞或肠梗阻禁止使用刺激性泻剂和全肠道动力药，以免引起肠管不协调运动，继发肠穿孔。

（张丽燕）

参考文献

[1] Lindberg G，Hamid SS，Malfertheiner P，et al. World Gastroenterology Organisation. World Gastroenterology Organisation global guideline：Constipation-a global perspective. J Clin Gastroenterol，2011，45（6）：483-487.

[2] Gallegos-Orozco JF，Foxx-Orenstein AE，Sterler SM，et al. Chronic constipation in the elderly. Am J Gastroenterol，2012，107（1）：18-26.

[3] Richmond JP，Wright ME. Establishing Reliability and Validity of a Constipation Risk Assessment Scale. Journal of Orthopaedic Nursing，2008，12（3）：146.

[4] McMillan SC，Williams FA. Validity and reliability of the Constipation Assessment Scale. Cancer Nurs，1989，12：183-188.

[5] Broussard BS. The constipation assessment scale for pregnancy. J Obstet Gynecol Neonatal Nurs，1998，27：297-301.

[6] Knowles CH，Eccersley AJ，Scott SM，et al. Linear discriminant analysis of symptoms in patients with chronic constipation：validation of a new scoring system（KESS）. Dis Colon Rectum，2000，43：1419-1426.

[7] 宋玉磊，林征，林琳，等. 中文版便秘患者症状自评量表的信度与效度研究. 护理学杂志，2012，27：73-76.

[8] Altomare DF，Spazzafumo L，Rinaldi M，et al. Set-up and statistical validation of a new scoring system for

obstructed defaecation syndrome. Colorectal Dis，2008，10：84-88.
[9] Marquis P，De La Loge C，Dubois D，et al. Development and validation of the Patient Assessment of Constipation Quality of Life questionnaire. Scand J Gastroenterol，2005，40：540-551.
[10] Wang JY，Hart SL，Lee J，et al. A valid and reliable measure of constipation-related quality of life. Dis Colon Rectum，2009，52：1434-1442.
[11] Hart SL，Albiani JJ，Crangle CJ，et al. Development and assessment of the constipation-related disability scale. Aliment Pharmacol Ther，2012，35：183-192.
[12] Drossman DA. The functional gastrointestinal disorders and the Rome Ⅲ process. Gastroenterology，2006，130（5）：1377-1390.
[13] 郭晓峰，柯美云，王智凤，等．慢性便秘的动力障碍分型及其对治疗的指导意义．胃肠病学，2003，8（4）：200-203.
[14] 中华医学会消化病学分会胃肠动力学组，外科学分会结直肠肛门外科学组．中国慢性便秘的诊治指南（2007，扬州）．中华消化杂志，2007，27（9）：619-622.
[15] Bharucha AE，Dorn SD，Lembo A，et al. American Gastroenterological Association medical position statement on constipation. Gastroenterology，2013，144（1）：211-217.
[16] Martinez Gagliardo K，Clebis NK，Stabille SR，et al. Exercise reduces inhibitory neuroactivity and protects myenteric neurons from age-related neurodegeneration. Auton Neurosci，2010，141（1-2）：31-37.
[17] Rao SS. Constipation：evaluation and treatment of colonic and anorectal motility disorders. Gastroenterol Clin North Am，2011，36（3）：687-711.
[18] Tack J，Müller-Lissner S，Stanghellini V，et al. Diagnosis and treatment of chronic constipation -- a European perspective. Neurogastroenterol Motil，2011，23（8）：697-710.
[19] 方秀才，柯美云，胡品津，等．聚乙二醇 4000 治疗成人功能性便秘疗效及安全性评价．中国新药杂志，2010，11（6）：479-483.
[20] 聚卡波非钙协作组．聚卡波非钙治疗便秘型肠易激综合征的随机、双盲、安慰剂对照多中心临床试验．中华消化杂志，2010，27（10）：685-688.
[21] 非比麸临床协作组．小麦纤维素颗粒治疗功能性便秘的多中心临床试验．中华消化杂志，2010，29（4）：271-272.
[22] Kamm MA，Mueller-Lissner S，Wald A，et al. Oral bisacodyl is effective and well-tolerated in patients with chronic constipation. Clin Gastroenterol Hepatol，2011，9（7）：577-583.
[23] Wong BS，Camilleri M. Lubiprostone for the treatment of opioid-induced bowel dysfunction. Expert Opin Pharmacother，2011，12（6）：983-990.
[24] Zhou L，Lin Z，Lin L，et al. Functional constipation：implications for nursing interventions. J Clin Nurs，2010，19（13-14）：1838-1843.
[25] Rao SS，Seaton K，Miller M，et al. Randomized controlled trial of biofeedback，sham feedback，and standard therapy for dyssynergic defecation. Clin Gastroenterol Hepatol，2007，5（3）：331-338.
[26] Chmielewska A，Szajewska H. Systematic review of randomised controlled trials：probiotics for functional constipation. World J Gastroenterol，2010，16（1）：69-75.
[27] Cheng CW，Bian ZX，Wu TX. Systematic review of Chinese herbal medicine for functional constipation. World J Gastroenterol，2009，15（39）：4886-4895.
[28] 史宁，刘诗，谢小平，等．经皮电神经刺激针灸穴位对慢传输型便秘患者的疗效．中华医学杂志，2010，89（14）：947-950.
[29] 李建荣．便秘病人的护理．护理研究，2005，19（7）：1227.
[30] Gallus AS，Goghlan DC. development and nursing of constipation. Curr Opin Pulm Med，2002，8（5）：372.

[31] 李燕云 . 按摩、推拿配合意念诱导法治疗便秘及其护理 . 现代医院，2005，5（5）：58.

第六节　腹　泻

肿瘤患者由于疾病的原因、反复放化疗、应用免疫抑制剂、激素、抗生素及肠内营养等辅助治疗，发生腹泻的比例高达 50% ～ 80%[1]，严重影响其生活质量和治疗结果，严重腹泻甚至危及患者的生命[2,3]。临床护士应掌握腹泻的有效评估及护理方法，可减轻患者的痛苦，预防腹泻相关并发症的发生，提高患者的生活质量。

一、概述

（一）定义

正常人的排便习惯为 1 ～ 2 次 / 日到 1 次 /（1 ～ 2）日，粪便多为成形软便。少数健康人可达到 3 次 / 日到 1 次 /3 日。粪便含水量为 60% ～ 80%，粪便量一般少于 200g/d。当粪便稀薄（含水量超过 85%），且次数超过 3 次 / 天，排便量超过 200g/ 日时，则为腹泻[4]。腹泻需与“假性腹泻”和便失禁相区别。前者仅有排便次数增加而粪便量或含水量并不增加。通常见于胃肠运动功能失调或肛门直肠疾病；后者为不自主排便，一般由神经肌肉性疾病或盆底疾患所致。一般将病程超过 4 周的腹泻定义为慢性腹泻。

（二）临床表现

1．胃肠道症状　轻者多因饮食因素或肠道外感染所致。腹泻每日 5 ～ 10 次，粪便含水分不太多，呈黄色或黄绿色，稀水状或蛋花汤样，酸臭，可混有少量黏液。重者多为肠道内感染所致，腹泻频繁，每天排便 10 次以上，多者达数十次，便量也较多，常向外溅出，水样或蛋花汤样，黄绿色，混有黏液，亦可有脓血便。严重者可发生腹胀及中毒性肠麻痹。

2．全身中毒症状　轻者可不明显，重者表现为高热、精神萎靡、烦躁不安，进而意识模糊，甚至昏迷。

3．水、电解质和酸碱平衡紊乱

（1）脱水：因腹泻丧失体液过多或摄入量减少所致。由于脱水的程度和性质不同，临床症状亦不一致。脱水的程度即累计体液损失程度，根据患者的病史、临床表现、皮肤弹性丧失程度、循环情况、尿量等进行综合估计。重型腹泻多有中度以上脱水。轻度脱水：失水量约为体重的 5%（50ml/kg），精神稍差或不安，皮肤稍干燥，弹性稍差，口腔黏膜干燥，尿量稍减少。中度脱水：失水量为体重的 5% ～ 10%（50 ～ 100ml/kg），患者精神萎靡或烦躁不安、皮肤苍白、干燥、弹性较差，口腔黏膜干燥，四肢稍凉，尿量明显减少。重度脱水：失水量为体重的 10% 以上（大于 100ml/kg），患者精神极度萎靡，表情淡漠，昏睡甚至昏迷，皮肤发灰、干燥，弹性极差，口腔黏膜极干燥，唇干燥或干裂，皮肤出现花纹，脉细速。血压下降，四肢厥冷，心音低钝，尿量极少或无尿。腹泻时水和电解质大量丢失，由于两者丢失的比例不同，可发生等渗、低渗或高渗性脱水，根据病史、临床表现及血钠测定判断脱水的性质。

（2）代谢性酸中毒：重度腹泻多伴有代谢性酸中毒，往往脱水越重，酸中毒也越重。其发生原因是：腹泻时大量碱性物质随粪便丢失；进食少和肠吸收不良，摄入热量不足，体内的脂肪氧化增加，酮体生成增多；脱水时血容量减少，血液浓缩，循环迟缓，组织低氧引起乳酸堆积；肾血流量不足，尿量减少，体内酸性代谢产物排泄受阻。根据临床表现和血浆 CO_2 结合力（CO_2CP）的测定来判断酸中毒的程度。

（3）低钾血症：胃肠道分泌液中含钾较多，腹泻粪便中含钾量为（17.9±11.8）mmol/L，故腹泻可大量失钾。当患者进食少时，钾摄入不足及伴有呕吐时，缺钾更为明显。但在脱水、酸中毒未纠正前，体内钾总量虽然减少，测血钾却不一定降低。这是由于脱水时血液浓缩，酸中毒时钾由细胞内向细胞外转移以及尿少而致钾排出量亦少。

（4）低钙和低镁血症：腹泻患者进食少，吸收不良，从粪便中丢失钙、镁，可使体内钙、镁减少，但一般多不严重。但在酸中毒时，由于血液浓缩和离子钙增加，可不出现低血钙症状。补液后钙被稀释，酸中毒被纠正，钙离子减少，易出现手足搐搦或惊厥。极少数久泻和营养不良的患者有缺镁症状，常发生于血钠、血钾都恢复正常以后。当补液后出现震颤、手足搐搦或惊厥，用钙剂治疗无效时，应想到低镁血症的可能。

（三）发病机制

胃肠道的正常生理功能主要包括分泌、消化、吸收和运动等，当这些生理功能发生障碍时可打破肠道对水、电解质分泌和吸收的动态平衡，从而导致腹泻。从病理生理的角度，腹泻发生的机制可分为：肠道内分子不能大量吸收有渗透活性的溶质，使肠腔渗透压增加；肠腔内水和电解质过度分泌；肠蠕动加速；炎症所致的病理渗出物大量渗出。据此将腹泻分为渗透性、分泌性、炎症性和动力性四类。

1．渗透性腹泻　引起渗透性腹泻的病因有两大类：一是服用不能吸收的溶质，如硫酸镁、聚乙二醇、甘露醇、山梨醇、乳果糖等泻药；二是小肠对糖类吸收不良，糖分子不能被消化或吸收而积存在肠腔．使肠腔内渗透压显著升高而导致腹泻。典型的渗透性腹泻有两大特点：①禁食后腹泻停止或显著减轻；②粪便渗透压差扩大。

2．分泌性腹泻　是由于肠黏膜上皮细胞电解质净分泌增加或吸收抑制所致。可见于下列情况：外源性或内源性促分泌物刺激肠黏膜使电解质分泌增加。促分泌物可分为三大类：①细菌肠毒素：主要见于急性腹泻。②内源性促分泌物：肽、胺和前列腺素等物质如血管活性肠肽瘤，分泌大量血管活性肠肽而刺激肠道过度分泌。③内源性或外源性致泻物，如胆酸、脂肪酸、某些泻药。广泛肠黏膜病变可最终导致肠上皮细胞水、电解质分泌增多和吸收减少，如各种原因引起的肠道炎症，通过炎症介质或细胞因子促使肠黏膜水和电解质分泌增加。典型的单纯性分泌性腹泻具有与渗透性腹泻相反的两大特点：①禁食后腹泻仍然持续存在；②粪便渗透压差一般＜ 50 mOsm/（kg · H_2O），粪便 Na^+ 浓度＞ 90 mmol/L。

3．炎症性腹泻　是肠黏膜的完整性因炎症、溃疡等病变而受到破坏，造成大量渗出引起的腹泻。炎症性渗出虽占重要地位，但肠壁组织炎症及其他改变而导致的肠分泌增加、吸收不良和运动加速等病理生理过程亦在腹泻发病中起很大作用。

4．动力性腹泻　是由于肠蠕动加快以致肠腔内水和电解质与肠黏膜接触时间缩短，影响水分吸收而导致的腹泻。引起肠道运动加速的原因有：①肠腔内容量增加引起反射性肠蠕动加快；②某些促动力性激素或介质的释放；③支配肠运动的神经系统异常。

（四）引起腹泻的原因

1．肿瘤本身　肠道肿瘤如结直肠癌、小肠恶性肿瘤、胃肠道恶性淋巴瘤、胰腺癌、类癌综合征等。

2．手术　肠道肿瘤手术时，会切除部分肠段，造成肠道功能改变和肠黏膜吸收面积减少，导致腹泻。常见于结肠癌、小肠肿瘤。

3．化疗　化疗药物干扰了肠细胞的分裂，可以导致胃肠道黏膜层破坏和肠上皮脱落，杯状细胞和隐窝细胞不成比例增加和非典型增生，破坏微绒毛细胞的重吸收功能，导致肠腔液体增加，最终导致小肠内吸收和分泌的功能失去平衡[5,6]。

4．放疗　腹部、盆腔、下胸部或腰部脊柱放疗后，可直接引起肠黏膜损害，导致放射性肠炎，继发肠黏膜萎缩和纤维化，引起急性渗出性腹泻。

5．肠道感染　由于免疫功能低下、放化疗、大量使用抗生素及营养不良等，并发肠道感染性腹泻。

6．肠内营养液　配制、保存及使用过程中的温度、浓度、速度不当[7]。

二、评估

（一）病史采集

注意患者是否有不洁饮食史，询问腹泻的诱因、起病急缓、病程长短、发作时间、排便次数、粪便性状、腹泻与进食及腹痛的关系、有无内分泌疾病、是否长期服用抗生素等。分析和判断患者腹泻的原因和类型。

（二）体格检查

注意患者的精神及营养状态，有无水肿、脱水等。腹部体征应注意有无腹部包块及压痛、肝脾大、腹水等。此外，直肠指诊对慢性腹泻病因的诊断亦相当重要。

（三）腹泻对身体的影响

美国国家癌症研究所（National Cancer Institute，NCI）关于腹泻的毒性分级标准见表4-6-1[8]。

表 4-6-1　NCI 关于腹泻毒性的分级

分级	1	2	3	4	5
腹泻	排便次数增加＜4次/日	排便次数增加4～6次/日，排出物量中度增加，不影响日常生活	排便次数增加≥7次/日，便失禁，需24 h静脉补液，需住院治疗，排出物量重度增加，影响日常生活	危及生命（如血流动力学衰竭）	死亡

（四）实验室检查

检测血常规、红细胞沉降率、肝肾功能及电解质、血浆叶酸和维生素 B_{12} 浓度等。常用的粪便检查有粪便隐血试验，镜检红细胞、白细胞、巨噬细胞、脂肪细胞、肠黏膜上皮细胞、肿瘤细胞，涂片查肠道球菌与杆菌的比例，粪便培养鉴定致病菌，免疫学检测粪便中病原微生物的特异性抗原或抗体等。

（五）其他评估方法

必要时可进行肠道、腹部影像学检查（包括 X 线钡剂造影、内镜、超声、CT 和 MRI 等检查）。如仍不明确者则视不同情况进行一些特殊检查。

三、治疗

（一）支持和对症治疗

1．纠正水、电解质和酸碱平衡失调，补充营养物质　病情较轻且病因能去除者，一般可经口服支持治疗；如病情较重，有明显消瘦、衰竭或病因难以去除或无法在短期内去除者，除要素饮食外，可配合静脉补充营养．必要时给予全胃肠外营养支持治疗。

2．止泻药　轻症腹泻患者可选用吸附剂如蒙脱石散剂等，症状明显者可使用苯乙哌啶或洛哌丁胺等缓解症状，预防并发症。但需注意腹泻主要针对病因治疗，盲目给予止泻药有时非但无效，还可能会干扰腹泻保护机体的一面（如感染性腹泻），甚至引起严重并发症。

3．肠道微生态制剂　肠道菌群紊乱可导致腹泻，长期腹泻也会引起正常肠道细菌减少。益生菌能调节肠道菌群，改善肠道微生态环境，可作为相关疾病的主要治疗或辅助治疗。

4．生长抑素　具有抑制内分泌肿瘤细胞分泌激素、抗肠分泌和抑制肠蠕动的作用。适用于类癌综合征、血管活性肠肽瘤和其他内分泌肿瘤引起的腹泻，对特发性分泌性腹泻也有一定疗效。

（二）病因治疗

评估并分析患者发生腹泻的机制和原因，积极寻找并消除病因。对乳糖不耐受者饮食中应避免乳制品，小肠细菌过度生长或肠道感染者应予抗生素治疗，胃泌素瘤患者应予抑酸剂和手术切除肿瘤。肿瘤患者最常见的腹泻为化疗引起的腹泻。

化疗引起的腹泻的处理[9,10]：腹泻每天超过 5 次或出现血性腹泻时，必须立即停止化疗并及时治疗。一般停用抗肿瘤药后，腹泻会很快停止，肠黏膜细胞迅速修复，同时应注意消除其他不利的因素，一般采用下列处理步骤[11]：

1．停止化疗。

2．使用止泻药，减低胃肠蠕动，如给予洛哌丁胺、颠茄西丁等。要严格掌握药物的适应证和使用方法，洛哌丁胺的抗腹泻活性在于阻断胃肠道中的阿片受体，阻止乙酰胆碱和前列腺素的释放，从而减弱了小肠和大肠的分泌和蠕动功能，能使传导时间延长，延长肠内容物的滞留时间，粪便体积减小而黏度增加。洛哌丁胺的标准给药方案为：起始量 4 mg，以后每 4 小时给药 2 mg，或在粪便未成形之前每次排便后 2 mg（剂量为每日 16 mg），必要时加用奥曲肽 0.1 mg 皮下注射，1 次 /8h[12]。洛哌丁胺有导致麻痹性肠梗阻的危险，故患者以此剂量不得连续用药超过 48 小时 [13]。

3．抗感染治疗，主要是大肠埃希菌感染，可选用庆大霉素、氨苄西林等。

4．补充足够的营养，维持水及电解质平衡，尤其要防止低钾血症的发生。

5．在没有明确炎症和感染情况下，对大多数患者来说，最好使用非特异性方法治疗腹泻。

（三）替代疗法

主要是针对胰源性消化不良，治疗需补充胰酶。各种胰酶制剂的脂肪酶、蛋白酶、淀粉酶的含量不同，可根据病情选择，且应在进餐时服用，并根据症状调整剂量。

四、护理

（一）护理评估

评估内容包括：粪便性状、黏稠度、气味、排便次数及量的多少，询问腹痛规律；观察肛周皮肤有无潮红、糜烂；观察皮肤弹性、眼窝凹陷、口干以判断是否合并脱水。结合电解质检查判断腹泻的诱因和类型、程度。注意各型腹泻特点：感染性腹泻是由生物性致病因子引起的，腹痛明显、肠鸣音亢进，稀便或黏液样便，多具强烈臭味。其他类型腹泻多为无痛性腹泻或轻度腹痛，水样便，无强烈异味。化疗相关性腹泻为喷射性水样便，一天数次或数十次，常合并不同程度脱水。并根据患者的表现、进食及治疗用药情况，分析判断患者发生腹泻的原因及分类，并结合对身体的影响采取有针对性的护理措施。

（二）饮食护理

1．腹泻轻者可遵循以下原则　①进高蛋白、高热能、低渣食物；②如出现无力、疲乏或实验室检查表明血钾下降，则应进高钾食物，如比目鱼、芦笋，也可以口服氯化钾液体或氯化钾缓释片（补达秀）等药物 [14]；③避免摄入对胃肠道有刺激的食物，如饮酒、辛辣、过热和过凉等食物；④少食多餐，每天至少进 3000 ml 流质，如鸡汤、鱼汤等，维持水及电解质平衡；⑤如有蔗糖不耐受现象，则避免进牛奶及其他乳制品。

2．严重腹泻时，应该首先禁食，待病情缓解后逐渐过渡到流质、半流质饮食，直至普通饮食。禁食期间给予静脉高营养。实施肠内营养的患者，应保持适当的温度、浓度以及输液速度，防止加重腹泻的发生 [15]。

（三）皮肤及黏膜的护理

1．口腔护理　因为化疗会引起白细胞减少、机体抵抗力下降，此时口腔的正常菌群也易随食物引起肠道感染。肠道感染时，临床常用广谱抗生素或高效抗生素，极易引起真菌感染。而口腔黏膜为最易发生的部位，因此口腔护理对腹泻患者也非常重要，应经常观察患者口腔黏膜有无改变，让患者养成饭后刷牙漱口的习惯。使用淡盐水漱口，也可选用 2% ~ 3% 碳酸氢钠或制霉菌素液漱口，预防口腔感染 [16,17]

2．肛周皮肤的护理　保持肛周皮肤清洁、干燥和舒适。①每次排便后用温水及软性皂清洗肛门，并用软纸吸干。②局部涂擦防潮软膏如氧化锌软膏等，对于中重度腹泻，最好涂至 5 ~ 6 mm 的厚度，以防止酶对皮肤的侵袭[18,19]，使患者达到肛周皮肤清洁、干燥和舒适。③指导患者穿松软的棉质衣服，尽可能减少对骶尾部皮肤的摩擦。④可用高锰酸钾液坐浴。⑤对于便失禁的患者可用人工肛造口袋连接，如肛周皮肤有溃疡可用护肤粉局部喷涂[20,21]。

（四）用药护理

严格掌握药物的适应证、禁忌证及使用方法，并注意观察药物副作用。例如：化疗引起的腹泻与用药史密切相关，最多见的是分泌性腹泻，发生腹泻应遵医嘱正确给药。护士协助患者服药，保证按时按量服药，观察用药后腹泻次数、量是否减少，不适症状是否减轻。

（五）心理护理

恶性肿瘤患者极易发生恐惧、急躁、焦虑心理，甚至绝望，尤其是严重的腹泻，会给患者带来很多苦恼，加重患者的精神负担。因此，加强患者的心理护理很重要，应安排在舒适的环境，消除精神上的紧张，耐心解释问题，并指导家人、朋友多陪护，提供有效的社会支持，以降低患者的负性心理反应，提高心理健康水平、治疗的依从性、健康行为等。使患者从心理上得到安慰，保持乐观情绪，调动内在因素，增强自身抗病能力。

（六）严密监测并发症

严重腹泻会导致脱水、电解质失衡，甚至威胁生命，因此护士应熟悉腹泻常见的并发症及其表现，连续监测腹泻程度，出现腹泻及早发现，及时处理，预防并发症的出现。如出现脱水、电解质失衡时，应及时遵医嘱胃肠内外补充相应液体。

（七）其他

受治疗及腹泻的影响，患者出现不同程度的乏力、头晕、低血压、心情烦躁，这些症状可引起患者跌倒、坠床等意外。护理中应加强患者的安全管理，密切观察患病情变化，夜间可加床挡，必要时采用保护性约束，确保患者的安全。避免腹部按摩、压迫增加等机械性刺激、减少肠蠕动，有利于减轻腹痛症状。及时更换污染的被服和衣物，保持患者的舒适。注意腹部保暖，可用热水袋热敷，但出血者禁用。

（张丽燕）

参考文献

[1] 单佩佩．肿瘤患者合并腹泻的原因分析及护理．护理学报，2010，17（8）：41-42.

[2] National Cancer Institute（US.）. National Institute of Health Common terminology criteria for adverse events. National Cancer Institute criteria for severity of Chemotherapy Induced Diarrhea. 2003，31（12）：1462-1574.

[3] Dranitsaris G，Maroun J，Shah A. Estimating the cost of illness in colorectal cancer patients who were hospitalized for severe chemotherapy-induced diarrhea. Canadian Journal of Gastroenterology，2010，19（2）：83-87.

[4] 张军，刘冬．慢性腹泻．中国实用内科杂志，2010，30（9）：862-863.

[5] Wisinski K, Benson A. Chemotherapy-induced mucositis：focusing on diarrhea. J Support Oncol, 2011, 5（6）：

270-271.
[6] 张程亮，桂玲，刘东．化疗相关性腹泻的评价与防治．药品评价，2011，8（14）：27-30.
[7] Schneider SM，Hebuterne X. Diarrhea during enteral feeding. Presse Med，2011，32（20）：935.
[8] National Cancer Institute. Common Terminology Criteria for Adverse Effects（CTCAE）v3. 0[S]. 2004.
[9] Richardson G，Dobish R. Chemotherapy induced diarrhea. J Oncol Pharm Pract，2007，13（4）：181-198.
[10] Saltz LB. Managing chemotherapy-induced diarrhea. Clin Adv Hematol Oncol，2010，4（3）：203-204.
[11] 姚成云，黄新恩．化疗相关性腹泻的防治．肿瘤基础与临床，2011，22（4）：364-366.
[12] 庞艳玲，吕芳芳，贺永军．化疗相关性腹泻的治疗与护理．护理研究，2013，5（10）：157-161.
[13] 杜瑞兰．化疗相关性腹泻的临床研究．中国实用内科杂志，2012，39（2）：158-160.
[14] 陈金凤，李红，胡雪慧，等．癌症化疗患者的消化系统症状观察及饮食护理对策．实用护理杂志，2011，17（1）：42.
[15] 池月英，曾庆红，黄少华．肠内营养相关性腹泻原因分析及护理对策．中国实用护理杂志，2006，22（4C）：19-20.
[16] 徐国英．氟尿嘧啶泵化疗相关性腹泻患者的护理指导与健康教育．中国初级卫生保健，2010，24（10）：41-42.
[17] 张敏．化疗相关性腹泻防治的护理进展．当代护士，2016，1：5-7.
[18] 李一桔，吴美琴．腹泻或大便失禁患者肛周皮肤两种保护方法效果比较．交通医学，2010，24（4）：458-459.
[19] 徐波．肿瘤护理学．北京：人民卫生出版社，2008.
[20] 李绮慈，吕春梅，莫韶妹，等．集束护理预防腹泻患者肛周皮炎的效果观察．当代护士（下旬刊），2011，2：102-104.
[21] 王慧清，陈红芳．重症患者大便失禁的肛周皮肤护理．当代护士（中旬刊），2010，1：85-86.

第七节　恶性肠梗阻

一、概述

（一）定义

肠梗阻指肠腔狭窄或闭塞，或肠蠕动受阻，可发生在肠道的任何节段，可以是部分或完全梗阻。恶性肠梗阻是指原发性或转移性恶性肿瘤造成的肠梗阻，是晚期恶性肿瘤患者常见的并发症之一。

（二）发生情况

国外文献报道，晚期原发或转移肿瘤并发肠梗阻的发生率为 5% ～ 43%[1]。最常见并发肠梗阻的原发肿瘤为卵巢癌和结直肠癌[2]。小肠梗阻（61%）较大肠梗阻（33%）更为常见，20% 以上患者小肠和大肠均受累[3]。我国胃癌发病率较高，胃癌种植转移并发的恶性肠梗阻发生率较高。恶性肠梗阻给患者带来躯体、心理和精神上的痛苦，严重影响了生活质量。

（三）常见病因

引起恶性肠梗阻的因素通常分为良性病因和恶性病因两类。良性病因通常指粘连、放疗后引起的肠道狭窄、粪便嵌塞，以及腹内疝等。恶性病因指肿瘤播散、原发肿瘤肠腔内占位、肠腔外压迫，或肿瘤浸润肠系膜、肌肉或神经导致的动力障碍等[4]。

（四）病理生理过程

肠梗阻发生后，肠道局部和全身发生一系列病理生理变化。肠道内液体分泌 - 吸收平衡破坏，肠腔内液体积聚在梗阻部位，导致梗阻近端肠管扩张；液体内含有大量胃液、胰液和胆道分泌物等进一步刺激小肠液分泌；肠腔扩张、肠壁变薄，肠道水、电解质吸收能力下降；同时肠壁表面积增大，肠腔内液体分泌量进一步增加，形成分泌 - 扩张 - 分泌的恶性循环。水和电解质大量流失，肠管仍然在进行不协调运动，从而加重了近端肠管的扩张。梗阻肠道的“扩张 - 分泌 - 运动”引发了恶性肠梗阻的系列临床症状[4]。

二、评估

（一）临床表现

恶性肠梗阻的常见症状包括恶心、呕吐、腹痛、腹胀、排便排气消失等。初始症状不明显，通常为间歇出现可自行缓解的腹痛、恶心、呕吐或腹胀，可有排便或排气。症状和强度与梗阻部位及梗阻程度有关。十二指肠和小肠梗阻，恶心呕吐出现早，而低位梗阻呕吐症状不明显或出现晚。疼痛是肠梗阻患者最常见的症状，疼痛强度和部位随梗阻近端肠道扩张的程度变化。梗阻位于空、回肠水平，通常疼痛位于脐周、剧烈、间歇期短。大肠梗阻时，疼痛通常位置更深、较轻、间歇期更长，并且向结肠壁扩散。如疼痛急性发作，逐渐加重或部位固定，提示穿孔或回肠、结肠绞窄[4]。肠梗阻时患者可间歇出现便秘，肠道菌群致粪便液化也可出现腹泻。随着梗阻程度加重到完全肠梗阻，排气排便逐渐消失。

（二）查体及影像学表现

查体腹部可见肠型、腹部压痛、肠鸣音亢进或消失。X 线摄片是常用的诊断肠梗阻的检查方法，可以显示梗阻征象如肠曲胀气扩大、有无气液平面，结合临床表现判断是否存在梗阻、梗阻的类型、梗阻平面及是否完全梗阻。在有条件情况下可行腹部 CT 检查，评估梗阻情况及癌性病变的范围，为制订进一步治疗方案提供依据。腹部 CT、X 线透视或平片可见肠腔明显扩张和多个液平面。

三、治疗

恶性肠梗阻的治疗原则为个体化姑息治疗，目标在于改善生活质量。根据患者的疾病阶段、预后、进一步接受抗肿瘤治疗的可能性、全身状况以及患者的意愿等综合因素决定治疗方案。常用的治疗方法有手术治疗、药物治疗及其他姑息治疗方法。中国抗癌协会癌症康复与姑息治疗专业委员会组织编写了《晚期癌症患者合并恶性肠梗阻治疗的专家共识》，提出了恶性肠梗阻的诊疗规范[4]。

（一）手术治疗

适用于粘连引起的机械性梗阻、局限肿瘤引起的单一部位梗阻，以及可能通过进一步化疗获益的患者。禁用于近期开腹手术证实无法进一步手术、既往手术或影像学显示肿瘤弥漫性转移、可触及腹腔弥漫性肿物、大量腹水等患者。通常选择的手术方案包括松解粘连、肠段切除、肠段吻合、肠造瘘。

（二）药物治疗

药物治疗在晚期肿瘤合并肠梗阻的治疗中起重要作用。积极的药物治疗可以使大部分患者的恶心、呕吐、腹痛和腹胀等症状得到有效缓解，从而避免放置鼻胃管、手术等。常用药物包括止痛药、止吐药、激素类药物及抗分泌药。

控制恶性肠梗阻引起的腹痛首选阿片类药物，遵循 WHO 提出的疼痛治疗指南实施规范化和个体化治疗。常用药物吗啡可经皮下或静脉注射，相对口服途径给药吸收效果更好。可使用自控止痛泵（PCA）给药，患者可自行调整止痛药剂量以达到更好的镇痛效果。此外，也可经直肠或经皮给药，但是当疼痛为重度、不可控或爆发疼痛频繁时，效果不佳[5]。抗胆碱药如氢溴酸东莨菪碱、山莨菪碱，可作为单纯使用阿片类药物控制不良的腹部绞痛的辅助用药。

止吐药可控制肠梗阻引起的恶心呕吐症状，一类为促胃肠动力药如甲氧氯普胺（胃复安），可加强胃和上部肠道的运动，促进胃的蠕动和排空、肠内容物通过。适用于梗阻早期和不完全肠梗阻，不推荐用于完全性机械性梗阻。另一类为中枢止吐药如氟哌啶醇和抗组胺类药，作用于催吐中枢，起到中枢性止吐的作用。氟哌啶醇的镇静作用较苯海拉明和其他止吐药轻，在一些情况下可以与塞克利嗪联合使用[6]。激素类药物可增加肠道对水和电解质的吸收，可用于辅助止吐，但由于其药物副作用，在恶性肠梗阻的治疗中仍需进一步的临床研究权衡其风险和受益。

抗分泌药物包括抗胆碱能药物和奥曲肽。抗胆碱能药物如氢溴酸东莨菪碱、山莨菪碱，为外周胆碱能抑制剂，可抑制胃肠道腺体的分泌，但与其抑制平滑肌蠕动的作用比较相对较弱。可引起口干、口渴、镇静等不适。奥曲肽为生长抑素类似物，可抑制胰腺、胃肠道的内、外分泌，抑制多种胃肠道激素的释放，从而通过减少胃肠道液体分泌，调节胃肠道功能，同时减少胆道分泌、降低内脏血流量以及增加肠壁对水和电解质的吸收，从而有效控制肠梗阻带来的恶心、呕吐症状。在梗阻早期使用奥曲肽可抑制恶性肠梗阻的分泌 - 扩张 - 运动的恶性循环而逆转恶性肠梗阻进程。有研究表明，与传统抗胆碱能药物相比，奥曲肽能更好地控制恶心呕吐症状，并且对于抗胆碱能药治疗失败的高位肠梗阻有效。早期联合甲氧氯普胺、地塞米松，不仅可缓解症状，而且可协同促进肠运动功能快速恢复，逆转肠梗阻。长效奥曲肽（善龙）是奥曲肽的第二代剂型，每月用药 1 次，可有效控制症状，推荐用于奥曲肽治疗有效且预期生存时间超过 1 个月的患者。

（三）其他治疗

其他治疗包括补液、全胃肠外营养、自张性金属支架、鼻胃管引流、胃造瘘及结肠减压管。

补液适用于存在脱水症状的患者，可经静脉或皮下输液。皮下输液在国外应用较多，具有方便、安全、有效及费用相对低等优点，也可以在家中使用。研究显示每日肠外补液超过 1 L 者，恶心症状可明显减轻，但补液过多可能导致胃肠道分泌量增加，建议每日补液量

1 ~ 1.5 L。常用液体为 5% 葡萄糖溶液或 0.9% 氯化钠溶液，这些液体可避免钠负荷增加。高张液体可提高血浆渗透压、促进利尿，并影响肾素 - 血管紧张素 - 醛固酮系统，可以使用高张液体抑制体液潴留的恶性循环。

全胃肠外营养（TPN）在恶性肠梗阻的治疗中的作用仍存在争议。目前不推荐作为恶性肠梗阻的常规治疗，建议用于年轻、肿瘤生长缓慢、可能因为饥饿而不是肿瘤扩散导致死亡的患者。有研究结果支持 TPN 用于 Karnofsky 评分 50 分以上，且预期生存时间超过 2 个月的患者。

自张性金属支架适用于十二指肠或直肠下段梗阻的治疗，常见并发症包括局部疼痛、出血和肠穿孔。禁用于多部位梗阻及肿瘤腹膜播散的患者。因费用较高，在恶性肠梗阻的治疗中的使用价值仍存在较大争议，推荐根据个人具体情况谨慎选择病例。

鼻胃管引流（nasogastric tube，NGT）仅推荐用于暂时性减少胃潴留，长期使用限于应用药物治疗症状不能有效缓解，又不适合进行胃造瘘的患者。

胃造瘘适用于药物治疗无法有效缓解呕吐症状者，常用方法包括经手术胃造瘘和经皮内镜下胃造瘘（percutaneous endoscopic gastrostomy，PEG）。其中 PEG 创伤小，为首选方法。临床应用显示可在 83% ~ 93% 的患者中有效缓解恶心、呕吐症状，同时经胃造瘘的间歇减压后，可允许患者少量进食。胃造瘘禁用于存在门脉高压、大量腹水以及存在全身出血风险的患者。

结肠减压管用于减轻急性肠管扩张，预防穿孔，可经内镜或引导下置入。这种减压管可以帮助清空肠道，移除粪便，一些相关研究还在探索中[7]。

四、护理

（一）识别高危人群，积极采取护理干预措施，预防部分恶性肠梗阻

癌性因素引起的恶性肠梗阻与肿瘤的位置和疾病分期有关。原发肿瘤的肠腔内占位、肠壁浸润可引起肠梗阻，常见于结直肠癌。肿瘤播散造成肠系膜或网膜肿物或粘连，可引起肠梗阻，常见胰腺癌、卵巢癌或胃癌、前列腺癌或膀胱癌，晚期肿物也可播散到直肠引起梗阻，这些患者均有不同程度并发肠梗阻的危险。然而，肿瘤患者合并肠梗阻又不完全是癌性因素引起，腹内疝、放疗后肠道狭窄、粘连等都是常见原因，因此，即使是已知存在恶性转移和不能切除的肿瘤的患者，也要考虑非癌性因素引起或诱发恶性肠梗阻的可能。此外，在晚期恶性肿瘤患者中，年龄大、虚弱、长期卧床、合并腹水、低钾血症、腹腔感染的患者，以及肠道术后早期、化疗期间、腹腔化疗后、服用阿片类药物、止泻治疗中的患者，均容易并发肠梗阻，需密切观察[8,9]。

临床实践中，非癌性因素引起的肠梗阻并不少见，并且很多恶性肠梗阻是在非癌性因素下诱发和促进发展的，而这部分因素如果及早采取护理干预措施，通常是可以避免和消除的[8]。例如，对进食差、恶心、呕吐、腹泻的患者应密切监测电解质变化，及时纠正低钾血症；对服用阿片类药物的患者，应指导患者按时服用缓泻剂，预防便秘；对卧床、腹水、肠道肿瘤及局部复发的患者，指导合理饮食，适量活动，预防便秘；肠道手术术后早期给予正确饮食指导，逐渐恢复正常饮食，避免早期进食高脂、油腻、干硬食物，避免暴饮暴食。

护士应熟悉肿瘤患者合并恶性肠梗阻的高危因素，能够识别高危人群，给予正确的护理

指导，积极采取干预措施，尽可能预防或延缓部分肠梗阻的发生。

（二）密切观察患者的临床表现，一旦发生肠梗阻能够早期发现

肠梗阻的常见症状包括恶心、呕吐、腹痛、腹胀、肠鸣音改变，可出现便秘、腹泻或排气排便停止。这些症状出现的时间和程度与梗阻的部位及程度有关。高位梗阻如十二指肠梗阻患者呕吐出现早，呕吐大量不消化食物，通常无明显腹痛或腹胀，可出现厌食。小肠梗阻患者早期出现中重度呕吐，肠鸣音活跃，腹痛在上腹部或脐周，性质多为绞痛，中度腹胀。高位梗阻早期仍可有排气排便，甚至出现排便次数增加或排不成形便，以后逐渐减少。低位大肠梗阻呕吐出现晚，腹胀明显，疼痛部位多在中到下腹部，位置深，间歇长，容易被忽略。不完全肠梗阻则症状不典型，大部分仅出现肛门排气排便减少，但如果处理不及时，可能进展到完全肠梗阻。在肠梗阻患者中，恶心、呕吐、腹痛可以是急性发作的，但大部分情况下，梗阻的发生以及从不完全梗阻到完全梗阻这个过程都是逐渐发生和发展的。

护士应熟悉肠梗阻的常见症状和体征，密切观察，连续评估，一旦发生肠梗阻能够做到早发现、早诊断、早治疗。例如腹泻患者服用止泻剂期间应密切监测肠鸣音变化，一旦出现肠鸣音明显减弱或腹胀，应警惕麻痹性肠梗阻的发生。例如患者出现便秘或粪便嵌塞，应及早发现、及早处理，以免因粪便嵌塞继发肠梗阻。

（三）常规护理措施

确诊肠梗阻后，嘱患者禁食水。高位梗阻出现急性胃潴留、应用药物控制但恶心呕吐仍不能缓解的患者需留置鼻胃管引流。留置鼻胃管期间指导患者正确刷牙或漱口，对于自理受限的患者，护士应协助其清洗口腔，保持口腔的清洁湿润，从而提高患者的舒适度，预防口腔并发症。妥善固定鼻胃管，防止管路脱出；按时冲洗保持管路引流通畅。连续观察并记录引流液的颜色、性状及量，如有异常及时通知医生。粪便嵌塞引起的肠梗阻需行灌肠处理，可选用 0.1% ～ 0.2% 肥皂液或生理盐水。护士应指导患者取左侧卧位、掌握灌肠液的温度（39 ～ 41 ℃）和灌注速度。准确记录患者每日液体出入量。连续观察患者恶心、呕吐、腹痛、腹胀等症状及治疗后缓解情况。

（四）正确和安全给药

药物治疗对不能手术的恶性肠梗阻患者的症状控制起到非常重要的作用。给药途径通常为皮下注射、肌内注射或静脉给药。护士需熟悉常用药物的名称、剂型、用法及用量，包括止痛药、止吐药、抗分泌药物等，遵医嘱正确给药。对肠梗阻引起的腹痛，应按时注射止痛药或按时更换止痛贴剂控制基础疾病；出现爆发疼痛，及时给予足量止痛药物；如患者使用 PCA 镇痛，应指导患者正确操作。对抗分泌药物奥曲肽的使用需特别注意，短效奥曲肽需按时皮下注射；对预期生存时间超过 1 个月需要使用长效奥曲肽控制症状时，需先皮下注射短效奥曲肽 1 周，注射长效奥曲肽后再注射 1 周短效奥曲肽，以保证药物浓度稳定；注意观察药物副作用。此外，明确肠梗阻的患者禁止使用刺激性泻剂，以免出现肠痉挛引起剧烈疼痛，甚至出现肠穿孔。

（五）补液和全胃肠外营养支持的护理

评估患者有无脱水征象；补液不宜过多，每日 1 ～ 2 L，可经静脉或皮下输注；根据患者具体情况掌握合适的补液速度；评价补液后症状缓解情况。对使用 TPN 的患者，营养液应在符合要求的环境中配制，严格无菌操作，现用现配；静脉高营养液体因渗透压高，需经中心静脉管路输注以避免对外周血管的刺激；输注过程中观察患者有无不适。补液及给予胃肠外营养支持期间记录患者液体出入量，监测电解质变化，如有异常及时纠正。

（六）心理、精神支持和辅导

肿瘤患者合并的肠梗阻通常是在综合因素作用下发生，其病因包含了癌性因素和非癌性因素，引起肠梗阻的主要病因不同，预后也有所不同。例如严重便秘、粪便嵌塞、低钾血症、进食不当等非癌性因素引起的肠梗阻，如及早发现，积极治疗，通常可缓解，因此应鼓励患者积极配合治疗，尽快康复。肿瘤复发造成肠管受压、狭窄或阻塞、腹腔肿瘤播散引起的多部位肠管粘连且无法手术的完全肠梗阻患者，通常预后较差，应与患者及家属坦诚沟通，告知实情，帮助他们面对和接受当前的疾病状况，同时，积极控制症状，减轻患者的痛苦，提高生活质量。对行胃、肠造口的患者，护理的目标是帮助他们面对和接受身体形象的改变，并教会造口的自我护理方法。

（陆宇晗）

参考文献

[1] Krouse RS. Surgical management of malignant bowel obstruction. Surg Oncol Clin Am，2004，13：479-490.

[2] Davis MP，Nouneh C. Modern management of cancer-related intestinal obstruction. Curr Pain Headache Rep，2001，5：257-264.

[3] Ripamonti C，Twycross R，Baines M，et al. Clinical-practice recommendations for the management of bowel obstruction in patients with end-stage cancer. Supprt Care Caner，2001，9：223-233.

[4] 中国抗癌协会癌症康复与姑息治疗专业委员会 . 晚期癌症患者合并肠梗阻治疗的专家共识 . 2006.

[5] Ferrell BR，Coyle N，Paice JA. Palliative Nursing. 4th edition. New York：Oxford University Press，2015.

[6] Ford AC，Brenner DM，Schoenfeld PS. Efficacy of pharmacological therapies for the treatment of opioid-induced constipation：systemetic review and meta-ananlysis. Am J Gastroenterol，2013，108（10）：1566-1574.

[7] Frech EJ，Adler DG. Endoscopic therapy for malignant bowel obstruction. J Support Oncol，2007，5（7）：303-310，319.

[8] 陆宇晗，国仁秀 . 晚期消化道肿瘤患者合并肠梗阻的相关因素分析及护理对策 . 国际护理学杂志，2009，28（6）：817-819.

[9] 陆宇晗，国仁秀 . 消化道肿瘤合并肠梗阻的患者程序化护理中存在的问题及对策 . 护士进修杂志，2009，24（5）：475-476.

第八节　营养支持

恶性肿瘤患者营养不良的发生率高达 40% ～ 80%[1]。恶性肿瘤特殊的能量代谢方式，肿瘤患者出现食欲下降、消化道梗阻、腹泻、便秘等症状，以及抗肿瘤治疗带来的恶心呕吐等副作用，都可以引起营养不良。营养不良本身不仅影响患者的生活质量，而且会进一步增加肿瘤患者的并发症和死亡率[2]。因此，有必要通过给予相应的营养支持，来改善恶性肿瘤患者的预后。

一、概述

（一）定义

1．营养不良（malnutrition）　是指能量、蛋白质或者其他营养物质摄入不足、过量或者比例异常，与机体的营养需求不协调，从而对细胞、组织、器官的形态、组成、功能、临床结局造成不良影响的综合征，包括营养不足和营养过量两个方面，涉及摄入失衡、利用障碍、消耗增加三个环节。其中肿瘤营养不良特指营养不足[3,4]。

2．营养风险（nutritional risk）　尽管以往的文献涉及过这个概念，但是直到 2002 年欧洲肠外肠内营养学会（European Society for Parenteral and Enteral Nutrition，ESPEN）才在 128 个随机对照研究的基础上将其明确定义为“现存的或潜在的与营养因素相关的导致患者出现不利临床结局的风险”[5]。其中临床结局包括感染性并发症的发生率、住院时间、住院费用、成本 - 收效比、生活质量、生存率及病死率等。有营养风险的患者可能通过营养支持改善临床结局[6]。应当注意营养风险指的是由于营养因素而出现不利临床结局的风险，而非出现营养不良的风险。

3．营养支持（nutrition support）　是指经口、肠道或肠外途径为患者提供较全面的营养素，包括肠内营养和肠外营养两种[7]。

4．肠内营养（enteral nutrition，EN）　是指经过消化道给予营养素的方式。根据给予途径不同，分为口服营养补充和管饲两种[7]。

5．肠外营养（parenteral nutrition，PN）　是指经静脉为患者提供包括氨基酸、脂肪、糖类、维生素及矿物质在内的营养素的方法[7]。

（二）营养支持的目的[8]

1．预防和治疗营养不良。

2．增强抗肿瘤治疗的效果。

3．减少抗肿瘤治疗的副作用。

4．提高生活质量。

（三）营养支持的原则

对恶性肿瘤患者进行营养支持是为了提高其生理功能和生活质量，增强其对抗肿瘤治疗的耐受性，因此提出营养风险这个概念的目的尤其强调为了改善临床结局。对于肿瘤患者，应当早期、定时、恰当地进行营养风险的评估和营养状态评估。一旦发现存在营养风险和（或）营养不良，应当早期进行营养支持。需要提供营养支持的肿瘤患者，应遵循一般患者营养支持的普遍原则，最大可能地利用现存的消化道功能。胃肠有功能首选肠内营养，胃肠道功能不全或障碍时使用肠外营养，更推荐肠内营养与肠外营养联合使用[9]；营养需要量较高或者期望短期改善营养状况时可用肠外营养；需要较长时间营养支持者尽量使用肠内营养[6]。

二、营养风险筛查工具

通过营养风险筛查，能够及时发现患者是否存在营养问题和是否有必要进行营养支持。欧洲ESPEN建议将营养风险筛查列入临床常规工作中，在确诊肿瘤之初就开始进行营养评估，并及时给予早期干预。在目前肿瘤患者的营养风险筛查工具中常用的包括营养风险筛查2002（NRS2002）、患者主观整体评估（PG-SGA）、微型营养评定（MNA）等几种工具。

其中NRS2002是由ESPEN基于128个临床随机对照研究分析得出并推荐的工具，包括了人体测量、近期体重变化、膳食摄入情况和疾病的严重程度[5]。NRS2002具有较高的敏感性和特异性[10]，与此同时，由于问卷较为短小、使用方便，因而在临床中使用中很受欢迎。PG-SGA是在SGA的基础上发展起来，专门为肿瘤患者设计的。包括患者自我评估部分及医务人员两部分评估，具体包括了体重、摄食情况、症状、活动和身体功能、疾病与营养需求的关系、代谢的需求、体格检查七个部分。根据评分将患者分为无营养不良、可疑或轻度营养不良、中度营养不良、重度营养不良四个等级，给予不同程度干预。

三、需要进行营养支持的肿瘤患者[4,8,11,12]

根据ESPEN在指南中的建议，应当对以下肿瘤患者进行营养支持：

（一）发生营养不良或有营养风险的患者

1．预计不能进食时间大于7天者。

2．如果预计口服摄入不足，即小于预计能量消耗的60%，且长于10天者。

3．已发生体重下降者。

（二）围术期的患者

进食不足超过14天将导致术后死亡率升高，为了减少术后并发症和降低围术期死亡率，对围术期存在营养不良或营养风险的患者需要进行营养支持。包括：

1．术前因营养不良曾予以营养支持者，术后需继续给予营养支持直到恢复正常饮食。

2．术前存在营养不良，但因某些原因未进行营养支持，术后短期内又不能获得足够营养的患者。

3．术前无营养不良，但手术创伤大，术后短期不能恢复饮食提供足够营养者。

4．术后发生并发症如肠瘘、胃肠功能障碍、严重感染等的患者。

5．围术期化疗、放疗导致恶心、呕吐、厌食，不能摄取足够营养的患者。

6．对于较大的颈部手术（喉切除术、咽切除术）或腹部手术（食管切除术、胃切除术、胰十二指肠切除术）的患者，无论营养状态如何，均推荐给予含免疫调节剂的肠内营养，如精氨酸、ω-3 脂肪酸和核酸，术前即开始，术后继续给予 5 ～ 7 天，这些患者在术后 24 小时内早期给予肠内营养（管饲）可受益。

（三）需要进行肠外营养的患者

患者如果存在进食不足以及肠内营养小于 60% 目标量的情况超过 10 天；无法给予肠内营养，而且发生营养不良的围术期患者；伴有严重黏膜炎及放射性肠炎的患者；伴有严重黏膜炎、肠梗阻及顽固呕吐的造血干细胞移植患者；对于不可治愈患者的肠功能障碍者，可考虑长期给予肠外营养。由于肠外营养与肠内营养相比有更高的并发症和感染率，ESPEN 认为，对于不存在胃肠道功能障碍或者进食梗阻的恶性肿瘤患者，肠外营养可能无益或有害，若营养状态良好不，推荐给予肠外营养；不推荐放疗、化疗或联合治疗常规给予肠外营养。

四、营养支持的途径

根据营养支持经消化道途径还是静脉途径进行，分为了肠内营养和肠外营养两大类。肠内营养有几点优势，可以用“养肝、养肠、效率高”来概括。营养物质通过肠道吸收，门静脉能携带营养物质促进肝的代谢调节并合成蛋白质，起到“养肝”的作用；营养物质本身能够滋养肠黏膜屏障，从而防止肠黏膜萎缩及肠源性菌血症；与肠外营养相比，进行肠内营养的患者体重增长和氮潴留完全优于肠外营养，因而“效率高”。所以在能够利用胃肠道功能时，都要尽量使用肠内营养。

肠内营养支持根据是否利用人工管路灌注营养液，分为口服营养补充和管饲途径两大类[4]。相比较于管饲途径，口服营养补充接近于自然的摄食过程，极大地减轻了患者的痛苦，患者的依从性也较高。通过额外的补充能量和营养素，口服营养补充能够在恶性肿瘤患者摄入不足或不全时带来获益。2006 年 ESPEN 指南提出[8]，应当在放疗或放化疗过程中通过加强饮食指导和口服营养补充的方法来提高患者的营养状态，防止体重丢失和治疗中断。但是由于肿瘤患者有可能存在消化道梗阻、口腔黏膜炎、昏迷、无法持续喂养等，并不是所有患者都可以经口服补充营养。此时可以通过管饲的途径，从消化道继续进行营养支持。管饲的途径包括鼻胃 / 肠管、经皮胃 / 空肠造瘘等。通过鼻胃 / 肠管进行营养支持的不适感和并发症较多，更容易出现鼻腔和咽喉的刺激、溃疡、移位、出血等，而且容易脱落；而经皮胃 / 空肠造瘘则由于管路可以遮蔽而容易被患者接受，同时食管反流和吸入性肺炎也较前者少，因而 ESPEN 推荐预计管饲时间大于 2 ～ 3 周的患者使用经皮胃 / 空肠造瘘的方式进行肠内营养[13]。另外，由于接受放疗或放化疗的患者容易出现口腔或咽喉的黏膜炎，虽然上述两种管饲方式均可应用，但 ESPEN 更倾向于使用经皮胃 / 空肠造瘘管饲方式[6]。

肠外营养是通过静脉系统提供营养支持的方式。目前可以通过外周静脉途径、经外周静脉置入中心静脉导管（peripherally inserted central catheter，PICC）、中心静脉导管（central-venous catheters，CVC）、静脉输液港等方式进行肠外营养支持。具体选择何种途径，与患者有无禁忌证、置管预期时间、营养液的理化性质、输液的环境、医疗经济条件、患者意愿等相关。由于通过外周静脉输注营养液容易引起静脉炎等并发症，根据 ESPEN 的推荐，对于大多数患者来说，通过中心静脉途径来进行肠外营养支持是比较适宜的；只有在短期输注且渗透压不超过 850 mOsm/L 时才推荐使用外周静脉输注肠外营养；另外，由于容易发生移位和各种并发症，不推荐使用短套管针来进行肠外营养；无论是经短套管针还是中等长度导管提供肠外营养，均需要予以监测，避免血栓性静脉炎的发生[14]。

五、营养制剂的选择

正常人体细胞的糖代谢以有氧氧化为主，无氧酵解的方式较少；而恶性肿瘤细胞则主要通过大量摄取葡萄糖并以无氧酵解的方式来提供能量。患者体内蛋白质合成减少、分解增加、蛋白质转化增加；脂肪代谢则表现为脂解作用增加，脂肪酸成为宿主的主要能源物质。为了能够给肿瘤患者提供足够能量的同时，减少肿瘤组织的营养供应，针对患者的这些代谢特点，一些专家提出建议使用肿瘤患者营养支持的原则是低糖类、高蛋白、高脂肪、高能量的营养制剂[6]。建议卧床患者每日摄入 20 ~ 25 kcal/（kg · d），有活动能力患者每日摄入 25 ~ 30 kcal/（kg · d）；氨基酸 1.2 ~ 2 g/（kg · d）[3]；可使用低糖类（占热量 32%）、高脂肪（占热量 50%）的营养制剂，并且糖脂比以（1 ~ 2）：1 为宜[6]。

免疫营养制剂是具有药理作用的特殊营养素，能够刺激免疫细胞，增强免疫功能。有证据提示，使用 ω-3 脂肪酸、核苷酸等免疫增强型肠内营养制剂，对大手术患者或营养不良的肿瘤手术患者有益，可减少术后感染等并发症[15]。也有研究表明在肠外营养制剂中使用免疫增强剂有利于器官功能恢复并减少患者的住院时间[12]。ESPEN 认为，由于缺乏高质量的研究，ω-3 脂肪酸的效果在一般肿瘤患者和干细胞移植患者中尚无法得出肯定结论；推荐根据营养状态在腹部手术患者的术前肠内营养中使用免疫增强型营养制剂[8]。

六、晚期肿瘤患者的营养支持与补液

晚期肿瘤患者因厌食、恶心呕吐、吞咽困难等原因容易出现营养不良甚至恶液质。当患者需要营养支持时，可以全部通过肠内途径补充；当缺乏胃肠功能时，可以应用肠外营养，避免患者因饥饿而非疾病死亡[16]。当患者出现以下指征时可通过肠外营养来补充营养：

1．当各种肠内营养无法满足患者的正常需要。

2．患者的预期生存期长于 2 ~ 3 个月。

3．通过肠外营养补充可稳定或促进患者的机体状况，改善生活质量。

4．患者同意使用肠外营养[11]。

给予终末期的患者营养支持并不能逆转患者的体重减轻、营养不良，甚至反而可能增加患者的并发症和死亡率，因此，对终末期患者不推荐积极的营养支持[3,17]。只有少数患者通过营养支持可能获益，包括：预期生存超过 40 ~ 60 天；卡氏（Karnofsky，KPS）评分大于 50 分；没有严重器官功能障碍[9]。

对于终末期的患者，仅需提供最少量的食物和水，或可提供少量补液来避免脱水造成的其他症状如谵妄、抽搐等[8]。另一些研究认为，给肿瘤晚期患者补液并不能带来生存获益，但可以减轻患者的口渴感，有利于减轻患者及家属的心理负担，减轻患者由症状引起的焦虑，保持与疾病抗争的信念[17,18]。在一些文化中，患者家属及医护人员认为在终末期继续给予患者营养支持或补液可表达对于患者的尊重和关怀。需要注意的是，终末期的补液很可能会造成患者体液潴留，引起肺水肿、外周水肿以及呼吸道分泌物增加，医护人员应当严格监控患者的补液状况，包括监测水电解质情况、尿液情况、口唇黏膜状况等。

七、护理

（一）肠内营养的相关护理

1．管路维护

（1）正确进行明显的管路标识，以防发生将引流管当做营养管进行营养液输注引起胃潴留、吻合口瘘等不良事件。

（2）有效固定管路：对于鼻胃 / 肠管每周至少更换胶贴 2 次，及时更换固定不牢的胶贴，记录外露管的长度，并每天检查，防止管道移位，可用系带法加强管路的固定。对于胃造瘘或者空肠造瘘者，则应当定时检查造口部位造口装置及缝线固定情况，若出现松动应及时加固，避免管路脱落。

（3）保持管路的通畅：随时检查管路，避免营养管折叠、受压。定时冲洗营养管（每隔 2 ～ 8 小时冲洗一次），输注前后及特殊用药前后用 20 ～ 50 ml 温开水或生理盐水冲洗。应选择合适口径的喂养管，应用营养泵持续匀速输注。若发现堵塞，可换小容量大压强的注射器（如 2 ml 注射器或 5 ml 注射器），使用碳酸氢钠、可乐等溶液通开管路。也可使用三通，通过逐步溶解、吸出的方法通开管路。

2．常见并发症及护理

（1）误吸：常见于虚弱、昏迷患者，在食管反流、呕吐或咳嗽后容易发生。应当注意喂养管的位置和输注速率，患者床头抬高 30° 或使用半卧位；在肠内营养刚开始及达到全量前，定时检查患者有无腹胀及胃内充盈程度、残余量，一旦胃内残余量＞ 200 ml，应减慢或停止输入，并可考虑使用促胃肠动力药物。

（2）腹泻：由多种原因引起，包括患者缺乏乳糖酶、营养液污染、患者疾病变化或者使用广谱抗生素导致的肠道功能失调、营养液内脂肪过多引起的脂肪泻等。可以通过给予止泻药物及调整肠道菌群药物、选用无乳糖营养液、加强无菌操作、调整营养液输入的速度及浓度等方式来防治，如果严重，需要暂停营养液的输入。

（3）腹胀与肠痉挛：与输注速度过快、营养液温度过低、高渗透压等引起的肠道不耐受有关。尽可能使用膳食纤维较多的营养液，必要时应用促胃肠动力药或灌肠以改善腹胀。刚开始使用肠内营养时注意三个度：“浓度”，即从 1/2 常规浓度起；“速度”，即从 20 ～ 30 ml/h 持续滴注营养液起逐渐加量；“温度”，则指营养液应该加温至与体温相近，避免刺激肠胃。

（4）代谢并发症：可表现为以下异常。①水代谢异常：最常见高张性脱水，可适当在营养液中加入水分。②糖代谢异常：高血糖或低血糖，需要严密监测血糖，并及时调整胰岛素。对于肠内营养支持的患者，建议将血糖控制在 6 ～ 12 mmol/L，可以通过在肠内营养的开始和输注过程中皮下注射预混胰岛素、向营养管中给予二甲双胍等方式来控制血糖 [19]。③电解质和微量元素异常：最常见为血钾异常。④酸碱平衡紊乱。⑤肝功能异常。

（5）鼻咽腔、食管的压迫症状：长期通过鼻腔置管的患者容易出现因压迫而引起的鼻咽腔的破溃及红肿疼痛，食管也会出现哽咽疼痛的感觉。可以在置管时选择质地柔软的管路，并在每日护理过程可以用油膏和溃疡膏涂抹鼻腔破溃的表面。更重要的是在鼻腔管路固定的时候使用正确的手法，并轻轻转动管路，避免固定部位的长期受压引起的鼻部压疮。对于长期置管者可考虑使用胃或空肠造口的方式。

（6）再喂养综合征[6]：指在消耗状态下提供营养支持后出现的代谢、生理改变现象。预防：营养支持前先纠正电解质平衡，逐渐恢复循环容量，密切监测心力衰竭的表现；而后开始营养支持，从低剂量开始，循序渐进，同时密切监测水、电解质及代谢反应。

（二）肠外营养的相关护理

1．临床输注的注意事项

（1）保证配制和输注过程中的无菌操作。肠外营养液应当现配现用，一旦开始输注应当在 24 小时内输注完毕。

（2）不推荐在营养液中添加其他药物；对于不确定相容性的药物避免同时输注，输注前后应当用生理盐水冲洗。

（3）建议使用输液泵匀速输注，不仅可以减少并发症，而且能够增加营养物质的利用率[6]。

（4）常规能量与氨基酸浓度的肠外营养配方全合一溶液，采用周围静脉缓慢均匀输注的时间不超过 10 ~ 14 天[3]。

（5）若肠外营养的时间超过 10 ~ 14 天，推荐使用经外周静脉置入中心静脉导管（PICC 或 CVC）。

2．常见并发症及护理

（1）静脉炎：避免通过外周静脉长期输入肠外营养液，可以在输注部位的皮肤进行敷料覆盖等预先保护。定期维护管路，及时更换敷料并观察管路和皮肤情况。输液、换药等操作中注意严格无菌技术。

（2）管路堵塞：正压封管，定时冲洗管路。

（3）高血糖或低血糖：肠外营养中需要严格监测血糖情况。另外由于三升袋有吸附胰岛素的作用，直接将胰岛素加入三升袋中会造成胰岛素浓度变化而引起血糖波动，因而建议在匀速泵入营养液的同时用微量泵泵入胰岛素，从而保证血糖平稳。

（4）电解质紊乱及酸碱平衡失调：准确记录 24 小时出入量，定时检测血电解质、酸碱度情况。

（5）肠道功能紊乱：由于长期进行全肠外营养，肠道黏膜缺乏营养造成菌群失调，会导致肠道功能紊乱，出现腹痛、腹泻的情况。需要注意合理使用抗生素，并可添加微生态制剂；当肠道功能恢复后应当尽快使用肠内营养。

（赵艺媛）

参考文献

[1] Lis CG，Gupta D，Lammersfeild CA，et al. Role of nutritional status in predicting quality of life outcomes in cancer-a systematic review of the epidemiological literature. Nutrition Journal，2012，11：27.

[2] 石汉平，凌文华，李薇 . 肿瘤营养学 . 北京：人民卫生出版社，2012.

[3] 中国抗癌协会肿瘤营养与支持治疗专业委员会 . 中国肿瘤营养治疗指南 . 北京：人民卫生出版社，2015.

[4] Lochs H，Allison SP，Meier R，et al. Introductory to the ESPEN Guidelines on Enteral Nutrition：Terminology，definitions and general topics. Clinical Nutrition，2006，25（2）：180-186.

[5] Kondrup J，Allison SP，Elia M，et al. ESPEN guidelines for nutrition screening 2002. Clin Nutr，2003，22（4）：

415-421.
[6] 李宁，于健春，蔡威．临床肠外肠内营养支持治疗学．北京：中华医学电子音像出版社，2012.
[7] 蒋朱明．临床诊疗指南：肠外肠内营养分册（2008 版）．北京：人民卫生出版社，2008.
[8] ArendsJ，Bodoky G，Bozzetti F，et al. ESPEN Guidelines on Enteral Nutrition：Non-surgical oncology. Clinical Nutrition，2006，25（2）：245-259.
[9] 江志伟，黎介寿．肿瘤营养学指南与实践．肠外与肠内营养，2012，19（01）：1-2.
[10] Raslan M，Gozalez MC，Dias MC，et al. Comparison of nutritional risk screening tools for predicting clinical outcomes in hospitalized patients. Nutrition，2010，26（7-8）：721-726.
[11] Bozzetti F，Arends J，Lundholm K，et al. ESPEN Guidelines on Parenteral Nutrition：non-surgical oncology. Clinical Nutrition，2009，28（4）：445-454.
[12] Braga M，Ljungqvis O，Soeters P，et al. ESPEN Guidelines on Parenteral Nutrition：surgery. Clinical Nutrition，2009，28（4）：378-386.
[13] Loser c，Aschl G，Hebuterne X，et al. ESPEN guidelines on artificial enteral nutrition--percutaneous endoscopic gastrostomy（PEG）. Clinical Nutrition，2005，24（5）：848-861.
[14] PittirutiM，Hamilton H，Biffi R，et al. ESPEN Guidelines on Parenteral Nutrition：central venous catheters（access，care，diagnosis and therapy of complications）. Clinical Nutrition，2009，28（4）：365-377.
[15] Bozzetti F. Re：A. S. P. E. N. clinical guidelines：nutrition support therapy during adult anticancer treatment and in hematopoietic cell transplantation. Journal of Parenter Enteral Nutrition，2010，34（4）：455.
[16] Druml C，Ballmer PE，Druml W，et al. ESPEN guideline on ethical aspects of artificial nutrition and hydration. Clinical Nutrition，2016，35（6）：1577.
[17] Ferrel BR，Coyle N，Paice JA. Palliative nursing. New York：Oxford University Press，2015.
[18] Del RioMI，Shand B，Bonati P，et al. Hydration and nutrition at the end of life：a systematic review of emotional impact，perceptions，and decision-making among patients，family，and health care staff. Psychooncology，2012，21（9）：913-921.
[19] Jacob P，Chowdhury TA. Management of diabetes in patients with cancer. QJM，2014，108（6）：443-448.

第九节　呼吸困难

一、概述

呼吸困难（dyspnea）是晚期癌症患者经常出现的症状之一。现有研究显示，该症状可发生于 50% ～ 76% 的癌症晚期患者 [1-3]。呼吸困难一方面可导致患者活动能力下降、生活质量降低、心理和认知状态的改变，另一方面也给照顾者带来严重困扰 [4]。因此，肿瘤专科护士有必要全面了解呼吸困难的相关知识，以保证呼吸困难的患者得到及时、有效、专业的治疗和护理。

（一）定义

目前，国际上被广泛接受的是美国胸科协会对呼吸困难的定义，即“患者主观上感觉到的不同强度、不同性质的呼吸不适，该症状是由生理、心理、社会和环境等多种因素共同作用的结果，也可能引起进一步的生理和行为改变” [5]。临床上常见的三种不同性质的呼吸困难是呼吸费力、胸闷和吸气不足。

（二）病因分类

多种原因可导致晚期癌症患者出现呼吸困难，按照病因主要分为以下五种类型[6]。

1．肺源性呼吸困难　是最常见的呼吸困难类型，包括所有由上呼吸道、气管、支气管、肺、胸膜、纵隔病变，以及胸廓运动及呼吸肌功能障碍等所致的呼吸困难。按临床表现分为三类：

（1）吸气性呼吸困难：由于喉、气管和大支气管受压或阻塞所致，可见于胸部疼痛、喉和气管肿瘤、食管癌或纵隔肿瘤致气管受压等的患者。

（2）呼气性呼吸困难：由于肺组织病变，如弹性减弱及小支气管痉挛、狭窄所致，可见于合并慢性阻塞性肺疾病、支气管哮喘的患者。

（3）混合性呼吸困难：由于肺呼吸面积减少或胸廓运动受限所致，可见于并发严重肺部感染、大量胸腔积液、肺栓塞等的癌症患者。

2．心源性呼吸困难　如心力衰竭、心包积液的癌症患者，根据严重程度可进一步分为劳力性呼吸困难、夜间阵发性呼吸困难和端坐呼吸。

3．中毒性呼吸困难　如酸中毒的癌症患者。

4．血源性呼吸困难　如重症贫血、大出血或休克的癌症患者。

5．神经性呼吸困难　如紧张、焦虑的癌症患者。

（三）发生机制

因为呼吸运动的产生和调节需要呼吸器官自身，位于气管、支气管平滑肌和血液循环等部位的感受器，以及脊髓、延髓、脑桥、间脑和大脑皮质等各级呼吸中枢的共同作用来实现，受随意和非随意调节系统的双重调节，所以呼吸困难的发生机制非常复杂。目前学者们较为认同的是“神经-通气分离”理论，即来自呼吸中枢的通气传出指令与实际呼吸系统做出的反应不一致[4,7,8]。当机体出现耗氧量增加、血液中 PO_2 降低、PCO_2 和 H^+ 浓度升高等，即机体通气需求增加时，刺激外周化学感受器和（或）中枢化学感受器，冲动沿传入神经传入呼吸中枢，进而传出神经传递呼吸中枢的指令，反射性引起呼吸运动加深加快，肺通气量增加。如果呼吸运动的变化与呼吸中枢下达的指令一致，能够满足机体通气需求，则不会或轻微引起患者出现呼吸不适。但是如果因肿瘤导致患者呼吸肌无力甚至瘫痪、呼吸道梗阻或狭窄、大量胸腔积液等，呼吸中枢下达的调节呼吸运动的指令则无法有效实现，分布于呼吸肌的感觉神经、气管和肺的感受器会将信息再次反馈到大脑感觉运动皮质，引起患者出现呼吸费力、吸气不足或胸闷等呼吸困难的感觉。因大脑感觉运动皮质还有控制行为和情绪的功能，当患者经历呼吸困难时，可能会进一步引起患者行为和情绪的变化，如活动减少、焦虑抑郁等。

二、评估

呼吸困难作为患者的主观感受，其评估原则应以患者本人的主诉为依据[5]。评估内容包括患者发生呼吸困难的病因以及呼吸困难的强度、性质、持续时间、频繁程度、诱因、缓解因素和对日常活动或生活质量的影响等。如果患者存在认知障碍或处于镇静/无意识状态而无法报告呼吸困难的程度时，家属或主要照顾者可作为资料收集的来源[9]。

（一）病因评估

对于初次发生呼吸困难而且病因尚不明确的患者，以及之前经历过呼吸困难，但呼吸困难的程度较前有明显加重倾向的患者，均需要通过多种途径进一步评估病因。

1．询问病史　详细询问患者的病史以全面收集临床资料是查找呼吸困难原因的基础。

（1）基础疾病：询问患者有无慢性心脏疾病、肺疾病、糖尿病等病史，有无经历特殊治疗等，例如糖尿病患者 Kussmaul 呼吸考虑酸中毒，肺癌患者经历放疗后可能出现放射性肺炎，化疗后因免疫功能低下者可能发生肺部感染。

（2）呼吸困难的性质：不同病因可能引起不同性质的呼吸困难，如呼吸费力多因呼吸加深加快、呼吸肌活动受限或无力引起；胸闷多因气管、支气管痉挛或狭窄等所致；而吸气不足则多因机体本身存在气道阻塞，加之出现低氧血症、高碳酸血症、酸中毒等而表现明显[5,8]。

（3）起病缓急：起病缓者见于慢性心肺疾病，如肺部肿瘤、心功能不全者；起病急者见于肺炎、大量胸腔积液、急性酸中毒、肺栓塞等。

（4）体位与劳力：一侧大量胸腔积液者易取患侧卧位，一侧大量气胸者易取健侧卧位，心包积液患者易取前倾坐位，充血性心力衰竭患者易取端坐位，活动或劳力性呼吸困难多见于慢性心、肺疾病等。

（5）伴发症状：呼吸困难伴咳嗽、发热时考虑肺部感染，咳大量粉红色泡沫痰时考虑肺水肿，伴神经系统症状考虑脑、脑膜疾患或转移性肿瘤，伴上腔静脉阻塞综合征考虑纵隔肿瘤，伴锁骨上淋巴结肿大考虑肺癌转移。

（6）心理状态：患者有无烦躁不安、紧张、焦虑、恐惧等不良情绪。

2．体格检查　包括呼吸频率、节律、深度、血氧饱和度、呼吸肌运动，有无鼻翼扇动、胸部异常体征等。

3．辅助检查

（1）血液检查：包括血常规、电解质、血气分析、血糖及血酮体等。

（2）胸部 X 线和 CT 检查：是呼吸困难病因诊断的主要方法。

（3）支气管镜及胸腔镜检查：是诊断肺部肿瘤最重要的方法。

（4）超声检查：对心源性呼吸困难有重要的诊断价值，同时对胸腔积液的诊断和穿刺定位也是必不可少的。

（5）其他：肺功能检查可用于慢性阻塞性肺疾病和支气管哮喘的诊断，心电图可用于心源性呼吸困难如肺心病、心律失常等的诊断，肺动脉造影 CT 检查可用于肺动脉栓塞的诊断。

（二）呼吸困难强度的评估

呼吸困难强度的评估工具多是单一维度的量表，具有适用人群广泛、形式简单、回答容易等优点，易于在临床护理工作中推广应用。

1．视觉模拟评分法（VAS）[9]　VAS 可作为测评呼吸困难、疼痛等多种症状强度的评估工具，而且除了评估症状强度外，还可评估症状困扰程度。例如测量呼吸困难强度，其形式是用一条 10 cm 的横线，不作任何划分，仅在横线的两端分别注明“没有呼吸困难”和“极度呼吸困难”或“能够想象的最严重的呼吸困难”，请患者根据自己的实际感受在横线上标记呼吸困难的严重程度，然后由护士测量标记距离横线最左端的长度（图 4-9-1）。

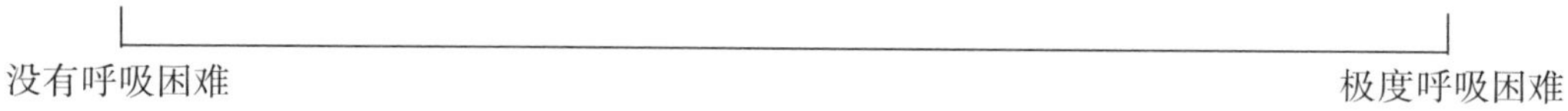

图 4-9-1 呼吸困难视觉模拟评分法

2．数字评分法（NRS）[9] 该方法是用数字来表示呼吸困难强度或困扰程度，将一条横线等分成 10 段，按 0 ～ 10 分次序表示呼吸困难的严重程度 / 困扰程度。0 分表示“没有呼吸困难 / 困扰”，10 分表示“极度呼吸困难 / 困扰”，患者选择其中一个数字代表自己呼吸困难的强度 / 困扰程度（图 4-9-2）。

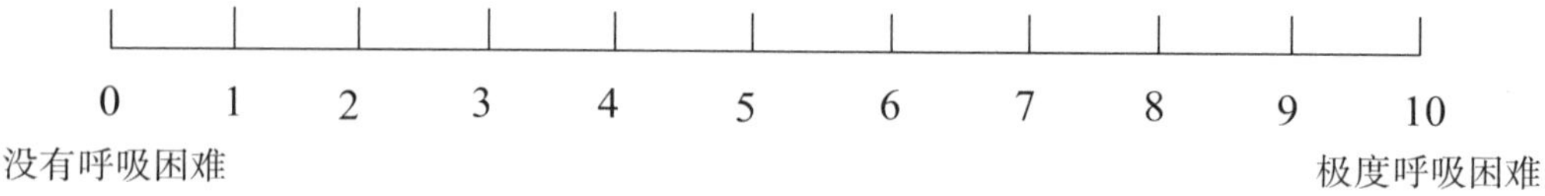

图 4-9-2 呼吸困难数字评分法

3．文字描述评分法（verbal descriptor scale，VDS） VDS 是采用 4 级评分法，使用文字描述呼吸困难的强度，即没有呼吸困难、轻度呼吸困难、中度呼吸困难和重度呼吸困难。Nicholas 等 [10] 对比了 VDS 和 NRS，并证实当“0 表示没有呼吸困难，1 ～ 4 表示轻度呼吸困难，5 ～ 8 表示中度呼吸困难，9 ～ 10 表示重度呼吸困难”时，VDS 与 NRS 呈高度相关（图 4-9-3）。

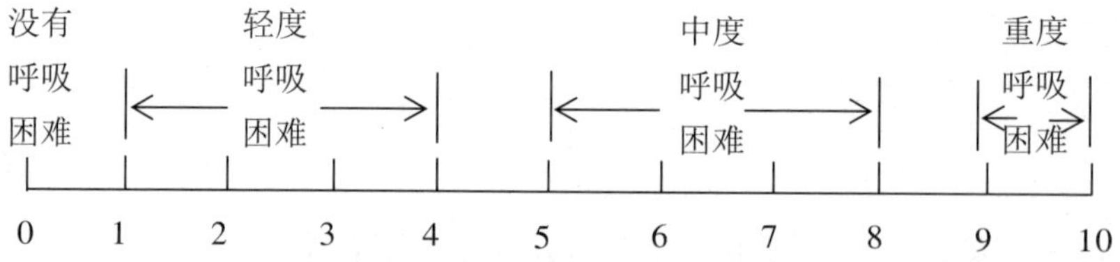

图 4-9-3 呼吸困难文字描述评分法

4．修订的 Borg 评分法（modified Borg scale，MBS）[11] 修订的 Borg 评分法可用于评估休息和活动两种状态下呼吸困难的强度，包含数字评分和文字描述评分两种形式。其中数字评分以 12 点计分，即 0、0.5、1 ～ 10，分数越高说明患者呼吸困难越严重；文字描述评分将呼吸困难的强度分为“无，非常非常轻微，非常轻微，轻微，中等程度，有点严重，严重，非常严重，非常非常严重，能够想象的最严重”。患者可以选择数字和文字描述两种形式的任何一种，标记出符合自己状况的呼吸困难的强度。详见表 4-9-1。

表 4-9-1 修订的 Borg 评分

呼吸困难强度		休息时	活动时
数字评分	文字描述评分		
0	无	□	□
0.5	非常非常轻微（刚能察觉到）	□	□
1	非常轻微	□	□

续表

呼吸困难强度		休息时	活动时
数字评分	文字描述评分		
2	轻微	□	□
3	中等程度	□	□
4	有点严重	□	□
5	严重	□	□
6		□	□
7	非常严重	□	□
8		□	□
9	非常非常严重（近乎最严重）	□	□
10	能够想象的最严重	□	□

（三）呼吸困难对患者日常活动或生活质量影响的评估

1．医学研究委员会（Medical Research Council，MRC）呼吸道症状问卷呼吸困难亚量表　该工具是1959年由英国医学研究委员会的Fletcher等[12]制订，用于评估呼吸困难对患者日常活动的影响。该量表是询问患者感知到的呼吸困难的程度，并分成5个级别：第1级指“仅在剧烈活动时有呼吸困难”，第2级指“当快走或上缓坡时有气短”，第3级指“由于呼吸困难，在平地上步行比同龄人慢，或者以自己的速度在平地上行走1英里或15分钟时需要停下来呼吸”，第4级指“在平地上步行100m或几分钟后需要停下来呼吸”，第5级指“因为明显的呼吸困难而不能离开房屋或者当穿脱衣服时有气短”。其中第2～5级呼吸困难可对患者日常活动造成不同程度的影响。该工具一般作为初级评估工具，可由患者自评，也可由评估者根据患者情况做出选择，目前在英国的医院中应用较广泛[13]。

2．癌症呼吸困难量表（cancer dyspnea scale，CDS）　CDS是由日本学者Tanaka等[14]于2000年发展的用于癌症患者的呼吸困难自评工具。该工具由12个条目组成，包含3个因子，即费力感（sense of effort）、焦虑感（sense of anxiety）和不适感（sense of discomfort），每个条目均采用Likert 5级评分，“1=无，2=有点，3=稍微，4=相当，5=非常”。量表计分方法为：因子1 =（条目4+条目6+条目8+条目10+条目12）-5；因子2 =（条目5+条目7+条目9+条目11）-4；因子3 =15-（条目1+条目2+条目3）；问卷总分 = 因子1+因子2+因子3；得分越高，说明患者呼吸困难越严重。目前该量表被译为瑞典语[15]、英语[16]等并验证具有良好的信效度。

3．慢性呼吸系统疾病问卷（chronic respiratory disease questionnaire，CRQ）　CRQ是1987年由Guyatt等[17]发展的用于慢性呼吸系统疾病患者的评估工具，该问卷包含20个条目，分为呼吸困难、情感功能、疲乏和控制感4个维度。对于呼吸困难维度，患者首先从一系列日常活动中选择出受呼吸困难影响的5个最重要活动，然后询问患者“在过去的2周内，进行每一项日常活动时的呼吸困难强度”，其中强度分为7级：1级为“极度气短”，2

级为“非常气短”，3 级为“相当气短”，4 级为“中等程度气短”，5 级为“有些气短”，6 级为“有点气短”，7 级为“没有气短”。目前，该问卷在 COPD 的患者中应用较广泛，仍有待于在癌症患者中验证和推广 [18]。

4．欧洲癌症研究与治疗组织晚期癌症患者生活质量问卷（European organization for research and treatment of cancer quality-of-life questionnaire core 15 palliative care，EORTCQLQ-C15-PAL） EORTC 开发的一系列生活质量测评工具，包括生活质量核心问卷 QLQ-C30 和多种特异性模块，是目前国际上测评癌症患者生活质量最常用的工具。考虑到 QLQ-C30 中的部分条目不适用于临终患者，Groenvold 等 [19] 于 2008 年将 30 个条目的核心问卷缩减为 15 个条目，形成用于评估临终关怀患者的生活质量核心问卷，即 QLQ-C15-PAL。该问卷包括 2 个功能维度（躯体功能和情感功能）、2 个多条目的症状维度（疲乏和疼痛）、5 个单一条目的症状维度（恶性呕吐、呼吸困难、失眠、食欲减退和便秘）和 1 个总体生活质量条目，除了 1 个总体生活质量条目采用 7 级数字评分（1= 非常差，7= 非常好）外，其他条目均采用 Likert 4 级评分，即“1= 没有，2= 有点，3= 相当，4= 非常”。按照 QLQ 计分方法将各维度得分标准化后，各维度得分范围为 0 ～ 100 分，分数越高说明功能越好或症状越严重。目前该问卷被译成阿拉伯语 [20]、日语 [21]、西班牙语 [22]、汉语 [23] 等并验证具有良好的信效度，可作为测评临终患者生活质量的有效的工具。

在呼吸困难相关的临床实践和研究中，建议将测评呼吸困难强度的单一维度量表与测评呼吸困难对日常活动或生活质量影响的多维度量表结合使用，以全面了解患者的呼吸困难状况，为进一步采取治疗护理措施提供依据 [4]。同时，正如呼吸困难的定义中提到的“该症状是由生理、心理、社会和环境等多种因素共同作用的结果”，有学者 [24] 根据“总疼痛（total pain）”提出“总呼吸困难（total dyspnea）”的概念，即除了疾病因素外，其他心理、社会和环境等因素都可能会引起或加重患者的呼吸困难症状，因此也应作为医护人员重要的评估内容。

三、治疗

（一）病因治疗

治疗呼吸困难首要的就是针对可逆性病因的治疗，如对大量胸腔积液患者给予胸腔置管引流、胸腔灌注化疗，肿瘤致气道阻塞或肿瘤广泛肺转移的患者给予姑息性化疗、局部姑息放疗、支架植入等，贫血患者给予输血或促红细胞生成素，肺部感染患者给予抗感染药物治疗，哮喘患者给予糖皮质激素、沙丁胺醇、茶碱类等支气管解痉药物，咯血患者给予止血药物或介入治疗，心力衰竭患者应用强心、利尿和扩血管药物，心包积液患者给予心包穿刺，胸部疼痛患者给予药物止痛等 [9]。

（二）针对呼吸困难症状的措施

1．药物治疗

（1）阿片类药物：目前认为，如果患者病情允许，即患者不存在呼吸抑制、氧合作用受损和 CO_2 浓度升高等情况下，使用阿片类药物可有效缓解呼吸困难的症状，相关的药物包括吗啡、可待因、芬太尼、羟考酮等，给药途径可为口服、直肠和皮下，雾化吸入途径用于缓解呼吸困难的效果尚存在争论 [9,25]。因阿片类药物过量可引起呼吸抑制，因此用于缓解呼吸困难症状时，应比用于缓解疼痛时更加严格地进行滴定。对于未使用阿片类药物止痛的患者，推荐起始剂量为口服 2.5 ～ 5 mg/4h 或皮下 1.0 ～ 2.5 mg/4h；而对于需要同时使用阿片类药物止痛的患者，建议在原来阿片类药物常规剂量的基础上增加每日剂量的 1/6，以缓解呼吸困难 [9]。其常见的副作用包括恶心、呕吐、便秘和嗜睡等。

（2）抗焦虑药物：苯二氮䓬类药物如劳拉西泮、咪达唑仑等因抗焦虑作用和可减轻呼吸困难所致的不适感而用于呼吸困难的患者，既可单独应用，也可联合阿片类药物应用。但因该类药物具有肌肉松弛作用，所以可能会加重呼吸困难的严重程度，特别是在癌症恶液质和肌肉减少症的患者中应谨慎应用 [9]。

（3）氧气：目前证据建议氧气吸入可用于缓解因低氧血症、肺水肿、肺心病、肺动脉高压所致的呼吸困难；对于其他原因所致的呼吸困难，氧气吸入并未被证实有效 [4,8]。低氧血症时，可加大氧流量或采用面罩吸氧，但若伴有二氧化碳潴留，则应持续低流量吸氧，以维持低氧对呼吸中枢的兴奋性。

（4）其他药物：类固醇类药物可用于癌性淋巴管炎、放射性肺炎、上腔静脉综合征、癌因性气道阻塞等引起的呼吸困难；精神安定剂、抗抑郁药等可减轻呼吸困难患者的焦虑抑郁情绪，进而缓解其呼吸困难症状 [9]。

2．非药物治疗　除了应用以上药物缓解呼吸困难的症状外，多种非药物治疗的方法可应用于临床。Bausewein 等 [26] 的系统综述显示，神经肌肉电刺激、胸壁震动、使用助行器和呼吸功能锻炼作为非药物措施在缓解呼吸困难症状及提高患者生活质量方面是有效的。另外，在临床护理实践中，护士也可教会患者和家属采用调整体位、节省体力、开窗通风、手持风扇、冷水洗面、针灸、听音乐、转移注意力、放松训练等多种简单的非药物方法，以提高患者和家属对呼吸困难的适应能力和应对能力 [9,26,27]。

四、护理

呼吸困难症状在癌症患者中普遍存在，对患者及家属造成严重困扰，不仅影响患者的生活质量，而且与患者的生理、心理、社会和环境等多方面因素密切相关，因此护士对患者全面准确的评估和护理在呼吸困难症状管理中起着非常重要的作用。

（一）恰当应用评估工具准确评估呼吸困难的程度

采用 VAS、NRS 等工具准确连续评估呼吸困难的强度。

（二）评估呼吸困难对患者的影响

评估患者有无疲乏、失眠、注意力不集中、紧张、焦虑、烦躁不安、恐惧、孤独、抑郁等负性情绪，以及呼吸困难对患者日常活动或生活质量造成的影响。

（三）评估引起呼吸困难的病因

评估患者详细的病史以及体格检查、辅助检查的阳性结果。

（四）一般护理措施

保持病室环境安静、清洁、舒适，空气流通，温湿度适宜。合并哮喘的患者，避免室内湿度过高和可能的过敏原（如尘螨、刺激性气体、花粉等）。协助患者选择舒适的卧位，例如对于胸腔积液、心包积液、慢性心肺疾病患者可抬高床头，半卧位或端坐位或半躺在床上或舒适的椅子上，使用枕头、靠背架或床边桌等支撑物，避免紧身衣服或过厚盖被，增加患者舒适感。根据呼吸困难的强度合理安排休息和活动量，把日常所需物品放置在患者可伸手够到的地方，告知家属为患者提供手杖等可协助患者日常活动的物品。如果病情许可，有计划地增加活动量，如室内走动、散步、室外活动等，逐步提高活动耐力。指导患者进食高蛋白、高营养、易消化、少刺激饮食，每次进餐不宜过多。

（五）治疗相关护理措施

通常采用低流量（1 ～ 2 L/min）持续吸氧，注意加强气道湿化，告知患者及家属用氧期间不要随意调节氧流量，做好“防火、防震、防油、防热”，保证用氧安全。保持呼吸道通畅，如患者伴有咳嗽、咳痰，遵医嘱给予雾化治疗，协助患者叩背，指导患者采用深呼吸、有效咳痰的方法，必要时给予机械吸痰。针对呼吸困难发生的病因，积极配合医生给予相应的处理措施，如胸腔置管引流、胸腔注药、全身化疗等。动态观察患者呼吸困难的强度、患者心理 - 社会反应、药物治疗效果和不良反应等，有异常时及时通知医生。

（六）心理护理

呼吸困难可引起患者烦躁不安、焦虑、恐惧等，而负性情绪又可进一步加重患者呼吸困难的程度。因此护士应：

1．适时陪伴和安慰患者，积极与患者及家属分析发生呼吸困难的原因，向患者和家属详细讲解各种治疗方案的过程和护理要点，如胸腔穿刺抽液、放化疗、手术等，减轻患者焦虑和恐慌情绪。

2．教会患者和家属采用非药物治疗措施，如手摇风扇、助行器、放松疗法、音乐疗法等，帮助患者和家属积极应对呼吸困难症状。

3．鼓励患者适时表达自己的内心感受，随时表达身体的不适和痛苦。

4．如患者存在心理问题，请心理科或康复科医生给予心理辅导。

（侯晓婷　柏冬丽）

参考文献

[1] Delgado-Guay MO，Parsons HA，Li Z，et al. Symptom distress，interventions，and outcomes of intensive care unit cancer patients referred to a palliative care consult team. Cancer，2009，115（2）：437-445.

[2] Reddy S K，Parsons H A，Elsayem A，et al. Characteristics and correlates of dyspnea in patients with advanced cancer. J Palliat Med，2009，12（1）：29-36.

[3] Henoch I，Bergman B，Gustafsson M，et al. Dyspnea experience in patients with lung cancer in palliative care. European Journal of Oncology Nursing，2008，12（2）：86-96.

[4] Lok CW. Management of Breathlessness in Patients With Advanced Cancer：A Narrative Review. Am J HospPalliat Care，2016，33（3）：286-290.

[5] Parshall MB，Schwartzstein RM，Adams L，et al. An official American Thoracic Society statement：update on the mechanisms，assessment，and management of dyspnea. Am J Respir Crit Care Med，2012，185（4）：435-452.

[6] 刘德铭，陈清兰，胡成平．呼吸疾病症状鉴别诊断性．北京，科学出版社，2009：120-121.
[7] Currow DC，Higginson IJ，Johnson MJ. Breathlessness--current and emerging mechanisms，measurement and management：a discussion from an European Association of Palliative Care workshop. Palliat Med，2013，27（10）：932-938.
[8] Ferrell BR，Coyle N，Paice JA. Palliative Nursing. 4th edition. New York：Oxford University Press，2015.
[9] Kloke M，Cherny N. Treatment of dyspnoea in advanced cancer patients：ESMO Clinical Practice Guidelines. Ann Oncol，2015，26（Suppl 5）：169-173.
[10] Wysham NG, Miriovsky BJ, Currow DC, et al. Practical Dyspnea Assessment：Relationship Between the 0-10 Numerical Rating Scale and the Four-Level Categorical Verbal Descriptor Scale of Dyspnea Intensity. J Pain Symptom Manage，2015，50（4）：480-487.
[11] Boshuizen RC，Vincent AD，van den Heuvel MM. Comparison of modified Borg scale and visual analog scale dyspnea scores in predicting re-intervention after drainage of malignant pleural effusion. Support Care Cancer，2013，21（11）：3109-3116.
[12] Fletcher CM，Elmes PC，Fairbairn AS，et al. The significance of respiratory symptoms and the diagnosis of chronic bronchitis in a working population. Br Med J，1959，2（5147）：257-266.
[13] Bausewein C，Booth S，Higginson IJ. Measurement of dyspnoea in the clinical rather than the research setting. Curr Opin Support Palliat Care，2008，2（2）：95-99.
[14] Tanaka K，Akechi T，Okuyama T，et al. Development and validation of the Cancer Dyspnoea Scale：a multidimensional，brief，self-rating scale. Br J Cancer，2000，82（4）：800-805.
[15] Henoch I，Bergman B，Gaston-Johansson F. Validation of a Swedish version of the Cancer Dyspnea Scale. J Pain Symptom Manage，2006，31（4）：353-361.
[16] Uronis HE，Shelby RA，Currow DC，et al. Assessment of the psychometric properties of an English version of the cancer dyspnea scale in people with advanced lung cancer. J Pain Symptom Manage，2012，44（5）：741-749.
[17] Guyatt GH，Berman LB，Townsend M，et al. A measure of quality of life for clinical trials in chronic lung disease. Thorax，1987，42（10）：773-778.
[18] Chauvin A，Rupley L，Meyers K，et al. Outcomes in Cardiopulmonary Physical Therapy：Chronic Respiratory Disease Questionnaire（CRQ）. Cardiopulm Phys Ther J，2008，19（2）：61-67.
[19] Groenvold M，Petersen MA，Aaronson NK，et al. The development of the EORTC QLQ-C15-PAL：a shortened questionnaire for cancer patients in palliative care. Eur J Cancer，2006，42（1）：55-64.
[20] Alawneh A，Yasin H，Khirfan G，et al. Psychometric properties of the Arabic version of EORTC QLQ-C15-PAL among cancer patients in Jordan. Support Care Cancer，2016，24（6）：2455-2462.
[21] Miyashita M，Wada M，Morita T，et al. Independent Validation of the Japanese Version of the EORTC QLQ-C15-PAL for Patients With Advanced Cancer. J Pain Symptom Manage，2015，49（5）：953-959.
[22] Suarez-Del-Real Y，Allende-Perez S，Alferez-Mancera A，et al. Validation of the Mexican-Spanish version of the EORTC QLQ-C15-PAL questionnaire for the evaluation of health-related quality of life in patients on palliative care. Psychooncology，2011，20（8）：889-896.
[23] Zhang L，Wang N，Zhang J，et al. Cross-cultural verification of the EORTC QLQ-C15-PAL questionnaire in mainland China. Palliat Med，2015，30（4）：401-408.
[24] Abernethy AP，Wheeler JL. Total dyspnoea. Curr Opin Support Palliat Care，2008，2（2）：110-113.
[25] Thomas S，Bausewein C，Higginson I，et al. Breathlessness in cancer patients - implications，management and challenges. Eur J Oncol Nurs，2011，15（5）：459-469.
[26] Bausewein C，Booth S，Gysels M，et al. Non-pharmacological interventions for breathlessness in advanced stages of malignant and non-malignant diseases. Cochrane Database Syst Rev，2008（2）：D5623.

[27] Chan W，Ng C，Lee C，et al. Effective Management of Breathlessness in Advanced Cancer Patients With a Program-Based，Multidisciplinary Approach：The "SOB Program" in Hong Kong. J Pain Symptom Manage，2016，51（3）：623-627.

第十节 排尿紊乱

排尿紊乱是晚期癌症患者常见的泌尿系统症状，发生的原因与以下因素有关：由于肿瘤对膀胱的直接侵犯、对输尿管和膀胱的压迫或者刺激引起的梗阻性尿潴留；肿瘤侵犯或者压迫控制排尿功能的神经系统引起尿路功能障碍。临床上常见晚期肿瘤患者的排尿紊乱有尿频、尿急、尿痛等膀胱刺激征，排尿困难，尿潴留及尿失禁等。

一、概述

（一）定义

排尿相关的泌尿系排尿紊乱症状常称之为下尿路症状[1]（表 4-10-1）。储尿期症状指患者储尿功能下降所致的一系列症状，尿急症指一种突发的难忍的排尿感，常造成尿失禁（称急迫性尿失禁），是一种因逼尿肌过度活动的病理生理改变所致的症状；国际尿控学会规定 24 小时排尿次数≥ 8 次，且夜尿次数≥ 2 次即可定义为尿频，因为在这种频次下往往会影响人的生活质量。夜尿次数增多指夜间睡眠后因需要排尿而起夜的次数。急迫性尿失禁则指因尿急症所致的尿失禁。以上四种症状产生的病理生理学基础为膀胱过度活动症（从尿动力学检查看是逼尿肌过度活动）。通过以上症状获得诊断的最为核心的依据是患者是否有尿急症，单纯的尿频与很多泌尿系统疾病相关，甚至为多尿所致。排尿期症状比较容易理解，但一定要注意的是排尿期症状并非都为膀胱出口梗阻所致，从症状上难以甄别排尿期症状是膀胱出口梗阻所致还是逼尿肌收缩无力所致。排尿后症状也是如此。如果患者没有排尿期症状，排尿后症状往往与膀胱过度活动症或膀胱感觉过敏相关；如有排尿期症状，排尿后症状往往与引起排尿期症状的病理生理改变有关。由于引起以上症状的疾病往往发生在膀胱、前列腺和尿道，目前也统称为下尿路症状。

表 4-10-1 常见的下尿路症状

储尿期	排尿期	排尿后期
尿急症	排尿踌躇	排尿后滴沥
尿频	尿线变细	排尿不尽
夜尿次数增多	间断排尿	
急迫性尿失禁	腹压排尿	
其他尿失禁（如压力性尿失禁）	终末滴沥	

（二）下尿路的解剖、生理及病理生理

下尿路由膀胱、前列腺（男性）、尿道组成，从功能上来看盆底肌肉也参与了尿道括约

肌功能的组成。膀胱有其极为特有的逼尿肌，在储尿期能随着尿液的增加而逐渐舒张，保持膀胱处于低压和稳定状态，膀胱储尿期的这种功能不但与膀胱特殊的组织结构（逼尿肌）有关，膀胱的神经也起着极为重要的作用，如储尿期交感神经处于兴奋状态，可主动松弛膀胱逼尿肌，增加储尿期膀胱低压状态和稳定状态，同时收缩膀胱颈平滑肌和尿道括约肌而提高膀胱尿道的控尿能力；排尿期时随着大脑传递排尿信号，副交感神经兴奋导致逼尿肌反射性收缩，同时交感神经抑制而导致括约肌松弛，排尿随即发生，直至排尿期结束而恢复储尿期状态。因此膀胱尿道的功能取决于完整的神经支配系统、正常的组织结构和良好的中枢神经系统。任何一个环节出问题都将出现各种下尿路功能障碍，并表现为复杂的下尿路症状。

理解下尿路症状的特点和病理生理机制有助于更为准确地症状评估和制订更为合理的诊疗及护理方案。

二、评估

由于下尿路症状不是单一症状，也不仅是由一种疾病引起的，更不是一种病理生理机制所致，为了综合评估症状的改变和比较症状的轻重，通常采用症状综合评估表来评估下尿路症状。

（一）国际良性前列腺症状评估表

国际良性前列腺症状评估表（international prostate symptom score，IPSS）[2]（表 4-10-2）最初用于男性良性前列腺增生症状的评估，由于良性前列腺增生患者既有排尿期症状，也有储尿期症状和排尿后期症状，因此设计了这种综合性评估表。但近年来的研究发现，老年女性除压力性尿失禁外，也存在复杂的下尿路症状，因此对于存在复杂下尿路症状的女性而言，采用此表评估也能从一定程度上反映患者的症状轻重。

表 4-10-2　国际良性前列腺症状评估表（IPSS）

症状	无	少于 1/5	少于 1/2	约 1/2	多于 1/2	几乎总是	
1. 过去 1 个月排尿不尽感	0	1	2	3	4	5	
2. 过去 1 个月排尿后 2 小时内又要排尿	0	1	2	3	4	5	
3. 过去 1 个月排尿时中断和开始多次	0	1	2	3	4	5	
4. 过去 1 个月排尿不能等待	0	1	2	3	4	5	
5. 过去 1 个月感觉尿线变细	0	1	2	3	4	5	
6. 过去 1 个月感觉排尿费力	0	1	2	3	4	5	
	无	1 次	2 次	3 次	4 次	≥ 5 次	
7. 过去 1 个月夜间睡觉时起床排尿次数	0	1	2	3	4	5	
IPSS 总分 =							
排尿症状对生活质量的影响							
你觉得现在的排尿情况	非常好	好	多数满意	满意各半	多数不满意	不愉快	很痛苦
生活质量如何	0	1	2	3	4	5	6
生活质量指数（QOL）=							

（二）膀胱过度活动症评估表

膀胱过度活动症评估表（overactive bladder symptom score，OABSS）[3]（表 4-10-3）主要是用于评估储尿期患者的排尿症状（不包括压力性尿失禁），适用于膀胱过度活动症患者的症状轻重的评估。该表强调了膀胱过度活动症核心症状尿急症的评估，只有尿急症状评估≥ 2 分，膀胱过度活动症才能获得诊断。

表 4-10-3　膀胱过度活动症评估表（OABSS）

问题	症状	次数	得分
1．白天排尿次数	从早晨起床到晚上入睡的时间内，排尿的次数是多少？	≤ 7	0
		8 ～ 14	1
		≥ 15	2
2．夜间排尿次数	从晚上入睡到起床的时间内，因为排尿起床的次数是多少？	0	0
		1	1
		2	2
		≥ 3	3
3．尿急	是否有突然想要排尿、同时难以忍受的现象发生？	无	0
		每周＜ 1	1
		每周≥ 1	2
		每日 =1	3
		每日 2 ～ 4	4
		每日≥ 5	5
4．急迫性尿失禁	是否有突然想要排尿、同时无法忍受并出现尿失禁的现象？	无	0
		每周＜ 1	1
		每周≥ 1	2
		每日 =1	3
		每日 2 ～ 4	4
		每周 ≥ 5	5

（三）尿垫试验

尿垫试验常用于前列腺根治性切除术后压力性尿失禁或女性压力性尿失禁严重程度的评估。国际尿控协会对尿垫试验进行了规范，使临床疗效指标有可比性，便于系统评价分析。具体尿垫试验的评估方法见表 4-10-4

表 4-10-4　1 小时尿垫试验标准[4]

- 试验持续 1 小时，从试验 0 时间开始患者不再排尿
- 时间 0：预先放置经称重的吸收物品（通常为已知重量的卫生巾）
- 试验头 15 分钟：患者喝 500 ml 白开水，卧床休息
- 以后的 30 分钟，患者行走，上下台阶
- 以后 15 分钟，患者应坐立 10 次，用力咳 10 次，跑步 1 分钟，拾起地面 5 个小物体再用自来水洗手 1 分钟
- 在试验 60 分钟结束时，将吸收物品称重，要求患者排尿并测尿量

注：一旦患者出现急迫性尿失禁，则该尿垫试验不能用于压力性尿失禁的评估

三、治疗

由于下尿路症状为一组症状群，产生症状的疾病及病理生理机制各不相同，因此并无特异性治疗，需要根据患者的症状特点和确定的病理生理改变选择适合的药物治疗，以缓解患者的症状。

（一）改善膀胱储尿功能的药物治疗

针对逼尿肌过度活动而导致膀胱过度活动症的药物：

1．抗胆碱能药物[5]　主要通过抑制膀胱逼尿肌的收缩，减轻膀胱逼尿肌的过度活动而达到治疗目的。常见的适应证主要为膀胱过度活动症引起的尿频尿急和急迫性尿失禁，以及术后留置尿管时可出现的膀胱痉挛。常用药物有托特罗定、索立那新、丙哌维林、曲司氯氨。该类药物的副作用有口干（对唾液腺抑制）、眼干（对泪腺抑制）和排尿困难（对逼尿肌过度抑制），某些老年患者可能因托特罗定的中枢作用而出现某些精神症状。

2．β_3 受体激动剂[6]　通过兴奋膀胱交感神经，松弛逼尿肌，而达到抑制逼尿肌过度活动症的作用。适应证主要为膀胱过度活动症，该药物的主要并发症为高血压患者服用后可能有血压升高的风险。常用药物有米拉贝隆、利托贝隆和索拉贝隆等。

3．α_1 受体激动剂[7]　通过收缩膀胱颈平滑肌，增加后尿道阻力而缓解压力性尿失禁患者的严重程度。该药物主要用于女性压力性尿失禁患者，对于男性前列腺术后压力性尿失禁并无明显疗效，原因与膀胱颈手术瘢痕化有关。常见副作用有血压升高的风险。常用药物有米多君。

（二）改善储尿功能的非药物治疗

1．盆底肌锻炼及生物反馈[8]　通过盆底肌锻炼，患者能有效控制盆底肌肉的收缩和尿道括约肌的收缩，通过收缩盆底肌和尿道括约肌，能有效抑制膀胱逼尿肌，减少急迫性尿失禁的发生，从而逐渐达到缓解膀胱过度症症状的目的。

2．行为治疗　行为治疗是多方面的，包括饮食（减少刺激性饮食等）、调整衣裤设计便于如厕、练习收缩尿道括约肌便于控制逼尿肌过度活动等。

3．膀胱灌注辣椒辣素[9]　该药物通过膀胱灌注，可封闭膀胱 C 纤维，减低膀胱感觉神经的敏感性，从而减少逼尿肌的过度活动。1 个疗程灌注后，膀胱感觉神经敏感性减低疗效常持续 3 个月左右。灌注方法通常为每周 1 次，连续 3 ～ 6 次后评价疗效。

4．膀胱逼尿肌肉毒素注射治疗[9]　通过膀胱镜逼尿肌肉毒素一次注射（通常注射20～30个部位），能在较长时间内（半年至9个月）抑制逼尿肌的收缩。疗效较为确定，但可引起排尿困难的风险，多数情况下需要反复注射。多用于有长期膀胱过度活动症的患者。

5．骶神经调节术[10]　通过骶3孔留置电极，并与长期植入体内的起搏器连接，对骶3神经进行长期电刺激（低频为主，主要刺激感觉神经），以达到控制逼尿肌过度活动的目的。该治疗为目前治疗膀胱过度活动症疗效较好的一种方法，适合于长期尿频、尿急及急迫性尿失禁的患者，但价格昂贵限制了它的应用和普及。

（三）改善膀胱排尿功能的药物治疗

1．促使逼尿肌收缩的药物　该类药物主要分两大类，即拟副交感神经药物（卡巴胆碱、氯贝胆碱等）和抗胆碱酯酶药物（吡斯的明、利凡斯的明及加兰他敏等）。两类药物药理机制不同，但均属于兴奋副交感神经的药物。由于这类药物副作用较大，不适合逼尿肌功能永久受损的患者（如糖尿病膀胱病变等），主要用于麻醉后或急性尿潴留后逼尿肌收缩力暂时减低的患者。

2．α_1受体阻滞剂[11,12]　通过松弛膀胱颈平滑肌，降低尿道阻力，帮助排尿困难的患者逼尿肌排尿。该类药物有一定的膀胱内血管扩张作用，有助于因急性尿潴留所致的膀胱逼尿肌功能急性受损的恢复，长期服用对因长期梗阻导致的逼尿肌功能受损也有一定的疗效。适用于急性尿潴留、良性前列腺增生所致的梗阻、各类的逼尿肌功能损害等。该药物的副作用为有一定的降压作用，服用时需要调整抗高血压药物。

（四）改善排尿功能的非药物治疗

1．自家间歇性清洁导尿[13]　如果膀胱顺应性良好（即正常膀胱容量前提下膀胱内压力≤ 40 cmH_2O），该措施得当，并无明显的泌尿系感染风险。但该措施的良好实施需要在护理上进行专业的指导。

2．骶神经调节术　骶神经调节术作用机制较为复杂，如外周神经完整，有双向调节的作用，因此也常用于非神经源性逼尿肌收缩力减低的患者，以帮助逼尿肌恢复排尿功能。

四、护理

（一）排尿困难的护理

1．一般护理措施[14]

（1）提供良好的排尿环境，保护隐私：卧床患者不习惯床上排尿以及缺乏隐私保护的环境，加之卧床后排尿反射较弱，都是引起排尿困难的原因，因此，护理中应为排尿困难的患者提供一个隐蔽的排尿环境，多人间的病房可用屏风遮挡，保护患者的隐私。卧床患者应保持床单整洁，被服污染时及时更换。

（2）提供心理辅导和支持，消除紧张情绪：向患者解释排尿困难发生的可能原因，并说明大部分情况都是可以缓解的，鼓励患者树立信心。护士应注意观察，耐心沟通，及时了解患者的顾虑和担忧，给予有针对性的解释，同时告诉患者情绪紧张、焦虑也可引起或加重排尿困难，放松心情有助于缓解排尿困难。尤其是对术后需在床上排尿的患者，解释其必要性，并指导正确方法及注意事项。

（3）饮食饮水指导：嘱患者多吃易消化、粗纤维的食物，以促进肠蠕动，保持排便通畅，避免增加腹压。禁烟、禁酒，禁食辛辣刺激性食物。排尿困难患者多属肾阳虚证或淋证中之气淋。按患者所属证别进行个体化的饮食护理。气淋者多食新鲜蔬菜、水果；实证者多食柑橘、萝卜等理气食品；虚证者予山茱萸粳米粥；肾阳虚者予薏苡仁大枣粥[15]。保证每日饮水量在1000 ml以上，有患者担心在床上排尿给家人或护理人员增加负担而限制饮水，护士应仔细评估，向患者讲解饮水的重要性，指导患者多饮温热水，保证尿量刺激排尿，但不宜在短时间内饮用大量水分，以免膀胱过度充盈，也不要过度憋尿，有尿意应立即排空膀胱，防止膀胱过度充盈。如排尿不及时，膀胱易过度充盈，使排尿力量减弱而诱发尿潴留。

2．指导患者术前做床上排尿训练　有研究显示：术前经过排尿训练者，术后排尿困难的发生率明显低于未经排尿训练者。对于术后易出现排尿困难的患者，术前护士应向患者解释术前训练的重要性，并耐心指导患者恰当使用便器床上排便，通常术前2天开始练习，每天3～4次。

3．恰当应用物理治疗缓解排尿困难。

（1）利用条件反射和听水声等方式诱导排尿。

（2）改变环境与体位，扶助其下床排尿。

（3）热敷：将水温约50℃的热水袋放于下腹部，并用手掌向膀胱区轻轻按摩推压1～3分钟，注意用力均匀以刺激膀胱收缩排尿。观察患者的生命体征及面色，注意有无腹胀、腹膜刺激征等情况。膀胱过度充盈者严禁用力按压，以防膀胱破裂。

（4）根据热敷原理，用红外线在膀胱区照射20～30分钟后诱导排尿。

（5）膀胱按摩排尿法[15]：操作者站在患者一侧，将手置于其下腹部，轻轻向左右推揉膨隆的膀胱10～20次，以促使其腹肌松弛，然后用一手掌自膀胱部向下推移按压，另一手以全掌按压关元、中极两穴位，以促进排尿。用力均匀，由轻至重，逐渐增加力度，切忌用力过猛，以防损伤膀胱。一般持续推移1～3分钟，尿液即可推出，但推移按压不能停止，否则排尿即中断，待按压至尿液排空后，再缓缓松手。如经过推移与按压一次后未见尿液排出，不可强力按压，应再依以上顺序反复操作，直至排尿成功。该法适于因疼痛、体位等因素导致排尿困难的患者。

4．正确给药　如果物理治疗仍不排尿，可以使用直肠栓剂如开塞露1～2个注入肛门，或适当生理盐水灌肠，保留5～10分钟，患者可出现便意排便，同时伴随排尿，因人体排尿和排便反射都有盆底神经参与。若以上方法不能排尿，遵医嘱肌内注射新斯的明，1小时后仍无效，紧急情况下可考虑无菌导尿[16]。

5．指导患者进行盆底肌肉锻炼，促进自主排尿的恢复。

（1）应尽早在床上行半坐位或坐位的平衡训练，改变患者体位，同时屏气增加腹压。患者在不收缩下肢、腹部及臀部肌肉情况下，自主收缩会阴及肛门括约肌，每次收缩5～10秒，放松5～10秒，重复10～20次，每次持续时间越长越好，每日3次。

（2）患者呼吸训练时，指导患者吸气时收缩肛门周围的肌肉，维持5～10秒，呼气时放松。

（3）患者取坐位，由后向前缓慢将肛门、阴道、尿道周围等盆底肌收缩上提，感觉在阻止肛门排气，缓慢放松，每次维持10秒，连续10次。还可以协助患者坐在马桶上，两腿分开，开始排尿，有意识地收缩盆底肌肉，使尿液中断，如此反复排尿止尿，使盆底肌得到锻炼。

6．指导患者进行排尿强化训练　患者全身情况趋于稳定，尿道口有尿液流出，说明膀胱已建立反射性排尿机制，可以试着拔除尿管。拔管前夹闭尿管 3 ～ 4 小时，患者饮水后待膀胱充盈时再拔，拔管后协助患者自行排尿，并观察尿液颜色、性质、量，排尿次数，膀胱充盈情况。可复查 B 超测定膀胱残余尿量，对仍不能自行排尿且排尿后残余尿量在 200 ml 以上的患者给予间接性导尿，在无菌条件下定时导尿，有规律地排空尿液。

实施前要为患者制订计划，定时定量饮水，定时排尿，根据患者的补液量和功能训练时间，每天饮水 1500 ～ 2000 ml 以内，时间相对固定，每次饮水量保持在 400 ～ 500 ml，每日 3 ～ 4 次。通常排尿时膀胱的容量达 400 ml 左右，每天尿量达 1000 ml 左右。注意观察尿量颜色变化，每次导尿前 30 分钟逼尿肌括约肌功能协调，进行习惯训练，提醒患者定时排尿，可用手指在患者耻骨联合上方进行有节奏的轻快叩击 6 ～ 7 次，反复进行，也可以采取摩擦刺激下腹部，利用皮肤膀胱反射性诱发膀胱收缩而产生排尿；还可以热敷下腹部、听流水声等辅助措施。指导患者自行排尿后再插入导尿管排尽尿液，同时要测定残余尿量，根据膀胱残余尿量制订导尿次数，如残余尿量大于 200 ml，每天导尿 3 ～ 4 次，说明膀胱功能恢复差；残余尿量在 100 ～ 200 ml，每天导尿 2 次，说明膀胱功能稍弱；自动排尿大于每 2 小时一次或残余尿量在 100 ml 以下，膀胱容量在 250 ml 以上，可终止导尿。停止导尿后膀胱逼尿肌功能仍弱，应用手法辅助完成排尿，在膀胱充盈、膀胱底达脐下 2 指时，将一手掌触摸胀大的膀胱，由底部向体部环形按摩，动作要均匀，由轻到重，待膀胱成球状，用手托住膀胱底部向会阴部挤压，挤压时嘱患者使用腹压直至排出尿液。间歇导尿期间每 1 ～ 2 周复查尿常规一次，送细菌培养，以后每 2 ～ 4 周一次，发现尿液异常及时留取尿标本送检并通知医生。

（二）尿失禁的护理

1．一般护理

（1）提供良好的环境，保护隐私：护理尿失禁的卧床患者应为其提供一个隐蔽的环境，多人间的病房可用屏风遮挡，保护患者的隐私。保持床单整洁，被服污染时及时更换。

（2）提供心理支持和辅导：尿失禁给患者带来心理和精神上的压力，护理人员应主动关心患者，为其提供舒适、安静、整洁的住院环境，注重保护其个人隐私，取得信赖并使之获得安全感。鼓励患者表达自己的感受和需求尽量满足患者的合理要求，并给予心理支持和辅导，如鼓励患者进行修饰，指导穿着合适的衣服，面对和接受身体形象的改变等。

（3）饮食护理：尿失禁患者日常的饮食计划很重要，尤其是饮水计划，饮水过多导致多尿，过少则导致便秘，两者均可加重尿失禁。每日摄水总量应当控制在 1500 ～ 2000 ml。若是老年患者，由于顾虑尿失禁和身体活动不便，患者多数倾向于少饮水，以至于水摄入不足，对于这种情况，应当为患者提供便利，解释饮水的重要性，消除患者的顾虑，鼓励患者适量增加饮水量，避免进食刺激性食物和饮料，同时增加纤维素的摄入，预防便秘。

2．皮肤护理

（1）及时更换尿垫，并用温开水清洗会阴部、阴茎、龟头及臀部皮肤，保持会阴部皮肤清洁干燥。

（2）留置导尿管的患者要保持尿道口的清洁，每日用 0.5% 聚维酮碘（碘伏）棉球消毒并擦会阴及尿道口的分泌物污垢至少2次。

（3）使用避孕套式尿袋法的患者使用前要洗净会阴，涂爽身粉保持干燥，每日2次。

（4）对用保鲜膜袋法的男患者，每次排尿后及时更换保鲜膜袋，每次更换时用温水清洁会阴部皮肤，阴茎、龟头包皮等处的尿液及污垢要清洗干净。每日会阴冲洗2次，保持会阴皮肤清洁、干燥，预防皮肤湿疹的发生。

（5）采用高级透气接尿器法的患者注意接尿器应在通风干燥、阴凉清洁的室内存放，禁止日光暴晒，经常冲洗晾干。使用时排尿管不能从腿上通过，防止尿液倒流。注意会阴部清洁，每日用温水擦洗。最具有预防性的措施仍集中在减轻受压、变换体位、加强营养等方面，而不只是单纯地对尿失禁的护理[17]。

3．指导功能训练　指导患者进行正确有效的功能锻炼，以加强盆底肌肉的功能，巩固膀胱颈、后尿路周围筋膜及韧带对尿道的支持。

（1）盆底肌肉锻炼[18]：指导患者有意识地对以肛提肌为主的盆底肌肉进行自主性收缩，以加强控尿能力。具体训练方法：首先收缩肛口，再收缩阴道、尿道，产生盆底肌上提的感觉，肛门、阴道、尿道收缩时，大腿和腹部肌肉保持放松，每次收缩不少于3秒，然后放松，连续10～20分钟，3～5次/日。正确的盆底肌锻炼是增强盆底肌力量的关键，护理人员的正确引导是治疗成功必不可少的条件，治疗前要详细说明盆底肌的正确位置和收缩要点，防止患者夹紧大腿而没有收缩盆底肌，也要避免患者在收缩盆底肌的同时收缩腹肌。国外观察表明，规则和有力的盆底肌锻炼必须持续6周以上，才能达到较理想的效果。

（2）耻骨肌锻炼[18]：在排尿过程中主动中断排尿之后，再继续排尿的重复锻炼，有助于尿道括约肌功能的恢复。

（3）膀胱功能锻炼：按规定时间排尿，并逐渐延长排尿的时间，以逐步增加膀胱容量，重建大脑皮质对膀胱功能的控制。

4．暗示疗法[19]　暗示疗法就是运用暗示作用的积极方面治疗疾病的一种方法，主要用于前列腺癌根治术后的患者。患者因尿失禁感到尴尬而产生焦虑和抑郁的心理。首先运用通俗语言向患者及家属说明尿失禁是前列腺癌根治术后的常见并发症，允许家属陪护，使其情绪稳定。医护人员多用积极肯定的语言，让患者坚定“我一定会好的”的意念，但也要让他们认识到治疗尿失禁需要一个过程，避免急躁的心理。同时，设法转移其注意力，改变患者一味专注于尿失禁的心理。帮助患者建立积极治疗的行为模式，每2～3小时提醒患者如厕，先让患者听5～15分钟的流水声，或用温开水冲洗会阴部，同时轻轻按压上腹部，培养患者产生尿意和增强患者的排尿控制能力。另外，每次如厕前要询问患者有无尿意，患者感觉到有尿意并且可排出尿液则给予肯定，无尿意且未能排出尿液则给予鼓励，说明可下次再试，淡化患者对排尿的期望。对于不能自行排尿的患者，指导其使用间歇性自我导尿的方法。久而久之，通过以上行为强化训练，建立患者排尿的条件反射。对于患者每天的进步应加以肯定，让其产生“我正逐渐恢复”的意识，增强其战胜疾病的信心。

5．做好健康教育　护士与患者接触及交流的机会最多，因此在患者的健康教育中发挥重要作用。一方面，护士应做好疾病相关知识的宣传，提高患者的健康知识水平与自我健康意识；另一方面，指导患者进行有效的功能锻炼，教授其改善尿失禁的技巧，鼓励家属多与患者接触、交谈。指导患者每次尿失禁后进行会阴皮肤护理，使之保持清洁、干燥。

（三）尿路刺激征（尿频、尿急）的护理

1．心理护理　对尿急女性患者影响最大的首先是个人卫生问题，女性经常遗尿、漏尿，可能会引起湿疹、压疮、皮肤感染及泌尿系统炎症等疾病。此外，女性因遗尿、漏尿，不但影响到患者的日常行为，并且由于不舒适、害羞、自卑等使患者远离社交活动。因此医护人员应及时给予患者心理疏导，树立信心。

2．生活护理

（1）针对糖尿病患者，护士应指导其合理膳食，及时调整血糖，避免血糖异常波动。

（2）有吸烟及接触油烟等有刺激性气体的患者，指导其戒烟，及时通风换气等。

（3）对肥胖患者指导其控制每日摄入量，合理运动，控制体重。

（4）对于平素饮水量少的患者，鼓励其多饮水，补充生理需要量，每日不低于 2000 ml，分次饮用，避免一次性大量饮水。若观察患者有尿急症状，其多有畏惧饮水情况，护理人员需讲述清晰，即多饮水可稀释尿液成分，达到降低尿液对膀胱的刺激性，尿量为总量增加，并非次数增加。

（5）对于多次顺产患者，多有盆腔组织松弛，而腹压增加会使尿急症状加重，因此针对多次顺产患者，应给予盆底肌训练（pelvic floor muscle exercise，PFME），即提肛训练，每次练习盆底收缩 10 ～ 15 次，每次收缩 2 ～ 6 秒，每天坚持 3 ～ 8 次，避免久坐。

3．局部皮肤护理[20]　女性因生理特殊，尿道短（成年女性 4 ～ 5cm），尿道缺乏抗逆流组织器官，周边有阴道、肛门易引起污染器官，加之小阴唇表面皱褶多，增加会阴区护理难度。尿液对皮肤有刺激性作用，个人会阴区皮肤护理可减轻局部皮肤不适感，有助于减轻尿急症状。合理指导患者高锰酸钾温水坐浴，每周 2 次，高锰酸钾稀释浓度为 1 ：5000，坐浴时间为 10 ～ 15 分钟，同时要强调高锰酸钾不能过浓，不能过于频繁。高锰酸钾属于强氧化剂，高浓度或频繁使用易使皮肤干燥，引起会阴区皮肤瘙痒，合理使用可减少局部皮肤不适感。保持局部皮肤干燥，避免或减少使用成人纸尿裤及尿片等。

（四）慢性尿潴留的护理

1．术前指导　术前应训练患者卧床排尿，使用便器，并说明这些准备的重要性，解除患者的顾虑。在进手术室前 10 分钟嘱患者排空膀胱，尤其是急诊患者。术后要经常巡视患者，及时发现尿潴留，鼓励患者进行早期、有意识地排尿。对有尿潴留的患者，应留置尿管并保持有效引流。

2．指导功能训练

（1）热敷法：用温度 50℃左右的温热毛巾敷在患者膀胱区 5 分钟左右。利用腹肌收缩促进排尿。

（2）热滚动按摩法：热水袋盛 60℃左右的热水放入布套中以免烫伤患者。向患者做好解释，取平卧位，伸直下肢，将布袋置于膀胱区，滚动布袋大概 20 分钟。利用热作用和按摩刺激相结合的物理疗法刺激膀胱逼尿肌收缩，促进排尿，此法还有利于膀胱和尿道消肿。如果不能即时见效，则重复进行。

（3）指压穴位法：右手拇指垂直下压患者利尿穴，嘱咐患者要放松心情，手法宜先轻后重。

(4) 听流水声：通过听水龙头流水，利用患者的条件反射排尿。各种方法均以患者 30 分钟内排尿为有效 [21]。

(5) 通便诱导排尿法：对术后尿潴留患者用开塞露刺激排便而诱导排尿；在不使用其他方法的情况下，一般在术后 6 ～ 8 小时以内，膀胱充盈，尿液不能自行排出，使用开塞露通便诱导排尿法，方法是取开塞露 2 支（药液每支 20 ml），根据患者手术部位及病情取侧位或仰卧位，将开塞露顶端剪去挤出少许润滑，然后插入肛门将药液全部挤入嘱患者臀部并拢夹紧，以防药液漏出，尽量保留 15 分钟 [22]。

3．术后输液速度的调节　根据患者的情况、药物性质、输液总量掌握输液速度。如术后不需要快速补充血容量，输液速度应维持在 30 ～ 40 滴 / 分，这样可以使肾排出的原尿减少，从而推迟膀胱充盈的时间。随麻醉药作用逐渐消失，排尿反射逐渐恢复。当排尿反射正常时，膀胱则不会因过度充盈而发生尿潴留 [22]。

4．留置尿管的护理

(1) 有些手术由于创面微小，血管出血易引起血凝块，术后须进行持续膀胱冲洗。因此，须保持冲洗管道通畅，妥善固定尿管。避免拉力过大以至注有液体的气囊强行拉出，造成牵拉损伤后局部水肿和出血。

(2) 防止留置尿管引起的尿路感染。在留置尿管期间，患者肛门排出物、被褥或内衣裤触碰污染尿道口及周围黏膜，因此，每日需进行尿管护理及微碱性皂液或清水清洗会阴区和尿管近段 [23]。

(3) 拔除尿管的时机：采用拔管前夹闭尿管引流，嘱患者多饮水，待膀胱充盈后再拔除尿管或拔除尿管前向膀胱内冲入生理盐水 250 ml，使膀胱充盈再拔除尿管。护理人员应观察患者尿液的颜色以及尿量等；尽可能早地拔除导尿管，使患者能够自行排尿，避免尿路感染的发生。

5．导尿管的日常护理

(1) 保持外阴清洁，加强外阴护理，每天用 0.2% 的聚维酮碘（碘伏）擦洗尿道口，2 次 / 日，以使尿道口相对无菌，避免尿路感染。

(2) 贮尿袋每天更换，患者下床活动时贮尿袋不能超过膀胱位置，以免尿液逆流引起逆行感染。保持留置导尿管通畅，避免受压、扭曲，必要时行膀胱冲洗，防止泌尿道感染。

(3) 化验尿液时应从尿管侧面无菌抽取尿液，不随意打开集尿系统的接头。严格无菌操作，操作前后均洗手。

（薛　颖　陈丽丽）

参考文献

[1] Austin PF，Bauer SB，Bower W，et al. The standardization of terminology of lower urinary tract function in children and adolescents：update report from the Standardization Committee of the International Children's Continence Society. J Urol，2014，191（6）：1863-1865.

[2] Kraus SR，Dmochowski R，Albo ME，et al. Urodynamic standardization in a large-scale，multicenter clinical trial examining the effects of daily tadalafil in men with lower urinary tract symptoms with or without benign

prostatic obstruction. Neurourol Urodyn，2010，29（5）：741-747.
[3] Homma Y，Yoshida M，Seki N，et al. Symptom assessment tool for overactive bladder syndrome--overactive bladder symptom score. Urology，2006，68（2）：318-323.
[4] Rimstad L，Larsen ES，Schiotz HA，et al. Pad tests with increasing load for the diagnosis of stress incontinence，Neurourol Urodyn，2014，33（7）：1135-1139.
[5] Giannitsas K，Athanasopoulos A. A review of cost-effectiveness comparisons for overactive bladder treatments：which is the most cost-effective for improving quality of life? Expert Rev Pharmacoecon Outcomes Res，2015，15（3）：413-423.
[6] Kosilov K，Loparev S，Ivanovskaya M，et al. A randomized，controlled trial of effectiveness and safety of management of OAB symptoms in elderly men and women with standard-dosed combination of solifenacin and mirabegron. Arch Gerontol Geriatr，2015，61（2）：212-216.
[7] Weil EH，Eerdmans PH，Dijkman GA，et al. Randomized double-blind placebo-controlled multicenter evaluation of efficacy and dose finding of midodrine hydrochloride in women with mild to moderate stress urinary incontinence：a phase II study. Int Urogynecol J Pelvic Floor Dysfunct，1998，9（3）：145-150.
[8] McIntosh L，Andersen E，Reekie M. Conservative Treatment of Stress Urinary Incontinence In Women：A 10-Year（2004-2013）Scoping Review of the Literature. Urol Nurs，2015，35（4）：179-186，203.
[9] Dasgupta P. Capsaicin，resiniferatoxin and botulinum toxin-A – a trip down memory lane. BJU Int，2015，115（5）：675.
[10] Banakhar M，Hassouna M. Sacral Neuromodulation for Genitourinary Problems. Prog Neurol Surg，2015，29：192-199.
[11] Hashimoto M，Shimizu N，Sugimoto K，et al. Efficacy of Adding Dutasteride to α-Blocker Therapy Treated Benign Prostatic Hyperplasia Patients with Small Volume Prostate（< 30 mL）. Low Urin Tract Symptoms. 2016 Mar 16. doi：10. 1111/luts. 12127. [Epub ahead of print]
[12] Osman NI，Chapple CR，Tammela TL，et al. Open-label，9-month extension study investigating the uro-selective alpha-blocker silodosin in men with LUTS associated with BPH. World J Urol，2015，33（5）：697-706.
[13] Brown J，Creelman G，Fossum D，et al. Development of a Decision Aid for Intermittent Self-catheterization. J Wound Ostomy Continence Nurs，2016，43（1）：15-16.
[14] 朱亚莉 . 前列腺增生症术后排尿困难的临床分析与护理 . 亚太传统医药，2010，6（11）：198-199.
[15] 胡冬梅 . 术后排尿困难的护理进展 . 护理研究，2004，18（111）：15-16.
[16] 曹丽萍，刘桂珠，刘纪白，等 . 腹部手术后排尿困难的原因及护理 . 河南外科学杂志，2006，12（6）：79-80.
[17] 王晓琼，韩丹丹 . 尿失禁的护理新进展 . 现代中西医结合杂志，2007，16（30）：4575-4577.
[18] 李智 . 老年女性尿失禁的护理 . 内科，2008，3（2）：314-315.
[19] 蓝丽，苏连花，黄小萍 . 前列腺癌根治术后尿失禁的护理 . 中国医药导报，2007，4（27）：65.
[20] 陈孟云，缪永萍，张宏景 . 50 例女性慢阻肺伴尿急患者个性化护理体会 . 云南医药，2015，36（6）：697-700.
[21] 徐爱玲 . 术后尿潴留的预防及护理 . 家庭护士，2008，6（96）：236-237.
[22] 殷淑华 . 人性化护理在 22 例预防术后尿潴留中的应用 . 中国实用医药，2013，8（7）：242-243.
[23] 张芬琴 . 术后尿潴留预防及护理新进展 . 中国社区医师，2012，14（316）：13.

第十一节　淋巴水肿

一、概述

（一）定义

癌症相关淋巴水肿（cancer-related lymphedema，CRL），指的是肢体异常肿胀及多种其他症状的综合征，通常由癌症相关治疗（如腋窝手术和/或放疗）所致，同时受患者个体因素（如肥胖）的影响，易被感染或肿瘤等因素激发[1-3]。从病因学方面来说，属于继发性淋巴水肿。其严重程度被分为四期：0期，指的是隐性或亚临床状态，淋巴运输系统受到破坏，组织液成分发生细微改变，会出现主观症状的改变，但并无显性淋巴水肿，它可能发生于出现显性水肿的几个月或几年之前；Ⅰ期，指的是富含蛋白成分的液体早期积聚，水肿可通过上抬肢体而消退，水肿呈凹陷性，此期可能会看到各种增殖细胞的增加；Ⅱ期，指的是仅通过抬高肢体很少会缓解组织肿胀且呈明显凹陷性水肿；晚Ⅱ期，随着过多脂肪堆积及纤维化，水肿或呈非凹陷性；Ⅲ期，指的是出现淋巴象皮肿，水肿呈非凹陷性，皮肤的营养状态发生改变，如棘层增厚，并随着脂肪的进一步沉积及纤维化，出现瘤状增生[4]。

（二）发生机制

在淋巴水肿形成过程中，起直接作用的结构是淋巴液、淋巴管道及淋巴结。淋巴液，指的是从组织间隙内进入淋巴系统的组织液，主要成分包括：淋巴细胞及血浆成分（水、蛋白质、无机盐离子等）；淋巴管道，指的是携淋巴液流经全身，并最后回归到静脉系统的管路；淋巴结，指的是呈小的、豆状的结构，可滤过淋巴液并储存白细胞，以助于抵抗感染及疾病，淋巴结的分布遍于全身淋巴管道，其中，上肢、盆腔、颈部、腹部及腹股沟有成群淋巴结存在。

正常生理状态下，淋巴系统能够吸收组织间隙液并将这些液体运回到静脉系统。淋巴系统功能的正常与否取决于淋巴载荷及运输能力[5]。淋巴载荷指的是淋巴液的体积，运输能力指的是在一定时间内淋巴系统可转运淋巴液的最大体积[5]。当淋巴载荷的增加超过了转运的最大能力，淋巴系统就会被压垮，导致淋巴转运不足或失败，并最终出现组织间隙水肿[6]。淋巴转运的不足又可分为：动力性不足及机械性不足。由癌症及治疗所致的淋巴转运不足多指的是后者，其形成机制主要是源于淋巴系统功能或解剖的异常[7]。

（三）风险人群

癌症相关淋巴水肿常见于乳腺癌、妇科恶性肿瘤、头颈癌、黑色素瘤、泌尿生殖系统癌症等患者。

发生于乳腺癌术后患者的淋巴水肿被称为乳腺癌相关淋巴水肿（breast cancer-related lymphedema，BCRL）。BCRL常表现为患侧手臂、肩部、颈部、乳腺或胸部区域或上述多个部位出现持续肿胀[8]。BCRL的发生率因各研究间研究设计、所采用淋巴水肿评估方法、淋巴水肿界定方法及研究对象的准入标准而异，其发生率跨度较大（0% ~ 94%）[9]。据最近一篇 Meta 分析统计结果显示，术后乳腺癌患者出现淋巴水肿的发生率近 20%[10]。这与国内于新颖等所进行的横断面调查研究所得结果相近（15%）[11]。

妇科恶性肿瘤及其治疗所致的淋巴水肿常发生于患者的下肢。妇科恶性肿瘤手术治疗过程中常涉及骨盆淋巴结的清扫，损害了淋巴系统，进而导致患者出现下肢淋巴水肿[12]。据相关研究报道，妇科恶性肿瘤患者治疗后，下肢淋巴水肿的发生率可达 21.8% ～ 50%[13-16]。

头颈癌疾病本身及其治疗方式也会损害相应的淋巴系统，进而导致淋巴水肿。头颈癌相关淋巴水肿可出现于外在解剖部位（如面部及颈部，又称为外部水肿）、内部结构（如口腔及咽部，又称之为内部水肿）或两个部位均存在水肿[17,18]。水肿患者所特有的症状有：麻木感、紧束感、沉重感、热流感、头 / 颈不动时疼痛、吞咽泥状物或浓汤存在困难、呼吸困难、视物模糊、乘飞机时感觉更严重及肿胀等[19]。Deng 等进行的一项横断面调查研究显示，头颈癌患者淋巴水肿发生率可达 75.3%。其中，9.8% 的水肿患者水肿部位在外在解剖结构，39.4% 的患者水肿部位在内在解剖部位，50.8% 的水肿患者外在及内在解剖结构均存在水肿[20]。

黑色素瘤相关淋巴水肿近年来也受到关注，但因其定义并不统一，给临床上进行准确评估及发生率的调查带来了一定的困难[21]。Hyngstorm 等采用前瞻研究设计，选用主、客观相结合评估方法，选取Ⅰ～Ⅲ期黑色素瘤患者，接受前哨淋巴结活检和（或）治疗性淋巴结清扫术，调查了术后 6 个月及 12 个月淋巴水肿的发生率。结果显示：前哨淋巴结活检组患者 6 个月及 12 个月轻至中度淋巴水肿（体积变化率≥ 5%）发生率分别为 29%、29.6%；治疗性淋巴结清扫组患者 6 个月及 12 个月轻至中度淋巴水肿发生率分别为 48.7%、48.3%；同时研究指出下肢黑色素瘤患者较上肢黑色素瘤更易出现淋巴水肿[22]。

泌尿生殖系统癌症相关淋巴水肿近来也受到关注，但相关研究较少，其淋巴水肿多表现在下肢。据 Cormier 等所进行的系统综述显示，泌尿生殖系统癌症相关淋巴水肿总的发生率为 11%，其中前列腺癌、膀胱癌及阴茎癌相关的淋巴水肿发生率分别为 4%、16%、21%[23]。

（四）对生活的影响

生活质量是一个多维度概念，癌症相关淋巴水肿对患者生活质量的影响也表现在多个方面。第一，癌症相关淋巴水肿会损害患者的生理功能，这主要表现在淋巴水肿侧的肢体力量下降，进而影响患肢的正常功能。第二，淋巴水肿对患者的心理方面也存在负面效应。相关研究提示，因淋巴水肿的存在，患者会对自己的躯体形象感到不满意及对躯体形象出现认知紊乱，并最终增加患者的焦虑、抑郁、压力水平[24,25]。第三，淋巴水肿同时会影响患者的社交。据相关研究报道，伴有淋巴水肿的癌症患者的社会健康得分显著低于无水肿患者，参与社会活动的时间明显受到了水肿的影响[26,27]。

（五）危险因素

明确癌症相关淋巴水肿的相关危险因素，是筛选高风险人群、进而开展有效预防的先决条件。回顾相关文献发现，癌症相关淋巴水肿的相关危险因素可归纳为以下几个方面：治疗相关因素、患者相关因素、疾病相关因素。

1．治疗相关因素　前哨淋巴结活检（sentinel lymph node biopsy，SLNB）相较于腋窝淋巴结清扫（axillary lymph node dissection，ALND），被认为是淋巴水肿的保护性因素。4 项随机对照试验均证实前哨淋巴结活检可降低乳腺癌相关淋巴水肿的发生风险[28-31]。Vander Zee

等在早期外阴癌患者中进行的一项队列研究也得出类似的结果，前哨淋巴结活检组患者的下肢淋巴水肿发生率更低 [32]。

淋巴结清扫数目可能与癌症相关淋巴水肿的发生有关，多项研究证实淋巴结清扫数目越多，则出现淋巴水肿的风险越高。一项回顾性研究发现，淋巴结阳性且接受新辅助化疗序贯腋窝淋巴结清扫的乳腺癌患者，淋巴结清扫数目高于 10 个是淋巴水肿发生的独立危险因素 [33]。一项在宫颈癌患者中进行的回顾性研究得出类似结果，清扫淋巴结数目高于 20 是术后宫颈癌患者发生淋巴水肿的独立危险因素 [34]。

术后放疗可能与癌症相关淋巴水肿的发生有关。多项研究证实放疗是乳腺癌、宫颈癌及子宫内膜癌患者出现淋巴水肿的独立危险因素 [34-36]。

2．患者相关因素

（1）体质指数：体质指数（BMI）越高，则出现淋巴水肿的风险越高。研究证实，肥胖患者出现淋巴水肿的风险是非肥胖患者的 1.59 倍 [37]。肥胖是淋巴水肿的确定危险因素，这在乳腺癌及子宫内膜癌患者中被得到认证 [36,38]。

（2）高龄：有研究证实，高龄也是癌症相关淋巴水肿的危险因素，年龄越大，则发生淋巴水肿的风险越高 [13,38]。

（3）感染史：感染史也是癌症相关淋巴水肿的危险因素之一。一项回顾性研究发现，术后蜂窝织炎是妇科癌症患者发生淋巴水肿的独立危险因素 [15]。

（4）高血压：高血压也可增加癌症患者出现淋巴水肿的风险。一项前瞻队列研究结果显示，高血压是乳腺癌患者发生淋巴水肿的独立危险因素 [37]。

（5）充血性心力衰竭：有研究证实充血性心力衰竭也是癌症患者出现淋巴水肿的相关危险因素之一。一项回顾性调查研究发现，充血性心力衰竭是子宫内膜癌患者出现下肢淋巴水肿的独立危险因素 [36]。

3．疾病相关因素　淋巴结状态是癌症相关淋巴水肿的危险因素，发生淋巴结转移的患者则更易出现淋巴水肿。Mitra 等在子宫内膜癌患者中进行的一项回顾性研究发现，淋巴结阳性与下肢淋巴水肿的发生相关 [39]。Lu 等研究发现，腋窝淋巴结阳性是术后乳腺癌患者发生淋巴水肿的独立危险因素 [40]。

疾病分期也可能与淋巴水肿的发生有关，癌症分期越晚，则淋巴水肿的发生风险越高。国内一项回顾性研究发现，TNM 分期是保乳或改良根治术后行放疗乳腺癌患者出现上肢淋巴水肿的独立危险因素 [41]。

二、评估

癌症相关淋巴水肿的评估现存在多种方法。在临床上，选用准确、可重复的测评方法，测评及量化淋巴水肿，对成千上万的癌症幸存者来说，具有深远的意义 [42]。现将在临床中应用较多的、准确性已得到相关研究证实的评估方法综述如下。

（一）客观测评法

1．水置换法（water displacement, WD）　被认为是测评淋巴水肿的金标准，在试验条件下，因具有较好的灵敏度及准确性而被熟知，但因其比较繁琐，很少被应用于临床实践中 [43]。具体操作方法是将双上肢浸没到装满水的容器内，溢出的水流到另一个容器内，计算双上肢溢出水的体积差值，一般认为差值高于 250 ml 有意义[44]。这种方法的局限性在于并不能提供肢体肿胀的部位及外形等相关数据，并且不能用于有开放性伤口的患肢[8,43]。

2．臂周长测评法（circumference measurement，CM） 指的是使用卷尺测评双侧肢体不同点的周长，通过比对双侧肢体同一测评点的周长，或依据公式换算成体积，比较体积的差异。若双侧肢体任意一个测量点臂围差异＞ 2 cm[45]，或体积差异＞ 200 ml[46,47]，则考虑患侧肢体存在淋巴水肿。此种方法在乳腺癌相关淋巴水肿的测评中应用较多，具体的操作方法有：等距测量法和解剖标志定位法。其中，等距测量法推荐取 5 点测臂围，分别从尺骨茎突中点为 0 点，从此处开始，每间隔 10 cm 为一点，直到 40 cm 处，测评每一点臂围，再根据公式 $V=(C1^2+C1\times C2+C2^2)\times h/12\pi$（h：所测某段肢体的高度；C1：所测某段肢体的一端周长；C2：所测同一段肢体的另一端周长），计算每一段体积，将各段体积相加即得肢体体积[47,48]。解剖标志定位法（主要用于测评上肢淋巴水肿）指的是测评尺骨茎突的中点、鹰嘴、前臂中点、上臂中点、鹰嘴至肩峰长度 65% 的点五处的臂周长，再依据上述体积公式换算成肢体体积。研究证实依据解剖点测评手臂体积较等距测评更准确[49]。臂周长测评法的优势是简单、快速、耗费低，但是同时存在测量点的位置及测量点的数量不统一、无法测评手部的体积、测评者间的信度受影响较大等问题[8,50]。

3．红外线测量仪（infrared perometry） 是利用远红外技术识别肢体体积，是一种非侵入性光电测量设备。淋巴水肿的诊断标准是：两侧肢体体积差异＞ 200 ml 或两侧肢体体积差异与健侧体积的比值＞ 10%[51]。其优势是测量肢体体积快捷、精准率高[52]，但是不足之处在于费用昂贵，不能识别、监测早期尚未出现明显肿胀的淋巴水肿，不能区分测得的体积或臂围改变是由于肌肉或脂肪的改变还是组织间隙内淋巴液的积聚[50]。

4．生物电阻抗（bioelectrical impedance）法 是利用置于体表的电极向人体输入低频率的电流，然后测量电压变化，从而得到相关组织或器官的电阻抗变化情况[47]。研究证实生物电阻抗所测得患侧肢体体积变化的结果与红外线测量仪所测结果具有高度相关性（$r = 0.926$，$P < 0.05$）[53]。生物电阻抗的结果通过 L-Dex 值反映，患肢细胞外液增加，电阻抗就降低，最终导致 L-Dex 比率升高[54]。界定淋巴水肿的标准是 L-Dex 比率＞ 10 或较基线增加 10U[55]。它的优势在于可监测细胞外液体积的变化，准确反映淋巴体积的变化[50,54]，可用于早期并无临床症状的淋巴水肿的监测[56,57]。缺点在于不适用于内置起搏器及植入式除颤器的患者[8]。

（二）主观症状测评法

多项研究证实患者在出现肢体肿胀前多有一些主观症状，这被视为客观体征出现的前兆[58,59]。主观症状测评法即主要通过测评患者所存在的主观症状，来评估患肢是否存在淋巴水肿。现发展较成熟、在临床研究中应用较多的症状测评量表主要有：乳腺癌相关淋巴水肿问卷（lymphedema and breast cancer questionnaire，LBCQ）及妇科癌症淋巴水肿问卷（gynecologic cancer lymphedema questionnaire，GCLQ）。

1．乳腺癌相关淋巴水肿问卷（LBCQ） 由 Armer 等于 2002 年研制，是用于评估乳腺癌相关淋巴水肿的指征、发生频率及症状管理措施的结构式访谈工具[60]。LBCQ 共包含 19 条症状，主要从两个方面进行评估：现在是否存在、过去 1 年是否存在。计算现在存在的所有症状及过去 1 年存在的所有症状，最大症状得分为 38 分。此量表表面及内容效度较好，内部一致性系数为 0.785，重测信度为 0.98[61]，说明具有较好的信效度。研究证实，过去 1 年肢体沉重及现在肢体感到肿胀对淋巴水肿（比周差值≥ 2cm）的发生具有预示作用[61]。

2．妇科癌症淋巴水肿问卷（GCLQ） 最早由Lockwood等在LBCQ基础上修订而成，后由Carter等进行了进一步的完善[62]。此量表主要包括20个症状条目及4个补充条目（患者对淋巴水肿诊断的认知、患者所采用的特殊的淋巴水肿治疗）。此量表是患者自评问卷，评估这些症状是否现在（过去4周内）存在：0分是“无”，1分是“存在”。20个条目又被归类为7个症候群：沉重（条目14）、全身水肿（条目8、9、20）、肢体水肿（条目18、19）、感染相关症状（发红、起水疱、下肢皮温升高）（条目10、11、13）、疼痛（条目17）、麻木（条目7、12、15、16）及生理功能（条目1 ~ 6）。量表总得分则为自评症状的得分总和。研究证实，大多数患者容易理解问卷内容，且愿意完成问卷调查，此量表具有较好的灵敏性及特异性，ROC曲线下面积0.95，说明能有效区分患者是否伴有淋巴水肿，内部一致性系数0.95[62]。

三、预防及治疗

（一）预防

淋巴水肿一旦出现，即不可治愈，因此，淋巴水肿重在预防。淋巴水肿的预防措施主要包括：预防患侧肢体出现伤口、预防患肢感染、预防肌肉劳损、避免束缚患侧区域、避免暴露患侧肢体于高温下[63]。

（二）治疗

淋巴水肿一旦出现即不可治愈，治疗的目标在于有效缓解症状，一定程度上改善癌症幸存者的生活质量。癌症相关淋巴水肿的治疗主要分为两种：非手术治疗及手术治疗。

1．非手术治疗 系统减胀疗法（complete decongestive therapy，CDT），它被认为是淋巴水肿的标准治疗方法。CDT主要治疗内容包括：①平均60分钟的淋巴人工引流（manual lymphatic drainage，MLD），它是一种专业的、温和的促进淋巴回流的按摩；②多层、低弹绷带加压包扎（先在患肢垫泡沫或多层织物）；③锻炼，提高淋巴泵的功能；④患肢细致的皮肤护理；⑤戴合适的弹力袖套，维持治疗效果[64]。在具体操作上，CDT又分为两个阶段：第一阶段，主要由专业治疗师来实施的CDT；第二阶段，则是持续终生的自我管理，主要包括在患肢进行的MLD、佩戴弹力袖套、绷带加压包扎、锻炼及皮肤护理[65]。Lasinski等进行的系统综述证实CDT可有效缓解淋巴水肿，证据级别属于中等强度。近年来，2项随机对照研究证实，CDT可有效缓解患者术后出现的淋巴水肿，并改善患者的生活质量[66,67]。CDT的不足之处在于它比较耗时，同时耗资巨大，在一定程度上会影响患者对治疗的依从性[63]。

活动锻炼是否适用于已经出现淋巴水肿或存在发生淋巴水肿风险的人群，一直以来存在争议，但近年来越来越多的研究证实，适度、有治疗师等专业人士严密监测的锻炼并不增加患者出现淋巴水肿的风险[42]。Kwan等进行的系统综述指出缓慢的、循序渐进的一些活动锻炼，如抗阻力锻炼、有氧运动及其他锻炼方式，与淋巴水肿的恶化并无关联，并且强调在适度监督下进行是安全的[68]。Cormie等进行的随机对照试验亦证实，高负荷及低负荷抗阻力练习并不增加乳腺癌水肿患者上肢肿胀程度及症状严重程度，反而可以改善患者的肌肉力量，进而改善患者的生理功能[69]。Nelson等所进行的系统综述亦得出相同的结果，抗阻力练习可增加肌肉力量，但并不会激发乳腺癌患者出现淋巴水肿[70]。

低强度激光疗法（low-level laser therapy，LLLT）近年来被证实可用于乳腺癌相关淋巴水肿的治疗。研究证实其原理是低强度激光疗法可降低促纤维化转化生长因子的表达和Ⅰ型胶原在胫骨前肌的沉积，说明低强度激光疗法有助于预防组织纤维化[71]。Omar 等进行的系统综述提示，LLLT 治疗乳腺癌相关淋巴水肿有效，证据级别属于中等至高度[72]。Smoot 等亦得出相似的结果，LLLT 可改善患者的肿胀及疼痛症状[73]。

2．手术治疗　淋巴水肿的手术治疗方式主要有两种：切除手术和重建手术。手术治疗淋巴水肿效果往往并不理想，因为通常会出现一些并发症，如肿胀再度复发、伤口愈合不良及感染[63]。淋巴水肿的手术治疗的适用人群仅仅局限于其他的治疗方式失败，权衡各种治疗方式，利弊相当时[74]。

四、护理

（一）识别高危险人群，给予重点关注

淋巴水肿的高危人群主要包括：做过腋窝淋巴结清扫的乳腺癌患者、清扫过盆腔淋巴结的妇科恶性肿瘤患者、头颈癌患者、黑色素瘤患者及泌尿生殖系统恶性肿瘤患者。对于这些高危患者，在治疗结束后，非常有必要建立严格的门诊随访机制，力求做到定期随访，及时反馈，以最大程度地减少术后淋巴水肿的发生。

（二）连续监测，早期识别淋巴水肿症状

治疗结束后，做好基线记录，连续监测，早期识别隐性淋巴水肿，及时干预，最大程度地控制其进一步恶化。要做到早期识别，则护理人员一定要明确淋巴水肿的早期症状，同时告知患者自己如何识别这些早期症状。淋巴水肿的早期症状包括：①上肢或下肢肿胀，其中也可能包括手指或脚趾；②上肢或下肢出现沉重感；③出现皮肤紧束感；④出现上肢或下肢关节移动困难；⑤皮肤增厚，伴或不伴皮肤的改变，如出现水疱或疣；⑥穿戴衣服、鞋子、手镯、手表或戒指时，感到紧束；⑦下肢或脚趾感到瘙痒；⑧下肢有烧灼感；⑨睡眠困难；⑩脱发等[75]。告知患者，一旦出现这些症状，要即刻告知医生。

（三）准确评估淋巴水肿，为已确诊淋巴水肿患者制订有效护理措施

选用主、客观相结合的评估方法，准确评估患者是否存在淋巴水肿。对于未确诊淋巴水肿患者，预防仍然是其护理要点。对于确诊为淋巴水肿的患者，首先，护理人员应该向其推荐专业淋巴水肿治疗机构。其次，淋巴水肿的治疗耗资、耗时、耗力，治疗并不能完全治愈，只可控制其进展，因此，提高患者的治疗依从性对于维持治疗效果异常重要。再次，整个治疗过程中，护理的重心要落到患者的自我管理阶段。淋巴水肿患者多为门诊术后随访患者，患者多数时间是在自己的家里，监测患者的自我管理效果，并给予有效指导很重要。

（四）做好患者宣教，促进患者自我管理

患者的宣教主要包括两部分：淋巴水肿未出现之前的预防和淋巴水肿出现之后的自我管理。预防措施主要包括：①保持患侧肢体及患侧区域的清洁干燥，预防感染；②禁止在患侧肢体进行抽血、静脉注射等有创医疗操作；③避免患侧肢体受压，穿宽松衣服，禁止在患肢

测量血压；④禁止患侧肢体负重（小于 5 kg）；⑤禁止暴露患侧肢体于高温环境中；⑥控制体重，避免出现超重或肥胖等。淋巴水肿出现之后的宣教重点则主要包括：①严格遵从治疗医嘱，不可擅自更改治疗频次及强度，以获得最好的治疗效果；②保持患侧肢体的清洁干燥，有效控制感染；③征求专业医师意见，进行适度锻炼；④若条件允许，可抬高患侧肢体，以促进淋巴回流，减轻肢体肿胀。

随着癌症治疗方式的不断进步，癌症幸存者这个群体也在日渐扩大。在关注如何延长患者生存期的同时，越来越多的医护人员也关注到，缓解癌症及其治疗所带来的相关并发症，以及改善患者的生活质量同等重要。明确癌症相关淋巴水肿的相关知识，早发现、早诊断、早治疗对于控制癌症相关淋巴水肿、改善患者的最终结局至关重要，同时也符合人文医学模式的发展趋势。

（文翠菊　于新颖）

参考文献

[1] Lawenda BD，Mondry TE，Johnstone PA. Lymphedema：a primer on the identification and management of a chronic condition in oncologic treatment. CA Cancer J Clin，2009，59（1）：8-24.

[2] Fu MR，Rosedale M. Breast cancer survivors' experiences of lymphedema-related symptoms. J Pain Symptom Manage，2009，38（6）：849-859.

[3] Mak SS，Mo KF，Suen JJ，et al. Lymphedema and quality of life in Chinese women after treatment for breast cancer. Eur J Oncol Nurs，2009，13（2）：110-115.

[4] International Society Of Lymphedema. The diagnosis and treatment of peripheral lymphedema：2013 Consensus Document of the International Society of Lymphology. Lymphology，2013，46（1）：1-11.

[5] Zuther JE. Lymphedema management：the comprehensive guide for practioners. New York：Thieme Medical Publishers，2005：29-44.

[6] Foeldi M，Foeldi E. Földi's Textbook of Lymphology. 2nd ed. Munich：Elsevier，2006. 179-222.

[7] Lawenda BD，Mondry TE，Johnstone PA. Lymphedema：a primer on the identification and management of a chronic condition in oncologic treatment. CA Cancer J Clin，2009，59（1）：8-24.

[8] Fu MR，Ridner SH，Armer J. Post-breast cancer. Lymphedema：part 1. Am J Nurs，2009，109（7）：48-54.

[9] Hayes S，Janda M，Cornish B，et al. Lymphedema secondary to breast cancer：how choice of measure influences diagnosis，prevalence，and identifiable risk factors. Lymphology，2008，41（1）：18-28.

[10] Disipio T，Rye S，Newman B，et al. Incidence of unilateral arm lymphoedema after breast cancer：a systematic review and meta-analysis. Lancet Oncol，2013，6（14）：500-515.

[11] 于新颖，文翠菊，孙红娟，等 . 对乳腺癌相关淋巴水肿患者结局影响的调查 . 中华现代护理杂志，2013，19（27）：3318-3321.

[12] Beesley V，Janda M，Eakin E，et al. Lymphedema after gynecological cancer treatment：prevalence，correlates，and supportive care needs. Cancer，2007，109（12）：2607-2614.

[13] Deura I，Shimada M，Hirashita K，et al. Incidence and risk factors for lower limb lymphedema after gynecologic cancer surgery with initiation of periodic complex decongestive physiotherapy. Int J Clin Oncol，2015，20（3）：556-560.

[14] Biglia N，Librino A，Ottino MC，et al. Lower Limb Lymphedema and Neurological Complications After Lymphadenectomy for Gynecological Cancer. Int J Gynecol Cancer，2015，25（3）：521-525.

[15] Hareyama H，Hada K，Goto K，et al. Prevalence，Classification，and Risk Factors for Postoperative Lower

Extremity Lymphedema in Women with Gynecologic Malignancies. Int J Gynecol Cancer，2015，25（4）：751-757.

[16] Akita S，Mitsukawa N，Rikihisa N，et al. Early Diagnosis and Risk Factors for Lymphedema following Lymph Node Dissection for Gynecologic Cancer. Plastic and Reconstructive Surgery，2013，131（2）：283-290.

[17] Smith BG，Lewin JS. Lymphedema management in head and neck cancer. Curr Opin Otolaryngol Head Neck Surg，2010，18（3）：153-158.

[18] Deng J，Ridner SH，Dietrich MS，et al. Factors associated with external and internal lymphedema in patients with head-and-neck cancer. Int J Radiat Oncol Biol Phys，2012，84（3）：319-328.

[19] Deng J，Murphy BA，Dietrich MS，et al. Differences of symptoms in head and neck cancer patients with and without lymphedema. Support Care Cancer，2016，24（3）：1305-1316.

[20] Deng J，Ridner SH，Dietrich MS，et al. Prevalence of Secondary Lymphedema in Patients With Head and Neck Cancer. J Pain Symptom Manage，2012，43（2）：244-252.

[21] Cormier JN，Askew RL，Mungovan KS，et al. Lymphedema beyond breast cancer：a systematic review and meta-analysis of cancer-related secondary lymphedema. Cancer，2010，116（22）：5138-5149.

[22] Hyngstrom JR，Chiang Y，Cromwell KD，et al. Prospective assessment of lymphedema incidence and lymphedema-associated symptoms following lymph node surgery for melanoma. Melanoma Res，2013，23（4）：290-297.

[23] Cormier JN，Askew RL，Mungovan KS，et al. Lymphedema beyond breast cancer：a systematic review and meta-analysis of cancer-related secondary lymphedema. Cancer，2010，116（22）：5138-5149.

[24] Teo I，Novy DM，Chang DW，et al. Examining pain，body image，and depressive symptoms in patients with lymphedema secondary to breast cancer. Psycho-Oncology，2015，24（11）：1377-1383.

[25] Alcorso J，Sherman KA. Factors associated with psychological distress in women with breast cancer-related lymphoedema. Psychooncology，20116，25（7）：865-872.

[26] Heiney SP，Mcwayne J，Cunningham JE，et al. Quality of life and lymphedema following breast cancer. Lymphology，2007，40（4）：177-184.

[27] Dunberger G，Lindquist H，Waldenström A，et al. Lower limb lymphedema in gynecological cancer survivors—effect on daily life functioning. Support Care Cancer，2013，21（11）：3063-3070.

[28] Mansel RE，Fallowfield L，Kissin M，et al. Randomized multicenter trial of sentinel node biopsy versus standard axillary treatment in operable breast cancer：the ALMANAC Trial. J Natl Cancer Inst，2006，98（9）：599-609.

[29] Del BP，Zavagno G，Burelli P，et al. Morbidity comparison of sentinel lymph node biopsy versus conventional axillary lymph node dissection for breast cancer patients：results of the sentinella-GIVOM Italian randomised clinical trial. Eur J Surg Oncol，2008，34（5）：508-513.

[30] Ashikaga T，Krag DN，Land SR，et al. Morbidity results from the NSABP B-32 trial comparing sentinel lymph node dissection versus axillary dissection. J Surg Oncol，2010，102（2）：111-118.

[31] Land SR，Kopec JA，Julian TB，et al. Patient-reported outcomes in sentinel node-negative adjuvant breast cancer patients receiving sentinel-node biopsy or axillary dissection：National Surgical Adjuvant Breast and Bowel Project phase III protocol B-32. J Clin Oncol，2010，28（25）：3929-3936.

[32] Van der Zee AG，Oonk MH，De Hullu JA，et al. Sentinel node dissection is safe in the treatment of early-stage vulvar cancer. J Clin Oncol，2008，26（6）：884-889.

[33] Kim M，Park IH，Lee KS，et al. Breast Cancer–Related Lymphedema after Neoadjuvant Chemotherapy. Cancer Research and Treatment，2015，47（3）：416-423.

[34] 王霞，丁焱．宫颈癌患者术后下肢淋巴水肿发生状况及危险因素分析．护理学杂志，2015，30（10）：21-25.

[35] Warren LEG，Miller CL，Horick N，et al. The Impact of Radiation Therapy on the Risk of Lymphedema

After Treatment for Breast Cancer：A Prospective Cohort Study. Int J Radiat Oncol Biol Phys，2014，88（3）：565-571.

[36] Yost KJ，Cheville AL，Al-Hilli MM，et al. Lymphedema After Surgery for Endometrial Cancer：Prevalence，Risk Factors，and Quality of Life. Obstet Gynecol，2014，124（2，PT 1）：307-315.

[37] Togawa K，Ma H，Sullivan-Halley J，et al. Risk factors for self-reported arm lymphedema among female breast cancer survivors：a prospective cohort study. Breast Cancer Res，2014，16（4）：414.

[38] Swaroop MN，Ferguson CM，Horick NK，et al. Impact of adjuvant taxane-based chemotherapy on development of breast cancer-related lymphedema：results from a large prospective cohort. Breast Cancer Res Treat，2015，151（2）：393-403.

[39] Mitra D，Catalano PJ，Cimbak N，et al. The risk of lymphedema after postoperative radiation therapy in endometrial cancer. J Gynecol Oncol，2016，27（1）：e4.

[40] Lu SR，Hong RB，Chou W，et al. Role of physiotherapy and patient education in lymphedema control following breast cancer surgery. Ther Clin Risk Manag，2015，11：319-327.

[41] 吴佳，朱雅群，田野，等 . 乳腺癌放疗后上肢淋巴水肿的调查及危险因素分析 . 临床肿瘤学杂志，2013，18（10）：905-909.

[42] Shaitelman SF，Cromwell KD，Rasmussen JC，et al. Recent progress in the treatment and prevention of cancer-related lymphedema. CA Cancer J Clin，2015，65（1）：55-81.

[43] Armer JM，Stewart BR. A comparison of four diagnostic criteria for lymphedema in a post-breast cancer population. Lymphat Res Biol，2005，3（4）：208-217.

[44] Galland C，Auvert JF，Flahault A，et al. Why and how post-mastectomy edema should be quantified in patients with breast cancer. Breast Cancer Res Treat，2002，75（1）：87-89.

[45] Lumachi F，Basso SM，Bonamini M，et al. Incidence of arm lymphoedema following sentinel node biopsy，axillary sampling and axillary dissection in patients with breast cancer. In Vivo，2009，23（6）：1017-1020.

[46] Mclaughlin SA，Wright MJ，Morris KT，et al. Prevalence of lymphedema in women with breast cancer 5 years after sentinel lymph node biopsy or axillary dissection：objective measurements. J Clin Oncol，2008，26（32）：5213-5219.

[47] Czerniec SA，Ward LC，Refshauge KM，et al. Assessment of breast cancer-related arm lymphedema--comparison of physical measurement methods and self-report. Cancer Invest，2010，28（1）：54-62.

[48] Randheer S，Kadambari D，Srinivasan K，et al. Comprehensive decongestive therapy in postmastectomy lymphedema：an Indian perspective. Indian J Cancer，2011，48（4）：397-402.

[49] Taylor R，Jayasinghe UK，Koelmeyer L，et al. Reliability and validity of arm volume measurements for assessment of lymphedema. Phys Ther，2006，86（2）：205-214.

[50] Smoot BJ，Wong JF，Dodd MJ. Comparison of diagnostic accuracy of clinical measures of breast cancer-related lymphedema：area under the curve. Arch Phys Med Rehabil，2011，92（4）：603-610.

[51] Armer JM，Stewart BR，Shook RP. 30-Month Post-Breast Cancer Treatment Lymphoedema. J Lymphoedema，2009，4（1）：14-18.

[52] Armer JM，Stewart BR. A comparison of four diagnostic criteria for lymphedema in a post-breast cancer population. Lymphat Res Biol，2005，3（4）：208-217.

[53] Ward LC，Czerniec S，Kilbreath SL. Operational equivalence of bioimpedance indices and perometry for the assessment of unilateral arm lymphedema. Lymphat Res Biol，2009，7（2）：81-85.

[54] Fu MR，Cleland CM，Guth AA，et al. L-dex ratio in detecting breast cancer-related lymphedema：reliability，sensitivity，and specificity. Lymphology，2013，46（2）：85-96.

[55] Barrio AV，Eaton A，Frazier TG. A Prospective Validation Study of Bioimpedance with Volume Displacement in Early-Stage Breast Cancer Patients at Risk for Lymphedema. Ann Surg Oncol，2015，22（S3）：370-375.

[56] Rockson SG. Current concepts and future directions in the diagnosis and management of lymphatic vascular disease. Vasc Med，2010，15（3）：223-231.

[57] Shah C，Vicini FA. Breast Cancer-Related Arm Lymphedema：Incidence Rates，Diagnostic Techniques，Optimal Management and Risk Reduction Strategies. Int J Radiat Oncol Biol Phys，2011，81（4）：907-914.

[58] Armer J，Fu MR. Age differences in post-breast cancer lymphedema signs and symptoms. Cancer Nurs，2005，28（3）：200-209.

[59] Gartner R，Jensen MB，Kronborg L，et al. Self-reported arm-lymphedema and functional impairment after breast cancer treatment-a nationwide study of prevalence and associated factors. Breast，2010，19（6）：506-515.

[60] Armer JM，Whitman M. The problem of lymphedema following breast cancer treatment：Prevalence，symptoms，and self-management. Lymphology，2002，Suppl（35）：153-159.

[61] Armer JM，Radina ME，Porock D，et al. Predicting breast cancer-related lymphedema using self-reported symptoms. Nurs Res，2003，52（6）：370-379.

[62] Carter J，Raviv L，Appollo K，et al. A pilot study using the Gynecologic Cancer Lymphedema Questionnaire（GCLQ）as a clinical care tool to identify lower extremity lymphedema in gynecologic cancer survivors. Gynecologic Oncology，2010，117（2）：317-323.

[63] Fu MR，Ridner SH，Armer J. Post-breast cancer lymphedema：part 2. Am J Nurs，2009，109（8）：34-42.

[64] Lasinski BB，Thrift KM，Squire D，et al. A systematic review of the evidence for complete decongestive therapy in the treatment of lymphedema from 2004 to 2011. PM R，2012，4（8）：580-601.

[65] Ridner SH，Fu MR，Wanchai A，et al. Self-management of lymphedema：a systematic review of the literature from 2004 to 2011. Nurs Res，2012，61（4）：291-299.

[66] Buragadda S，Alhusaini AA，Melam GR，et al. Effect of complete decongestive therapy and a home program for patients with post mastectomy lymphedema. J Phys Ther Sci，2015，27（9）：2743-2748.

[67] Pekyavaş NÖ，Tunay VB，Akbayrak T，et al. Complex decongestive therapy and taping for patients with postmastectomy lymphedema：A randomized controlled study. European Journal of Oncology Nursing，2014，18（6）：585-590.

[68] Kwan ML，Cohn JC，Armer JM，et al. Exercise in patients with lymphedema：a systematic review of the contemporary literature. J Cancer Surviv，2011，5（4）：320-336.

[69] Cormie P，Pumpa K，Galvão DA，et al. Is it safe and efficacious for women with lymphedema secondary to breast cancer to lift heavy weights during exercise：a randomised controlled trial. J Cancer Surviv，2013,7（3）：413-424.

[70] Nelson NL. Breast Cancer -Related Lymphedema and Resistance Exercise：A Systematic Review. J Strength Cond Res，2016，30（9）：2656-2665.

[71] Assis L，Moretti AI，Abrahao TB，et al. Low-level laser therapy（808 nm）contributes to muscle regeneration and prevents fibrosis in rat tibialis anterior muscle after cryolesion. Lasers Med Sci，2013，28（3）：947-955.

[72] Omar MT，Shaheen AA，Zafar H. A systematic review of the effect of low-level laser therapy in the management of breast cancer-related lymphedema. Support Care Cancer，2012，20（11）：2977-2984.

[73] Smoot B，Chiavola-Larson L，Lee J，et al. Effect of low-level laser therapy on pain and swelling in women with breast cancer-related lymphedema：a systematic review and meta-analysis. J Cancer Surviv，2015，9（2）：287-304.

[74] Brennan MJ，Miller LT. Overview of treatment options and review of the current role and use of compression garments，intermittent pumps，and exercise in the management of lymphedema. Cancer，1998，83（12 Suppl American）：2821-2827.

[75] National Cancer Institute. Lymphedema（PDQ®）[EB/OL] . http：//www. cancer. gov/about-cancer/treatment/side-effects/lymphedema/lymphedema-pdq#section/_1，3. 1.

第十二节　压　疮

一、概述

（一）定义

压疮（pressure ulcer）是指局部组织长时间受压，血液循环障碍，局部持续缺血、缺氧、营养不良而致的软组织溃烂和坏死。2007 年美国国家压疮专家咨询组（National Pressure Ulcer Advisory Panel，NPUAP）将压疮的定义更新为：由于压力、剪切力和（或）摩擦力而导致皮肤、皮下组织和肌肉及骨骼的局限性损伤，常发生于骨突处。2009 年，国际 NPUAP-EPUAP 将压疮定义为：皮肤和（或）皮下组织的局部损伤，通常位于骨突部位。这种损伤一般是由压力或者压力联合剪切力引起的。一些相关的或者不易区分的因素也与压疮有关，这些因素在压疮发生过程中的意义仍需进一步研究。

（二）发生机制

压疮是皮肤和皮下组织机械性损伤的结果。过去，压力、剪切力和摩擦力被认为是导致压疮形成的外在影响因素。近年来，皮肤组织因张力作用变形、发热、再灌注损伤、淋巴功能损害等被认为是压疮发生的另外一些早期影响因素。营养状况不良、消瘦导致可缓解压力的软组织减少，骨突明显，当外力作用时软组织对外力的耐受性降低，毛细血管网的压力梯度发生改变，间质内液体压力增加，静脉回流加速，导致动脉循环受阻。毛细血管受压明显，导致微血栓形成，微循环障碍，淋巴循环受阻，组织水肿，最终引发组织缺血、缺氧，废物清除异常，导致组织坏死[1]。

在严重的疾病或临终时，皮肤作为一个器官，也像所有的器官一样出现衰竭，它的功能障碍程度随合成代谢损伤的水平不同而表现出不同的程度。功能障碍可能出现在组织、细胞、分子水平以及所有与皮肤灌注障碍导致局部缺氧相关的部分，最终由于供血、供氧不足而无法维持皮肤的正常功能，导致压疮的出现[2]。

（三）发生情况

压疮的现患率在不同的国家、不同的调研时间、不同的人群以及因采取的治疗和预防措施不同均有不同，发生比率范围为 2.0% ～ 26.9%，最常见的部位是骶尾部和足跟部[3-8]。虽然压疮并不是终末期患者出现的唯一伤口，但它是最常见的伤口类型，占伤口总数的 40% ～ 50%，主要为Ⅰ期和Ⅱ期压疮[4]。在接受姑息治疗的患者中，压疮伤口可以通过正确的伤口处理及风险因素的预防措施落实而得以愈合，有报道显示，接受姑息治疗的肿瘤患者压疮愈合率可达到 44%[9]。

二、评估

（一）引起压疮的危险因素

压疮是多种影响因素综合作用而产生的躯体表现，其危险因素主要包括压力与组织耐受力两个方面。

1．压力方面　压力方面的因素主要考虑为个体的活动能力和感觉缺失。

（1）移动或活动能力受限：不能移动或严重活动受限是压疮发生的最重要因素，也是发生压疮的必要条件，若无移动或活动受限情况存在，其他任何单一风险因素可能不会导致压疮的发生。卧床或坐轮椅的患者因活动限制，发生压疮的概率相对较高。对于长期卧床的患者，自我变换体位的能力非常重要，如果患者能够自行移动或活动，就会大大降低压疮发生的风险。

（2）感觉丧失：具有完整神经通路的患者感觉到持续的局部压力时就会感到不适，在组织缺血、缺氧发生之前就已主动调节体位。感觉丧失导致来源于组织的疼痛正常感觉机制异常，患者处于组织受压风险之中而不自知，无法自发地调整体位，增加了压疮发生的风险。

2．组织耐受力方面　组织耐受力因素分为外在因素和内在因素，外在危险因素包括摩擦力、剪切力、潮湿和失禁，内在危险因素包括营养、年龄、伴发疾病等。另外，精神因素、吸烟、体温等也会影响压疮的发生。由于疾病进展和各器官功能减退，姑息治疗患者可能存在多种甚至全部导致压疮发生的危险因素。

（1）外在因素

1）摩擦力：当两个物体表面发生相对移动时产生摩擦力。虽然摩擦力被公认为不是导致压疮的直接因素，但它可以降低组织对压力的耐受性。当摩擦力损伤表皮层时，皮肤对压力损伤的敏感性增加而最终出现压疮。

2）剪切力：剪切力多发生于机体移动或滑动时，多与体位有密切关系，在压疮护理工作中常常被忽视。剪切力是由重力和摩擦力相互作用导致的，由于重力作用，骨骼和深筋膜向下移动，但表面摩擦力的存在使皮下组织和浅筋膜保留在原来的位置，导致局部血管扭曲，从而阻碍血液循环引发缺血，最终导致压疮发生[10]。

3）潮湿：潮湿多由大汗、伤口引流和二便失禁引起，导致皮肤角质层的油脂减少，使皮肤更具摩擦性，增加了剪切力和摩擦力对组织损伤的能力。同时皮肤的持续潮湿导致组织浸渍，使结缔组织软化，组织破溃的可能性增加。

4）失禁：二便失禁是与压疮密切相关的常见危险因素。失禁可导致皮肤过度潮湿或引发皮肤化学性损害而导致压疮。便失禁是压疮发生的重要风险因素，比尿失禁更危险，因为粪便中含有大量的细菌和消化酶，可能会增加对皮肤的损害。

（2）内在因素

1）营养状况：营养被看作是影响组织耐受性的主要内在因素，很多研究表明[11]，营养在压疮的发生过程中扮演了重要角色，低蛋白血症、消瘦、恶液质和营养不良是常见的压疮危险因素。低蛋白血症可造成皮肤水肿、弹性变差，同时妨碍创面愈合。

2）年龄：皮肤和其支持结构随年龄的增长而发生改变，老年人的血管硬化、营养不良、皮肤改变、肌肉萎缩、反应迟钝，使皮肤对于压力、剪切力和摩擦力的耐受性降低，对压疮的形成和预后产生直接影响。

3）疾病情况和心理因素：伴发疾病状况也与压疮的发生有关，外科手术、糖尿病、心脑血管疾病、脊髓损伤、精神状态改变等是发生压疮常见的疾病类型。另外一些心理因素如沮丧、慢性心理压力也被看作是压疮发生的相关因素。

（二）压疮风险评估量表

压疮一旦发生，会对患者及其家庭产生不利影响，因此压疮的预防尤为重要。压疮风险评估量表是一种用来预测、筛查压疮高危人群的工具，应用压疮风险评估量表对高危患者进行筛查是预防压疮的关键。很多风险评估工具可以有效地识别出压疮的高风险因素，以便采取合适的预防措施。20 世纪 60 年代，学者们开始研制评估压疮风险的工具，目前可以用来评估患者压疮风险的工具有 40 多种[12]，其中在姑息护理中，最常用的压疮风险评估工具是 Norton 评估量表、Braden 评估量表、Waterlow 评估量表。

1．Norton 评估量表　是最早用于评估压疮的量表，适用于长期卧床的老年人，它采用四级评分法对 5 个因素进行评估，包括身体因素、精神因素、活动能力、移动能力和失禁（表 4-12-1）。得分范围为 5 ～ 20 分，分值越低风险越高，≤16 分表示有发生压疮的风险，＜ 12 分表示处于压疮发生的高风险状态。

表 4-12-1　Norton 压疮风险评估量表

项目	评分			
	4 分	3 分	2 分	1 分
身体状况 指最近的身体健康状态	**良好** 身体状况稳定，看起来很健康，营养状态良好	**尚可** 一般身体状况稳定，看起来健康状况尚可	**虚弱 / 差** 身体状况不稳定，看起来还算健康	**非常差** 身体状况很危急，呈现病态
精神状况 指意识状况和定向力	**清醒** 对人、事、地定向感非常清楚，对周围事物敏感	**冷漠** 对人、事、地定向感只有 2 ～ 3 项清楚，反应迟钝、被动	**混淆** 对人、事、地定向感只有 1 ～ 2 项清楚，沟通对话不恰当	**木僵** 无感觉、麻木、没有反应、嗜睡
活动力 指个体可行动的程度	**活动自如** 能独立行走	**需协助行走** 无人协助则无法走动	**轮椅活动** 只能以轮椅代步	因病情或医嘱限制而卧床不起
移动力 指个体可以移动和控制四肢的能力	**完全不受限制** 可随意自由移动、控制四肢活动自如	**稍微受限制** 可移动、控制四肢，但需别人稍微协助才能翻身	**大部分受限制** 无人协助下不能翻身，肢体轻瘫，肌肉萎缩	**移动障碍** 无移动能力，不能翻身
失禁 指个体控制二便的能力	**无** 二便控制自如，或留置尿管	**偶尔失禁** 在过去的 24 小时内有 1 ～ 2 次二便失禁，之后使用尿套或留置尿管	**经常失禁** 在过去的 2 小时之内有 3 ～ 6 次尿失禁或腹泻情形	**二便失禁** 无法控制二便，且正在 24 小时内有 7 ～ 10 次失禁发生

2．Braden 评估量表　是最常用的评估压疮风险的工具，与其他量表相比，具有较均衡的敏感性和特异性，适用于内、外科成年患者，但对于手术患者需结合其他评估方法，不宜单独使用。它采用 3 ～ 4 级评分法对 6 个风险因素进行评估，包括感觉、潮湿、活动、移动、营养、摩擦力和剪切力（表 4-12-2）。得分范围为 6 ～ 23 分，得分越高，发生压疮的风险越低。15 ～ 18 分表示有发生压疮的低度风险，13 ～ 14 分则表示有压疮发生的中度风险，

10 ～ 12 分表示有压疮发生的高度风险，≤ 9 分表示有压疮发生的极高风险。

表 4-12-2　Braden 压疮风险评估表

项目	评分			
	1 分	2 分	3 分	4 分
感知 机体对压力所引起的不适感的反应能力	**完全受限** 对疼痛刺激没有反应（没有呻吟、退缩或紧握）或者绝大部分机体对疼痛的感觉受限	**大部分受限** 只对疼痛刺激有反应，能通过呻吟、烦躁的方式表达机体不适。或者机体一半以上的部位对疼痛或不适感感觉障碍	**轻度受限** 对其讲话有反应，但不是所有时间都能用语言表达不适感。或者机体的 1 ～ 2 个肢体对疼痛或不适感感觉障碍	**没有改变** 对其讲话有反应，机体没有对疼痛或不适的感觉缺失
潮湿 皮肤处于潮湿状态的能力	**持久潮湿** 由于出汗、排尿等原因皮肤一直处于潮湿状态，每当移动患者或给患者翻身时就可发现患者的皮肤是湿的	**经常潮湿** 皮肤经常但不总是处于潮湿状态，床单至少每天换一次	**偶尔潮湿** 每天大概需要额外换一次床单	**很少潮湿** 皮肤通常是干的，只需按常规换床单即可
活动能力 躯体活动的能力	**卧床不起** 限制在床上	**局限于轮椅活动** 行动能力严重受限或没有行走能力	**可偶尔步行** 白天在帮助下或无需帮助的情况下偶尔可以走一段路，每天大部分时间在床上或椅子上度过	**经常步行** 每天至少 2 次室外行走，白天醒着的时候至少每小时行走一次
移动能力 改变 / 控制躯体位置的能力	**完全受限** 没有帮助的情况下不能完成轻微的躯体或四肢的位置变动	**严重受限** 偶尔能轻微地移动躯体或四肢，但不能独立完成经常的或显著的躯体位置变动	**轻度受限** 能经常独立的改变躯体或四肢的位置，但变动幅度不大	**不受限** 独立完成经常性的大幅度的体位改变
营养 平常的食物摄入模式	**重度营养摄入不足** 从来不能吃完一餐饭，很少能摄入所给食物的 1/3。每天能摄入 2 份或以下的蛋白质（肉或乳制品），很少摄入液体，没有摄入流质饮食，或者禁食和（或）静脉输液大于 5 天	**营养摄入不足** 很少吃完一餐饭，通常只能摄入所给食物的 1/2。每天能摄入 3 份或以下的蛋白质（肉或乳制品），偶尔能摄入规定食物量，或者可摄入略低于理想量的流质或管饲饮食	**营养摄入适当** 可摄入供给量的一半以上。每天 4 份蛋白质（肉或乳制品），偶尔拒绝肉类，如果供给食物通常会吃掉，或者管饲或 TPN 能满足绝大部分的营养所需	**营养摄入良好** 每餐能摄入绝大部分食物，从来不拒绝食物，通常吃 4 份或更多的肉或乳制品，两餐之间偶尔进食，不需其他补充食物
摩擦力和剪切力	**有此问题** 移动时需要中到大量的帮助，不可能做到完全抬空而不碰到床单，在床上或椅子上时常滑落。需要大力气帮助下重新摆体位。痉挛、挛缩或躁动不安通常导致摩擦	**有潜在的问题** 躯体移动乏力，或者需要一些帮助，在移动过程中，皮肤在一定程度上会碰到床单、椅子、约束带或其他设施。在床上或椅子上可保持相对好的位置，偶尔会滑落下来	**无明显问题** 能独立在床上或椅子上移动，并且有足够的肌肉力量在移动时完全抬空躯体。在床上和椅子上总是保持良好的位置	

3．Waterlow 评估量表 适用于所有住院患者，量表的条目包括性别、年龄、运动、皮肤类型、失禁情况、体型、手术创伤、神经功能缺陷、组织营养、药物的使用 10 个方面（表 4-12-3）。每个条目评分不等，得分越高，压疮风险越大。10 ～ 14 分为中度风险，15 ～ 19 分为高度风险，≥ 20 分为极高度风险。

表 4-12-3 Waterlow 压疮风险评估量表

体重指数（BMI）		皮肤类型		性别和年龄		营养状况	
中等 20 ～ 24.9	0	健康	0	男	1	是否存在体重减轻？ 是→ B 否→ C 不确定→ C（2 分）	
		菲薄	1	女	2		
超过中等 25 ～ 29.9	1	干燥	1	14 ～ 49	1		
		水肿	1	50 ～ 64	2		
肥胖 ＞ 30	2	潮湿	1	65 ～ 74	3	B 体重减轻程度 0.5 ～ 5 kg =1 5 ～ 10 kg =2 10 ～ 15 kg =3 ＞ 15 kg =4 不确定 =2	C 是否进食很差或缺乏食欲？ 否 =0 是 =1
		颜色差	2	75 ～ 80	4		
低于中等 ＜ 20	3	裂开 / 红斑	3	80+	5		

失禁情况		运动能力		组织营养不良		神经功能障碍	
完全控制	0	完全	0	恶液质	8	糖尿病	4 ～ 6
偶尔失禁	1	烦躁不安	1	烦躁不安	8	多发性硬化症 / 心脑血管疾病	4 ～ 6
尿 / 便失禁	2	冷漠的	2	冷漠	5		
		限制的	3	限制	5	感觉受限	4 ～ 6
二便失禁	3	迟钝	4	迟钝	2	偏瘫 / 截瘫	4 ～ 6
		固定	5	固定	1		

大手术		药物治疗	
外科 / 腰以下 / 脊椎手术	5	大剂量类固醇激素	4
手术时间＞ 2 小时	5	细胞毒性药物	4
手术时间＞ 6 小时	8	大剂量抗生素	4

三、预防

通过压疮风险评估识别发生压疮的风险人群，针对患者特定风险因素，通过对具体的、可预防的风险因素采取预防措施，减少患者特定的风险因素。对于接受姑息治疗的患者来说，如果压疮被成功预防，患者就能避免痛苦、复杂的伤口治疗。预防措施应与患者存在的风险因素相一致，例如不能活动的风险因素对于昏迷患者和因疼痛产生强迫体位的患者在预防上是不同的。照顾昏迷患者时，护士需对主要照顾者进行教育和指导；而对变换体位时伴有严重疼痛患者，需使用止疼药物控制疼痛，使用特殊的支撑面和最小移动法。

（一）体位安置与变换

正常情况下，人保持同一个姿势会感到疼痛或产生其他不适，从而不自主地变换体位。但部分患者由于意识丧失、感觉功能减弱或移动能力受损等，无法主动改变体位。因此合理改变压疮高风险患者的体位，是预防压疮的必要措施。另外，对于一些患者来说，由于担心变换体位引起疼痛，可能对变换体位产生抵抗心理。因此，对于患者及主要照顾者进行健康教育是十分必要的。

1．被动变换体位　主要是针对活动能力减退的风险因素采取的必要干预措施，一般每 2 ～ 4 小时变换一次体位，包括身体的整体体位变化和局部小范围变换体位。

2．整体变换体位　主要指将患者翻转到一个新的卧位，侧卧位时应避免压力直接作用于股骨大转子，尽量采用 30° 侧卧位，可使用体位垫或枕垫进行支撑。

3．应避免长时间摇高床头超过 30° 体位、半坐卧位和 90° 侧卧位，因病情需要必须抬高床头超过 30° 体位、半坐卧位时，先摇高床尾至一定高度，再抬高床头，避免在骶尾部形成较大的剪切力。

4．体位变化的频率　应以患者的病情、治疗目标、个体组织耐受性、运动和活动水平、治疗情况、皮肤完整性、压力再分布支撑面的使用为基础而定。有研究显示，使用记忆棉支撑面的患者 2 小时或 4 小时变换一次体位，压疮的发生率无显著差异 [13-18]，这对于那些变换体位时疼痛明显的终末期患者来说是非常有益的。

5．久坐轮椅的患者可以使用脚蹬或脚踏板来分散坐骨结节的压力，采用前倾、斜倚、直立等多种坐姿，减少组织的缺血状态。尽量减少患者坐在没有减压装置椅子上的时间，每次最长不超过 2 小时；如患者骶尾部或坐骨处已经发生压疮，每天坐位少于 3 次，每次少于 1 小时。

6．指导患者坐轮椅时，采用正确的自我减压方法，对于上肢强壮的患者，教会他们用手支撑在扶手或坐垫上，将臀部腾空，保证组织的再灌注。

7．对危重患者在体位安置与变换过程中要注意观察病情。对于临终患者，变更体位时应考虑患者的舒适，而不应仅仅考虑压疮的预防。

（二）支撑面

NPUAP 定义支撑面为使压力重新分布的特殊设施，具有管理组织负荷、微环境或治疗功能，从而预防压疮的发生。目前临床上常见的支撑面包括楔形垫、枕垫、硅胶床垫以及充气式气垫床（包括动力性和非动力性两种）等。

1．高危压疮人群应根据病情、压疮高危因素以及医院的自身条件合理选择支撑面。在充分评估压疮进展期的高危患者后，应及时使用较高级别的支撑面替代普通床垫。

2．避免直接坐在没有减压垫的椅子或轮椅上，可使用舒适减压垫为患者减压。同时应交替使用压力负荷较小的坐姿，例如前倾位、左或右斜倚位、后倾位等，至少每 30 分钟变换一种坐姿。

3．枕垫　可用于局部组织受压的患者，如放置于膝盖内侧、内踝和足部进行压疮的预防。预防足跟压疮时，应将足跟充分离开床面，避免将压力作用于跟腱上，减压用的枕头应足够长，可将整个小腿垫起，分散整个腿部的重量。

4．充气式气垫床　可用于压疮高风险但又不能经常变换体位的患者，对于姑息治疗患者，特别是一活动就伴有严重疼痛的患者，当患者因疼痛不能配合翻身时，充气式气垫床可以减少患者翻身次数，帮助实现组织的再灌注，从而预防压疮的发生。

5．协助患者体位变换时，应对支撑面预防压疮的有效性进行持续评估。①使用持续减压床垫的评估方法：护士可将手掌放于支撑面与患者最低位骨隆突处的接触面之间（如坐骨结节或骶尾部），观察患者身体将床垫压低了多少；当患者处于坐位或平卧位时，骨隆突处最低位与床垫下平面之间的距离至少达 5 cm，才能达到减压的效果。②使用交替式减压床垫的评估方法：护士将手掌放于床垫与患者接触面放气的一边，感受到该处有足够的支撑力，说明可达到减压效果。

（三）减少摩擦力和剪切力形成

减少摩擦力和剪切力的措施与患者的被动或主动运动有关。移动患者时应使用合适的技巧，避免拖、拉、拽等动作。对于高风险患者，使用保护性贴膜比如透明膜、薄水胶体敷料等可以帮助消除皮肤与床单位之间的摩擦力。很多剪切力损伤可以通过合适的体位来消除，比如避免半坐卧位、直立卧位等，另外借助床尾的竖板或于下肢垫枕头来防止身体滑动并维持一定的体位，从而减少皮肤剪切力的形成。也可通过恰当使用转运辅助设备和转运技巧来减小摩擦力和剪切力，包括过床板、转移单、机械抬起装置、双人或四人抬起装置以及病床上的辅助翻身装置等。

（四）营养支持

营养是维持皮肤和组织健康的重要因素，与压疮的发生关系密切。压疮的严重程度与营养不良的严重程度尤其是低蛋白摄入和低血清蛋白水平有关，因此营养不良的管理在压疮预防上扮演了重要的角色。对于接受姑息治疗的患者，营养不良可能是压疮发生的一个主要因素，因此在不增加患者不适的情况下，应提供必要的营养支持，包括充足的蛋白质、热量、微量元素及维生素和水分等。

对于因急慢性疾病或手术而有营养风险或压疮风险的患者，在正常膳食之外，应提供高蛋白混合口服营养补充制剂和（或）管饲营养。当患者有压疮风险及营养不良风险时，需要营养师、护士、医生等共同会诊，制订合理的个性化营养支持方案，并监测和评价营养支持效果。应对有营养不良风险的患者定期进行营养状况的再评估。

（五）皮肤护理

定期进行皮肤完整性的评估，患者入院 24 小时内应进行系统的全身皮肤评估。皮肤评估的频率应根据首次评估的结果及患者的病情决定。除骨隆突受压部位外，还应关注以下部位的皮肤护理：梯度压力袜、护颈圈、吸氧导管、经鼻导管、桡动脉导管、气管插管及其固定支架、血氧饱和度监测设备、无创面罩、便失禁控制设备、连续加压装置、夹板、支架、尿管等与皮肤接触的相关部位。在受压部位使用薄膜敷料、水胶类敷料、泡沫敷料进行皮肤保护均可以减小卧床患者皮肤承受的剪切力，从而预防压疮发生，包括医疗器械相关性压疮的发生。保持皮肤清洁及适度湿润有利于预防压疮。禁止对受压部位用力按摩，不适当的按摩可能导致局部组织的进一步损伤。

皮肤潮湿可以增加皮肤组织的易损性。引起皮肤潮湿的原因主要是二便失禁，因此应关注失禁性皮炎的预防与处理。及时清洁皮肤及使用皮肤保护剂可减少皮肤潮湿感、皮肤发红，预防压疮的发生。对于存在压疮风险的失禁患者，应帮助患者养成定时排尿、便的习惯，排尿、便时间计划应与患者或家属共同制订，可按时或在特定活动后，如饭后或上床前等。尿失禁患者可使用收集尿液的产品，如吸收性好的尿垫，男性患者可选用外接尿管或避孕套进行尿液收集。便失禁患者可使用外接引流管、外用造口袋、使用皮肤保护膜等方法保护会阴部皮肤，以免受粪水侵蚀。

四、压疮管理

（一）压疮伤口评估

压疮伤口评估是正确制订处理伤口计划的基础，应对患者全身情况及压疮伤口局部进行全面评估，制订最适宜的处理方案。在对压疮进行初始评估以后，建议每周至少进行一次全面评估，或在伤口变化时随时评估，在每次更换伤口敷料时密切观察伤口并记录。观察压疮部位是否出现需要改变治疗方案的迹象，如出现伤口面积增大、组织质量改变、伤口渗出增多或临床感染的迹象等伤口恶化情况，根据评估结果调整治疗方案。

1．压疮伤口局部评估

（1）伤口部位：压疮的好发部位是身体在不同体位的骨隆突处，以骶尾部、坐骨结节、股骨大转子、足跟部多见，也可发生于枕部、耳郭（耳廓）、肩胛骨、膝盖、内外踝以及与医疗相关器械接触的皮肤组织。

（2）伤口程度：根据 NPUAP-EPUAP 压疮分期标准，在原有的四期基础上增加了可疑深部组织损伤和不可分期阶段。新的压疮分期如下：

1）Ⅰ期：指压不变白的红斑，表现为局部皮肤完好，出现压之不变白的红斑，常位于骨隆突处。肤色较深者可能见不到指压变白现象，但其颜色可能与周围皮肤不同。

2）Ⅱ期：部分皮层缺失，表现为浅表的开放性溃疡，创面呈粉红色，无腐肉。也可表现为完整的或开放/破损的浆液性水疱。

3）Ⅲ期：全层皮肤缺失，可见皮下脂肪，但骨、肌腱、肌肉并未外露。可有腐肉，但并未掩盖组织缺失的深度，可出现窦道和潜行。压疮的深度依解剖学位置而不同。鼻梁、耳、枕骨部和踝骨部没有皮下组织，这些部位发生Ⅲ期压疮可呈浅表状。相反，脂肪多的区域可以发展成非常深的Ⅲ期/类压疮。骨骼和肌腱不可见或不可直接触及。

4）Ⅳ期：全层组织缺失，并有骨骼、肌腱或肌肉的暴露。在创面基底某些区域可有腐肉和焦痂覆盖，通常会有窦道和潜行。Ⅳ期/类压疮的深度依解剖位置而不同，鼻梁、耳、枕骨部和踝骨部没有皮下组织，这些部位发生压疮可呈浅表状。Ⅳ期/类压疮可扩展至肌肉和（或）支撑结构（如筋膜、肌腱或关节囊），有可能引发骨髓炎。暴露的骨骼/肌腱肉眼可见或可直接触及。

5）不可分期：深度未知，全层组织缺失，创面基底部覆盖有腐肉（呈黄色、棕色、棕褐色、灰色或者绿色）和（或）焦痂（呈棕褐色、棕色或黑色）。除非去除足够多的腐肉和（或）焦痂来暴露伤口基底部，否则无法判断实际深度，也无法分期/类。足跟处的稳定型焦痂（干燥、紧密附着、完整而无红斑或波动感）可起到“天然屏障”的作用，不建议去除。

6）可疑深部组织损伤：深度未知，在皮肤完整且褪色的局部区域出现紫色或栗色，或形成充血的水疱，是由于压力和（或）剪切力所致皮下软组织受损导致。此部位与邻近组织相比，先出现痛感、发硬、糜烂、松软、发热或发凉。在深肤色的个体身上，很难辨识出深层组织损伤。进一步发展可能会在深色创面演变，可覆有一薄层焦痂。即使使用最佳的治疗方法，也会迅速出现深层组织的暴露。

（3）伤口大小：应选择统一的方式测量压疮伤口的大小，以便于比较不同时间伤口的变化，目前常以患者身体的头脚方向为纵轴表示伤口的长度，与纵轴垂直方向为横轴，表示伤口的宽度，禁忌以不同伤口形状的面积描述伤口的长度和宽度。伤口基底部到皮肤表面的距离为伤口的深度，可使用探针或止血钳进行测量。有黑色坏死组织覆盖的伤口不能进行深度的测量。

（4）伤口特征

1）伤口颜色：伤口基底红色为肉芽组织，黄色为腐肉坏死组织，黑色为焦痂坏死组织。伤口颜色描述可采用将伤口分为四个象限，按 25%、50%、75%、100% 的描述方法。比如伤口黄色腐肉组织占 25%，红色肉芽组织占 75%。不同的伤口颜色预示伤口处于不同的时期，伤口处理方案也应有所不同。

2）渗出液性状及量：伤口的渗出液是非常重要的伤口特征，它可以帮助医护人员判断伤口是否感染、评估治疗方案是否合适。伤口渗出液可分为浆液性（淡黄色清亮）、浆液血性（淡粉色）、脓性渗液（黄色或褐色）等，某些特殊感染伤口的渗液可能呈现特殊的颜色，如铜绿假单胞菌感染性渗液为淡绿色。伤口渗出液的某些特征意味着伤口恶化和感染，如渗出量持续大量或增多或表现为流脓的特征等。伤口渗出液量可依据敷料浸湿情况进行判断，评估的结果与医务人员的经验密切相关，临床上一般可分为少量、中等量和大量渗出，根据渗出液量不同，选择不同的伤口敷料。

3）肉芽组织及上皮形成：肉芽组织是伤口腔内小血管和结缔组织生长形成的。健康的肉芽组织是鲜亮的牛肉红色，色泽红润而且柔软，组织看上去不平整而且很容易出血。不健康的肉芽组织血管生成欠佳，呈现浅粉色或发白甚至暗红色。通过上皮移行和表皮化生，最终完成伤口愈合过程，皮肤呈粉红色。

4）潜行和窦道：是指完整的皮肤表面下组织的缺失。压疮的伤口因感染、局部组织严重的循环障碍，可能会出现长期不愈合或伤口停止生长的情况，此时伤口可能开口小，伤口内腔大，如火山口样，在伤口的基底部可探测到很深的腔隙，即潜行 / 窦道。评估时可采用时钟法描述，如“在伤口的 6 点到 9 点的方向有深 6 cm 潜行 / 窦道”。测量时，使用经生理盐水蘸湿的药用棉签测量伤口下的潜行 / 窦道，抬高尖端以便于能够看到或感觉到它在皮肤表面的位置，并用笔在皮肤表面做好标记，测量皮肤标记到伤口边缘的距离，并按照时钟法进行描述。

5）伤口边缘及周围组织情况：伤口渗出较多，渗液管理不当时，可能会引起伤口边缘和周围组织的浸渍，伤口部位持续受压可能造成周围组织的进一步损害，因此应定期评估距伤口边缘 4cm 以内的周围组织有无浸渍、水肿、硬化以及颜色改变，如有异常应及时处理。

6）伤口气味：伤口气味是由于坏死组织和细菌过度生长所致。伤口感染会出现腥臭味，糖尿病患者的伤口会出现酸臭味，如烂苹果味。厌氧菌或铜绿假单胞菌感染会出现恶臭味。

7）伤口温度：伤口周边皮肤温度提示可能已发生感染，伤口周边皮肤温度低可能提示周围组织循环障碍。

8）伤口疼痛：疼痛是伴随现有的或潜在的组织损伤而产生的生理和心理因素复杂结合的主观感受。世界伤口愈合协会将伤口疼痛定义为："与开放性皮肤损伤直接相关的一种不良症状和不愉快的经历"[19]。压疮相关性疼痛普遍存在，在操作时和静息时均可出现，医务人员应予以关注，选用适宜的疼痛评估量表评估疼痛等级（疼痛评估参考第三章第二节）。

2．患者的整体状况评估　压疮的发生与伤口愈合受患者自身内在和外在多种因素影响，因此，除了对压疮伤口进行系统评估外，还应包括对患者的病史、体格检查、实验室检查、活动能力、心理社会状况、经济状况以及患者和家属对伤口愈合的期望等的评估。获得主要病史和体格检查作为最初评估是非常重要的，治疗的目标和照护的方向在获得病史信息时才可做出决定。某些伴随疾病可能损害伤口愈合，如糖尿病、血管病变、免疫抑制等，在处理压疮伤口的同时应该考虑伴随疾病的治疗。

（二）压疮伤口评估工具

压疮伤口评估是伤口处理和评估治疗计划的基础，伤口的初次评估与定期监测可以帮助判断治疗方案的有效性。目前常用的压疮伤口评估量表有压疮愈合评估量表（pressure ulcer scale for healing，PUSH）和 Bates-Jensen 伤口评估量表（Bates-Jensen wound assessment tool，BWAT）。

PUSH 评估量表包括面积测量、渗出液量和伤口组织类型 3 个条目（表 4-12-4）。使用时分别将观察和测量 3 个条目进行评分并相加得出总分，用于评估患者压疮愈合过程是否好转或恶化。评估表总分 17 分，分数越高越严重。0 分表示愈合；分数下降表明压疮正在愈合中，可继续当前的护理措施；分数维持不变表明改善不明显，需要查找原因修正护理计划；分数上升表明压疮恶化，需要立即终止当前措施或联合其他循证支持方法[20]。

表 4-12-4　压疮愈合评估量表（PUSH）

项目	评分						得分
压疮面积 长 × 宽 （cm^2）	0 0	1 < 0.3	2 0.3 ~ 0.6	3 0.7 ~ 1.0	4 1.1 ~ 2.0	5 2.1 ~ 3.0	
		6 3.1 ~ 4.0	7 4.1 ~ 8.0	8 8.1 ~ 12.0	9 12.1 ~ 24.0	10 > 24.0	
渗液量	0 无渗液	1 少量渗液	2 中量渗液	3 大量渗液			
创面组织类型	0 闭合	1 上皮组织	2 肉芽组织	3 腐肉	4 坏死组织		

1990 年 Bates-Jensen 制订了压疮伤口评估工具[10]，并在 2001 年和 2006 年进行了修订，目前被推荐为评估和管理压疮和其他慢性伤口的工具，它包括 15 个条目：伤口的部位、形状、大小、深度、边缘、窦道或潜行、坏死组织类型和数量、渗出液类型和数量、周围皮肤颜色、周围组织水肿、周围组织硬结、肉芽组织、上皮组织形成。其中伤口部位和形状

两个条目没有分值，其余 13 个条目每项都可用 1（最好）到 5（最坏）来评价伤口的特征。定期对伤口进行评价后，将 13 个条目得分相加得到伤口评估的总分，用以判断伤口是愈合还是恶化。总分数从 13 分（皮肤完好但总是处于进一步损害的风险中）到 65 分（深部组织恶化），可将伤口划分为 4 个严重程度：轻微（13 ~ 20 分）、轻度（21 ~ 30 分）、中度（31 ~ 40 分）和重度（41 ~ 65 分）。此评价结果可以帮助医护人员设定切实可行的伤口处理目标。

（三）压疮伤口护理

压疮伤口护理应基于对患者综合评估以及伤口评估，通过消除或降低压疮发生或进展的危险因素，制订适合患者的个体化的伤口处理方案，以促进伤口的愈合。不同时期压疮的处理方法不同。

1．可疑深部组织损伤

（1）处理目标：去除危险因素，解除局部皮肤的压力等，防止进一步损害。

（2）处理原则：局部皮肤完整时可以给予具有促进组织修复功能的液体敷料外涂。如出现水疱，可按Ⅱ期压疮中水疱的处理方法给予处理。如果局部皮肤进一步破溃，形成焦痂或坏死组织，可按照Ⅲ期、Ⅳ期压疮处理。

2．Ⅰ期压疮　此期压疮需要采取措施防止其程度继续加深、加重，并注意预防其他部位压疮发生。

（1）处理目标：解除局部受压，改善局部血运，去除危险因素，避免压疮进展。

（2）处理原则：局部皮肤完整时可以给予具有促进组织修复功能的液体敷料外涂，或使用水胶体敷料或减压敷料进行保护，同时给予预防压疮的措施（参考本节中的压疮预防）。

3．Ⅱ期压疮

（1）水疱：小水疱（直径小于 2 cm）要减少摩擦，防止破裂，促进水疱自行吸收。大水疱（直径大于 2 cm）可用无菌注射器抽出疱内液体后，消毒局部皮肤，再用无菌敷料包扎。每天观察，如水疱又出现，不要更换薄膜敷料，按照伤口消毒标准消毒敷料外层，在敷料的外层消毒抽吸疱液，直至水疱完全吸收后才将敷料撕除。如果水疱破溃，暴露出红色创面，按浅层溃疡原则处理伤口。

（2）浅层溃疡：Ⅱ期压疮形成的创面通常是无腐肉的红色或粉色基底的开放性浅层溃疡。

1）处理目标：去除压疮危险因素，预防进一步损害，提供湿性伤口愈合环境。

2）处理原则：根据伤口渗液情况选择合适的敷料，管理渗液，保护创面。

4．Ⅲ期、Ⅳ期及不可分期的压疮　Ⅲ期、Ⅳ期及不可分期压疮创面通常比较深，全皮层损伤，伴有大量坏死组织、潜行或窦道。

（1）处理目标：控制伤口感染，获得或维持清洁的伤口床，吸收多余的渗液，维持伤口渗液平衡。

（2）处理原则：需要按照伤口处理原则进行清创、抗感染，根据伤口渗液情况选用合适的敷料，维持湿性伤口愈合环境（具体处理方法参考本章第十三节恶性伤口护理内容）。值得注意的是不可分期压疮伤口的清创特别需要结合患者全身情况，与患者及家属做好充分沟通，达成一致意见后方可进行。

进行伤口处理时应关注患者疼痛的症状控制。有研究显示，压疮患者在休息和更换敷料时均可能产生疼痛，低水平的疼痛可以通过选择合适的敷料，避免更换敷料时引发的二次损伤来减少。对于中重度疼痛可能需要使用阿片类药物进行预防，可在清创或更换伤口敷料前30分钟（皮下）或60分钟（口服）给药，以便达到较好的镇痛效果。

（四）患者与家属健康教育

患者及主要照顾者教育应根据特定的压疮发生因素、个体学习类型和应对机制以及患者和照顾者完成压疮预防和护理的能力，有针对性地进行。在姑息护理中，患者和家属应该了解终末期压疮发生的风险因素和预防措施，了解压疮伤口的愈合过程，以便他们能更好地配合压疮的预防和治疗。在教给患者及主要照顾者预防措施时，使用回馈演示来评估学习效果，保证相关措施有效落实；评估主要照顾者完成体位变换、失禁管理和皮肤护理情况来判断后续的教育安排。

［张　红（护理部）］

参考文献

[1] Lindan O，Greenway RM，Piazza JM. Pressure distributor on the surface of the human body Arch Phys Med Rehabil，1965，46：378.

[2] Witkowski JA，parish LC. The decubitus ulcer：skin failure and destructive behavior. Int J Dermatol，2000，39（12）：894-896.

[3] Tippett AW. Wounds at the end of life. Wounds，2005，17（4）：91-98.

[4] Maida V，Corbo M，Dolzhykov M，et al. Wounds in advanced illness：a prevalence and incidence study based on a prospective case series. Int Wound J，2008，5（2）：305-314.

[5] Brink P，Smith TF，Linkewich B. Factors associated with pressure ulcers in palliative home care. J Palliat Med，2006，9（6）：1369-1375.

[6] Reifsnyder J，Hoplamazian LM，Maxwell T. Preventing and treating Pressure ulcers in hospice patients. Caring，2004，30：30-37.

[7] Reifsnyder J，Magee H. Development of pressure ulcers in patients receiving home hospice care. Wounds，2005，17（4）：74-79.

[8] 蒋琪霞，李晓华，王建东．医院获得性压疮流行病学特征及预防研究进展．中国护理管理，2014，14（7）：676-679.

[9] McNees P，Meneses KO. Pressure ulcers and other chronic wounds in patients with and patients without cancer：a retrospective，comparative analysis of healing patterns. Ostomy Wound Manage，2007：53（2）：70-78.

[10] Ferrell BR，Coyle N，Paice JA. Palliative Nursing. 4th edition. New York：Oxford University Press，2015.

[11] Iizaka S，Okuwa M，Sugama J，et al. The impact of malnutrition and nutrition-related factors on the development and severity of pressure ulcers in order patients receiving home care. Clin Nutr，2009，29（1）：47-53.

[12] Kottner J，Balzer K. Do pressure ulcer risk assessment scales improve clinical practice? J Multidiscip Healthc，2010，3：103-111.

[13] Defloor T，De Bacquer D，Grypdonck MH. The effect of various combinations of turning and pressure reducing devices on the incidence of pressure ulcers. Int J Nurs Stud，2005，42（1）：37-46.

[14] Vanderwee K，Grypdonck MHF，De Bacquer D，et al. Effectiveness of turning with unequal time intervals on

the incidence of pressure ulcer lesions. J Adv Nurs，2006，57（1）：59-68.

[15] 张玉红，蒋琪霞，郭艳侠，等 . 使用减压床垫的压疮危险者翻身频次的 meta 分析 . 中华护理杂志，2015，50（9）：1029-1036.

[16] Bergstrom N，Horn SD，RappMP，et al. Turning for ulcer reduction a multisite randomized clinical trial in nursing homes . J Am Geriatr Soc，2013，61（10）：1705-1713.

[17] 朱树云 . 重症患者不同翻身间隔预防压疮效果的研究 . 基层医学，2014□18（25）：3374-3375.

[18] 张玉红，蒋琪霞 . 压疮危险病人翻身间隔时间研究进展 . 中国护理研究，2015，29（8）：2822-2824.

[19] World Union of Wound Healing Societies. Principles of best practice：minimizing pain at wound dressing-related procedures. Consensus document. June 2008. http：//www. wuwhs. org. Last accessed December 12，2008.

[20] 蒋琪霞，王建东，彭青，等 . 压疮愈合计分量表的汉化及其信效度研究 . 医学研究生学报，2015，28（7）：750-754.

第十三节　恶性伤口、瘘

一、概述

恶性伤口一般出现在晚期癌症患者身上，患者在面临疾病威胁的同时还要忍受伤口所带来的恶臭、渗液、出血、疼痛等种种不适，恶性伤口严重影响了患者的生活质量。因此，作为肿瘤科护士，应掌握更加专业的伤口护理知识，以一种尊重和积极的态度面对患者的恶性伤口，提高患者及其家属对伤口处理的信心，提供给患者舒适与尊严。

（一）定义

英国哥伦比亚肿瘤机构关于癌性伤口的定义（2001 年）：由于原发癌、局部或远处肿瘤转移到皮肤后导致的开放性和（或）有渗出的恶性皮肤溃烂，表现为腔洞、皮肤表面开放性伤口、皮肤结节或从皮肤表面生长扩散出的结节 [1]。癌性伤口多呈蕈状或菜花状，或呈溃疡型，进一步可发展为瘘或瘘管。这一定义强调了恶性伤口是因恶性肿瘤细胞浸润造成的表皮完整性破坏。有皮肤或皮下病变的患者出现恶性伤口的风险高。

（二）发病情况

据流行病学统计：癌性伤口的发生率为 5% ～ 10%[2]，不同肿瘤恶性伤口发病率不同，形成恶性伤口的部位有一定差异，但大致会对应其癌症发生的位置。根据统计，女性恶性伤口好发于乳腺癌，发生率为 70.7%，其次为黑色素瘤，发生率为 12.0%。男性恶性伤口好发于黑色素瘤，发生率为 32.3%，其次为肺癌和结直肠癌，发生率分别为 11.8% 和 11.0%[3]。

（三）发病原因及特点

发生恶性伤口的病因有很多，主要原因包括：癌细胞通过淋巴和血液进行的皮肤转移；直接来自于原发伤口；肿瘤复发；诊断或手术过程中发生的机械性种植；与某些肿瘤的治疗措施有关，如化疗渗出或放疗造成的急性或迁延性反应等。某些慢性伤口也有发生癌变的可能，但伤口恶变的确切机制尚不清楚。恶性伤口与恶性肿瘤转移有密切关系，容易出现伤口局部出血、渗液、恶臭等表现。此外，恶性伤口亦有疼痛及周围皮肤受损的问题。

1．出血　恶性伤口出血的主要原因是癌细胞侵蚀血管壁，或是癌症本身或治疗造成。此外，癌细胞不断延伸且癌细胞新血管床增加，造成组织受压，增加了组织的易脆性，因而容易出血。

2．渗液　渗液产生的原因主要包括：恶性伤口内微血管与淋巴管受侵犯，血管通透性增加；肿瘤细胞分泌血管通透性因子，使血管内血浆胶质通过血管；同时伤口感染发生炎症反应，分泌组胺导致血管扩张，血管通透性增加；细菌蛋白酶分解坏死组织等，这些因素都可导致伤口渗液增加。

3．恶臭　恶性伤口的臭味与坏死组织的存在、细菌定植和感染以及浸满渗液的敷料有关[4]。原因是组织中血管阻塞伴随着血管形成的变异性，使血流供给与细胞灌注起伏不定，导致组织氧气的灌流量降低，因而造成组织缺氧坏死；同时坏死组织为厌氧菌最理想的培养皿，厌氧菌会分泌脂肪酸的代谢产物，也是形成恶臭的来源；若伤口有瘘管形成，又会加重恶臭的产生。

4．疼痛　恶性伤口患者常常出现疼痛不适，主要与肿瘤本身压迫或侵犯到神经或血管有关；若是真皮层组织破坏，则可能有针刺痛的情形出现；有时疼痛是因为皮肤受损，致神经、血管裸露与表皮外所引起；也可能是因为不恰当的处理所致，如选择不适合的伤口敷料、不恰当的移除敷料方式、伤口冲洗液选择不适当以及伤口清洁技巧不当等。

二、评估

（一）评估原则

伤口评估是伤口护理环节中最关键的一步，全面的伤口评估也是以患者为中心的服务理念的进一步体现。恶性伤口的评估应考虑整体性，不仅限于对伤口局部的评估，还要从患者的身体、心理、社会功能、经济状况、抗肿瘤治疗情况、家属支持情况等方面进行评估。

1．伤口局部评估　主要评估伤口的部位、外观、渗液、气味、疼痛、出血、伤口周围皮肤情况和其他相关的症状，通过评估来指导伤口局部治疗和护理。

（1）伤口的部位：恶性伤口可发生于身体的任何部位，包括头面部、颈部、胸腹部、会阴部、四肢等。不同部位需要选择不同形状或材质的敷料，评估伤口部位可以指导伤口护理人员选择合适的敷料进行有针对性的护理。

（2）伤口的外观：包括伤口的大小、深度、伤口床组织的颜色等。目前临床一般采用一次性直尺测量伤口的大小并统一记录。伤口深度一般采用棉签或镊子进行探测后，再用直尺测量棉签或镊子的长度。但必须注意的是，恶性伤口容易出血，因此在测量深度时须特别小心；在伤口深度部分，须仔细观察伤口是否有潜行或瘘管形成。伤口床组织的颜色通常用四分法来表示，如伤口有50%的黄色腐肉、25%的红色组织、25%的黑色坏死。

（3）伤口的渗液：主要评估渗液的量、颜色、性质。临床上一般用Mulder渗液量分级法[5]，分为无渗出、少量渗出、中等渗出、大量渗出。无渗出：指24小时更换的纱布不潮湿，看上去是干燥的；少量渗出：指24小时渗出量少于5 ml，每天更换纱布不超过1块；中等渗出：指24小时渗出量在5～10 ml，每天至少需要1块纱布，但不超过3块；大量渗出：指24小时渗出量超过10 ml，每天需要3块或更多纱布。进行伤口渗液量评估时要注意伤口本身使用敷料的吸收性。

（4）伤口的气味：根据 Grocott 伤口气味评估法[6]，对恶性伤口气味的描述分为 6 个等级。分别是：0 级，一入房间 / 病房 / 诊间即可闻到；1 级，与患者一个手臂距离即可闻到；2 级，与患者少于一个手臂距离才能闻到；3 级，接近患者手臂可闻到；4 级，只有患者自己可闻到；5 级，没有气味。

（5）伤口的疼痛：临床一般常用的疼痛强度评估工具有数字疼痛强度评估量表（NRS），是由 0 ～ 10 数字等份标出的线性标尺，“0”表示无痛，“10”表示最痛。另外，还常用视觉模拟分级法（VAS）评估疼痛强度。除了对疼痛强度的评估外，还需要评估疼痛的部位、疼痛的性质、疼痛的原因以及使疼痛加剧或缓解的因素。

（6）伤口的出血：评估伤口出血情况时，首先需要对出血量进行客观描述，还需要了解容易引起伤口出血的原因，如何种敷料在更换中易引起出血、何种清洗方式易造成伤口出血等。

（7）伤口周围皮肤情况：评估伤口渗液的管理情况、是否对周围皮肤造成浸渍、肿瘤对伤口周围皮肤的侵袭情况、敷料对周围皮肤的影响。

2．全身性评估　恶性伤口的全身性评估包括从患者的身体、心理、社会功能、经济状况、肿瘤治疗情况、家属支持情况等方面进行评估。恶性伤口改变了患者身体外在形象，加上伤口渗液、恶臭的影响，患者认为自己很脏，自尊心受损，在心理上产生了自卑、不愿意与人交流及参加社交活动，进而有与社会隔离现象。在情绪上，患者变得忧郁、恐惧、产生无助或害怕的情绪反应。由于恶性伤口受肿瘤的影响较大，伤口愈合有一定的困难，即使伤口能愈合，也必须有抗肿瘤治疗同时进行，且伤口换药时间较长，有的伤口换药长达 1 年以上，伤口换药次数多，敷料成本高，有的伤口还需要家属支持和配合换药，长期而言，对家庭经济将造成重大负担，对家属心理也造成很大的压力。这些都需要医护人员进行详细评估，为采取有针对性的干预措施提供依据。

三、管理

恶性伤口的处理目标是有效控制伤口相关症状及心理精神支持。其中症状管理包括管理渗液、控制恶臭、减少出血、降低疼痛、保护周围皮肤等，提高患者的舒适度，维持患者自尊，最大可能地提高患者的生活质量[7-9]。

（一）伤口相关症状的管理

1．管理渗液　伤口渗液过多，造成伤口周围皮肤的浸渍、刺激，产生渗漏，频繁更换伤口敷料或就诊，导致患者生活无法自理，经济负担加重。伤口渗液过少，敷料粘连伤口，结成硬壳，患者感觉不适。换药时伤口疼痛和因粘连造成再次损伤，使患者无法自行更换，并因为担心疼痛而害怕换药。因此，选用合适的吸湿性敷料，动态调整伤口湿度，维持伤口渗液平衡以提高患者的舒适度及增加自信心在伤口护理中非常重要。①当渗液量大时，需要使用高吸水性的敷料来吸收渗液，如藻酸盐敷料、泡沫敷料、亲水纤维敷料等。②当渗液量少时，可选用水胶体敷料、超薄泡沫敷料等，以防止创面过干。③对于高渗出性的瘘管可采用造口袋或伤口引流袋进行渗液收集。敷料可根据伤口渗液量和臭味情况进行更换，一般每 3 天更换 1 次。在选用敷料时，需要考虑患者的换药成本，对于渗液量大、换药频繁的伤口，可以适当地选用成本较低的传统敷料如棉垫、纱布等结合新型敷料使用。

2．控制恶臭　臭味的产生除了造成患者的困扰外，也不断提醒患者疾病存在的事实。通过清洗、清创、控制感染、选择合适的敷料来减轻或去除伤口臭味。

（1）清洗：清洗伤口最重要的是彻底移除伤口床中的渗液、伤口组织中的废物，这是臭味移除的首要步骤。据文献报道，生理盐水是目前最适合的伤口清洗液[10]。但是对于整个创面被肿瘤坏死组织覆盖且坏死组织较厚的恶性伤口，临床上先用生理盐水清洗伤口，再用3% 过氧化氢溶液冲洗 3 ～ 5 分钟，后用生理盐水再次进行创面清洗，比单独用生理盐水冲洗除臭效果更好[11,12]。但过氧化氢溶液会损伤新生的肉芽组织，必须根据创面坏死组织情况谨慎选用。

（2）清创：清创即除去伤口床的坏死组织，坏死组织是恶臭的来源之一，移除恶性伤口上的坏死组织和细菌是治疗恶臭的主要方法。由于恶性伤口肿瘤细胞侵袭血管易引发出血，需要慎重处理。不建议单独使用外科清创法进行清创。可先用湿性敷料水凝胶溶解清除坏死组织或痂皮，进行安全有效的自溶清创。当伤口有愈合可能时，可以根据患者病情及伤口情况，适当采用外科清创与自溶清创联合法来加快坏死组织的清除。

（3）控制感染：目前临床上常使用含银敷料来移除伤口床细菌，达到伤口局部抗感染的目的。含银敷料可以改变细菌 DNA 双链结构，阻断细菌细胞呼吸链，破坏细菌内蛋白及酶，且能持续稳定地释出足够杀死细菌的银，从而达到快速杀灭多种病原微生物的效果。合理使用含银敷料可以提高性价比和安全性，同时可以有效降低伤口的生物负荷，促进伤口愈合。资料表明，不同医用含银敷料的抗菌性能与吸湿性能也不同，需根据伤口特点选用合适的含银敷料进行感染控制[13]。当伤口恶臭渗液较少时，可选用金属银敷料或纳米晶体银敷料快速降低或去除伤口臭味。当伤口恶臭而渗液多时，则可选用藻酸盐银、亲水纤维银敷料或泡沫银敷料吸收渗液，控制臭味。值得注意的是，含银敷料的使用会使伤口床产生典型的蓝黑色着色，有时会给判断伤口床组织带来困扰，注意不要与感染或坏死组织混淆。当伤口面积范围大、换药成本过高时，可以将干茶包放在伤口外层敷料中，既可以帮助除臭，又可以降低换药成本。根据伤口的范围而摆放茶包的量，一般为 3 ～ 4 包。应在创面做细菌培养及做药敏试验，根据检验结果选择敏感抗生素，必要时可选用有效抗生素进行全身抗感染治疗以控制伤口细菌的血行感染。

（4）清新环境：保持开窗通风，及时清除伤口敷料和渗液，保持患者衣服和床单等清洁，也有利于减少伤口产生的臭味。也可以在室内放置煮咖啡后残留的咖啡渣作为除臭剂。

3．减少出血　首先保持溃疡面适宜的湿度，防止敷料与创面粘连，移除敷料时出血减少甚至无出血。对于易出血创面，选择冲洗的方式清洁创面。当伤口有少量出血时，可采用干棉球压迫止血，也可采用藻酸盐敷料进行局部止血，它刺激血小板黏着、凝集和释放钙离子以诱导血小板活化，参与伤口止血过程，可达到有效的止血效果。

4．减轻疼痛　用温盐水冲洗而不是用纱布或拭子擦洗，在一定程度下可以减轻疼痛。在更换敷料过程中，选用防粘连敷料与创面接触，以减少敷料粘连伤口引发的疼痛，保持伤口处于一个湿性的环境可以减少敷料的粘连并保护裸露的神经末梢，减少疼痛的产生。

5．保护周围皮肤　恶性伤口周围皮肤由于受到渗液或血液的浸润，或受到肿瘤细胞的侵袭，所以特别脆弱，极有可能造成表皮剥落，甚至引发感染。因此，选择低敏及不易造成创伤的敷料粘贴就极为重要。

（二）心理护理

评估恶性伤口对患者的身体、心理、社会功能造成的影响，评估经济状况、肿瘤治疗情况、家属支持情况等对患者造成的影响。伤口管理者需要就以上的评估结果与患者及家属进行有效沟通，建立他们对伤口管理者的信任，并针对伤口带来的心理精神压力给予相应辅导，鼓励家属在伤口管理中积极参与，并提供有效的社会支持，从而提高患者对伤口管理的依从性，有效缓解伤口相关痛苦症状或促进伤口的愈合，提高患者的生活质量。

（尤渺宁）

参考文献

[1] British Columbia Cancer Agency. Guidelines for the care of chornic ulcerating malignant skin lesions. Retrieved December 15，2001. from http□//bccancer. bc. /pg-g-04

[2] Haisfield-Wolfe ME，Rund C. Malignant of cutaneous wounds□a management protocol. Ostomy Wound Manage，1997，43（1）：56-66.

[3] Lookingbill DP，Spangler N，Helm KF. Cutaneous metastases in patients with metastatic carcinoma□a retrospective study of 4020 patients. J Am Acad Dermatol，1993，29（2 Pt 1）：228-236.

[4] O'Brien C. Malignant wounds：managing odour. Can Fam Physician，2012，58（3）：272-274.

[5] Mulder GD. Quantifying wound fluids for the clinician and researcher. Ostomy Wound Manage，1994，40（8）：66-69.

[6] Grocott P，Gethin G，Probst S. Malignant wound management in advanced illness□new insights. Curr Opin Support Palliat Care，2013，7（1）□101-105.

[7] Naylor W. Assessment and management of pain in fungating wounds. Br J Nurs，2001，10（22 suppl）：S33-S36，S38，S40.

[8] Bergstrom KJ. Assessment and management of fungating wounds. Wound Ostomy Continence Nurs，2011，38（1）：31-37.

[9] Lo SF，Hayter M，Hu WY，et al. Symptom burden and quality of life in patients with malignant fungating wounds. Adv Nurs，2012□68（6）：1312-1321.

[10] Wilkins RG，Unverdorben M. Wound cleaning and wound healing□a concise review. Adv Skin Wound Care，2013□26（4）：160-163.

[11] 张红妹，陈育群．湿性愈合疗法在压疮居家护理中的应用效果．解放军护理杂志，2012，29（06）：53-55.

[12] 徐永华，董志春．银离子敷料加清创胶治疗糖尿病足疗效观察．中华医药感染学杂志，2013，3（23）：595-596.

[13] 秦益民．在医用敷料中添加银离子的方法．纺织学报，2006，27（12）：109-112.

第十四节　肠 造 口

大肠癌是消化道最常见的恶性肿瘤之一。中国的大肠癌中，直肠癌的比例显著高于西方国家。随着手术技术的发展，直肠癌切除手术及肠造口手术使众多直肠癌患者得以生存。肠造口手术是将肠道直接引出腹壁而使肠内容物能排出体外的手术方式。此手术是外科最常实施的手术之一，是挽救和延续患者生命及改善生活质量的重要手段[1]。但造口护理不当易出现多种并发症，严重影响肠造口患者的生活质量[2]。仅造口周围皮肤并发症就包括粪水性皮炎、过敏性皮炎、机械性创伤、毛囊炎、细菌感染、放射性皮炎、尿酸结晶、增生等[3]，有文献指出造口周围皮肤并发症率高达47%[4]，因此，围术期做好造口护理，加强造口管理对提高患者的生活质量尤为重要。

一、肠造口手术及造口类型

（一）肠造口手术适应证

1．各种原因引起的肠梗阻　肠造口手术可及时恢复肠道通畅性，避免肠扩张、坏死，解除梗阻。

2．左半结肠、直肠梗阻一期吻合或损伤后修补时，以保证远端肠道吻合口、修补处的愈合。

3．因直肠下段癌、直肠肛管损伤等原因行经腹会阴联合切除术，或不能切除的结直肠肿瘤导致的梗阻或反复出血者，属永久性。

（二）肠造口类型

肠造口根据不同的分类方法有不同的类型：

1．按时间分

（1）临时性造口：当部分肠道中出现一些问题时，如梗阻、瘘等，其肠管可能需要暂时减少或停止内容物通过，在其近端造口为临时造口。根据其愈合过程，可能需要数周、数月甚至数年。最终临时造口会被回纳于腹腔，并恢复正常的肠道运动。

（2）永久性造口：当结肠或直肠的末端发生病变时，需要创建永久性造口。该造口可以为粪便提供一个出口，并且也不会闭合。

2．按造口部位分　升结肠造口、回肠造口、横结肠造口、乙状结肠造口。

3．按造口的方式分

（1）单腔造口：在腹壁仅一个开口，通常先切除病变的肠段，游离近端肠道，通过切口拉出腹壁，黏膜外翻并与腹壁缝合，通常远端肠管多移除或封闭于腹腔内。单腔造口大多是永久性造口，结肠端式造口常用来治疗直肠癌或肛门部恶性肿瘤及无法修复的直肠肛门损伤。

（2）袢式造口：手术时，将一段肠道经切口拉到腹壁表面，用支撑棒或支撑架支持，防止缩回腹腔，支架通常放置10～14天，纵向切开肠壁，黏膜外翻。

二、围术期护理

（一）术前护理

1．造口定位　造口手术后并发症的发生通常与造口位置的选择不当密切相关[5]。在选择造口位置时，应使造口位于平整的皮肤中央，皮肤健康、无凹陷、无瘢痕、无皱褶和骨性突起；患者取不同体位，尤其是半卧位、坐位、站立位时均能看清楚造口；造口位于腹直肌处；要求腹部平坦。有研究显示，术前造口定位正确可明显降低术后造口并发症率，提高患者生活质量[6]。

2．心理护理 恶性肿瘤患者在接受手术治疗及新辅助放化疗的过程中承受了很多痛苦，尤其是造口患者不仅要承受癌症和不能控制排便的造口所带来的痛苦和精神压力，还要承受不被社会认可的心理压力，因此容易出现紧张、担心、焦虑、抑郁、自卑、烦躁等负性情绪[7]，手术后可能出现的恐惧造口以及怕脏的心理使其治疗的依从性减低，并可能出现轻生念头，因此，包含心理护理的整体护理措施对其康复意义重大[8]。医护人员应用亲切的语言、和蔼的态度、个性化的服务来关心、体贴、鼓励、尊重患者，细心观察患者的情绪变化，详细介绍同类患者治愈的病例，使患者对疾病有正确的认识，树立战胜疾病的信心，从而积极主动地配合治疗。另外注意做好患者家属及亲友的工作，增强家属对患者的责任感，给予患者更多的关怀和体贴，减轻患者的心理负担。研究表明家庭及社会的关爱与支持是影响患者生活质量的重要因素，良好的社会支持对改善患者的心理状况有重要意义[9]。

（二）术后护理

1．造口护理 正确的造口护理是预防造口并发症的关键。在手术术后一日由护士给患者更换造口袋，同时评估造口黏膜及周围皮肤情况：造口黏膜颜色是否红润、弹性是否正常，有无苍白、青紫及坏死，有无渗血、灼伤等情况，造口旁皮肤是否完整，黏膜与皮肤交界处缝合是否周密，碘仿纱条缠绕是否合适等。在更换造口袋时选择对患者皮肤不过敏的造口袋；一定要轻柔缓慢地揭除旧的造口袋，切忌用力太大及动作太快；用湿棉球或纱布蘸少许中性清洁剂（不能用刺激性强的如碱性肥皂），轻擦造口周围皮肤，由内及外，再以清水棉球或纱布将其洗净；用柔软的布或者纸巾将皮肤彻底擦干。清理造口旁皮肤后，喷洒造口护肤粉，均匀涂抹皮肤保护膜，根据皮肤凹凸的具体情况合理使用防漏膏，粘贴已经剪好大小的造口袋。之后每隔 2 日更换一次，并准确记录造口一般情况及更换时间。制订统一的更换时间，使护理工作规范标准化，紧密衔接。

2．造口用具的选择 选择适合的造口用具是非常重要的，需要在造口治疗师的指导下完成。应注意根据肠造口的形态及大小来选择合理的造口用具。如造口袋口过小，会挤压造口皮肤，损伤肠黏膜，引起机械性损伤；造口袋口过大，则会导致造口周围皮肤长时间与排泄物接触，容易出现红肿或疼痛，因此，佩戴前应认真测量造口根部大小，一般剪裁底盘尺寸要比实际测量大 2 ～ 3 mm。对于较肥胖患者，由于术中肠管牵拉受限，可能导致固定于腹壁的肠黏膜较少，易出现造口内陷的情况，此时应选用两件式凸面造口袋进行治疗，尽量将黏膜压出皮肤，为其今后长期护理做好准备，如没有及早进行干预，后期易出现造口袋粘贴不住，粪便遗漏在周围皮肤上，发生粪水性皮炎，给患者带来痛苦，增加患者的经济负担。专家认为表皮细胞受放疗影响而受损伤，后期可损伤微细血管，造口缺血或黏膜及表层纤维化，失去弹性，因此撕离造口袋及清洗皮肤时要轻柔，选择用品时建议用一件式造口袋[10]。另外，造口护肤粉、皮肤保护膜、防漏膏等肠造口用品配件的合理应用，可有效保护造口周围皮肤完整性，提高造口袋使用效率[11]。

3．护理宣教 绝大多数患者对于造口都缺乏客观正确的认识，因此初期正确的造口知识宣教非常重要。许多研究者在其研究中均指出患者担心最多的就是造口并发症的问题，加强指导，主动宣教，尽量满足患者造口并发症方面知识需求非常重要[12]。在围术期，采用全程分期式、多形式、家属同步式教育[13]，有利于提高健康教育效率，这在国内多项研究中也得到了实证[14]。术前护士向患者及家属介绍肠造口的一般情况和护理方法，使其了解肠造口手术只是将排粪便出口从肛门移至腹部，对消化功能无影响；肠造口在正确护理下，可减少各类并发症的发生率，一般情况下无痛楚；肠造口本身对性功能无影响，但手术原因例外；肠造口引起的不习惯会随着时间延长而逐渐改善，并且通过学习，可以掌握和应用适当的肠造口的护理方法，从而将肠造口造成的生活上的不便减轻到最低限度[15]。在进行造口护理时，对其家属及照顾者进行相关造口知识的讲解，正确演示操作 1 次，指导并协助完成更换 1 次，让其独立完成更换 1 次，同时将更换流程制成书面宣教手册发放给患者和家属，供居家护理时参考。

（三）康复期护理

肠造口患者出院后的皮肤护理大部分时间在家中进行，但有一部分患者由于造口护理不当可出现皮肤感染、湿疹、糜烂等并发症，严重影响肠造口患者的生活质量。这时就需要专业造口治疗师的指导和帮助。为了患者能够得到全程的护理，医院需开设造口门诊，帮助出院患者继续得到专业化的指导和治疗。Duchesne 等研究者对 164 例造口患者经过 3 年随访发现，25% 的患者发生造口并发症，39% 的造口并发症发生在手术后 1 个月内，而且经过多因素分析显示，肠造口治疗师的指导可以降低造口并发症的发生率[16]。

因此，对于造口患者应该进行术前、术后、康复期的全程护理和宣教，在专项护理的同时，造口门诊和建立相关社会团体也有助于提高造口患者的整体认知，有效降低造口并发症发生率，提高患者生活质量。

三、常见肠造口并发症的预防及护理

（一）造口缺血坏死

肠造口缺血坏死（图 4-14-1）是术后早期并发症，也是最为严重的并发症之一，常发生于术后 24 ～ 48 小时内[17]，据统计肠造口坏死发生率为 2.3% ～ 17%[18]。造口缺血通常是手术原因导致肠管血运不好[19]、手术中损伤肠管周围动脉、肠造口腹壁开口太小或缝合过紧[20]。肠造口黏膜坏死表现为肠造口外观局部或完全变紫，应及时给予处理，大多数变紫的肠造口组织可能会恢复正常。但如果无法改善，会进行性加重变黑，最后导致黏膜坏死，严重的造口坏死需立即行造口重建手术。

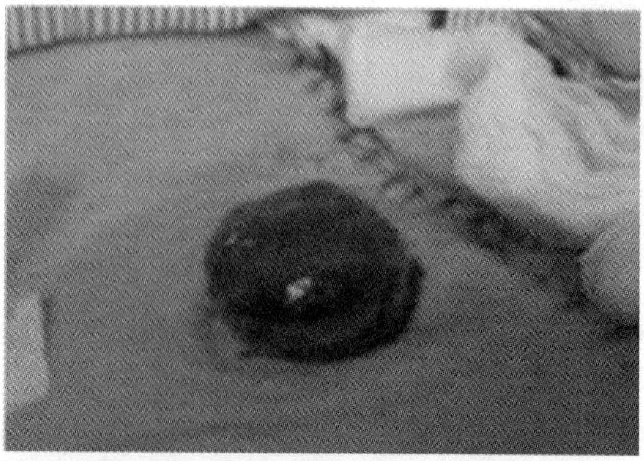

图 4-14-1　造口坏死（彩图见书后）

缺血评估方法有：用手电筒斜侧照肠造口黏膜，观察黏膜的颜色和透光度；用手指按压肠造口黏膜，放松时观察有无转红现象；利用试管探查法观察肠腔血运。正常肠造口黏膜外观为粉红色，表面光滑有弹性，手电筒探查呈现透光状。肠造口黏膜变紫时，应立即通知医生，如短时间内变为黑色，则需及时给予肠造口重建手术。可疑造口缺血坏死时可使用透明一件式造口袋，便于观察造口局部变化。如出现肠造口坏死患者心理负担较重，应充分关心体贴，鼓励患者消除其恐惧心理。告知患者增强营养的重要性，指导家属均衡饮食，鼓励患者进餐。

（二）造口皮肤黏膜分离

造口皮肤黏膜分离（图 4-14-2）是指造口处肠黏膜与腹壁皮肤缝合处分离，属于肠造口手术后早期并发症之一，多发生在术后 1 ～ 3 周[20]。造成肠造口皮肤黏膜分离的原因很多，其中包括：造口局部缺血坏死；皮肤开口过大导致造口张力过大；手术缝合太少；缝线继发感染；营养不良、糖尿病、长时间服用免疫抑制剂导致缝线愈合不良[21]。其临床表现为部分分离和环周完全分离。造口皮肤黏膜分离的治疗与护理是否正确有效直接影响患者术后康复，对减轻患者痛苦、预防感染、促进身心健康非常重要。

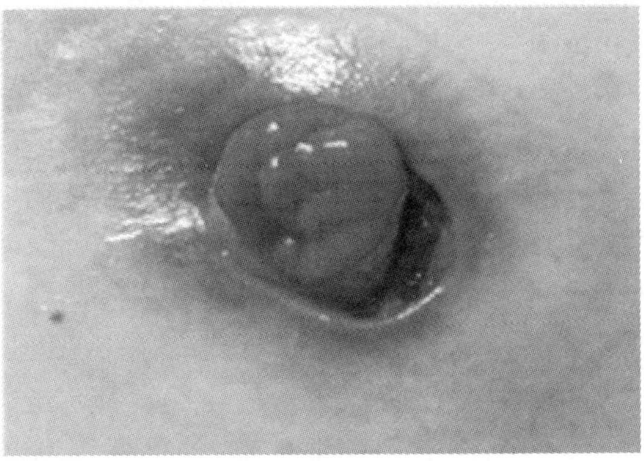

图 4-14-2　造口皮肤黏膜分离（彩图见书后）

准确评估造口皮肤黏膜分离程度，根据程度的不同应用湿性愈合的换药原则，正确选择敷料，选择敷料时还应充分考虑患者的经济承受能力。分离程度较为严重的患者伤口愈合时间较长，指导患者加强营养，宜少食多餐，进食易消化的食物，避免堵塞造口。分离处伤口愈合后易发生瘢痕挛缩，指导患者正确进行人工扩肛，同时还应注意观察有无便条变细及排便困难的表现，如有异常，及时复诊。

（三）造口周围皮肤粪水性皮

粪水性皮炎（fecal dermatitis）是肠造口术后常见的并发症之一，由于粪便经常刺激而引起造口周围皮肤的糜烂[22]（图 4-14-3）。造口周围皮炎约占并发症的 36.5%[23]。肠造口周围皮炎的发生以造口袋渗漏引起皮肤刺激居多[24]。回肠造口排泄物刺激性很大，一旦与皮肤接触，1 小时内即可引起红斑，数小时即可引发皮肤表面溃疡。粪水性皮炎的原因主要包括：回肠造口排泄物的强腐蚀性；造口外露黏膜的高度；坐位时造口周围皮肤不平整；底盘圈剪裁形状或大小不当[25]。

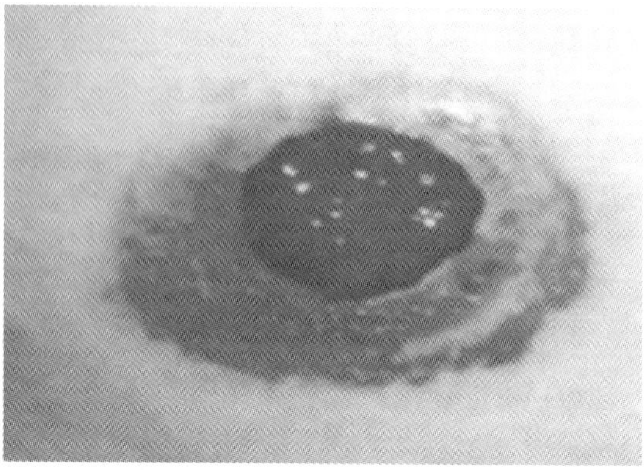

图 4-14-3 造口粪水性皮炎（彩图见书后）

用温开水或生理盐水清洗造口及周围皮肤，注意动作轻柔。评估造口周围皮肤损伤程度，准确分析原因。按照国际伤口创面评价标准评定造口周围粪水性皮炎的皮肤损伤程度。Ⅰ度、Ⅱ度粪水性皮炎时，局部涂少量的造口护肤粉后粘贴造口袋。Ⅲ度、Ⅳ度粪水性皮炎时，可制作人工皮进行保护，具体操作如下：局部涂少量的造口护肤粉后，再喷洒无痛保护膜，等保护膜形成、干燥后，再重复涂粉及喷膜步骤 2 ～ 3 次，以达到严密保护的效果。对造口周围皮肤凹凸不平及造口回缩、低平者，应用防漏膏填补凹凸不平的皮肤皱褶处或粘贴部位的缝隙。选用水胶体敷料如透明贴，测量造口大小，在透明贴中央部分裁剪出与造口形状等同的内径，将透明贴孔径对准造口，由内向外按压粘贴，避免空气残留在皮肤与透明贴之间。再在透明贴与造口衔接处周围涂上防漏膏，以隔离排泄物渗漏到皮肤与透明贴之间。对造口回缩、低平、袢式造口近端开口过低者，选用凸面底盘配合腰带使用，便于粪水收集，减少对皮肤的刺激。饮食上建议进易消化的食物，避免辛辣刺激性食物，少量多餐，适当补充粗纤维食物。教会患者排放排泄物，参与造口袋的更换，鼓励患者完成造口自我护理。

（四）造口脱垂

造口脱垂（图 4-14-4）是指造口肠袢自腹部皮肤的过度突出[22]。造口脱垂既可发生于单腔造口，也可发生于袢式造口；既可发生于结肠造口，也可发生于回肠和泌尿造口。临床上以横结肠袢式造口者发生造口脱垂为多见，脱出的肠段往往为造口的远端肠袢[26]。外观上可见腹腔内肠管由造口内向外翻出，长度可由几厘米至 20 cm 以上不等。造口脱垂常伴有造口水肿、出血、溃疡、肠扭转、阻塞甚至缺血坏死[27]。脱出的肠袢因蠕动，与造口袋产生长期摩擦，可引起局部溃疡、渗血，这些都会给患者带来极大的心理压力，同时造口脱垂的发生给患者自我护理带来不便，并常影响造口袋粘贴的稳固性。造口轻微脱垂或未出现肠扭转、阻塞甚至缺血坏死者，可以由造口治疗师给予保守治疗[28]，同时通过改善造口护理方法、调整造口产品来改善患者的生活质量。造口脱垂无法手法复位者，建议重新行造口手术。造口脱垂者如出现肠扭转、阻塞甚至缺血坏死，应急诊手术治疗[29]。

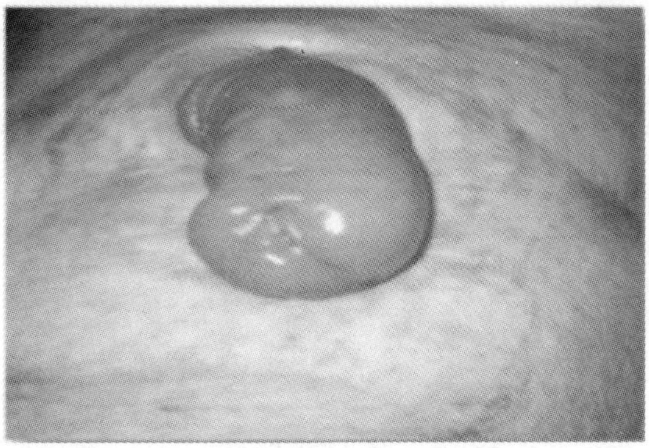

图 4-14-4　造口脱垂（彩图见书后）

1．非手术治疗　①指导患者避免增加腹压的活动，加强自我观察。②严重水肿的肠造口黏膜：宜用 50% 硫酸镁稀释后的溶液进行湿敷，每日 2 次，每次 20 ～ 30 分钟，直至水肿消退。应注意避免使用高浓度高渗性溶液长时间湿敷，防止进一步影响肠管血运而导致造口颜色变暗、发黑、坏死。③脱垂的肠黏膜出现糜烂、渗血的局部处理：对出血糜烂的造口黏膜，应加强局部造口黏膜的清洁，可用温水每日清洁。糜烂出血的肠黏膜可 2 ～ 3 次 / 日局部使用造口保护粉促进止血、愈合。④手法复位：严重脱垂者，将脱垂的肠管回纳。嘱患者平躺放松，缓慢地将脱垂的肠黏膜顺肠腔方向推回，如袢式造口的远端脱垂，脱出的肠管回纳后可将圆头奶嘴固定在两件式造口底盘的底环上填塞固定，近端仍可以排出粪便。单腔造口则不能采用此方法，回纳后只能使用腹带固定，但往往会影响造口排便，建议最好通过手术治疗。泌尿造口脱垂者，可将脱出的肠管回纳后用圆头奶嘴填塞固定，但要将奶嘴的前端剪开，以便尿液流出。⑤造口用品的选择：选择大小合适的造口袋，以容纳脱垂的肠管。最宜选用一件式大容量造口袋，套袋时也可能会摩擦肠管造成损伤；指导患者准确度量造口大小（应以脱垂肠管最大直径为标准）及掌握正确的粘贴方法。

2．手术治疗　造口脱垂者如出现肠扭转、阻塞甚至缺血坏死，应急诊手术治疗。不能回纳的病例也宜手术治疗，将脱垂的肠段切除后在合适的位置重建造口。

（五）造口回缩

肠造口回缩（图 4-14-5）是造口术后常见的并发症，好发于回肠造口，其发生率在肠造口并发症中为 1.5% ～ 10%[20]。Arumugan 等将造口回缩定义为造口位于腹部皮肤表面下 0.5 cm 及以下，通常在造口形成后的 6 周内发生[30]，部分需要通过手术处理，重建造口。肠造口回缩可分为早期（急性）及晚期（慢性）回缩。急性肠造口回缩通常发生在术后 1 周左右，常易引起肠造口周围皮肤凹陷；肠造口回缩继续发展至皮肤表层下面时，可能会继发造口皮肤黏膜分离的并发症，严重时排泄物渗漏将导致肠造口周围感染，甚至引起腹腔内感染[3]。早期多因肠造口缺血坏死肠段回缩至筋膜上或腹腔内、肠造口黏膜缝线过早脱落、肠造口肠管过短而有张力、肠管游离不充分产生牵扯力、袢式肠造口支架过早拔除、造口周围脓肿、腹腔内炎症等原因所致。晚期造口回缩多发生于造口形成后的数月或数年，常引起排泄物积滞于造口的凹陷处，导致造口周围皮肤受排泄物浸渍。晚期造口回缩多因手术时肠造口周围脂肪组织过多、肠造口位置设定不当、体重急剧增加、妇女多胎生育、体内继发的恶性肿瘤短期内快速生长、术后伤口瘢痕化等所致。理想的造口高度是突出皮肤水平面 1 ～ 2.5 cm[31]，以便在粘贴造口底盘时能将造口周围皮肤保护周密，防止排泄物浸渍造口边缘皮肤。当肠造口过于平坦或回缩时，造成排泄物由造口旁渗漏于皮肤层，无法保护肠造口周围皮肤，而对皮肤造成损伤

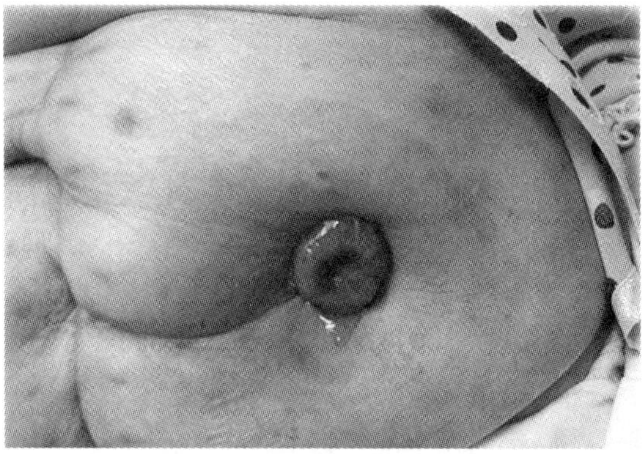

图 4-14-5　造口回缩（彩图见书后）

造口回缩的患者应选用两件式凸面底盘、两件式开口袋、皮肤保护膜、皮肤保护粉、防漏膏、造口腰带。对造口周围增生皮肤破损予以如下处理：清洗造口及周围皮肤后，喷洒皮肤保护粉于造口周围皮肤上（目的是吸收渗液，促进破溃皮肤愈合），然后涂抹皮肤保护膜（使粪便与皮肤隔离，促进破溃皮肤愈合，预防粪便再次腐蚀健康皮肤），最后涂防漏膏于造口黏膜与皮肤交界处（阻挡粪便渗漏于底盘与皮肤之间，同时充填凹陷不平的皮肤）。根据造口的形状和大小裁剪造口底盘，粘贴凸面底盘和套上两件式开口袋，最后佩戴凸面底盘专用腰带。注意观察底盘渗漏现象，一旦发生渗漏，随时更换；造口底盘如无渗漏一般 3 天左右更换 1 次。更换底盘时注意观察增生并发症消退情况和破损皮肤的愈合情况；如无好转，宜回院就诊，必要时更换不同类型的凸面底盘或加固使用旁疝腹带来促进增生的消退。

（六）造口狭窄

造口狭窄（图 4-14-6）是指造口缩窄或紧缩，表现为造口皮肤开口细小，难以看见黏膜，或造口皮肤开口正常，但指诊时肠管周围组织紧缩，手指难于进入，是肠造口手术后常见并发症之一，多发生于术后 8 天到数年不等。美国已注册造口患者中造口狭窄发生率为 4%[32]，国内相关资料显示为 6% ～ 15%[33]，临床表现为粪便变细、排出困难、排便时间延长、腹胀、腹痛。结肠造口狭窄多发生于钳夹外置造口，因结肠浆膜外露受刺激引起浆膜炎，产生肉芽组织，继之形成瘢痕、收缩，与皮肤切缘共同形成环状瘢痕狭窄；此外，造口周围化脓性感染、造口肠段过短回缩或肠壁血运障碍、手术操作中腹壁皮肤或肌肉腱膜切除过少等也是造成瘢痕狭窄的重要原因[34]。国内外研究表明年龄大于 60 岁，肥胖会增加造口狭窄的发生率[35-36]。而行腹膜外造口，术前定位、精心细致的手术操作、良好的血液供应和预防感染等措施可有效避免造口重建。国内文献未见报道结肠造口狭窄程度的分级标准，手术指征尚无明确的准则。临床上一般将造口周径≤小指前段（患者本人）且出现排便困难者，考虑为造口狭窄。排便费力但尚能排便者，为轻度狭窄；排便费力，需借助手压腹部或

使用药物协助排便者，为中度狭窄；排便困难，虽借助手压或药物仍无效，常觉腹胀、腹痛，甚至出现不全肠梗阻者，为重狭窄。

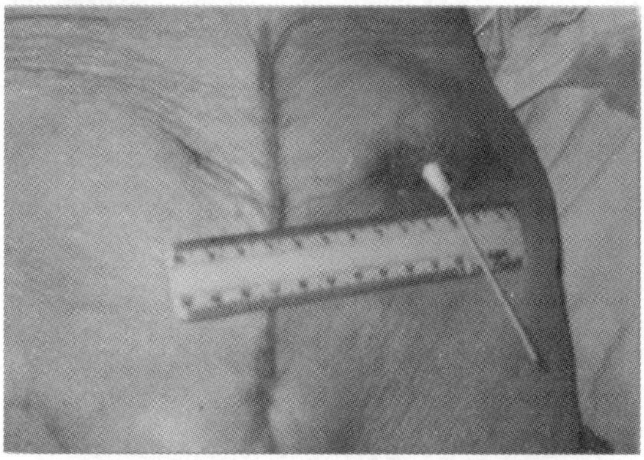

图 4-14-6 造口狭窄（彩图见书后）

程度较轻者可容纳小指或示指指尖通过时，可用手指扩宽造口，但要谨慎，不可再损伤造口。人工扩宽造口的方法：戴手套用小指（开始时先用小指，慢慢好转后改用示指）蘸润滑剂轻轻进入造口，停留 3 ～ 5 分钟，每天 1 次，需要长期进行。此法只是姑息疗法，必要时仍需手术治疗。泌尿造口发生狭窄，可能需要放入导尿管引流保持尿液的排空。如因造口狭窄引起尿潴留、感染、尿液逆流，应行 X 线或 B 超检查肾是否肿大。降结肠或乙状结肠造口狭窄者要观察是否便秘，因便秘时粪便容易阻塞造口，可遵医嘱服用缓泻剂。做好饮食指导，保持排便通畅，避免进食难消化的食物，如蘑菇、玉米等以免堵塞造口。对因造口狭窄引起肠梗阻者，应及时入院进行治疗。若情况严重，需要外科手术治疗。

（七）造口旁疝

造口旁疝（parastomal hernia）（图 4-14-7）是肠造口术后常见的一种并发症，发生率仅次于造口脱垂。造口旁疝由各种原因使小肠或结肠经造口侧方脱出所致，国内报道发病率为 3% ～ 10%[37-38]，国外报道为 10% ～ 36%[39]。造口旁疝在一定程度上影响了患者的生活质量，并可导致肠内容物嵌顿、肠梗阻等急性并发症。随着时间的延长，造口旁疝发生率会逐渐增高。造口旁疝早期无明显临床体征，仅在造口旁有轻微的膨胀，随着疝逐渐增大，立位时明显，常伴有腹痛、腹胀等症状。部分患者平卧位腹肌松弛时按压肿物可回纳，由于疝囊扩张牵拉腹壁和造口皮肤所致造口旁疝的颈部一般比较宽大，绞窄的发生率较低。造口旁疝多伴有局部坠胀不适感，突出的肿物影响造口袋的粘贴，也会给患者的穿衣和外观带来诸多不便。巨大的造口旁疝长期压迫导致血供不良，血液回流障碍，皮肤营养障碍，可出现疝表面皮肤溃烂和肠管的嵌顿、梗阻和坏死。造口旁疝不会自愈，手术是唯一的治愈方法[40-41]。

为避免出现造口旁疝，做造口手术前，需根据造口类型进行术前定位。患者有造口手术病史，应 B 超或 CT 明确诊断。造口旁疝虽为肠造口常见并发症，但少有嵌顿，多数临床症状轻微而不需手术治疗，仅有 10% ～ 20% 造口旁疝需行手术治疗。非手术治疗适用于早期或症状轻微者，合适的腹带或特制的造口腰带可起到较好的承托作用而减轻症状，防止肠管缺血坏死、旁疝嵌顿等并发症，减慢其发展。如果疝进一步增大，影响外观及造口护理困难，或有持续性疼痛、造口周围有难治性皮炎以及有肠梗阻危险时，应考虑手术治疗。

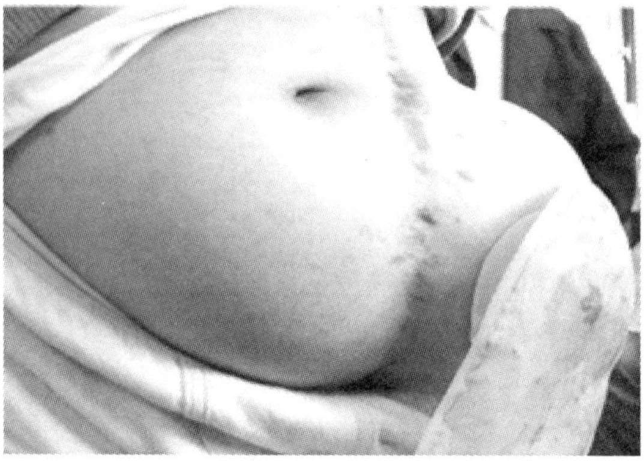

图 4-14-7　造口旁疝（彩图见书后）

（八）过性皮炎

过敏性皮炎（图 4-14-8）是接触某些物质后在皮肤、黏膜接触部位发生的急性或者慢性的炎性反应[42]。急性期主要表现为皮肤红斑、水肿、脱屑和角质形成细胞囊泡样变，在慢性期主要表现为皮肤裂隙、苔藓化和角化过度[43]。造口用品的选择不适当，清洗皮肤过程中未将清洗剂擦拭干净，造口底盘粘贴时间过久等因素都可引起该问题。通常表现为与造口产品接触的皮肤出现红斑、水疱，皮损的范围和形状与过敏源一致，患者自觉皮肤瘙痒、烧灼感，也有患者表现为造口袋粘贴困难。患者可能对造口用品内各类成分，包括底盘、造口袋、防漏膏、护肤粉、夹子、腰带、皮肤清洗剂等过敏，其中以造口底盘粘胶过敏者最多见。

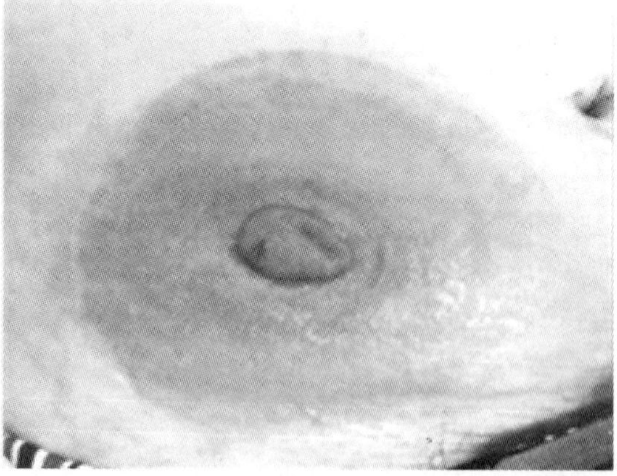

图 4-14-8　造口过敏性皮炎（彩图见书后）

过敏性皮炎的治疗原则是寻找病因，去除致敏原，并积极对症处理。用生理盐水清洗造口周围皮肤，纱布吸干渗液。贴袋前可外涂类固醇药物，每次清洗和擦干造口周围皮肤后，涂药 20 分钟，再用清水洗干净周围皮肤，待干后贴袋。皮损严重渗液多者，可使用水胶体敷料或泡沫类敷料，帮助渗液管理。过敏严重者、伴有身体其他部位瘙痒时，建议口服抗组胺药。其他过敏的情况表现为造口底盘裁剪的开口边缘有一圈红斑，考虑对防漏膏过敏，处理上不再使用防漏膏，或用护肤粉喷洒于造口周围 0.2 cm 缝隙处即可。少部分人对腰带过敏，出现皮肤发痒症状，建议在腰带内铺上棉质的手帕和毛巾，隔绝与皮肤的接触及减少摩擦。检查皮肤过敏时，需要询问患者之前有无皮肤疾患，在停用抗组胺药 2 天、停内服糖皮质激素 2 周后进行贴布试验，明确过敏源。将造口底盘剪成 2 cm × 2 cm 大小贴在前臂或腹部等处 48 小时后剥离，无皮肤反应为阴性，24 小时后皮肤发红不消失或严重，则为过敏反应。过敏性接触性皮炎的评估与治疗：对造口周围皮肤进行系统性评估的工具是 DET/AIM（DET score/AIM guide）评估工具和指南，它对造成皮肤损伤的原因进行了系统的分类并通过统一的全面的评分来反映造口周围皮肤损伤的程度。同时，针对皮肤的不同损伤给出了治疗及造口护理宣教的指导建议。接触性皮炎的治疗推荐意见可参考 DET/AIM 指南中的部分内容。

（九）尿酸盐结晶

对浸润性和复发性膀胱癌患者，根治性膀胱全切除术是常见的治疗方法[44]。全膀胱切除回肠导管术（Bricker 术）曾一度是应用最普遍的尿流改道方式，至今仍为成人永久性尿流改道的常用术式[45]。这是一种较为简单、安全的尿流改道方法，但改变了患者正常的排尿方式，失去了膀胱的贮尿功能，术后腹壁造口（俗称为泌尿造口）终生存在，尿液从腹壁造口处外流，需终生佩戴泌尿造口袋收集尿液[46-47]。一旦护理不当，容易发生并发症，严重影响患者的生活质量。尿酸盐结晶（图 4-14-9）是泌尿造口最常见的并发症之一[48]，也是泌尿造口患者所特有的并发症。正常情况下，泌尿造口排出的尿液呈弱酸性（pH 5.5 ~ 6.5）[49]。饮食酸碱度常影响尿液的 pH，若进食蛋类、鱼类、瘦肉、动物内脏、核桃、花生等酸性食物，则尿液呈酸性，若进食菠菜、绿豆芽、芥菜、杏仁等碱性的食物，则尿液呈碱性。当机体摄入较多量的碱性食物，再加上水分摄入不足时，尿液呈浓缩状态，尿酸浓度增高，形成晶体析出。通常见白色粉末结晶体黏附在造口或口周围皮肤。

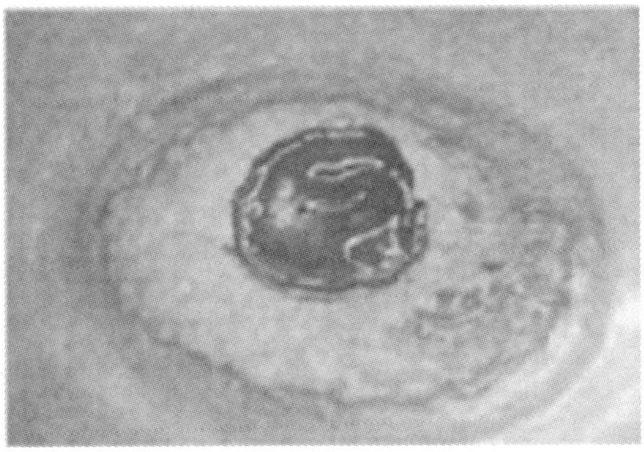

图 4-14-9　造口尿酸盐结晶（彩图见书后）

鼓励患者多饮水，水分摄取量为 2000 ~ 2500 ml/d。建议多进食帮助提高尿液酸度的食物，如五谷类的玉米、家禽瘦肉、鱼类、花生、核桃、燕麦、面包、蛋及面食类等；尽量少进食碱性食物，如牛奶、绿豆芽、杏仁、芥菜、葡萄干、菠菜等。日常更换造口袋时，局部皮肤宜用弱酸性的沐浴液进行清洗。选用带防逆流装置的泌尿造口袋，底盘的开口裁剪不宜过大，一般比造口大 1 ～ 2 mm。一般 3 ～ 5 天更换一次造口袋。一旦发现渗漏应随时更换。结晶体的处理：先用稀释的白醋（醋与水按容积比 1 ： 1）局部湿敷约 20 分钟后擦拭；若结晶体已覆盖至造口黏膜上，可使用稀释的醋酸液冲洗黏膜，每日 2 ～ 3 次。

（张　洁）

参考文献

[1] 陈贵平，李其肯，李德川，等．保护性回肠造口在直肠癌超低位前切除术中的临床价值．中华胃肠外科杂志，2006，9（2）：170-171.

[2] 周爱丽．直肠癌 Dixon 手术患者围术期的护理措施分析．中国继续医学教育，2014，6（08）：78-79.

[3] 俞莉．肠造口周围皮肤常见并发症的护理进展．当代护士（学术版），2011，（2）：9-10.

[4] Ratliff CR. Early Peristomal Skin Complications Reported by WOC Nurses. J Wound Ostomy Continence Nurs，2010，37（5）：505-510.

[5] Cottam J，Richards K，Hasted A，et al. Results of a nationwide prospective audit of stoma complications within 3 weeks of surgery. Colorectal Dis，2007，9（9）：834-838.

[6] 尹桂荣，刘焕巧，牛俊，等．保定市医护人员对肠造口定位认知状况的调查．护理研究，2010，24（1C）：205-206.

[7] 沙丁冉，刘小明，蔡益明，等．回肠造口病人自我管理能力现状调查及影响因素分析．全科护理，2015，13（05）：393-395.

[8] 赵建雪．综合性心理护理对直肠癌肠造口患者心理状态及生活质量的影响．中国医药指南杂志，2012，10（9）：590-591.

[9] 陈亚萍，谢玲女，汪和美．低位直肠癌根治术加保护性回肠造口的护理体会．护士进修杂志，2009，24（17）：1592-1594.

[10] 顾永芳．结肠造口并发症原因分析与护理要点．中国实用医药，2009，4（3）：190-192.

[11] Burch J. Peristomal skin care and the use of accessories to promote skin health. Br J Nurs，2011，20（7）：S4，S6，S8.

[12] 魏秀文，黎笑媚，黄海燕．护理干预对回肠造口术后粪水性皮肤炎的影响．齐鲁护理杂志，2011，17（14）：75-76.

[13] 钟吉华．家属健康教育对肠造口患者生活质量的影响．四川医学，2008，29（9）：1280-1282.

[14] 杨多，孟凡师．影响回肠造口术后并发症发生的因素分析．护理研究，2013，27（25）：2733-2735.

[15] 徐振奎，李国英．直肠癌患者的心理状态．健康心理学杂志，1998，6（1）：25.

[16] Duchesne JC，Wang YZ，Weintraub SL，et al. Stoma complications：a multivariate analysis. American Surgeon，2002，68（11）：961-996.

[17] 魏海云，杨小文．直肠癌切除术肠造口坏死的临床分析．实用临床医学，2006，7（10）：98-99.

[18] 张庆荣．临床肛门大肠外科学．天津：天津科技翻译出版公司，1998：327.

[19] 胡爱玲，郑美春，李伟娟．现代伤口与肠造口临床护理实践．北京：中国协和医科大学出版社，2010：307.

[20] 喻德洪．肠造口治疗．北京：人民卫生出版社，2004：194-195.

[21] Calum C Lyon，MRCP，Amanda J Smith. Abdominal stomas and their skin disorders. UK：Martin Dunitz，2001.

[22] 万德森，朱建华，周志伟，等．造口康复治疗理论与实践．北京：中国医药科技出版社，2006.

[23] 梁郑斌．儿童肠造瘘术后主要并发症防治．医学理论与实践，2002，15（5）：578-579.

[24] 陈锦．肠造口周围皮炎的原因分析及处理．解放军护理杂志，2004，21（5）：61-62.
[25] 徐洪莲，何海燕，蔡蓓丽，等．回肠造口粪水性皮炎的原因分析及对策．中华护理杂志，2011，46（3）：247-249.
[26] 万德森．结直肠癌．北京：人民卫生出版社，2008，7：422-423.
[27] Hampton BG. Peristomal and stomal complications//Hampton BG，Bryant R. Ostomies and Vontinent Diversions Nursing Management. Philadelphia：Mosby-Year Book，Inc，1992：105-126.
[28] McErlain D，Kane M，McMgrogan M，et al. Clinical protocols for stoma care：5. Prolapsed stoma. Nurs Stand，2004，18（18）：41-42.
[29] Ostomy Guidelines Task Force，Goldberg M，Aukett LK，et al. Management of the Patient with a Fecal Ostomy：Best Practice Guideline for Clinicians. J Wound Ostomy Continence Nurs，2010，37（6）：596-598.
[30] Arumugam PJ，Bevan L，Macdonald L，et al. A prospective audit of stomas--analysis of risk factors and complications and their management. Colorectal Dis，2003，5（1）：49-52.
[31] Beverly G. Hampton，Ruth A. Bryant. Ostomies and Continent Diversions Nursing Management. Mosby-Year Book，Inc，1992：29-103.
[32] Michael J Zinner. Maingot's abdominal operations. 10th ed. London：Appleton & Lange A Simon & Schuster Company，1997.
[33] 叶广坡，项和平．肠造口并发症防治进展．中国实用医药，2011，6（32）：246-248.
[34] 张其健．Miles 术结肠造口并发症的护理．护理学杂志，2004，19（24）：25-26.
[35] Park JJ，Del Pino A，Orsay CP，et al. Stoma complications：The Cook County Hospital experience. Dis Colon Rectum，1999，42（12）：1575-1580.
[36] 屠世良，叶再元，邹寿椿，等．结肠造口并发症与相关因素分析．中华胃肠外科杂志，2003，6（3）：157-160.
[37] 喻德洪，蒋虹．造口旁疝的治疗近况．国外医学外科分册，1994，6：342-343.
[38] 万德森．肠造口的并发症及其处理．实用肿瘤杂志，1998，13（4）：195-196.
[39] 阎于悌，杨雄飞，刘玉萍．造口旁疝的预防及治疗．浙江肿瘤，1998，4（4）：260-261.
[40] Cheung MT，Chia NH，Chiu WY. Surgical treatment of parastomal hernia complicating sigmoid colostomies. Dis Colon Rectum，2001，44（2）：266-270.
[41] Kasperk R，Klinge U，Schumpelik V. The repair of large parastomal hernias using a midline approach and a prosthetic mesh in the sublay position. Am J Surg，2000，179（3）：186-188.
[42] 张学军．皮肤性病学．北京：人民卫生出版社，2001.
[43] Chew AL，Maibach HI. Occupational issues of irrirant contact dermatitis. Int Aroh Occup Environ Health，2003，76（5）：339-346.
[44] 吴阶平．泌尿外科．济南：山东科学技术出版社，1996：46.
[45] 胡爱玲，郑美春，李伟娟．现代伤口与肠造口临床护理实践．北京：中国协和医科大学出版社，2010：261-267.
[46] 陈锦，叶锦．回肠膀胱术尿流改道远期并发症的护理．护理学杂志，2004，19（24）：29-30.
[47] 庄琴芳．尿路造口并发症的原因分析及护理对策．现代中西医结合杂志，2011，20（35）：4597-4598.
[48] Hampton BG. Peristomal and stomal complication. In：Hampton BG，& Bryant RA. Ed. Ostomies and continent diversions：nursing management. St. Louis，MO：Mosby，2005，105-128.
[49] 王卫红，费素定，杨金儿，等．36 例膀胱肿瘤尿流改道腹壁造口患者的出院后护理干预．中华护理杂志，2011，46（7）：644-645.

第十五节　瘙痒、发热、多汗

肿瘤患者的瘙痒、发热、出汗是一系列复杂的并且相互影响的症状，虽然不像疼痛和便秘症状那么明显，但是往往会让患者感到不适，引发焦虑或抑郁情绪，严重影响患者的生活质量。因此，护理人员有必要掌握这些症状的相关知识，为患者提供专业的护理，以减少患者的不适感，提高生活质量。

一、瘙痒

（一）概述

1．定义　瘙痒，尤其慢性瘙痒是一种不愉快的多维度的复杂感受或反应，它常常会使患者想去搔抓，并且还可以引发患者的不良情绪反应[1-3]。瘙痒也是机体的一种保护措施，它是身体对外界有害刺激或累及很多器官的多种疾病的一种反应。

瘙痒分为急性瘙痒（≤ 6 周）和慢性瘙痒（> 6 周）。在一般人群中急性瘙痒发病率约为 8.4%[4]，慢性瘙痒发病率约为 13.9%[5]。慢性瘙痒不仅影响患者的生活质量，严重的慢性瘙痒甚至可能使患者出现自杀倾向[3]。

目前用于评估瘙痒程度的量表主要包括语言评分量表（VRS-4、VRS-5、VRS-6）、数字分级评分（VAS、Box、NRS-101）[6]。瘙痒患者的生活质量主要用皮肤医学生活质量指数来测量[2]。

2．病因　瘙痒的发病原因非常复杂，皮肤性疾病、全身性疾病、神经性疾病以及精神性或心理性疾病等都可以引起瘙痒。临床上由内科疾病引起的瘙痒主要有慢性肾病性瘙痒、肝胆疾病瘙痒、内分泌疾病瘙痒、恶性肿瘤病程中的瘙痒、药物性瘙痒。以下主要介绍恶性肿瘤病程中瘙痒的主要原因：

（1）与肿瘤浸润皮肤有关的瘙痒：外阴基底细胞癌、乳腺癌皮内生长。

（2）与生长于身体、器官远端部位肿瘤相关的瘙痒：又称作副肿瘤性瘙痒，主要表现为副肿瘤性皮肤病[7]。肺癌、乳腺癌、前列腺癌、胃癌和咽癌中都有报道出现过副肿瘤性瘙痒的病例[8]。

（3）与侵犯重要生命器官有关的瘙痒：肿瘤生长扰乱重要生命器官的正常功能会引起瘙痒。肿瘤侵犯肝引起胆汁淤积性瘙痒，宫颈癌侵犯外阴引起外阴瘙痒，直肠癌和乙状结肠癌伴有肛门瘙痒，前列腺癌引起持续性阴囊瘙痒。

（4）血液肿瘤引发的瘙痒：真性红细胞增多症、霍奇金病、某些类型的白血病多发性骨髓瘤等。

（5）与抗肿瘤治疗有关的瘙痒：大多数抗肿瘤药物都会引起皮肤干燥、脱屑及瘙痒。还有一些抗肿瘤药物会导致超敏反应，患者会出现不同程度的皮肤瘙痒。放疗也会引起皮肤干燥，使患者瘙痒。

（二）治疗

抗瘙痒治疗依据年龄、原发疾病、服用药物、过敏史、瘙痒严重程度和对生活质量的影响程度而定。主要治疗原则为针对原发疾病进行治疗和对症处理。

1．治疗原发疾病　发生瘙痒后，应积极进行原发疾病，并且进行病因学治疗。如恶性肿瘤引起的瘙痒，可通过抗肿瘤治疗减缓症状。胆道梗阻胆汁淤积造成的瘙痒可以通过胆道支架予以排除。

2．对症治疗

（1）物理治疗

1）紫外线光疗（UVB）：窄波 UVB 对炎症性皮肤病（特应性皮肤病）、尿毒症、原发性胆汁淤积和真红细胞增多症、霍奇金淋巴瘤等疾病引起的瘙痒有效[9]。

2）皮肤局部电刺激：皮肤局部电刺激可以有效刺激皮肤伤害感受器，明显减轻瘙痒[10]。

（2）外用药物

1）低 pH 值清洁剂和润滑剂：酸性物质可以减少皮肤刺激，减轻瘙痒，对于干燥症、特应性皮炎和尿毒症引起的瘙痒有效。

2）冷却剂：该类药物局部涂抹可以带来局部清凉感，能够缓解痒感，使用较安全。主要药物包括薄荷醇、樟脑、苯酚（石碳酸）。

3）局部麻醉剂：利多卡因和丙胺卡因混合物恩纳（EMLA）用于抗瘙痒，尤其是对中度瘙痒效果好，与冷却剂配合使用效果更好，主要用于治疗尿毒症性瘙痒、特应性皮炎及银屑病性瘙痒。

4）外用抗组胺剂：多塞平（多虑平）是最有效的抗组胺剂。局部使用可以有效抗瘙痒，用于治疗荨麻疹和蚊虫叮咬效果更好。

5）辣椒辣素：该药物可广泛用于大多数疾病引起的瘙痒，但对于尿毒症瘙痒、特应性皮炎止痒效果不明显[11]。

6）外用糖皮质激素：该药可以减少炎性皮肤性瘙痒，只能局部涂抹，不适用于全身性瘙痒，长期使用可以造成局部皮肤萎缩和干燥。

7）免疫抑制剂：主要药物有吡美莫司和他克莫司，对移植物抗宿主病、结节性痒疹、硬化性苔藓、阴囊湿疹和单纯痒疹引起的瘙痒治疗效果最佳。

（3）系统性治疗

1）阿片受体阻滞剂：主要代表药物为纳曲酮。其对炎症性皮肤病、肝及肾疾病、皮肤淋巴瘤、来源不明的瘙痒治疗效果明显。

2）三环类抗抑郁药物：是一种选择性 5- 羟色胺再摄取抑制剂（SSRIs），代表药物为帕罗西汀。该药物对肿瘤性瘙痒治疗效果较好。但是该药物本身也可能导致瘙痒，停用帕罗西汀后可能引起严重瘙痒，服用帕罗西汀期间吃巧克力也可能引发瘙痒[12-14]。

3）镇静剂：主要代表药物为沙利度胺，其可通过镇静和中枢抑制抗瘙痒。

4）抗惊厥药物：代表药物为苯巴比妥、加巴喷丁、普瑞巴林、拉莫三嗪，该方法是用于治疗瘙痒的有效替代方案，但治疗效果有待进一步研究。

5）系统性免疫抑制剂：代表药物有环孢素、麦考酚酯，主要用于治疗皮肤源性瘙痒。

6）其他系统性治疗：白三烯受体阻滞剂（孟鲁司特）、α 干扰素、西咪替丁、阿司匹林、硝西泮、5- 羟色胺受体阻滞剂（昂丹司琼、托烷司琼、格雷司琼）、沙利度胺、己酮可可碱、依那西普、屈大麻酚等。上述系统治疗方法应用少，需要进一步研究确定疗效。

（三）护理

尽管瘙痒的发生原因很复杂，但是其临床表现主要集中于皮肤症状。护理人员应该充分评估患者的皮肤局部瘙痒症状，在病因治疗和症状处理基础上，为患者提供有针对性的护理措施，减少患者局部皮肤的不适感，提高其生活质量。

1．护理评估

（1）准确询问病史：包括原有疾病、手术史、过敏史、处方药物用药史、非处方药物用药史、目前及以往对瘙痒及过敏的治疗和处置。用药史包括目前应用和以往（至少 1 年内）使用过的药物。

（2）详细评估瘙痒的部位、严重程度、起病情况、病程、瘙痒性质（灼热感、疼痛感、叮咬感、针刺感）、生活地区以及诱发因素（如体力活动、是否接触水、自身关注程度）。

（3）严重瘙痒的患者会产生很严重的心理障碍，注意评估患者心理状况。

2．给药护理

（1）指导患者正确进行局部药物涂抹以及遵医嘱正确服药。

（2）观察患者用药后主要不良反应并给予相应指导。

（3）局部涂抹辣椒辣素前可外用麻醉药预防局部疼痛、烧灼、热痛觉过敏和红斑等不良反应。

3．日常生活护理

（1）避免接触使皮肤干燥的因素，如干燥的环境、热（如桑拿）、酒精敷布、冰袋、过度频繁的洗浴。

（2）避免接触刺激性物质，如乳酸依沙吖啶、洋甘菊、茶树精油的敷布。

（3）避免食用过热、辛辣食物、大量热饮及酒精。避免过度兴奋和压力。

（4）洗澡时使用温水，温和的、非碱性肥皂，保湿洗浴剂和浴油（表面活性剂含量低的油），时间不超过 20 分钟。如果存在原发皮肤病，洗浴后擦干皮肤时勿用力揉搓，选择适合个人肤质的补水护肤品来保持皮肤湿润。

（5）穿着宽松、柔软的棉质衣服。如果是特异性体质，避免房屋内有灰尘或尘螨，否则会加重瘙痒。

（6）夜间瘙痒时，可以使用含尿素乳液、樟脑、薄荷脑、聚多卡醇、鞣酸、保湿剂或浓缩清凉剂、清凉浴液、红茶布等敷在瘙痒处。

（7）嘱患者瘙痒时勿进行搔抓，可以用手掌轻揉发痒部位及周边皮肤，也可以使用冷水湿敷、光照治疗等方法缓解瘙痒。

（8）指导患者瘙痒时应转移注意力，避免压力，放松心情。

4．心理护理　瘙痒，尤其是慢性严重性瘙痒可能引起患者严重的心理障碍，可指导患者进行放松训练减轻焦虑，并营造家庭、社会支持环境。

二、发热

（一）概述

1．定义　人体正常体温为 37±1 ℃，当晨起休息时体温超过正常范围，或一日内体温相差在 1℃以上时称为发热[15]。发热是一种常见的临床症状，原因复杂，本节重点介绍肿瘤性发热。

2．发生情况　肿瘤性发热（neoplastic fever，NF）是肿瘤患者的常见症状之一，约 2/3 的肿瘤患者在病程中会出现发热反应。好发人群主要有恶性淋巴瘤、急性白血病和肾癌患者，有时也可见于进展期的实体瘤，尤其是原发性肝癌患者。NF 常表现为间歇热或者不规则热，体温波动在 38 ℃左右，甚至 40 ℃以上，应用抗生素无效。一般无血象异常，可伴有轻度白细胞升高或者贫血。

3．对生活的影响　NF 对患者的身体和心理都会产生一定影响，长期反复发热患者容易出现焦虑、烦躁等负性情绪，严重影响其生活质量。

4．病因　肿瘤性发热原因比较复杂，可能原因有以下几个方面：肿瘤生长迅速，肿瘤组织相对缺血缺氧，造成组织坏死，或因治疗引起肿瘤细胞破坏，释放肿瘤坏死因子而发热；肿瘤本身产生内源性致热原引起发热；肿瘤侵犯或影响体温调节中枢；肿瘤内白细胞浸润，引起炎性反应；肿瘤细胞释放抗原物质引起机体免疫反应引起发热；肿瘤合并感染，如中心型肺癌分泌物滞留导致感染引发发热；胆管细胞癌、胰头癌等并发胆道感染引起发热；白血病粒细胞减少，机体抵抗力降低，发生全身和局部感染引发发热。

（二）治疗

1．病因治疗　积极治疗原发病，由于肿瘤本身引起的发热，抗肿瘤治疗可能会有效，对于肿瘤合并感染引起的发热可根据病原菌类型和药敏试验结果选择合适的抗生素。

2．对症治疗

（1）物理降温：用温水（38 ~ 40 ℃）、25% ~ 35% 酒精（41 ~ 43℃）擦浴大动脉处，擦浴时间约 20 分钟，年老体弱患者慎用酒精擦浴，高热寒战或伴出汗的小儿一般不宜用酒精擦浴；用冰袋降温时，用毛巾包裹冰袋后放在在额部、左右腋窝、左右腹股沟及左右颈动脉处；冰毯、冰帽、冰枕、静脉低温液体输注、液体灌肠等方法也可用于降温[16]。

（2）药物降温：非甾体类抗炎药，代表药物为萘普生、吲哚美辛、布洛芬、双氯芬酸、阿司匹林等。糖皮质激素药物，代表药物主要有泼尼松、地塞米松等。抗过敏药物，代表药物为异丙嗪及其他抗组胺类药物。

（三）护理

1．护理评估　评估患者发热的原因、发热的程度、热型及持续时间、患者的意识状态、生命体征（如心率、血压、呼吸）及伴随症状，了解患者的相关检查结果。

2．给药护理

（1）遵医嘱给予患者合适的降温药物，指导患者正确使用降温药物。

（2）观察用药后患者体温变化，并进行记录。

（3）观察用药后主要不良反应，指导患者对症处理。

3．日常生活护理

（1）患者应进食清淡、易消化、富含维生素的食物，多饮水，保证充足的水分摄入。

（2）患者应卧床休息，避免劳累，减少机体消耗。

（3）开窗通风，保持室内空气清新，保持适宜的温湿度。对感染的患者应做好消毒隔离。

（4）鼓励患者多漱口，保持口腔清洁、湿润，做好患者的口腔护理。

（5）发热出汗时及时更换衣物，避免着凉。

（6）做好患者及家属的安全宣教，确保安全措施到位。

4．心理护理　长期反复发热会给患者带来不良情绪反应，应安慰患者，改善其不适症状，增进患者舒适感。

三、多汗

（一）概述

1．定义　出汗是机体的一种反射性活动，是人体发散热量的一种形式，其控制中枢是出汗中枢，如果出汗过多，形成病态性出汗，则称之为多汗症（hyperhidrosis）[17]。它会给患者带来不良影响，降低患者生活质量。

多汗症是指皮肤出汗异常过多的现象，按照发病原因可分为原发性多汗和继发性多汗，按照病变范围可分为局部多汗症和全身多汗症。据文献报道[18]，约 48% 的晚期肿瘤患者会发生多汗症，尤其是夜间多汗，这可能与晚期肿瘤患者厌食 - 恶液质有关系。

2．分级　参照多汗症程度分级标准（hyperhidrosis disease severity scale，HDSS），多汗症可分为四个级别：1 级，平时无汗，或在紧张、炎热等特殊情况下轻微出汗；2 级，平时轻微出汗，或在紧张、炎热等特殊情况下明显出汗，但不影响生活；3 级，平时明显出汗，或在紧张、炎热等特殊情况下较多出汗，轻度影响生活；4 级，平时大量出汗，或在紧张、炎热等特殊情况指尖不断滴汗，严重影响生活[19]。严重的多汗症将影响患者的情感和社交活动，导致患者生活质量降低。

3．病因

（1）特发性多汗：如正常儿童。

（2）物理性出汗：情绪因素（焦虑、恐惧、压抑等）、环境温度过高、体力劳动和运动。

（3）发热性疾病：任何原因的发热均可导致多汗。

（4）内分泌和代谢性疾病：甲状腺功能亢进、糖尿病、巨人症和肢端肥大症、嗜铬细胞瘤。

（5）恶性肿瘤：如类癌肿瘤、霍奇金淋巴瘤、乳腺癌、前列腺癌、神经内分泌瘤等。

（6）胸腔内新生物或损伤：如间皮瘤、颈肋等。

（7）慢性感染性疾病：结核病、系统性红斑狼疮。

（8）脊髓损伤及下丘脑损伤。

（9）药物因素（包括药物撤退综合征）：阿片类药物、苯巴比妥药物、他莫昔芬等。

（10）皮肤病因素。

（11）遗传因素。

（二）治疗

1．病因治疗　积极治疗原发疾病。

2．手术治疗　3 级、4 级多汗症的患者可考虑手术治疗。2 级的患者应保守治疗，如果疗效不佳，患者自己在意多汗，再考虑手术治疗。

3．药物治疗　最常用的外用药为 10% ～ 30% 氯化铝无水乙醇溶液，夜间使用，每天 1

次或每周 1 次，用于治疗腋下多汗症。其他外用药物包括 5% ~ 10% 甲醛溶液、10% 乌洛托品溶液和外用抗胆碱能制剂、间苯二酚、2% ~ 10% 戊二醛溶液、0.5% 醋酸铅溶液、4% ~ 5% 鞣酸溶液等。内服药物包括抗胆碱能药（溴丙胺太林、格隆溴铵、奥昔布宁、苯扎托品、山莨菪碱等）、可乐定、地西泮（安定）、吲哚美辛和地尔硫䓬等。抗胆碱能药物可引起视物模糊、心动过速、口干、便秘、尿潴留等副作用，不宜长期使用。

4．离子导入疗法　常用自来离子水导入法和抗胆碱能药物离子导入法。适用于掌跖多汗症。

5．肉毒毒素 A（BTX-A）　肉毒毒素 A 皮内注射用于治疗手掌多汗和腋部多汗症。

（三）护理

1．护理评估　评估患者出汗的原因（如感染、用药等情况）、部位、程度、时间，多汗对患者生活质量，如对睡眠、饮食、社交以及心理情绪的影响等。

2．给药护理

（1）遵医嘱给予患者正确的药物治疗。

（2）向患者讲解药物使用注意事项。

（3）观察药物不良反应。

（4）记录患者的出汗量，如患者大量出汗应及时补液，保持患者水、电解质平衡。

3．日常生活护理

（1）嘱患者多饮水，多食含钠、钾、镁、钙等的食物。不宜吃辛辣食品，尽量少饮酒或不饮酒。

（2）保持室内空气清新，温湿度适宜，避免穿着过厚的衣物。

（3）加强管路护理，避免因汗液过多造成管路滑脱或感染。

（4）观察患者多汗的缓解情况，及时记录。

（5）协助患者及时擦干汗液，及时更换衣物及被服，避免汗液浸渍皮肤。

4．心理护理　向患者讲解多汗的原因及治疗多汗的重要性，帮助患者减轻心理负担，提高生活质量。

［张　红（日间病房）］

参考文献

[1] Bernhard JD. Itch Mechanisms and Management of Pruritus. New York：Mc Graw-Hill，1994：454.

[2] Misery L. 瘙痒 . 谢志强，译 . 北京：北京大学医学出版社，2014.

[3] 廖勇，唐庆龙，李建军，等 . 基于 PubMed 数据库瘙痒研究文献计量学分析 . 第二军医大学学报，2015，36（9）：1034-1038.

[4] Dalgard F，Svensson A，Holm JØ，et al. Self-reported skin morbidity in Oslo：association with socio-demographic factors among adults in cross sectional study. Br J Dermatol，2004，151（2）：452-457.

[5] Matterne U，Strassner T，Apfelbacher CJ，et al. Measuring the prevalence of itch in the general population：a pilot study. Acta Derm Venereol，2009，89（3）：250-256.

[6] Jensen MP，Karoly P，Braver S. The measurement of clinical pain intensity：a comparison of six methods.

Pain，1986，27（1）：117-126.
[7] Cohen PR. Cutaneous Paraneoplastic syndromes. Am Fam Physician，1994，50：1273-1282.
[8] Cormia FE. Pruritus，an uncommon but important symptom of systemic carcinoma. Arch Dermatol，1965，92：36-39.
[9] Wallengren J，Sundler F. Phototherapy reduces the number of epidermal and CGRP-positive dermal nerve fibres. Acta Derm Venereol，2004，84（2）：111-115.
[10] Nilsson HJ，Psouni E，Carstam R，et al. Profound inhibition of chronic itch Induced by stimulation of thin cutaneous nerve fibres . J Eur Acad Dermatol Venereol，2004，18（1）：37-43.
[11] Markovits E，Gilhar A. Capsaicin-an effective topical treatment in pain. Int Dermatol，1997，36（6）：401-404.
[12] Spigset O. Adverse reactions of selective serotonin reuptake inhibitors：reports from a spontaneous reporting system. Drug Saf，1999，20（3）：277-287.
[13] Mazzatenta C，Peonia G，Martini P. Pruritus induced by interruption of paroxetine therapy. Br J Dermatol，2004，150（4）：787.
[14] Cederberg J，Knight S，Svenson S，et al. Itch and skin rush from chocolate during fluoxetine and sertraline treatment：case report . BMC Psychiatry，2004，4：36.
[15] Cleary JF. Fever and sweats. In：Berger AM，Portenoy RK，Wissman DE（eds），Principles and practice of Palliative Care and Supportive Oncology. 2nd ed. Philadelphia：Williams and Wilkins，2002：154-167.
[16] 张静 . 高热患者物理降温的研究进展 . 中华护理教育，2010，7（10）：473-474.
[17] 李萍萍 . 肿瘤常见症状中西医处理手册 . 北京：中国中医药出版社，2015：52.
[18] Maida V. Nabilone for the treatment of paraneoplastic night sweats. J Palliat Med，2008，11（6）：929-934.
[19] Hoorens I，Ongenae K. Primary focal hyperhidrosis：current treatment options and a step-by-step approach. J Eur Acad Dermatol Venereol，2012，26（1）：1-8.

第十六节　焦虑、抑郁

焦虑、抑郁是恶性肿瘤患者常见的精神障碍，患病率在 10% ~ 30%[1,2]，终末期癌症或某些癌症类型的患者抑郁的患病率更高[2]。目前，因医护人员对该症状的识别和处理不足，临床上焦虑和抑郁的漏诊率较高，肿瘤专科护士学习并掌握相关知识，有助于对患者焦虑、抑郁症状的早期识别和正确处理。

一、概述

（一）定义

根据 2012 年《综合医院焦虑抑郁诊断和治疗的专家共识》，焦虑和抑郁的定义如下[3]：

焦虑通常是一种处于应激状态时的正常情绪反应，表现为内心紧张不安、预感到似乎要发生某种不利情况，属于人体防御性的心理反应，多数不需要医学处理。焦虑状态是一组症状综合征，包括躯体性焦虑、精神性焦虑以及坐立不安等运动性焦虑症状，个体有与处境不相符的情绪体验，可伴睡眠困难。属病理性，一般需要医学处理。焦虑障碍即焦虑症，是一类疾病诊断，症状持续、痛苦，严重影响患者日常功能，并导致异常行为，需要治疗。

抑郁是一种负性情绪，以情绪低落为主要表现，对平时感到愉快的活动兴趣降低。一般为正常心理反应，持续时间短，多数不需要医学处理。抑郁状态是一组症状综合征，以显著抑郁心境为主要特征，丧失兴趣或愉快感，表现有情绪、行为和躯体症状，一般为病理性，持续时间略长，需要医学处理。抑郁障碍即抑郁症，是一类疾病诊断，是由各种原因引起、以显著且持久的心境低落为主要临床特征的一类心境障碍，影响社会功能，一般需要治疗。

本节中所用“焦虑”和“抑郁”术语主要是指焦虑和抑郁状态，即严重程度达中等或以上，超出患者所能承受的程度或自我调整能力，对其生活和社会功能造成影响，但这种焦虑、抑郁并不一定达到或符合精神障碍的具体诊断标准。

（二）病因

1．焦虑的病因　对于多数患者来说，焦虑症状是对恶性肿瘤本身及其治疗的反应。某些恶性肿瘤本身，如神经内分泌肿瘤（如嗜铬细胞瘤）、小细胞肺癌、甲状腺癌均可引起焦虑。癌症的诊断、治疗的不良反应及家庭和经济上的压力都能引起患者的焦虑情绪，导致心理痛苦水平增高。疼痛和食欲下降是焦虑障碍的重要促进因素，放疗和化疗的副作用，如恶心、呕吐、头晕、乏力等，常加重患者的焦虑情绪。周期性化疗中会出现预期性焦虑、恶心或呕吐。

多种常用药物可以引起不同程度的焦虑[4]。例如干扰素可以导致焦虑和惊恐发作，类固醇激素短期应用可以引起情绪不稳和躁动不安，某些止吐药物如异丙嗪和甲氧氯普胺、抗精神病药物如氟哌啶醇、氯丙嗪、利培酮可引起静坐不能，精神兴奋药如哌甲酯、免疫抑制剂如环孢素、支气管扩张剂如沙丁胺醇气雾剂等都可引起焦虑症状，突然停用大剂量酒精、麻醉性镇痛剂、镇静催眠剂会导致焦虑。

2．抑郁的病因　癌症本身、药物和治疗（包括手术）和个体的应激反应造成致炎细胞因子的产生，而致炎细胞因子促进抑郁的发展，抑郁也和下丘脑 - 垂体 - 肾上腺轴的慢性激活有关，进而引起皮质醇和肾上腺素紊乱、免疫功能紊乱以及细胞因子释放增加，在此基础之上增加肿瘤进展的风险[5]。

年轻、既往有抑郁发作、社会支持不足的癌症患者发生抑郁的风险较高，癌症患者抑郁发生的性别差异性并不显著[6]。原发或转移到中枢神经系统的肿瘤会引起抑郁症状，但没有侵犯神经系统的肿瘤也会导致器质性的情感障碍，例如垂体肿瘤所致的皮质醇增多症或库欣综合征可以引起抑郁，代谢综合征如乳腺癌和肺癌患者常出现的高钙血症可以引起抑郁。常见导致抑郁的药物有：氨甲蝶呤、长春新碱、天冬酰胺酶、盐酸丙卡巴肼（甲基苄肼）以及干扰素等[7]。

（三）分类

1．焦虑的分类　焦虑可以按时间分为急性焦虑和慢性焦虑。急性焦虑最常见于刚刚得知癌症诊断时，是一种强烈的负性情绪状态，感到死亡的威胁，感到痛苦无助和恐惧，可伴随躯体症状。常规检查、疾病复发、疾病进展、癌症转移和应用新的治疗方法时，也可引发患者的焦虑。慢性焦虑常出现在病情平稳时，患者总担心癌症复发。这种情况下，与癌症无关的急性疾病如感染也可以引起焦虑，表现为惊恐发作的形式。

惊恐障碍、广泛性焦虑障碍以及社交焦虑障碍都是焦虑障碍的亚型，它们可以出现在癌症之前、诊断癌症时或者接受治疗时。惊恐障碍的主要症状特点是反复出现的、突然发作的、不可预测的、强烈的惊恐体验，一般历时 5 ～ 20 分钟，伴濒死感或失控感。发作时临床表现多以心血管和神经系统症状为主，患者常在内科相关科室就诊，或常出入于急诊。患者在发作后的间歇期仍有心悸，担心再发。广泛性焦虑障碍是一种以持续、全面、过度的焦虑为特征，并且焦虑不限于任何特定环境的精神障碍。患者往往认识到这些担忧是过度和不恰当的，但不能控制。癌症患者常常担心治疗、预后，关注肿瘤标志物的波动和变化，害怕复发，担心无法适应工作，总感到心里不踏实，不确定感很强烈，有控制不住的担忧。社交焦虑障碍的主要症状是患者害怕受到注视，认为被他人审视是丢脸和尴尬的。患者在与人接触交往时紧张、不自然，严重时不敢出门、回避社交。有的癌症患者在患癌后害怕成为被关注的中心，不敢出门，也不敢见熟人和朋友，整天待在家里。手术瘢痕、放疗后皮肤灼伤、面部或肢体残缺、体形变化都会加重患者的社交焦虑。

2．抑郁的分类　在《精神障碍诊断和统计手册》第 5 版（DSM-5）中，抑郁障碍共包括 8 种类型：破坏性心境失调障碍，重性抑郁障碍，持续性抑郁障碍（心境恶劣），经前期烦躁障碍，物质 / 药物所致的抑郁障碍，躯体疾病所致的抑郁障碍，其他特定的抑郁障碍，未特定的抑郁障碍。躯体疾病所致的抑郁障碍所表现的抑郁症状与躯体疾病明显相关，突出表现为显著而持久的情绪低落和对所有或几乎所有活动的兴趣和乐趣显著下降。肿瘤相关性抑郁（cancer-related depression，CRD）是指由于肿瘤诊断、治疗及其并发症等，导致患者失去个人精神常态的情绪病理反应[8]。

（四）对生活质量的影响

焦虑是癌症患者在面对不确定感、痛苦和死亡时常见的心理反应，在癌症的各个阶段如诊断、开始或结束治疗、复发、疾病进展或终末期时都可能出现。一些患者的焦虑会持续存在，且程度较重，导致患者的医疗决策效率降低，躯体症状被夸大，癌症治疗受到干扰，严重影响患者的生活质量，常与抑郁共病[1]。抑郁是癌症患者最常见的心理症状，抑郁症状是一个连续谱，可以从生理性的悲伤过渡到显著痛苦的临床病理性抑郁，会使患者的住院时间延长，增加躯体痛苦，治疗依从性变差，生活治疗更差，加速死亡的意愿变强，自杀风险增高[2]。

二、评估

（一）评估工具

1．医院焦虑抑郁量表（hospital anxiety depression scale，HADS）　具有良好的信度和效度，广泛应用于综合医院患者焦虑和抑郁情绪的筛查和研究。中文版医院焦虑抑郁量表经翻译并校对后在我国综合医院患者中开始应用[9]，研究以 9 分为分界点。

2．广泛性焦虑自评量表（general anxiety disorder-7，GAD-7）　包含 7 个条目，每个条目评分为 0 ～ 3 分；制订者推荐≥ 5 分、≥ 10 分和≥ 15 分分别代表轻、中和重度焦虑。我国综合医院普通门诊患者的研究中以 10 分为临界值，灵敏度和特异度分别为 86.2% 和 95.5%，具有较好的信效度[10]。国内研究发现GAD-7在恶性肿瘤患者的应用中有较好的信效度[11]，能有效地筛查和评估恶性肿瘤患者中广泛性焦虑障碍的状况。

3．汉密尔顿焦虑量表（Hamilton anxiety scale，HAMA） 由Hamilton于1959年编制，用于评定焦虑症状的严重程度。HAMA是精神科临床和科研领域对焦虑症状进行评定的应用最广泛的他评量表，具有良好的信效度，广泛应用于肿瘤临床[12]。

4．患者健康问卷-9（patient health questionnaire-9，PHQ-9） 内容简单且操作性强，被广泛用于精神疾病的筛查和评估。国内研究将该量表用于恶性肿瘤患者的抑郁筛查[11]，证实该量表具有良好的信度和效度，是可操作性强、简单方便的抑郁筛查量表。

5．贝克抑郁自评量表（Beck depression inventory，BDI ） 被广泛运用于临床流行病学调查，它更适用于不同类型及不同分期的恶性肿瘤患者，能更好地用于筛查恶性肿瘤患者的抑郁症状。

6．心理痛苦温度计（distress thermometer，DT） 是美国国家综合癌症网络（NCCN）心理痛苦研究小组制订的，用于对患者的心理痛苦进行快速的筛查，已经在很多国家得到了广泛的应用。唐丽丽等将心理痛苦温度计进行了中文版修订[13]，证实中文版DT有很好的信度和效度，当分界点取4分时会得到最好的敏感度和特异性。DT还包含一个问题列表（problem list），中文版DT中的问题列表根据我国临床实际情况修改为40项内容，能够帮助肿瘤科医生快速了解患者的心理问题、社会担忧和躯体症状，有助于对抑郁的识别。

（二）临床表现

1．焦虑的临床表现 焦虑包括心理症状和躯体症状。焦虑患者的心理症状为苦恼、担忧、悲伤和恐惧等负性情感。患者通常警觉性增高或过于警惕，情绪不稳，可能突然哭泣或大发脾气。患者常常失眠、噩梦，醒后感到疲倦或精疲力竭，因此痛苦万分，觉得绝望无助，甚至产生自杀的想法。如果焦虑发展为惊恐发作，患者会有濒死感。躯体症状表现多种多样。心血管系统方面可有心悸、心动过速、胸闷憋气或胸痛。呼吸系统方面可有咽部不适、呼吸困难、过度通气。消化系统方面可有吞咽困难、食欲减退、腹部绞痛、恶心、腹泻或便秘。还可有坐立不安、出汗、头晕、震颤、易疲劳等症状。

2．抑郁的临床表现

（1）核心症状：心境或情绪低落（depressed mood）、兴趣缺乏（loss of interest）及乐趣丧失（loss of pleasure），这是抑郁的关键症状，诊断抑郁状态时至少应包括此3种症状中的1个或2个。情绪低落指患者体验到情绪低、悲伤。患者常常诉说自己心情不好，高兴不起来，在低沉、灰暗的情绪基调下，患者常会感到绝望（hopelessness）、无助（helplessness）和无用（worthlessness）。兴趣缺乏指患者对各种以前喜爱的活动，如业余爱好、体育活动等缺乏兴趣。乐趣丧失，即快感缺失（anhedonia），指患者无法从生活中体验到乐趣。

（2）心理症状群：焦虑，自责自罪，精神病性症状（妄想或幻觉），认知症状（注意力和记忆力下降），自杀观念和行为，精神运动迟滞或激越。

（3）躯体症状群：睡眠障碍，食欲紊乱，性欲缺乏，精力丧失，晨重夜轻，非特异躯体症状如全身疼痛、周身不适、胃肠功能紊乱、头痛、肌肉紧张等。

（三）诊断

目前精神障碍的诊断主要是症状学诊断，即依据临床诊断访谈，对患者进行诊断。常用DSM-5及《国际精神障碍统计分类手册》（ICD-10），这两个分类系统是兼容的，描述的分类基本一致，在某些类别上稍有不同，是目前现行的主要的分类系统，也是临床上经常使用的诊断标准。

在终末期患者中，焦虑可能是抑郁或者谵妄的一种表现形式，要注意与抑郁和谵妄鉴别。焦虑和抑郁被视为症状连续谱，而且这两种情绪状态有很多重叠。我们可以从抑郁的心理症状群与焦虑相区别，如无助感、快感缺失、兴趣缺乏、无价值感和自杀观念。谵妄是晚期癌症患者中常见的精神障碍，通常焦虑和坐立不安作为其一个主要特征，但可以从以下方面与焦虑区别：定向力障碍，记忆损害，注意力损害，意识障碍，认知障碍，以及错觉、幻觉和妄想等。

在临床上，对晚期癌症患者作出抑郁障碍的诊断较困难。首先，很多医护人员认为晚期癌症患者出现抑郁症状是对威胁生命的疾病的正常反应；其次，他们认为几乎所有终末期的患者都会抑郁。实际上，很多医护人员认为很难区分正常的悲伤反应和抑郁障碍。悲伤反应的症状常随时间波动，患者能积极寻求他人的帮助，情绪波动与日常事件密切相关，症状不强烈，特征为以悲伤、被动、易激惹、焦虑为主，没有无用感，无自责自罪，没有普遍的负性想法，可有短暂的轻生念头，没有完整的自杀计划。

诊断抑郁障碍时，需注意抑郁的临床症状与临床疾病本身的症状相似，例如自主神经功能症状（如食欲缺乏、胃肠功能紊乱、性欲下降等）可能为癌症引起，而不是抑郁障碍的症状；某些癌症药物可引起抑郁障碍，如干扰素、白介素-2和类固醇激素等；需询问患者既往有无抑郁发作史，如果曾经患过抑郁障碍，在癌症诊断治疗中很容易复发。

三、治疗

（一）药物治疗

1．焦虑　对癌症患者的焦虑最有效的治疗是包括心理治疗和药物治疗在内的综合治疗[1]。由于癌症和治疗产生的躯体症状常常与焦虑产生的躯体症状并存，往往导致癌症患者的焦虑症状被临床肿瘤医生忽视。焦虑障碍的治疗，应该整合到癌症的治疗中，作为综合治疗干预手段的一部分，焦虑障碍的早期识别是关键，是有效治疗的基础。一般而言，通过焦虑症状的严重程度来决定是否使用药物来治疗焦虑。轻度焦虑患者使用支持性治疗或行为治疗已足够，但对于持续恐惧和焦虑的患者需要药物治疗，药物治疗疗效显著且起效较快。应用抗焦虑药时必须考虑抗焦虑药物和癌症治疗药物之间可能的相互作用。从小剂量开始服用，如果耐受好，再逐渐增加剂量。由于癌症患者的代谢状态发生了改变，给予癌症患者的药物维持剂量要比健康个体的低。表4-16-1列出常用于治疗癌症患者焦虑的药物[4]。

表 4-16-1 常用于癌症患者的抗焦虑药

药物	剂量范围	备注
苯二氮䓬类		
劳拉西泮	0.25 ~ 2.0 mg，po，q4 ~ 12h	无代谢方面副作用，可用于肝肿瘤或转移瘤，减轻恶心和呕吐
阿普唑仑	0.25 ~ 1.0 mg，po，q6 ~ 24h	快速起效，快速耐受
奥沙西泮	7.5 ~ 15 mg，po，q8 ~ 24h	无代谢方面副作用
地西泮	2 ~ 10 mg，po/im，q6 ~ 24h	对慢性持续焦虑有效
氯硝西泮	0.5 ~ 2.0 mg，po/im，q6 ~ 24h	对慢性持续焦虑、发作性焦虑或冲动行为有效
抗抑郁药		
帕罗西汀	20 ~ 40 mg/d，po	治疗惊恐障碍，镇静作用较强
艾司西酞普兰	10 ~ 20 mg/d，po	治疗惊恐障碍、社交焦虑障碍
文拉法辛	75 ~ 225 mg/d，po	治疗广泛性焦虑障碍
曲唑酮	50 ~ 100 mg/d，po	治疗伴有抑郁的焦虑障碍
抗精神病药		
奥氮平	2.5 ~ 10 mg/d，po	镇静作用较强
喹硫平	25 ~ 50 mg/d，po	镇静作用较强

注：po= 口服；im= 肌内注射

2．抑郁　临床上，由于不能早期识别抑郁，多数癌症患者的抑郁没有得到及时的诊断，也没有充分的治疗。抗抑郁药物已经被广泛地用来治疗各种躯体疾病伴发的抑郁障碍，而且经验表明抗抑郁治疗对癌症患者的抑郁也同样有效 [14]。

当使用精神科药物对癌症患者进行抗抑郁治疗时需要牢记这些原则 [4]：①开始剂量要根据患者情况，一般前几天先采取半量，然后逐步滴定到合适剂量；②要缓慢增加治疗剂量，抗抑郁剂一般需 2 ~ 4 周起效，不要急于加量，停药时逐渐减少剂量；③维持治疗 6 ~ 9 个月，对癌症患者的治疗维持量要比身体健康的精神疾病患者的剂量低；④根据患者的临床特征，选用安全性高和副作用少的药物，要考虑到对抗癌治疗和癌症所在器官功能的影响。

一般而言，主要抗抑郁药疗效大体相当，又各具特点，药物选择主要取决于患者躯体状况、疾病类型和药物不良反应。选用抗抑郁药时，要综合考虑患者既往的用药史、药物遗传学、药物的药理学特征、可能的药物间相互作用、患者的躯体状况和耐受性、抑郁亚型、药物的价格。表 4-16-2 列出了癌症患者常用的抗抑郁药 [4]。

表 4-16-2　癌症患者常用的抗抑郁药物

药物	起始剂量 口服（mg）	治疗剂量 口服（mg）	主要不良反应及作用
选择性 5- 羟色胺再摄取抑制剂（SSRIs）			
舍曲林	25 ～ 50	50 ～ 150	恶心，镇静作用较强
氟西汀	10 ～ 20	20 ～ 60	半衰期长；恶心、性功能障碍
帕罗西汀	10 ～ 20	20 ～ 60	恶心，镇静作用较强
西酞普兰	10 ～ 20	20 ～ 60	恶心、疲乏
艾司西酞普兰	5 ～ 10	10 ～ 20	恶心、疲乏
三环类（TCAs）			
阿米替林	6.25 ～ 12.5	12.5 ～ 25	高度镇静，抗胆碱能不良反应，主要用于神经病理性疼痛
其他药物			
文拉法辛	18.75 ～ 37.5	75 ～ 225	恶心，对神经病理性疼痛、潮热有效
度洛西汀	20 ～ 30	60 ～ 120	恶心，对神经病理性疼痛有效
曲唑酮	25 ～ 50	50 ～ 400	头晕、恶心
安非他酮	50 ～ 75	150 ～ 450	无性功能障碍，禁用于癫痫
米氮平	15	15 ～ 45	镇静、促进食欲、止吐
哌甲酯	5	10 ～ 30	起效快，需监测血压

（二）心理治疗

1．焦虑　在对患者焦虑症状的初始评估中，要注意患者的情绪反应，与患者探讨疾病进展和治疗过程时，要给予患者心理社会支持和情感支持，这些都能在一定程度上减轻焦虑。患者通常关心的问题包括死亡、躯体疼痛、依赖感增加、失去尊严、社会功能的改变、精神问题、财产问题以及就业问题。

针对恶性肿瘤患者的心理干预方法有很多，一些新患者和接受化疗前患者的治疗方向是减轻焦虑，增强自我效能[1]。在临床上，支持性心理治疗简单实用，是最常用的方法，可以由大多数临床肿瘤医护人员提供，对患者的情感提供支持、真诚平等的医患关系对减轻患者的焦虑尤为重要[2]。支持性心理治疗的关键是耐心倾听、有效沟通、教育患者。还可以采用认知行为治疗，通过与患者的倾诉和交谈，确定患者存在的认知歪曲和不切实际的恐惧，通过理解、接纳和认知重构，帮助患者提高面对实际问题的能力，使焦虑得以缓解。行为治疗技术，包括放松训练、自我催眠、意向引导训练等可以有效地治疗躯体症状，帮助患者更好地应对疾病，减轻癌症及治疗引起的疼痛、恶心、呕吐等。

2．抑郁　对于癌症患者的抑郁障碍，可采取个体心理治疗或团体治疗的方式，常采用的心理治疗主要有支持性心理治疗、认知行为治疗等。一般而言，支持性心理治疗可适用于所有就诊对象，对各类抑郁障碍患者均可采用，帮助患者减少孤独感，学习应对技巧，常用的技术为倾听、解释、指导、疏泄、保证、鼓励和支持等；认知行为干预是用来缓解患者特殊的情绪、行为和社会问题，以获得减轻焦虑、抑郁和痛苦的心理行为技巧，增强患者在疾病状态下的自我控制感和自我效能感，可以通过帮助患者改变其注意的焦点来减轻癌症引起的疼痛，可通过要求患者思考各种问题使患者的忍耐力更强，从而能忍受化疗，关注患者的思维方式，澄清和矫正认知歪曲。

四、护理

（一）评估引起焦虑、抑郁的危险因素，积极采取预防措施

护士应熟悉引起患者焦虑、抑郁的躯体、精神、药物、家庭及人际关系因素，识别高危人群，积极采取预防措施。对存在躯体不适如疼痛、恶心、呕吐、食欲下降、疲乏、失眠等症状的患者，连续评估症状的程度及对患者的影响，积极控制症状，避免不良情绪产生；对应用可能引起患者焦虑、抑郁情绪变化的特殊药物、有精神病史或家族精神病史、疾病进展的患者，与家属共同观察患者情绪及日常行为变化并记录；对于家庭关系及人际关系不和谐（社会隔离）、经济压力较大、近期经历创伤性生活事件（亲人亡故、婚姻失败、失业等）的患者，主动加强与患者的沟通，采用倾听、共情等方式帮助患者疏解内心情绪，必要时及时请心理医生给予心理疏导。

（二）全面评估患者的焦虑、抑郁程度及相关因素

1．评估患者有无焦虑引起的心理症状（如过于警惕、情绪不稳、入睡困难、易哭泣或脾气暴躁等）及躯体症状（无病因出现心血管系统、消化系统、泌尿系统等的异常情况，如心悸、食欲减退、尿频、坐立不安等）[3]、抑郁引起的心理症状（如情绪低落，对自我状况评价低，过于担心身体，委屈悲伤；思维迟缓，交谈时主动言语和表达减少，工作、学习及解决问题的能力较平时下降；兴趣减退，常独处或独坐不语，甚至卧床不起；消极观念或行为，认为生存下去没有意义，拖累别人，会想到安乐死甚至自杀，较重的患者计划、尝试自杀等）及躯体症状（如睡眠障碍，食欲紊乱，性欲缺乏，精力丧失，晨重夜轻，非特异躯体症状如全身疼痛、周身不适、胃肠功能紊乱、头痛、肌肉紧张等）。必要时采用成熟的焦虑、抑郁、自杀等评定量表评估患者焦虑、抑郁的严重程度及变化，为进一步治疗提供依据。

2．评估患者的基本情况 包括性别、年龄、文化程度、患癌类型及分期、疾病史、用药史等，已使用的治疗方案及目前病情发展阶段，家庭经济状况及社会支持情况，患者发生焦虑、抑郁不良情绪的原因等。

（三）应对焦虑、抑郁的一般护理措施

1．提供舒适的就医环境 护理人员对待患者态度热情，详细讲解病房的环境及各项制度；保持病房环境安静，尽量减少噪声；主动关心患者的不适主诉及需求，并给予恰当的解决方案；保护患者隐私，协助患者如厕，床上排便时注意遮挡，保护患者隐私。

2．协助患者了解疾病及治疗相关知识 在患者患病期间，根据其生活习惯、文化背景、知识层次、人际关系及信仰等情况，利用通俗易懂的语言，协助患者了解其患病情况及目前或以后可能采取的治疗方案、具体治疗措施及相应准备、可能带来的副作用等，让患者做好心理准备；鼓励患者阅读相关书籍，正确认识生死；当患者不了解自己病情时，护士应恰当

应用沟通技巧，向患者如实告知病情，消除患者因对自己病情不了解引发的焦虑情绪。

3．积极缓解躯体症状　配合医生积极采取相应措施缓解患者的躯体症状，保证患者安全；协助维护其社会功能，癌症患者伴不能自主进食、行走不便等障碍时，给予安慰并鼓励，避免责备、伤害其尊严，引起或加重其焦虑、抑郁。

4．健康指导　指导患者合理的饮食、起居，劳逸结合；矫正嗜烟或酒、过食等不良行为；忌看易致激动的电影、书籍等，避免情绪激动、精神紧张；建议患者行瑜伽、太极拳、八段锦等静功，转移患者注意力，放松身心，减轻焦虑、抑郁。

5．心理护理　医护人员多与患者进行有效沟通，耐心倾听其内心的感受与不解并给予合适的解答；尽量做到与患者共情，了解患者的心理需求，给予支持和陪伴，运用非语言沟通使患者安心；建议患者采取听音乐、写日记、向亲友倾诉等方法消除负性情绪。

6．提供家属及社会支持　指导家属提供有效的情感支持，主动关心患者，对于患者的情绪反应给予理解并安慰，陪伴患者，增强信心，维持患者最佳的心理健康状况；鼓励患者与病房病友交流抗癌经验，充分利用朋友、同事的支持作用，给予患者生活上的照顾和精神上的安慰；适当参加社交活动，培养兴趣爱好；在身体条件允许的情况下，可以做适当家务劳动或恢复工作等，让患者有价值感，提高患者生活质量。

7．观察病情并记录　指导家属与护理人员共同观察患者焦虑、抑郁病情变化并记录，尤其要关注有自杀倾向的患者，有异常情况及时通知医生。

（四）指导患者正确用药，预防和观察药物不良反应

1．遵医嘱根据患者年龄、病情等合理使用药物，严格遵循给药方式及流程，协助患者用药；评估患者使用的药物是否与现阶段治疗相冲突，保证患者安全，及时评价疗效并连续记录。根据患者焦虑、抑郁症状的变化，遵医嘱缓慢增、减服药物，积极预防患者出现药物依赖及戒断症状，尤其关注有药物依赖史者。向患者讲解抗焦虑抑郁用药时间较长，给予用药指导，使患者有良好的依从性。

2．严密观察患者有无胃肠道反应、便秘、口干、睡眠障碍（失眠、嗜睡、兴奋等）、出汗、乏力、性功能障碍、视力异常、头晕、头痛等药物不良反应。做好患者基础护理，加强巡视，保证患者安全，评估患者用药前后睡眠状态、精神状态及肝肾功能的变化，并记录。应用苯二氮䓬类药物时，观察患者有无中枢神经系统反应，如警觉性下降、思睡、肌肉无力、异常兴奋等。应用抗精神病药时，观察合并心血管疾病、糖尿病、癫痫病、低血压倾向病史的患者的病情变化，严密监测生命体征、血糖等指标的变化并连续记录，给予患者健康宣教。使用三环类药物时，可能出现过渡性镇静、记忆力减退，后转为躁狂发作，遵医嘱给予低初始剂量，逐渐加量，尽量减少上述情况的发生。合并尿潴留、前列腺增生、长期便秘、脑血管病、糖尿病、肝肾功能损害的癌症患者，严密观察患者是否出现上述症状，如有异常，及时通知医生并给予处理。

（五）指导患者恰当应用非药物治疗措施

多种非药物治疗措施有助于改善患者的焦虑、抑郁情绪。护士应指导患者采取松弛身心的技巧和方法，以应对症状发作，应对暂时的困难，并防止更严重的心理疾病的出现，最大限度地提高对疾病的适应能力。可运用认知行为治疗如生物反馈、冥想、正念、音乐治疗

等，初期可由专业人士指导；必要时协助心理医生取得患者的配合，进行精神分析治疗、家庭治疗、团体心理治疗等，及时询问患者的感受，观察患者的情绪变化。

（宋丽莉 唐丽丽 何双智）

参考文献

[1] Traeger L，Greer JA，Fernandez-Robles C，et al. Evidence-based treatment of anxiety in patients with cancer. J Clin Oncol，2012，30（11）：1197-1205.

[2] Li M，Fitzgerald P，Rodin G. Evidence-Based Treatment of Depression in Patients With Cancer. J Clin Oncol，2012，30（11）：1187-1196.

[3] 吴文源，魏镜，陶明 . 综合医院焦虑抑郁诊断和治疗的专家共识 . 中华医学杂志，2012，92（31）：206-208.

[4] 唐丽丽，王建平 . 心理社会肿瘤学 . 北京：北京大学医学出版社，2012：46-51.

[5] Aldea M，Craciun L，Tomuleasa C，et al. The role of depression and neuroimmune axis in the prognosis of cancer patients. J BUON，2014，19（1）：5-14.

[6] Wilson KG，Lander M，Chochinov HM. Diagnosis and management of depression in palliative care. In：Chochinov HM，Breitbart W，eds. Handbook of psychiatry in palliative medicine. New York：Oxford University Press，2009.

[7] Maneeton B，Maneeton N，Mahathep P. Prevalence of depression and its correlations：a cross-sectional study in Thai cancer patients. Asian Pac J Cancer Prev，2012，13（5）：2039-2043.

[8] 邹建军，郑莹，许青，等 . 影响恶性肿瘤患者抑郁状况的因素研究 . 肿瘤，2005，25（2）：186-191.

[9] 郑磊磊，王也玲，李惠春 . 医院焦虑抑郁量表在综合性医院中的应用 . 上海精神医学，2003，15（5）：264-266.

[10] 何筱衍，李春波，钱洁，等 . 广泛性焦虑量表在综合性医院的信度和效度研究 . 上海精神医学，2010，22（4）：200-203.

[11] 王贝蒂 . PHQ-9 和 GAD-7 在恶性肿瘤患者中的应用研究 . 见：肖水源主编 . 公共卫生，2013.

[12] Greer JA，Traeger L，Bemis H，et al. A pilot randomized controlled trial of brief cognitive-behavioral therapy for anxiety in patients with terminal cancer. Oncologist，2012，17（10）：1337-1345.

[13] Tang LL，Zhang YN，Pang Y，et al. Validation And Reliability of Distress Thermometer in Chinese Cancer Patients. Chinese Journal of Cancer Research，2011，23（1）：54-58.

[14] Laoutidis ZG，Mathiak K. Antidepressants in the treatment of depression/depressive symptoms in cancer patients：a systematic review and meta-analysis. BMC Psychiatry，2013，13：140.

第十七节 失 眠

失眠是癌症患者最常见的症状之一，发生率为 17% ～ 57%[1]，是普通人群的 2 ～ 3 倍[2]，失眠可使患者出现疲乏无力、情绪问题、免疫抑制、免疫功能降低和神经内分泌功能改变，是影响癌症患者身心健康和生活质量的一个重要因素。

一、概述

（一）定义

失眠（insomnia）指患者对睡眠时间和（或）质量不满足并影响白天社会功能的一种主观体验[3]。失眠可表现为入睡困难、时常觉醒和（或）晨醒过早、梦多，导致白日疲乏、犯困、萎靡等一系列神经精神症状。

（二）病因

失眠的病因非常复杂，包括躯体因素、环境因素、精神心理因素和药物原因等[4]。癌症的症状如疼痛、喘憋等以及抗肿瘤治疗的副作用均有可能引起失眠，癌症患者在新的住院环境中接受治疗会出现失眠，刚得知癌症诊断后出现的焦虑、抑郁情绪也会导致失眠，许多药物如苯丙胺、咖啡因、麻黄碱、氨茶碱、异丙肾上腺素、柔红霉素、地塞米松、泼尼松等，均能引起失眠。国外研究中归纳癌症患者失眠的病因有三大类因素[5]：

1．易感因素　包括性别尤其是女性、年龄、既往失眠史、失眠的家族史、焦虑或抑郁等精神障碍等。国外一项研究调查了 2645 例早期乳腺癌患者，发现抑郁是失眠最重要的危险因素[6]。另一项研究调查了 772 名卵巢癌患者，发现年龄小于 50 岁比 70 多岁的患者容易失眠，焦虑水平升高也是显著的危险因素[7]。对 100 例接受姑息治疗的门诊肿瘤患者的调查显示焦虑水平高的患者易出现入睡困难[8]。

2．诱发因素　包括手术、住院、放疗、化疗、疼痛、谵妄、内分泌治疗等。另外，某些药物如咖啡因、茶碱、抗胆碱能药、抗高血压药、皮质激素和抗肿瘤药等也可引起失眠，一些镇静催眠药的突然撤药也会引起反跳性失眠。

（1）疼痛：慢性疼痛的患者中 90% 的人会出现失眠[9]。疼痛是影响癌症患者睡眠的重要因素之一[10]。疼痛影响睡眠的机制尚不完全明确，有研究发现疼痛干扰了睡眠开始和维持阶段[11]。疼痛和睡眠会互相影响，睡眠减少会导致疼痛阈值下降[12]。阿片类药物有镇静作用，研究表明这些药物会干扰睡眠结构，服用美沙酮和吗啡会减少快速眼动睡眠和慢波睡眠，增加夜间觉醒次数[13]。一项有关安慰剂、硫酸吗啡缓释片（美施康定）和美沙酮的研究表明，只服用一次阿片类药物就会影响健康成年人的睡眠结构，显著减少慢波睡眠[14]。

（2）化疗：很多患者认为其失眠是化疗导致的[15]。关于化疗导致失眠的研究结论尚不一致，有研究认为化疗第 1 周期后患者觉醒次数增多，而另一项研究发现第 1 周期第 2 晚的睡眠时间减少，并未发现其他影响[16,17]。化疗副作用也常引起失眠。乳腺癌患者化疗后常出现更年期的血管舒缩症状如潮热、出汗，如果这些症状发生在晚上将严重干扰睡眠。

（3）放疗：许多类型的癌症患者都会接受放疗，一些研究已经表明放疗会引起失眠。一项纳入 134 例患者的研究发现患者接受放疗后失眠率增加，在第 5 周达到高峰[18]。另一项研究发现癌症患者放疗后，60% 的患者出现睡眠问题[19]。脑部肿瘤和头颈癌患者接受头部放疗后白天容易困倦[20]。泌尿生殖部位的放疗会引起尿失禁，严重影响患者的睡眠[21]。

（4）手术：很多患者在围术期容易出现失眠。一项纳入 962 名不同类型癌症患者的研究显示 59% 的患者在手术前有失眠，随着时间的推移失眠症状好转，在手术后 18 个月时失眠的患者占 36%[22]。结直肠癌患者手术后 1 个月时失眠的发生率较高，在 3 个月时恢复到手术前水平[23]。

3．维持因素　包括不良的睡眠行为如卧床时间过多、不良的睡眠卫生习惯、昼夜节律紊乱等，患者对睡眠的一些错误认识和观念，如对睡眠抱有不切实际的期待，不能正确看待自己的睡眠问题。昼夜节律（circadian rhythm）是指生命活动以 24 小时左右为周期的变动，昼夜节律驱动着包括睡眠、体温和激素水平在内的生物过程，研究提示这些过程可能是受到昼夜节律控制的基因转录的调控[24]。昼夜节律紊乱会促进癌症的发生，减弱癌症治疗的效果，预示着预后不良[25]。

（三）分类

失眠根据病程分为：

（1）急性失眠：病程小于 4 周。

（2）亚急性失眠：病程大于 4 周，小于 6 个月。

（3）慢性失眠：病程大于 6 个月。

（四）对生活质量的影响

癌症患者比健康成年人更易出现睡眠质量差、昼夜节律紊乱、日常活动减少，生活质量降低[26]。失眠显著影响癌症患者的生活质量，如果能得到及时识别和有效的治疗，生活质量将得到相应改善。失眠的癌症患者无法应对压力，日常生活困难[27]；容易出现疼痛、精力下降，处理情绪问题时会遇到更大的困难[15]；生理功能和情绪功能方面的生活质量都较差[28]。

二、评估

（一）睡眠评估方法

睡眠评估的方法[19]有：

（1）体动记录仪（actigraphy）：通过手腕上佩戴手表大小的装置来观察身体运动情况，用于区分睡眠和清醒周期以及记录昼夜节律。这种方法已经得到脑电图的验证，装置便携易于被患者接受，但在游泳或洗澡时无法佩戴。

（2）多导睡眠监测（polysomnograph，PSG）：包含脑电（分析睡眠结构）、眼电、下颌肌电、口鼻气流和呼吸动度、心电、血氧、鼾声、肢动、体位等多个参数。它提供睡眠质量尤其是睡眠结构最全面的信息，用于确诊发作性睡病、周期性肢动征、不宁腿综合征以及各种睡眠期行为障碍疾病。这种方法需要专业的监测人员和设施。

（3）自评问卷：匹兹堡睡眠质量指数量表（Pittsburgh sleep quality index，PSQI）和 Epowrth 嗜睡评估表（Epowrth sleepiness scale，ESS）应用较为广泛。PSQI 用于评定被试者最近一个月的睡眠质量，由 19 个自评和 5 个他评条目组成，而其中 18 个条目组成 7 个因子，每个因子按 0 ～ 3 分等级计分，累积各因子成分得分为总分，总分范围为 0 ～ 21，得分越高，表示睡眠质量越差。PSQI 已被验证可用于各种人群，包括失眠者和癌症患者。ESS 对 8 种情景下发生瞌睡的机会分别评分，然后相加即得嗜睡评分（EP），主要用于睡眠呼吸暂停综合征和白天过度嗜睡的患者。

（二）失眠的诊断

根据ICD-10精神与行为障碍分类，非器质性失眠症的诊断标准为：

1．主诉或是入睡困难，或是难以维持睡眠，或是睡眠质量差。

2．这种睡眠紊乱每周至少发生3次并持续1个月以上。

3．日夜专注于失眠，过分担心失眠的后果。

4．对睡眠量和（或）质的不满意引起了明显的苦恼或影响了社会及职业功能。

诊断要点包括：主要症状是失眠，并往往伴有极度关注失眠结果的优势观念，至少每周发生3次，持续1个月，对睡眠质量的不满引起明显的苦恼或社会功能受损。失眠的临床表现包括：①睡眠潜伏期延长：入睡时间超过30分钟；②睡眠维持障碍：夜间觉醒次数≥2次或凌晨早醒；③睡眠质量下降：睡眠浅、多梦；④总睡眠时间缩短：通常少于6小时；⑤日间残留效应：次晨感到头昏、精神不振、嗜睡、乏力等。

（三）失眠的鉴别诊断

鉴别诊断需排除其他躯体疾病如周围神经炎、脊髓病、风湿性关节炎等；也要排除其他精神障碍导致的继发性失眠，各种神经症和精神病都可以引起失眠现象，表现形式多样，如焦虑障碍以入睡困难为主，抑郁障碍常表现为早醒，既可在疾病的早期出现也可在康复期出现，因此极易造成误诊。而且长期未愈的失眠症患者也多会产生焦虑、抑郁和类神经衰弱症状，其中原发精神疾病的表现为诊断依据，如精神分裂症有幻觉、妄想，抑郁症有“三低”症状，躁狂症有“三高”症状，强迫症有强迫思维或行为等，且占主导地位，失眠虽然是最常见的甚至是唯一的主诉，但仍非主导症状。

三、治疗

癌症患者失眠的治疗首先是针对病因的治疗，在抗癌治疗的同时，应对失眠给予必要的处理，针对不同的病因制订不同的措施，以达到缓解症状、保持正常睡眠结构、恢复社会功能和提高生活质量的治疗目标。癌症疼痛是晚期癌症患者产生失眠的重要原因，应掌握患者疼痛的部位、程度、时间，正确地评估疼痛，积极治疗患者的疼痛。焦虑、抑郁障碍患者中常常有继发失眠症状，应该按专科原则治疗控制原发病，同时治疗失眠症状。

（一）药物治疗

使用药物治疗癌症患者失眠时常根据治疗普通人群失眠的经验，缺少相关研究，要注意药物的副作用，一些催眠药物可能会加重癌症患者的乏力症状。

1．镇静催眠药物　根据2006年失眠的定义、诊断及药物治疗专家共识，选择非苯二氮䓬类药物作为治疗失眠的一线药物[3]。药物治疗失眠的前几周一般采用持续治疗，在随访过程中根据患者睡眠改善状况适时采用间歇治疗。当患者感觉能够自我控制睡眠时，可考虑逐渐停药，停药要缓慢，需要数周至数月时间，常用的减量方法为逐步减少夜间用药量，在持续治疗停止后，可按需间歇用药一段时间，禁止突然终止药物治疗。

（1）非苯二氮䓬类药物：主要包括唑吡坦、佐匹克隆、扎来普隆等药物，选择性拮抗GABA-BZDA（γ-氨基丁酸-苯二氮䓬）复合受体，故仅有催眠而无镇静、肌松和抗惊厥作用。这一类药物由于半衰期短，可迅速被吸收，不产生蓄积，后遗作用相对少，对白天的影响微弱，且基本不改变正常的生理睡眠结构，并可改善患者的睡眠结构，不易产生耐受性、依赖性，一般不产生失眠反弹和戒断综合征。不良反应与剂量及患者的个体敏感性有关，主要为头痛、口苦、思睡等。美国《精神障碍诊断和统计手册》第4版（DSM-Ⅳ）提到唑吡坦可作为原发性失眠的首选药物[3]。

（2）苯二氮䓬类药物：非选择性拮抗GABA-BZDA复合受体，具有镇静、肌松和抗惊厥的作用；通过改变睡眠结构延长总体睡眠时间，缩短睡眠潜伏期；不良反应及并发症较明确，包括日间困倦、认知和精神运动损害、失眠反弹及戒断综合征；长期大量使用会产生耐受性和依赖性。一般根据患者失眠的不同情况选用不同的药物，入睡困难者服用见效快、作用时间短的短效药物以避免晨醒后药物的持续效应，如咪达唑仑等；睡眠不深又早醒者可服用起效缓慢、作用时间持久的长效药物，如氯硝西泮；入睡困难、睡眠不深和早醒兼而有之者可使用延长睡眠时间的中长效药物，如艾司唑仑等；老年癌症患者常存在睡眠呼吸暂停，使用时需慎重；肺癌患者以及肺功能差的患者也要慎用，以免抑制呼吸；焦虑是癌症患者常见的症状，容易影响睡眠，也常用苯二氮䓬类药物，如劳拉西泮、氯硝西泮等。

2．抗抑郁药物　具有镇静作用的抗抑郁药有时也用来改善睡眠，尤其患者有抑郁症状时，通常用曲唑酮、米氮平、阿米替林、多虑平等。米氮平能缓解抑郁患者的睡眠障碍症状。曲唑酮抗抑郁作用比较弱，但催眠作用比较强，可以治疗睡眠障碍，也可以用于治疗催眠药物停药后的失眠反弹。阿米替林改善神经病理性疼痛的同时可改善患者的睡眠。

3．其他药物　新型抗精神病药如奥氮平、喹硫平主要用于重性精神障碍的睡眠紊乱（如精神分裂症）。褪黑素参与调节睡眠 - 觉醒周期，可以改善时差症状和睡眠时相延迟综合征，不推荐作为催眠药物来使用。抗组胺药如苯海拉明偶尔会用于轻度失眠的患者。

（二）非药物治疗

研究表明认知行为治疗对于癌症患者的失眠是有效的[29]，可以改善睡眠效率，缩短睡眠潜伏期，减少入睡后的觉醒时间，可持续有效至干预后6个月。2016年美国医师协会发布的《成人慢性失眠障碍管理指南》[30]强烈推荐所有成年慢性失眠患者均应接受针对失眠的认知行为治疗（cognitive behavioral therapy for insomnia，CBT-I），作为慢性失眠的初始治疗；对于单独使用CBT-I治疗无效的患者，再由医生及患者共同商讨决定是否采用药物治疗。

CBT-I包括多个治疗部分：睡眠相关认知治疗、行为干预（如睡眠限制及刺激控制）及教育（如睡眠卫生）。失眠患者往往对睡眠认知有偏差，要帮助患者建立对失眠正确的认知方式，在此基础上建立一套能促进良好睡眠的行为方式，最终使患者的睡眠情况改善。睡眠限制是通过限制在床时间来储存睡眠驱动，需要将在床时间限制为平均总睡眠时间，随着睡眠效率的提高，逐步增加在床时间。刺激控制的目的在于消除床及卧室与睡眠的负性联系，重建床及卧室与正常睡眠的联系，即打破条件性觉醒和加强床及卧室作为睡眠的刺激。

认知行为治疗常涉及睡眠卫生教育，强调良好的睡眠卫生习惯。失眠往往与不良的睡眠卫生习惯有关，如在床上看书、玩手机等。对失眠的患者要进行睡眠卫生教育[31]，教育患者学会控制与纠正各种影响睡眠的行为，可以通过营造舒适的睡眠环境，维持固定的起床时间，尽量减少卧床时间，注意饮食调节，睡前进食易消化的食物，避免过于兴奋的娱乐活动，戒烟戒酒等方式改善患者的睡眠质量。其他非药物措施包括放松训练、肌肉放松和意象训练、个体睡眠改善计划和锻炼等也可改善失眠。

四、护理

（一）全面评估引起失眠的危险因素

护士应熟悉引起患者失眠的躯体、环境、精神和药物因素，识别高危人群，积极采取预防措施。对存在躯体不适如疼痛、恶心、呕吐、发热、出汗等的患者，连续评估症状的程度及对患者的影响，积极控制症状。对应用苯丙胺、咖啡因、麻黄碱、激素、止痛剂等药物治疗的患者，向患者和家属讲解药物的作用、不良反应以及使用注意事项，用药期间严密观察患者的睡眠情况并记录。对接受手术、放疗、化疗的患者，向患者及家属讲解治疗的相关注意事项，减轻患者的顾虑。对于诊断初期的患者，根据患者的文化程度、性格特点、情感类型等，恰当应用沟通技巧，使其走出误区，消除恐惧，接纳疾病，同时指导家属多陪伴和关心患者[32-33]。尊重患者的生活习惯，及时发现并指导改变患者不良的睡眠习惯。

重视对失眠症状的早期发现和早期干预。对新入院及接受不同治疗的患者主动询问睡眠情况，评估存在的危险因素，识别高危人群，严密观察其睡眠情况并记录；观察患者日间功能状态，如对事物的兴趣、记忆力等，必要时可使用睡眠筛查工具。

全面评估内容包括：患者的性别、年龄、诊断、目前接受的治疗方法、有无失眠史及失眠家族史、家庭及人际关系、经济条件等基本情况；患者失眠的发病时间、睡眠时长、临床表现（入睡困难、早醒、醒后难入睡、睡眠浅等）；是否出现与睡眠相关的日间功能损害（如疲劳或全身不适、注意力或记忆力减退、日间思睡、兴趣减退、紧张、头痛、头晕等）；患者的睡眠习惯；失眠的检查及治疗经过，目前用药情况和病情控制情况等；恰当应用量表评估患者的睡眠情况，了解失眠的表现和程度。对患者失眠的情况进行连续评估并记录，为采取有针对性的护理措施提供依据。

（二）失眠的一般护理措施

1．营造舒适的睡眠环境　包括：减少噪声，保证夜间病房光线柔和，降低设备运转音量，病室保持适宜的温度和湿度。提供柔软、舒适、整洁的床铺。尊重患者的生活习惯，协助患者制订良好的作息时间，防止睡眠颠倒。促进自然睡眠，做好晚间护理，协助卧床患者做好睡前准备。合理安排治疗护理操作，尽量不在夜间进行。做到“四轻”，包括走路轻、关门窗轻、操作轻、说话轻，避免各种可能让患者感到不安全的因素。

2．积极控制躯体症状　倾听患者的不适主诉，协助医生查找原因，恰当应用药物治疗和非药物治疗积极控制躯体症状，缓解患者的不舒适。

3．提供心理情绪辅导，改善患者的心理状态　护理人员应态度温和，对新入院患者详细讲解病房的陪护、探视及作息制度，尽量减少患者对环境的陌生感；指导家属多陪伴患者，与患者共情，减轻心理压力；及时提供各种诊疗相关信息及注意事项，减轻患者的焦虑等。

（三）指导患者正确用药，预防和观察药物不良反应

护士应了解各种药物的适用人群、服用时间、方法、药物不良反应及注意事项，指导患者正确服药，并严密监测药物不良反应。通常镇静催眠药物在晚前 15 分钟服用，必要时协助患者用药；及时评价睡眠改善情况；指导患者用药期间禁止饮酒。

对服用治疗药物的患者，夜间应加强巡视，观察患者生命体征，尤其是合并肝肾功能

及肺功能受损的癌症患者，注意保持呼吸通畅，预防睡眠呼吸暂停；服用非苯二氮䓬类药物时患者可能出现头痛、头晕、嗜睡、口干、出汗、胃肠道不适、乏力、记忆困难、多梦等症状；服用苯二氮䓬类药物时患者可能出现中枢神经系统反应，如镇静、困倦、肌无力、共济失调、日间困倦、认知功能受损等，护士应熟悉药物的常见不良反应，向患者和家属做好解释，严格遵医嘱服用、增减服及停服药物，预防半衰期短的助眠药物出现戒断综合征。

（四）应用非药物疗法促进患者睡眠

针对失眠的认知行为治疗（CBT-I）辅以睡眠卫生教育是常用的治疗失眠的非药物疗法。认知治疗重点改变患者对睡眠的错误认识和态度，纠正其极度关注失眠结果的观念。护士向患者讲解说明并非每人都需要 8 小时睡眠，少于 8 小时也可精力充沛，使患者保持合理的睡眠期望，对睡眠时间有正确认识，不要把所有的问题都归咎于失眠，保持自然入睡，避免过度主观的入睡意图（强行要求自己入睡）；不要因为一宿没睡好就产生愧疚感；培养对失眠影响的耐受性。

行为干预常用睡眠限制疗法和刺激控制疗法。睡眠限制疗法要求患者限制卧床时间，以使其与实际睡眠时间相同，缩短卧床清醒时间。睡眠效率（睡眠时间占卧床时间的比例）＜ 80% 时，减少卧床时间 15 ～ 20 分钟；通常睡眠效率为 80% ～ 85% 时，保持卧床时间不变；睡眠效率＞ 85% 且持续＞ 1 周者可增加卧床时间 15 ～ 20 分钟[34]。刺激控制疗法：如体力可支，仅在困倦时卧床；如卧床≥ 20 分钟不能入睡，应离开卧室到其他房间，待困倦时再卧床。护士应向患者解释行为干预疗法的目的，指导患者正确并坚持实施，并观察改善症状的效果。

松弛疗法包括想象性放松、冥想放松法等，可指导患者通过相关书籍、网络、手机 APP 等途径获取；也可指导患者进行腹式呼吸放松法，坚持每天练习 2 ～ 3 次，一般 2 ～ 3 周可见效；环境要求整洁、安静。训练初期需有专业人士指导。

睡眠卫生教育对患者失眠的治疗非常重要。护士应帮助患者认识到睡眠时间需要的个体差异性，建立并坚持昼醒夜眠的作息习惯。建议睡眠卫生教育与其他失眠治疗措施同时进行。睡眠卫生建议：睡前 4 ～ 6 小时避免应用咖啡因（咖啡、浓茶）及尼古丁（吸烟）；避免饮酒助眠；对于恢复期且体力正常的癌症患者，睡前 3 小时避免高强度体育锻炼；不要在睡前进食大量食物，尤其是不宜消化的食物；睡前 1 小时内不做易引起兴奋的脑力活动如观看易引起兴奋的书籍或影视节目；可尝试睡前半小时洗热水澡、泡脚、喝牛奶等；如体力可支，避免日间睡眠；保证规律的作息时间，晚上在固定时间就寝。其他疗法有正念减压疗法、联合放松技术、瑜伽、穴位按摩、针灸、足浴、太极拳、音乐疗法，可能对改善部分癌症患者的睡眠有帮助，护士可指导患者正确操作，并及时评价效果。

（宋丽莉　唐丽丽　何双智）

参考文献

[1] Sun JL，Chiou JF，Lin CC. Validation of the Taiwanese Version of the Athens Insomnia Scale and Assessment of Insomnia in Taiwanese Cancer Patients. J Pain Symptom Manage，2011，41（5）：904-914.

[2] Irwin MR. Depression and insomnia in cancer：prevalence，risk factors，and effects on cancer outcomes. Curr Psychiatry Rep，2013，15（11）：404.
[3] 失眠定义、诊断及药物治疗专家组 . 失眠定义、诊断及药物治疗专家共识（草案）. 中华精神科杂志，2006，39（2）：141-143.
[4] 李萍萍 . 肿瘤常见症状中西医处理手册 . 北京：中国中医药出版社，2015：106-115.
[5] Savard J，Morin CM. Insomnia in the context of cancer：a review of a neglected problem. J Clin Oncol，2001，19（3）：895-908.
[6] Bardwell WA，Profant J，Casden DR，et al. The relative importance of specific risk factors for insomnia in women treated for early-stage breast cancer. Psychooncology，2008，17（1）：9-18.
[7] Price MA，Zachariae R，Butow PN，et al. Prevalence and predictors of insomnia in women with invasive ovarian cancer：anxiety a major factor. Eur J Cancer，2009，45（18）：3262-3270.
[8] Sela RA，Watanabe S，Nekolaichuk CL. Sleep disturbances in palliative cancer patients attending a pain and symptom control clinic. Palliat Support Care，2005，3（1）：23-31.
[9] McCracken LM，Iverson GL. Disrupted sleep patterns and daily functioning in patients with chronic pain. Pain Res Manag，2002：7（2）：75-79.
[10] Dahiya S，Ahluwalia MS，Walia HK. Sleep disturbances in cancer patients：Underrecognized and undertreated. Cleve Clinic J Med，2013，80（80）：722-732.
[11] Dorrepaal KL，Aaronson NK，van Dam FS. Pain experience and pain management among hospitalized cancer patients. A clinical study. Cancer，1989，63（3）：593-598.
[12] Lautenbacher S，Kundermann B，Krieg JC. Sleep deprivation and pain perception. Sleep Med Rev，2006，10（5）：357-369.
[13] Kay DC，Pickworth WB，Neidert GL，et al. Opioid effects on computer-derived sleep and EEG parameters in nondependent human addicts. Sleep，1979，2（2）：175-191.
[14] Dimsdale JE，Norman D，Dejardin D，et al. The effect of opioids on sleep architecture. J Clin Sleep Med，2007，3（1）：33-36.
[15] Fortner BV，Stepanski EJ，Wang SC，et al. Sleep and quality of life in breast cancer patients. J Pain Symptom Manage，2002，24（5）：471-480.
[16] Berger AM，VonEssen S，Kuhn BR，et al. Adherence，sleep，and fatigue outcomes after adjuvant breast cancer chemotherapy：results of a feasibility intervention study. Oncol Nurs Forum，2003，30（3）：513-522.
[17] Payne J，Piper B，Rabinowitz I，et al. Biomarkers，fatigue，sleep，and depressive symptoms in women with breast cancer：a pilot study. Oncol Nurs Forum，2006，33（4）：775-783.
[18] Wengström Y，Häggmark C，Strander H，et al. Perceived symptoms and quality of life in women with breast cancer receiving radiation therapy. Eur J Oncol Nurs，2000，4（2）：78-88.
[19] Yue HJ，Dimsdale JE. Management of specific symptoms：sleep and cancer//Holland JC，Breitbart W，Jacobsen PB，et al，eds. Psychooncology. 2nd ed. New York：Oxford University Press：2010：258-269.
[20] Van Someren EJ，Swart-Heikens J，Endert E，et al. Long-term effects of cranial irradiation for childhood malignancy on sleep in adulthood. Eur J Endocrinol，2004，150（4）：503-510.
[21] Savard J，Savard MH. Insomnia and cancer：prevalence，nature，and nonpharmacologic treatment. Sleep Med Clin，2013，8（3）：373-387.
[22] Savard J，Ivers H，Villa J，et al. Natural course of insomnia comorbid with cancer：an 18-month longitudinal study. J Clin Oncol，2011，29（26）：3580–3586.
[23] Tsunoda A，Nakao K，Hiratsuka K，et al. Prospective analysis of quality of life in the first year after

colorectal cancer surgery. Acta Oncol，2007，46（1）：77-82.
[24] Zhang R，Lahens NF，Ballance HI，et al. A circadian gene expression atlas in mammals：Implications for biology and medicine. Proc Natl Acad Sci USA，2014，111（45）：16219-16224.
[25] Sephton S，Spiegel D. Circadian disruption in cancer：a neuroendocrine-immune pathway from stress to disease?Brain Behav Immun，2003，17（5）：321-328.
[26] Fernandes R，Stone P，Andrews P，et al. Comparison between fatigue，sleep disturbance，and circadian rhythm in cancer inpatients and healthy volunteers：evaluation of diagnostic criteria for cancer-related fatigue. J Pain Symptom Manage，2006，32（3）：245-254.
[27] Davidson JR，MacLean AW，Brundage MD，et al. Sleep disturbance in cancer patients. Soc Sci Med，2002，54(9)：1309–1321.
[28] Chen ML，Yu CT，Yang CH. Sleep disturbances and quality of life in lung cancer patients undergoing chemotherapy. Lung Cancer，2008，62（3）：391–400.
[29] Johnson JA，Rash JA，Campbell TS，et al. A systematic review and meta-analysis of randomized controlled trials of cognitive behavior therapy for insomnia（CBT-I）in cancer survivors. Sleep Med Rev，2015，27：20-28.
[30] Qaseem A，Kansagara D，Forciea MA，et al. Management of chronic insomnia disorder in adults：a clinical practice guideline from the American College of Physicians. Ann intern med，2016，165（2）：125-133.
[31] 唐丽丽，王建平 . 心理社会肿瘤学 . 北京：北京大学医学出版社，2012：70-72.
[32] 张兰凤 . 癌症要告知实情吗？医学与哲学，2007，28（1）：61.
[33] 袁云，王妙君，郑友贞，等 . 住院癌症病人的睡眠质量及其影响因素 . 中华现代护理杂志，2010，16(1)：23-25.
[34] 中华医学会神经病学分会睡眠障碍组 . 中国成人失眠诊断与治疗指南 . 中华神经科杂志，2012，45（7）：534-540.

第十八节 谵 妄

谵妄是癌症患者，特别是晚期癌症患者常见的一种精神症状。在住院癌症患者中，10% ～ 30% 有谵妄表现，终末期患者比例则达到 85%[1]。谵妄常会干扰患者的治疗，影响患者的生活质量。

一、概述

（一）定义

谵妄（delirium）是一种短暂的、通常可以恢复的、以认知功能损害和意识水平下降为特征的脑器质性综合征，典型的症状是意识障碍、注意力不集中、思维不连贯、感知觉障碍、记忆力障碍、精神运动障碍、情感障碍和睡眠 - 觉醒周期紊乱[2]。通常急性发作，起病时间短，为数小时或数天，各种症状在一天内具有波动性，有昼轻夜重的特点。

1．意识障碍　意识障碍是谵妄最为标志性的症状，其特点是对周围环境的认知障碍，包括对时间、人物、地点的定向障碍，注意力不集中，思维不连贯，记忆力下降，特别是近期记忆的下降。谵妄的核心特征之一就是注意力的集中、保持和转移的能力下降。谵妄患者很容易因为环境中的变化而分散注意力，他们可能记不住指令而要求重复提出的问题。

2．知觉障碍　幻觉也是谵妄患者经常出现的症状，其中以幻视最为常见，幻视内容多生动而逼真，可以从简单的图形、光线、颜色到无生命的物体、昆虫、猛兽以及鬼怪等。患者认为他们的错觉和幻觉是真实的，一些患者会伸手去摸、大声喊叫、与之对话或者试图逃跑，尽管这些行为会干扰他人，他们会坚信自己的生命受到威胁。有些患者会出现幻听。在这些知觉障碍的影响下，患者多伴有紧张、恐惧等情绪反应和相应的兴奋不安、行为冲动，以致遭受骨折或者其他外伤。

3．睡眠 - 觉醒周期紊乱　在谵妄患者中很常见，表现为睡眠减少、睡眠倒错（即白天嗜睡、夜间失眠），甚至彻夜不睡，很多患者还会在夜间失眠时出现躁动不安的表现。加上意识障碍，可能会使患者发生危险，如坠床、乱拔输液管或鼻胃管或尿管。

4．精神运动障碍　谵妄患者的精神运动障碍既可以是精神运动性兴奋，如激越行为，表现为大喊大叫、攻击冲动等不协调性兴奋，甚至会出现爬地、毁物、拔管、冲动伤人、自伤等；也可表现为精神动性抑制，如嗜睡、少语或退缩行为。

（二）病因

癌症患者发生谵妄的原因比较复杂，可以是癌症对于中枢神经系统的直接影响，也可以是疾病或治疗（药物、电解质紊乱、副肿瘤综合征、重要脏器或系统受损、感染、血管并发症、之前就存在认知受损或痴呆）对中枢神经系统的间接影响。病因通常为多因素的[2]，如年龄超过 80 岁，既往存在痴呆，患有严重疾病尤其是癌症晚期，感染，手术后，应用精神活性药物或麻醉性镇痛药等。会导致谵妄的药物有很多，其中麻醉药物是最常见的；化疗药包括甲氨蝶呤、氟尿嘧啶、长春新碱、长春碱、博来霉素、卡莫司汀、顺铂、门冬酰胺酶、丙卡巴肼（甲基苄肼）等；其他药物如糖皮质激素、白介素 -2、两性霉素 B 或阿昔洛韦等也会导致谵妄[3]。阿片类药物的使用、认知功能及肝肾功能的损害是晚期癌症患者谵妄的主要危险因素[4]。

（三）分型

谵妄分为三个亚型，即兴奋型、淡漠型以及混合型。兴奋型谵妄可表现为易激惹、定向障碍、幻觉和妄想，这种类型患者的表现需与精神分裂症等精神疾病及激越型的痴呆相鉴别；淡漠型谵妄则表现为情感淡漠、过于安静和定向障碍等意识模糊状态，老年患者多容易合并此种类型，这种患者不容易被感知，而容易被误诊为认知能力下降、抑郁或痴呆；混合型谵妄的表现在兴奋型和淡漠型之间波动，在不同时期可有不同表现。

（四）对生活质量的影响

谵妄是癌症患者最常见的精神综合征，常导致住院时间延长，干扰躯体和心理症状的控制，死亡率增加，医疗费用更高，患者、家属和医生的痛苦增加[1]。由于谵妄常常不能被及时识别及处理，会损害患者的重要人际关系，严重影响患者的生活质量。

二、评估

（一）评估工具

1．简易精神状况检查（mini-mental state examination，MMSE）　MMSE 能够有效地检验

认知受损的情况，但不能够区分谵妄和痴呆。它主要评价认知的5个方面，包括定向力、记忆力、注意力/计算能力、回忆力和语言能力，其总分范围为0～30。MMSE简单、易行、易接受，敏感性较理想，但特异性略低，而且检查结果受年龄和文化程度等因素的影响[5]。

2．意识障碍评估（confusion assessment method，CAM） CAM是根据《美国精神障碍诊断与统计手册》第3版（DSM-Ⅲ-R）中谵妄的5个操作性诊断标准所制订的，用于老年谵妄的临床辅助诊断，具有比较好的信度和效度，需要由受过训练的专业人员使用[6]。

3．谵妄评定量表（delirium rating scale，DRS） DRS是用于临床工作者评定躯体疾病患者发生谵妄及其严重程度的量表。DRS的评定基于对患者24小时的观察，因此，所有的与患者的访谈、精神状态检查、护士观察和家人报告的有用信息都对DRS的评分有帮助[7]。总分范围为0～32，推荐的分界值为10分或12分，该量表可能更适用于研究而非常规临床应用。

4．谵妄护理筛查量表（nursing delirium screening scale，Nu-DESC） Nu-DESC只有5个条目，中文版Nu-DESC诊断阈值取3时，以金标准DSM-Ⅳ作为效标，灵敏度为0.80、特异度为0.92，诊断符合率为90.4%[8]。Nu-DESC最大的特征是其便捷性和易用性，5个条目内容非常容易记忆，护理人员在常规护理操作中，利用与患者简单交流得到的信息就能完成评估。

（二）诊断

谵妄的早期症状容易与焦虑、愤怒或精神病相混淆。国外有文献[4]报道，由于临床医生对谵妄的认识不足，谵妄的漏诊率高达33%～66%。在肿瘤诊断和治疗的过程中，患者出现急性的躁动不安，伴有认知障碍和注意力范围狭窄，或者是意识时好时坏、言语紊乱，有找不到厕所、床铺，随地便溺等行为杂乱的表现，出现记忆障碍、幻觉等精神症状时都应当考虑谵妄的诊断。《美国精神障碍诊断与统计手册》第4版（DSM-Ⅳ）对谵妄的诊断标准如下：

1．意识障碍（如对周围环境的意识清晰度降低），伴有注意的集中、保持或转移能力的下降。

2．认知改变（如记忆缺陷、定向不良、言语障碍）或出现知觉障碍，而又不能用原先存在或正在进展的痴呆来解释。

3．症状在短时期（通常数小时或数天）内发展起来，并在一天中有波动趋势。

4．从病史、躯体检查或实验室检查有证据表明障碍是躯体情况的直接生理后果。

（三）常见的鉴别诊断

谵妄和痴呆有时很难区分，但是痴呆患者的意识是相对清楚的，痴呆症状的发作是亚急性或慢性进展的，病程常不可逆，其睡眠-觉醒周期较少受到影响，痴呆最突出的问题是近期记忆和远期记忆的受损、判断力受损、抽象思维能力以及大脑高级皮质功能的紊乱（如失语症）。因此，回顾患者的病史是非常必要的。谵妄与痴呆不同，通常急性发作，起病时间短，是一个可逆性的过程，即使是晚期疾病的患者，他们的谵妄也是可能被逆转的，但是在生命最后的24～48小时内可能不能逆转。

焦虑障碍、抑郁障碍、精神分裂症的患者一般不存在意识障碍，注意力不集中，但其记忆完整，且症状不像谵妄那么容易通过去除病因而消除。在伴有癌症疼痛的患者中，谵妄所引起的躁动不安常被患者家属或医生理解为疼痛未被控制，其直接后果是麻醉类止痛药的剂量进一步增加，有可能使谵妄更加严重。

三、治疗

（一）药物治疗

当患者发生谵妄时，首先要对谵妄进行评估（如根据 DSM- Ⅳ），寻找并纠正可能导致谵妄的原因，如代谢紊乱、脱水、肠梗阻、感染、药物副作用或戒断反应（如苯二氮䓬类药物、阿片类药物等）。经过病因治疗后，谵妄常常可以逆转。接受姑息治疗的患者中约 50% 的患者是可以逆转的 [4]。

当患者过度激越、精神症状突出或者对自身及他人有潜在危险时，应予药物治疗。常用的抗谵妄药物有抗精神病药物和苯二氮䓬类药物。氟哌啶醇是最常用的抗精神病药物，新型抗精神病药物奥氮平、喹硫平、利培酮等对谵妄亦有效 [9]。表 4-18-1 列举了常用于治疗癌症患者谵妄的药物 [2]。

表 4-18-1　治疗癌症患者谵妄的常用药物

药物	剂量范围	优缺点
抗精神病药物		
氟哌啶醇	0.5 ~ 2.0 mg　po/im/iv　q4 ~ 12h	静脉途径是口服作用的 2 倍，副作用较少，对严重的激越患者可 2 ~ 5 mg 静脉注射或持续静滴
奥氮平	2.5 ~ 5.0 mg　po　q12 ~ 24h	对癌症患者有效，镇静作用较强
喹硫平	12.5 ~ 50 mg　po　q12h	合并用药安全，过度镇静
氯丙嗪	25 ~ 100 mg　po/im/iv　q4 ~ 12h	强镇静作用；可持续静滴，监测血压
利培酮	0.5 ~ 2.0 mg　po　q12 ~ 24h	对老年患者有效，对严重激越患者无效
苯二氮䓬类		
劳拉西泮	0.5 ~ 4.0 mg　po　q4 ~ 12h	与抗精神病药一起应用时最有效，单药可能加重谵妄
麻醉药		
丙泊酚	10 ~ 50 mg　iv　qh	快速起效，作用时间短，非抗精神病药物，可滴定到镇静水平

NCCN《姑息治疗指南》[10] 中指出，当患者出现重度谵妄时，可用氟哌啶醇 0.5 ~ 20 mg 静脉注射，必要时每 1 ~ 4 小时给药一次。也可选用奥氮平 2.5 ~ 7.5 mg/d 肌内注射，必要时每 2 ~ 4 小时注射一次，最大剂量每天 30 mg；或氯丙嗪 25 ~ 100 mg 肌内注射或静脉注射，必要时每 4 小时给药 1 次。如果大剂量的抗精神病药仍不能控制患者的激越症状，则考虑在此基础上加用劳拉西泮。如果终末期癌症患者在使用以上措施都无效时还可以考虑姑息镇静，给予硫喷妥（戊硫代巴比妥），初始剂量 20 ~ 80 mg/h，剂量范围 160 ~ 440 mg/h；

或咪达唑仑，初始剂量 0.4 ～ 0.8 mg/h，剂量范围 20 ～ 102 mg/h。

氟哌啶醇是一种强有力的多巴胺受体阻滞剂，在低剂量 0.5 ～ 3 mg 时，便能够有效控制躁动、妄想、恐惧等症状。常见的副作用包括锥体外系副作用、迟发性运动障碍、心律失常、急性肌张力障碍等。静脉途径给药能够加快副作用的发作，因此美国食品及药物管理局（FDA）建议静脉使用氟哌啶醇时监测心电图[9]。近来新型非典型抗精神病药物奥氮平、喹硫平和利培酮在控制癌症患者的谵妄过程中使用较多，最常见的副作用是直立性低血压、口干、困倦、躁动及外周水肿。

NCCN《成人癌痛临床实践指南》中指出[11]，如果患者在使用阿片类药物治疗的过程中出现了谵妄，且未发现导致谵妄的其他原因（如高钙血症、中枢神经系统病变、肿瘤转移、其他作用于精神系统的药物等），可以考虑更换阿片类药物或联合使用非阿片类镇痛药以减少阿片类药物的剂量，除此以外，还应考虑使用抗精神病药物来控制谵妄的症状。

（二）非药物干预

非药物干预可以快速改善谵妄患者的症状，促进认知好转。但是与常规治疗相比，这些干预措施并不能降低死亡率和提高生活质量[12]。非药物干预包括：吸氧，环境改变如将患者置于安静、采光好的房间，房间里摆放患者熟悉的物品，有醒目的钟表或日历，有家人的陪伴等。这些方法有助于患者减轻焦虑和定向障碍。将患者搬到离护士站近的房间，以便近距离观察。家人或者亲友的陪护同样有所帮助。对于较重的患者，需要一对一的 24 小时陪护。让患者重新定向是很重要的，要经常提醒患者具体的时间、住院的原因以及医院的名字等，将日历、钟表、家庭照片放在患者所能看到的地方。应尽量避免夜间反复检查生命体征，因为这样会使患者睡眠剥夺，以致加重谵妄。躯体限制的办法也应该尽量避免，因为它会增加患者的激惹度并且增加外伤的风险，但如果其他的方法不能有效控制患者的行为，同时患者有自伤或伤人的行为，此时可以使用适当的躯体限制[13]。

四、护理

良好的护理是治疗谵妄的重要环节。除了加强口腔、饮食、生活、呼吸道等基础护理外，对谵妄患者还要注意加强环境护理、睡眠护理、安全护理及心理护理。

（一）环境护理

病区环境保持安静，空气流通，温度适宜，床铺整洁，避免其他患者围观，熟练掌握接触患者的技巧，尽量满足其合理要求，避免一切激惹因素，稳定患者情绪。治疗操作轻柔，并尽量集中完成。工作人员说话轻声，避免在病房中交谈，避免重物撞击，一切护理操作均合理安排时间，最大可能地减少刺激。

（二）睡眠护理

谵妄病程波动，昼轻暮重，必要时遵医嘱予药物安眠，夜间灯光应柔和暗淡，尽量减少人员流动，减少噪声，确保患者充足睡眠，以促进大脑功能恢复。护理人员夜间巡视时，要密切观察患者的病情。可以尝试以下措施[14]：

1．有计划地关上所有的门。

2．最大限度地降低各种监护仪报警声。

3．在 11 pm—5 am 尽量协调和限制各种护理操作，不能用灯光直接照射。

4．小声说话，不宜使用电话、对讲器大声说话、收看电视、收听收音机。

（三）安全护理

由于患者有意识障碍，不能正确判断周围环境，而且受幻觉或错觉影响，有可能发生伤人、毁物、自伤或其他意外，因此需特别防范，最好派专人护理。要评估患者的情况，创造一个安全的环境，以防患者跌倒或受到伤害，如移去一些患者可能拿来伤害自己的物质或设备。若患者谵妄发生前是戴眼镜或助听器的，在谵妄时同样让他们戴上，以帮助他们看清或听清，给患者安全感，消除患者的恐惧[15]。应用最少的受限干预措施可适当增加家属陪护。尽量不要采取躯体限制或约束等手段。

（四）心理护理

识别并了解患者的意识状态，也可以借鉴国外发展的以护士为主干预谵妄的新方法（delirium abatement program，DAP），它主要包括四大步骤[16]：评估新入院谵妄症状、评估与治疗可逆性病因、预防或管理常见谵妄并发症、恢复认知和自我照顾功能。护理人员要了解并掌握谵妄的临床表现，能够识别谵妄，并进行针对性的护理。

对于定向力差、反应迟钝、注意涣散的患者，要主动关心患者。对思维不连贯、言语混乱的患者，要耐心与其沟通，因势利导。因定向障碍和意识障碍，患者可能会变得易激惹，要适时地鼓励安慰患者，避免激惹患者。患者常有注意力不集中，与患者交流时语速要慢，指令要明确，患者可能记不住指令而反复提问，护理时要耐心答复。对产生幻觉、妄想的患者，要有技巧地观察并询问是否有自伤、伤人的风险，要及时报告医生，并与家属沟通，不与患者争辩真假，要理解患者因幻觉或妄想带来的恐惧、害怕等真实感受。护士在患者情绪稳定的时候，呼唤患者的姓名，并告知所处环境、时间等信息，帮助恢复定向力。由于患者对熟悉的人或事物有较强的记忆，所以家属陪护对其记忆、思维等的恢复有帮助。向家属解释陪护的必要性，并向他们介绍谵妄的相关知识，取得家属的理解和配合。

（宋丽莉　唐丽丽）

参考文献

[1] Breitbart W，Alici Y. Evidence-based treatment of delirium in patients with cancer. J Clin Oncol，2012，30（11）：1206-1214.

[2] 唐丽丽，王建平．心理社会肿瘤学．北京：北京大学医学出版社，2012.

[3] 庞英，唐丽丽．肿瘤患者谵妄的诊治原则．中国疼痛医学杂志，2012，18（10）：586-589.

[4] Lawlor PG，Gagnon B，Mancini IL，et al. Occurrence，causes，and outcome of delirium in patients with advanced cancer：a prospective study. Arch Intern Med，2000，160（6）：786-794.

[5] 李格，沈渔邨，陈昌惠，等．老年痴呆简易测试方法研究——MMSE 在城市老年居民中的测试．中国心理卫生杂志，1988，2（1）：13-18.

[6] Zou Y，Cole MG，Primeau FJ，et al. Detection and diagnosis of delirium in the elderly：psychiatrist diagnosis，

confusion assessment method，or consensus diagnosis？ Int Psychogeriatr，1998，10（3）：303-308.
[7] Trzepacz PT，Baker RW，Greenhouse J. A symptom rating scale for delirium. Psychiatry Res，1987，23（1）：89-97.
[8] 梅伟，刘尚昆，张治国，等 . 中文版护理谵妄筛查量表的信度和效度研究 . 中华护理杂志，2010,45（2）：101-104.
[9] Bush SH，Kanji S，Pereira JL，et al. Treating an established episode of delirium in palliative care：expert opinion and review of the current evidence base with recommendations for future development. J Pain Symptom Manage，2014，48（2）：231-248.
[10] NCCN Clinical Practice Guidelines in Oncology. Palliative Care［EB/OL］. V1. 2016［2015-11］http：//www. nccn. org/professionals/physician_gls/pdf/palliative. pdf
[11] NCCN Clinical Practice Guidelines in Oncology. Adult cancer pain［EB/OL］. V2. 2016［2016-03］http：//www. nccn. org/professionals/physician_gls/pdf/pain. pdf
[12] Milisen K，Lemiengre J，Braes T，et al. Multicomponent intervention strategies for managing delirium in hospitalized older people：systematic review. J Adv Nurs，2005，52（1）：79-90.
[13] Breitbart WS，Alici Y. Delirium. In：Holland JC，Breitbart WS，Jacobsen P，et al，eds. Psycho-oncology. 2nd ed. New York：Oxford University Press，2010.
[14] Walder D，Framcioli D，Meyer JJ，et al. Effects of guidelines implementation in a surgical intensive care unit to control nighttime light and noise levels. Crit care Med，2000，28（7）：2242-2247.
[15] 盛梅青 . 老年谵妄护理进展 . 中华现代临床护理学杂志，2007，2（3）：211-213.
[16] Bergmann MA，Murphy KM，Kiely DK，et al. A model for management of delirious postacute care patients. J Am Geriatr Soc，2005，53（10）：1817-1825.

第十九节　终末期急症

一、上腔静脉综合征

（一）病因

上腔静脉综合征（superior vena cava syndrome，SVCS）是一组由不同病因引起的上腔静脉完全或不完全阻塞，导致血液回流受阻的临床征象。常见的原因是肿瘤压迫或直接侵犯，不常见的原因有慢性纤维性纵隔炎、血栓性静脉炎，如中心静脉插管所致的血栓。肿瘤患者合并 SVCS 多由肿瘤压迫或直接侵犯上腔静脉回流受阻所致，因其引起上腔静脉梗阻，出现面、颈、上肢及胸部水肿、淤血，进一步导致缺血缺氧，颅内压增高而危及生命，故其属于肿瘤急症之一，常需紧急处理。

过去认为 SVCS 的病因多是感染和非特异性炎症，目前恶性肿瘤已成为主要的原因，占 80%[1-2]，其中肺癌最常见，占 65%。肺癌患者发生上腔静脉综合征的概率为 3% ～ 5%，其中大多数为右上叶癌，而且多为小细胞肺癌，男女比率为 5 ：1[2]。淋巴瘤在小儿病例中最常见，其他恶性肿瘤还包括胸腺瘤、恶性纤维组织细胞瘤、精原细胞瘤、各种转移性肿瘤、上腔静脉平滑肌肉瘤和上皮样血管内皮瘤等。良性疾病发生上腔静脉综合征的约占 20%，包括非特异性纵隔炎、纵隔淋巴结结核、放疗后纵隔炎、胸骨后甲状腺、甲状腺瘤、胸腺瘤、升主动脉瘤、头臂静脉迂曲延伸、心房黏液瘤、心包囊肿、白塞综合征、上腔静脉血栓等。近年来，由于心血管介入技术的应用日益广泛，由其引起的上腔静脉综合征也迅速增多，其中以植入心内起搏器最常见，其次为深静脉置管、心导管术后上腔静脉内血栓形成等。

（二）临床表现

临床呈现急性或亚急性发病，症状表现多较典型，可因受压部位静脉侧支形成的情况而表现略有不同。起病急，进展快，静脉阻塞完全，病变范围广泛，侧支循环少者，临床表现多较严重；反之，因人体多处于直立体位，临床表现可以较轻微，甚至可以无明显临床表现[2]。

常见的表现有：

1．开始时仅感觉颈部肿胀，继之颜面、颈项和上肢出现进行性水肿，上述部位皮肤潮红，甚至发绀。随之可出现颈静脉怒张，颈胸部浅静脉曲张，有时肿胀可能由此得到不同程度的缓解。

2．由于颅内静脉压升高，可出现不同程度的头部沉重感、头痛、头晕、耳鸣、视物模糊，严重时晕厥、抽搐。部分病例可以出现面瘫，由颈静脉扩张压迫颈静脉孔处的面神经所致。

3．胸闷、气短，严重者出现端坐呼吸，上述症状于低头、弯腰或者平卧时加重，患者因此常难以洗脸；站立时症状减轻，晨起时症状最严重，活动后可以有不同程度的减轻。急性重症上腔静脉综合征患者由于脑缺氧、脑水肿、急性喉头水肿、呼吸衰竭或者颅内静脉破裂而死亡[2]。

继发性上腔静脉综合征还有原发性疾病的临床表现。恶性肿瘤如肺癌（主要为右侧）或纵隔恶性肿瘤者，常伴有膈麻痹、声音嘶哑、Horner 综合征、上肢疼痛和肺不张、肺部感染等症状和体征。恶性淋巴瘤多伴有颈部淋巴结肿大，霍奇金病常有间歇性发热。体检可发现头面部、颈部、胸部和上肢肿胀、充血，浅静脉迂曲扩张，球结膜水肿，舌下静脉怒张。

（三）诊断

SVCS 常具有典型的临床症状和体征，诊断一般不困难。当原发肿瘤已明确时出现上述症状，诊断即可明确。如以 SVCS 为首发症状的，应争取尽早取得病理结果，以明确诊断。

1．胸部 X 线检查　有 SVCS 时，胸片 84% 可有阳性发现，如上纵隔（70% ～ 80% 为右侧）增宽、胸腔积液、肺和肺门淋巴结肿大等。

2．胸部 CT 及磁共振成像（MRI）　胸部 CT 可显示肿块大小，确定上腔静脉阻塞部位和性质以及气管和支气管受压情况。还可明确肿物与其周围结构的关系，帮助临床获取病理标本和指导进一步放疗定位、观察疗效等。

3．上腔静脉造影　了解上腔静脉梗阻部位、侧支循环情况，可明确诊断，同时对治疗有帮助。但因患者病情重，检查有一定的危险性，是否用于 SVCS 的检查仍有争议。

4．纵隔镜检查　如经以上检查仍诊断不明，可考虑行纵隔镜检查，可使 80% 的患者得以确诊。另外，还可通过纵隔镜取活检和治疗，因该检查在颈部静脉扩张严重的情况下实施具有一定的危险性，临床选择应慎重。

5．气管腔内超声引导针吸活检术（EBUS-TBNA）[3]　随着此技术在临床的逐渐推广及其对纵隔占位诊断地位的确立，EBUS-TBNA 作为一种相对成熟、安全的操作，应有切实的理论基础以指导其在 SVCS 的临床应用。

（四）治疗

上腔静脉综合征属肿瘤急症，故必须采取积极和有效的治疗措施。因多见于小细胞肺癌和淋巴瘤，故对 SVCS 的治疗不但要缓解症状，还应力求治愈肿瘤。

1．一般治疗　采用头高半卧位，吸氧，限制输液量及速度，使用利尿剂减轻体液潴留和消除水肿，但一般不鼓励采取脱水治疗以避免引起血栓形成。大剂量皮质激素治疗能暂时缓解呼吸困难、水肿和炎症反应，改善梗阻情况，一般选用地塞米松 10 ～ 20 mg，5 ～ 7 天，或甲泼尼龙 80 ～ 120 mg，5 ～ 7 天。应通过下腔静脉途径输液，以避免加重症状及导致静脉炎。

2．放疗　有良好的疗效，有人认为是首选的治疗方法[4]，特别是小细胞肺癌和淋巴瘤，一般主张从大剂量开始，每次 3 ～ 4 Gy，最好与激素和（或）化疗同时进行以迅速缓解症状，2 ～ 4 次后再改为 4 Gy/d。总原则是每日剂量大，疗程要短。总的照射剂量视不同肿瘤而定。肺癌和乳腺癌可给予 50 ～ 60 Gy/5 ～ 6 周，小细胞肺癌和淋巴瘤 30 ～ 40 Gy/3 ～ 4 周。90% 以上的患者在 3 ～ 4 天后症状有不同程度的改善，3 周内症状缓解，但常易复发，总体预后较差。如放疗效果不佳，应该注意有无血栓存在。

放疗后上腔静脉可发生水肿，常造成放疗开始时出现暂时性的病情加重。偶有穿孔、纵隔纤维化的并发症发生。

3．化疗　根据肿瘤的组织类型决定是否先选择化疗，对化疗敏感的肿瘤，如小细胞肺癌、恶性淋巴瘤及生殖细胞肿瘤可首选化疗。化疗原则是选用敏感、作用快的周期非特异性药物，剂量应偏大，同时给予激素以减轻反应。在紧急情况下可先选一种药物治疗，使肿瘤在短时间内发生坏死缩小，缓解压迫症状，如情况允许，也可选用联合化疗方案，具体方案根据不同的肿瘤类型而定。

4．放疗和化疗联合应用　SVCS 的治疗中，两者联合应用常有显著的疗效。目前这种放化疗同时进行的方法已渐成为小细胞肺癌和恶性淋巴瘤所致的 SVCS 的标准治疗模式。

5．手术治疗[2]　对多数 SVCS 行放疗、化疗均能缓解或治愈，但对复发的或顽固性 SVCS，可考虑应用手术和血管内支架术缓解症状。但对合并有 SVCS 的肿瘤患者行放、化疗后不缓解的多为晚期患者，一般情况差，不能耐受手术。目前手术治疗的方法多用于良性肿瘤所致的 SVCS，对恶性肿瘤所致者，谨慎考虑采用手术。根据手术入径的不同，可以分为经胸手术和不经胸手术两种；而根据手术的方式不同，可以分为单纯病变切除术、粘连松解术、上腔静脉血栓摘除术、肿瘤切除 + 上腔静脉重建术、血管旁路移植术等。对于接受手术的患者，术后要特别注意预防上腔静脉血栓形成（由于术后上腔静脉压力显著下降，移植的血管和修补后的静脉壁均易继发血栓）。术中移植血管操作要细致，以降低血栓形成的发生率。

6．血管腔内治疗[5]　随着介入放射学的发展，球囊扩张和腔内支架植入是近年来迅速兴起的治疗 SVCS 的新方法。适用于无新鲜血栓形成而管腔尚未完全闭塞的病例。此法具有操作简便易行，手术创伤小，操作时间短，不破坏侧支循环，迅速、有效地改善上腔静脉血液回流，术后恢复快，并发症少等优点，患者多可耐受，但操作不当也可发生并发症。

7．抗凝治疗　对由血栓所引起的 SVCS，首选抗凝治疗。

（五）护理

1．护理评估与病情观察　护士应能够识别有合并上腔静脉综合征潜在风险的患者，了解其典型症状和体征，提前告知患者出现哪些症状和体征应及时就诊[6]。对于已确诊的患者，应密切观察其病情变化，及时准确地实施治疗护理措施，预防、观察和处理药物副作用，做好症状护理并完善记录。

2．基础护理　密切观察生命体征及病情变化，观察患者头颈部肿胀、皮肤发绀情况，有无呼吸困难、头晕头痛、咳嗽咳痰以及各项治疗的副作用[7-8]。由于患者上腔静脉回流受阻，静脉压增高，右肱动脉压力增高，右上肢血压也随之增高，因此不宜采用右上肢测量血压，必要时可测量两侧上肢血压进行对照。严格记录 24 小时出入量，尤其是应用利尿剂的患者，每日准确测量空腹体重及上臂围、颈围，颜面部以双眼睑睁开的程度为准[9]。上腔静脉综合征患者易合并呼吸道和肺部感染，应告知患者戒烟，指导患者做深呼吸及有效的咳痰锻炼。保持病房整洁，空气清新，严格限制探视，预防感染。保持患者床单位干燥清洁，卧位舒适，协助生活护理。

3．呼吸困难的护理　由于上肢及脑部血液回流不畅，导致患者呼吸困难，夜间尤甚，宜采取半坐卧位，即白天抬高床头 45°，晚间抬高床头 30°[7,10]，以利于头颈部血液回流，减轻黏膜水肿，使膈肌下移，胸腔容积扩大，增大肺通气量，保持呼吸通畅[9]。观察患者呼吸的频率、深度、口唇发绀情况，指尖氧饱和度值以及血气分析指标，给予患者持续低流量吸氧。如果患者喘憋症状未见改善，可给予高流量吸氧，氧流量 6 ~ 7 L/min，并给予平喘药物治疗。如伴有咳嗽、痰液黏稠不易咳出者，指导有效咳嗽的方法，鼓励患者多饮水，协助叩背排痰，给予雾化吸入及化痰治疗，必要时可吸痰，防止发生窒息[11-12]。观察痰液量、色及性状，必要时协助留取痰液标本做细菌培养，遵医嘱行抗炎治疗[6]。

4．静脉输液的护理　输液应严格限制总液体量，严格控制输液速度，一般不超过 40 滴 / 分，避免因输液量过多、输注速度过快，进一步加重颅内高压及脑水肿症状。对上腔静脉综合征患者临床上常选用下肢静脉或股静脉穿刺置管输液，以免加重压迫症状[13]。下肢常用穿刺的浅静脉主要有足背静脉和大隐静脉的起始段，主张首选外踝前静脉[14-15]。由于下肢静脉瓣较多，血流缓慢，输液时应将下肢抬高 20° ~ 30° 以加快血液回流，减少药物刺激，预防静脉炎及血栓形成；上腔静脉综合征伴有双下肢静脉血栓的情况下则需选择左上肢静脉输液。股静脉置管患者应严格无菌操作，保持置管部位皮肤清洁干燥，管路妥善固定，告知患者翻身、活动、穿脱衣物时勿使管路牵拉打折，治疗结束后应尽早拔除股静脉置管，避免感染及血栓形成。输注利尿剂时应注意监测患者电解质变化，避免引起酸碱失衡，水、电解质代谢紊乱。化疗过程中更应加强巡视，保持输液通畅，慎防药物外渗；下肢浅静脉化疗结束后应拔除留置针，次日需另选其他静脉化疗，避免加重局部刺激。

5．皮肤、黏膜护理　由于患者上腔静脉回流受阻，导致头面部、上肢及胸壁皮肤水肿，缺氧导致皮肤发绀，呼吸困难采取半坐或端坐卧位导致活动受限，加之应用细胞毒性药物、激素等刺激因素，皮肤、黏膜会变得脆弱，易发生压疮和感染，需做好预防及护理工作。包括：保持床单位清洁干燥，及时更换衣物，保持皮肤清洁，禁止使用热水袋，避免烫伤；协助保持口腔、肛周及会阴部清洁，预防感染，提高患者舒适度；做好结膜护理，及时清洁眼睛分泌物，避免眼结膜感染[16]，对已发生结膜感染的患者可遵医嘱外用药物治疗。放疗患者照射野区域内皮肤以温水轻蘸洗，避免使用化学性清洁剂，指导患者保持体表放疗标记清晰，勿抓挠照射野皮肤。被动体位或活动受限的患者，根据患者病情动态评估压疮风险，采取针对性预防措施。应用气垫按摩床，局部受压部位以泡沫敷料保护。每班床旁交接班，全面查看患者皮肤完好情况。

6．夜间护理　由于夜间大脑皮质对呼吸中枢的调节功能下降、迷走神经兴奋、咳嗽咳痰反射减弱、肾上腺分泌功能降低等因素，容易造成呼吸道分泌物排出困难、体内缺氧及二氧化碳潴留，进一步加重病情[17,18]。因此夜间应加强巡视观察，重点查看患者的呼吸、血氧饱和度、意识等情况，发现异常及时通知医生对症处理。应用利尿剂的患者如夜间尿频，应指导患者起床时体位变换要缓慢，避免跌倒。上腔静脉综合征患者咳嗽剧烈时由于心输出量减少，造成脑供血不足，易发生晕厥[19]。护士应对咳嗽患者提前做好疾病知识及安全防护宣教，夜间患者病床设置床挡，慎防坠床等意外伤害发生。

7．疼痛护理　上腔静脉综合征患者由于上腔静脉阻塞，头颈、胸壁、上肢缺血缺氧，致颅压高、脑水肿，出现头晕、头痛及胸壁胀痛，加之肿瘤侵犯正常组织引起的疼痛，都严重影响患者生活质量。护士遵循疼痛评估与护理规范，全面评估患者疼痛部位、强度、性质、加重或缓解因素，服用药物及药物副作用情况；教会疼痛患者正确使用疼痛强度评估量表，准确汇报基础疼痛和爆发痛；遵医嘱给予降颅压及疼痛治疗，及时评价和记录效果。如果疼痛部位、性质发生改变或出现便秘、恶心、呕吐等不良反应，及时通知医生。

8．饮食指导　指导患者进食高营养、高热量、高维生素、富含纤维素的食物。一般患者每日主食 250~300 g，按照糖类占 50%、蛋白质占 20%、脂肪占 30% 的比例制订饮食处方，按 1/5、2/5、2/5 的比例分配三餐。控制每天饮食的总热量，保持体重不超过理想体重的 15%~20%[20]。鼓励患者饮食多样，多食谷类杂粮、豆类、蔬菜、水果及蛋奶制品，避免辛辣刺激性饮食。血糖高的患者在进行血糖管理的同时可适当食用含糖量低的水果，如苹果、石榴、猕猴桃、蓝莓等。放化疗患者食欲缺乏，建议少食多餐，避免油腻，进食清淡易消化饮食。上腔静脉综合征患者除上述饮食原则外还应进食低盐饮食。

二、胸腔积液

（一）病因

正常生理状况下胸腔内液体的平衡被打破就会发生胸腔积液[21]，可以由胸膜的炎症（包括肿瘤性浸润）或肺的静脉、淋巴管道阻塞等引起。

恶性胸腔积液为恶性肿瘤胸膜转移所致，多见于肺癌、乳腺癌及淋巴瘤等，占恶性胸腔积液的 50% ~ 65%[22]。恶性胸腔积液的产生机制较为复杂，通常分为肿瘤直接侵犯和间接转移两种形式：一方面肿瘤直接侵犯胸膜血管或释放炎性介质，使毛细血管通透性增加，受侵周围的胸膜炎性反应与胸膜表面的通透性增加，液体和蛋白渗出，进入胸腔，产生大量渗出性胸腔积液；另一方面肿瘤侵犯淋巴管，尤其是堵塞胸腔下部、膈面和纵隔的壁胸膜淋巴孔，导致单位时间内的胸腔积液吸收量大大减少，加之恶性肿瘤慢性耗损，导致低蛋白血症，引起漏出性胸腔积液，从而形成恶性胸腔积液（表 4-19-1）。

表 4-19-1　胸腔积液的病因及特点

病因	渗出液 / 漏出液	细胞学检查
胸膜腔的炎症		
肿瘤浸润	渗出液	+
感染、栓塞、照射	渗出液	–
淋巴阻塞		
肿瘤引起外周阻塞	渗出液或漏出液	+/–
中枢性（纵隔）阻塞	渗出液	–
肺静脉压力增高		
肿瘤引起局部静脉阻塞	渗出液或漏出液	+/–
心力衰竭、心脏压塞	渗出液	–
其他水肿性因素		
低蛋白血症、肾衰竭、肝衰竭	渗出液	–

（二）临床表现

胸腔积液可引起呼吸困难、干咳和胸膜疼痛。少量积液一般不易引起明显症状，呼吸困难的轻重主要取决于积液的量和产生的速度。胸腔积液的体征包括胸壁膨隆，叩诊浊音，语颤减低，胸部 X 线显示胸腔积液 [23]。约 30% 的患者确诊时有双侧胸腔积液。

（三）诊断

胸腔积液常规和细胞学检查对于确定胸腔积液的原因是必要的，漏出液一般由心力衰竭和低蛋白血症引起，胸腔积液蛋白浓度 5 ~ 15 g/L，比重 < 1.015；而渗出液多由感染和肿瘤浸润引起，胸腔积液蛋白浓度高，30 ~ 50 g/L，比重大于 1.018，漏出液和渗出液的区分在肿瘤学上和症状处理方面价值不大，重点在于区分是恶性积液还是感染性引起，因为二者均为渗出液。纵隔引起中枢性淋巴管梗阻会产生乳糜胸，由肿瘤浸润胸膜引起的积液 50% ~ 80% 细胞学检查为阳性，局部静脉或淋巴阻塞引起的胸腔积液细胞学检查也会为阳性，其他类型的积液则为阴性。

诊断性胸腔穿刺时应注意，抽取胸腔积液不能超过 1000 ~ 1500 ml，尤其是重复引流胸腔积液 1000 ~ 1500 ml 以上时，由于肺重新膨胀，可能导致肺水肿，而采用胸腔内置管缓慢引流的方法可避免上述情况，但需注意长期置管的并发症。

近年来内科胸腔镜检查技术应用于临床，大大提高了胸膜疾病的诊断率 [24]。由于目前内科胸腔镜具有更好的操控性能，使呼吸内科临床医师得以用介入腔镜技术对胸膜疾病进行诊断及治疗，意义重大。目前内科胸腔镜为胸腔积液病因学诊断的金标准 [25]。内科胸腔镜诊断胸腔积液阳性率明显高于闭式胸膜活检（86.2% vs. 62.1%），并发症发生率较低（10.3% vs. 17.2%）[26]。与 CT 引导下胸膜活检相比，两者对胸腔积液细胞学未能明确诊断的胸腔积液诊断率相当（94.1% vs. 87.5%）[27]。并发症方面，内科胸腔镜手术安全性高，在老年患者中也有较好的耐受性 [28-29]。

（四）治疗

胸腔积液的治疗主要是控制症状，对少量胸腔积液或无症状胸腔积液不需要治疗。

1．全身治疗 首次抽取积液后患者症状的改善和积液的再现率是决定患者是否需要进行再治疗的重要因素。对那些化疗敏感的肿瘤，如小细胞肺癌、激素受体阳性的乳腺癌、淋巴瘤及卵巢癌等应以全身化疗为主，对于存在敏感基因突变的非小细胞肺癌以靶向治疗为主、局部治疗为辅。

2．局部治疗

（1）胸腔穿刺积液抽吸：反复多次的胸腔积液抽吸不应推荐为标准治疗，因为可能增加感染、气胸和肿瘤种植的机会以及蛋白丢失的危害。一般适于有限的几次抽吸就可以控制时，如胸腔积液增加很缓慢、终末期患者及对全身治疗反应敏感的情况。为避免反复多次的穿刺给患者带来的损伤与风险，可行胸腔内置管方法引流胸腔积液。为防止出现包裹性胸腔积液，尽量在 3 天内将胸腔积液缓慢引流干净，其后可于胸腔内注入化疗药物，如顺铂、博来霉素、丝裂霉素等，亦可注入生物制剂如白介素 -2 及干扰素等。近年有国内文献报道重组人血管内皮抑素联合顺铂及贝伐珠单抗联合顺铂胸腔内灌注治疗恶性胸腔积液的方法，有效率可分别达 71.4% 及 83.33%[30-31]。

（2）胸膜固定术：对恶性胸腔积液的治疗，胸腔镜手术比单纯闭式引流使肺组织充分复张得更快。胸腔镜下观察肺组织复张情况，确认患者是否适于行滑石粉胸膜固定术，同时还可以通过松解胸腔粘连，打破分隔，利于术后充分引流；行胸膜腔肿瘤结节减灭从而减少术后胸腔积液产生，松解肺胸膜粘连，剥除脏胸膜纤维板，促进肺复张，从而有助于进行胸膜固定术。

对于症状性胸腔积液或抽取胸腔积液后又复发的患者适宜行胸膜固定术，通过注入硬化剂使两层胸膜粘连而防止胸腔积液再积聚。只有当胸腔积液引流彻底，压缩的肺充分膨胀，壁脏层胸膜充分黏合时，胸膜固定术才会取得成功。

术前病史较长，或胸部 CT 提示胸腔异位粘连的患者是胸腔镜手术的适应证之一。对于能耐受全麻手术的患者，胸腔镜手术具有良好的视野及操作能力，对于恶性胸腔积液具有较高的诊断率和治疗有效率，应首先考虑。

对于体质较差，且胸腔镜或置管引流的患者应仅行抽吸治疗来缓解症状。

在胸腔镜胸膜固定术中有几种不同的硬化剂可使用，过去常使用四环素作为硬化剂，但目前已不再使用，当前最常用的硬化剂有多西环素（强力霉素）、博来霉素及滑石粉，但当胸膜感染时应禁止使用滑石粉。疼痛、发热是注射硬化剂后的常见副作用，因此，注射前最好将局麻药与硬化剂混合一起注入。

（3）胸廓切开术：胸廓切开或胸膜切除是防止胸腔积液复发最有效的措施。但只用于管道引流和硬化剂治疗后又复发的患者，或由于其他原因如开放肺活检、转移灶切除等同时进行。

（4）胸腹腔引流：当患者年龄、体质及预后较差，不宜采取其他措施时，可采取胸腹腔引流，将导管放入皮下组织，导管内有一瓣膜腔，使胸腔积液能对抗胸腹腔压力梯度而进入腹腔。

（5）乳糜胸：乳糜胸由胸导管破坏所致，通常采用纵隔放疗，反复抽胸腔积液及注射硬化剂是无效的。

（五）护理

1．护理评估与病情观察　护士首先应了解胸腔积液的常见症状和体征，尤其对于大量胸腔积液的患者，需做好病情评估及观察，包括：密切监测患者生命体征，患者是否存在咳嗽、呼吸困难、活动无耐力、胸痛等症状[32]，治疗效果评估，胸腔穿刺置管引流积液过程中的病情变化，腔内给药及胸膜固定术后不良反应的观察等方面。专业的观察与评估，有利于对患者病情的准确把握，从而采取正确的护理措施，促进患者康复。

2．基础护理　保持病房整洁，空气清新，限制探视，预防感染，为患者营造良好的休养环境。少量胸腔积液或无症状的患者，护理方面无特殊要求。大量胸腔积液，出现呼吸困难、喘憋症状，被动采取半坐或端坐卧位的患者，重点预防皮肤压疮；如患者伴有低蛋白血症，出现下肢水肿，更增加了压疮风险。护士应认真评估压疮风险，采取针对性防护措施，常规保持患者床单位清洁干燥，可应用气垫床，受压的骨隆突部位以防压疮敷料保护，在患者可耐受的情况下协助定时翻身；下肢抬高 30°，利于静脉回流，减轻水肿[33]。咳嗽剧烈患者由于心输出量减少，造成脑供血不足，易发生晕厥[20]，应加强安全宣教与防护，慎防患者跌倒，遵医嘱给予镇咳药物并及时评价疗效。对呼吸困难患者给予低流量吸氧 3 L/min，监测血氧饱和度及血气分析指标。

3．饮食护理　恶性胸腔积液患者由于疾病消耗，体重指数严重下降，营养状况极差，且大量胸腔积液引流使营养物质包括蛋白质等流失，进一步导致患者体质下降[34]，严重者会造成低蛋白血症。应给予患者高蛋白、高营养、高维生素、易消化饮食，鼓励患者多食新鲜的水果、蔬菜，忌食辛辣刺激性食物。必要时请营养师会诊合理配餐。

4．胸腔穿刺置管引流的护理

（1）健康教育：胸腔置管已常规用于恶性胸腔积液的引流[35-36]，在操作前应向患者进行健康宣教。主要包括：①向患者及家属简要介绍胸腔置管的操作过程、目的以及该项治疗对于缓解症状的意义；②说明置管过程中的体位要求及注意事项；③说明操作过程中可能出现的不适症状及应对方法；④有创操作会给患者带来一定程度的焦虑，给予心理安慰；⑤留管期间预防脱管的注意事项等。

（2）置管前护理：全面评估患者病情，包括患者的生命体征、临床表现、情绪状态以及胸腔积液的量，患者需从生理及心理两方面为诊断或胸腔穿刺治疗做好准备[33]；完善血常规、凝血功能、感染筛查等检验项目。对咳嗽、喘憋患者给予镇咳、平喘治疗，呼吸困难患者给予吸氧，监测患者血氧饱和度及血气分析指标变化，确保患者保持相对静息状态并可配合完成治疗。

（3）置管中护理：遵医嘱提前准备穿刺置管所需物品、药品以及必要的急救设备。指导患者反坐于靠背椅上，健侧臂平放在椅背上缘，头枕于臂上，穿刺侧臂放在头顶，或采取斜坡侧卧位（穿刺侧臂弯曲上举）[37]，充分暴露穿刺部位皮肤，注意保暖及隐私保护。嘱患者保持摆好的体位，避免身体移动，穿刺时避免咳嗽；根据病情给予吸氧、心电监护，密切观察生命体征变化。配合医生严格执行查对及无菌操作，穿刺成功后穿刺点覆盖透明贴膜，胸腔置管上粘贴管路标识，标明置管日期、置入深度及操作者，协助外接抗反流引流袋，并妥善固定。尽管使用了抗反流引流袋，引流时仍应使引流袋低于穿刺点，避免造成逆行感染。

观察流速及引流液的量、色及性状，完善病历记录。引流速度不宜过快，量不宜过多，避免引起虚脱、纵隔摆动或复张性肺水肿[38]。一般排液速度应控制在 50 ml/min 以内，每次引流量不超过 1000 ~ 1500 ml[39]。如患者主诉头晕，出现面色苍白、大汗、脉细弱、血压下降等表现，应立即停止引流，根据情况采取必要的急救措施。引流结束后撤去引流袋，管路末端连接输液接头，以生理盐水脉冲式冲管，肝素盐水正压封管，保持管路通畅备用。

（4）置管后护理：操作结束后协助患者卧床休息，观察生命体征、疼痛以及有无皮下气肿、气胸等穿刺相关并发症，如患者有不适主诉，及时通知医生对症处理。观察穿刺点有无红肿、疼痛等炎性反应以及渗液，常规每 7 日更换一次透明敷料，如有渗液、松脱随时更换，渗液者局部加棉球或纱布并加压包扎；更换敷料时严格无菌操作，穿刺点消毒面积大于敷料覆盖面积。为保证引流通畅，每次引流前后应以生理盐水充分冲洗管路，因为胸腔积液黏稠和纤维絮状物堵塞导管是造成引流不畅的主要原因[40]，但需注意冲洗时用力应均匀适当，尤其遇到阻力时避免用力过猛损坏导管或损伤胸腔黏膜，造成导管破损和患者疼痛、不适等症状[41-42]。冲管完毕再以肝素盐水正压封管。管路妥善固定于胸壁皮肤上，并经常更换粘贴的位置，避免由于管路固定不当导致医疗器械相关压疮[43]，每日交接班查看管路固定情况。对患者进行的健康宣教包括：避免管路扭曲打折；禁止淋浴，清洁皮肤可使用温水毛巾擦拭；睡眠时避免管路及局部皮肤受压；更换衣物及行动时需谨慎避免牵拉造成脱管等。

（5）腔内注药护理：胸腔置管后，尽量在 3 日内将胸腔积液引流干净，以便进行腔内注药，达到控制胸腔积液的目的。护士应向患者简要讲解胸腔内注药过程及作用、可能的不良反应及应对方法。遵医嘱准备好腔内注药所需药品，配合医生进行腔内给药操作，腔内注药结束后以生理盐水冲洗导管，夹闭引流管 2 ~ 6 小时，指导患者每 20 ~ 30 分钟更换体位，利于药物与胸腔广泛接触，促进吸收。观察用药后反应，包括化疗相关恶心呕吐、腹泻、骨髓抑制、发热等，出现问题遵医嘱对症处理[43]。

（6）拔管护理：当胸腔引流量＜ 100 ml/d 时[44]，超声提示少量胸腔积液，夹闭引流管 24 小时患者无不适主诉，可拔除置管。拔管后穿刺点以无菌辅料或纱布覆盖，观察有无渗液，有渗液者加棉垫并增加换药频次，无渗液者常以敷料覆盖 3 日，穿刺点愈合良好可去除敷料。

5．心理护理　由于大部分恶性胸腔积液患者病程已属晚期，且胸腔积液引起的症状及放、化疗和有创操作加重痛苦，使患者心理上承受巨大负担，会出现焦虑、抑郁、恐惧、悲观等负性情绪，甚至导致丧失配合治疗的信心。部分患者由于终日携带引流袋，生活不便，易产生自卑心理，又进一步导致社交障碍[45]。因此对患者实施心理护理尤为重要，护士应多与患者交流，倾听患者内心感受与困扰，发现问题进行有针对性的心理疏导。调动患者家属及社会支持，使患者感受到爱与需要，保持希望，提高生活质量。

三、心包积液

（一）病因

很多疾病可引起心包积液，常见的病因为肿瘤、结核、炎症、非特异性炎症和尿毒症。在肿瘤患者中引起心包积液的原因依次为：恶性侵犯和转移、纵隔淋巴管梗阻和放射损伤。肿瘤患者 5% ~ 12% 发生心脏及心包受侵，其中一半侵及心包。只有 15% 的心包转移患者发生心脏压塞，通常在疾病终末期。原发于心肌和心包的恶性肿瘤极少见。

任何肿瘤均可转移至心包，常见的易转移到心包和心脏的原发肿瘤为肺癌、乳腺癌、恶性淋巴瘤、白血病及恶性黑色素瘤等，其中肺癌、乳腺癌和淋巴瘤占 70% ～ 80%。

心包积液可以是恶性肿瘤的首发症状，特别是肺癌和乳腺癌，但绝大多数发生在恶性肿瘤过程中的某一阶段。本病具有积液增加快、抽液后易反复等特点，是预后不良的因素之一[46]，由于发病时病情常已属晚期，因此针对心包积液的治疗也是姑息治疗的一部分。

（二）临床表现

临床特征取决于心包积液的容量、蓄积速度和心功能状态。心包在正常时含有小于 50 ml 的液体，但如果蓄积速度缓慢，可容纳数百或上千毫升而无症状，如增长速度快，很少量的心包积液都可出现一系列的症状和体征。

1．症状　特异性的表现不多，常被晚期肿瘤其他症状所掩盖或类似其他各种心脏病。当心包内压力大于上下腔静脉压时，患者即可出现症状。

（1）呼吸困难：是患者最常见的主诉，并且可有端坐呼吸和胸闷、咳嗽。恶性心包积液者中约有 15% 发展为心脏压塞，可以出现发绀、面苍白、乏力，甚至休克。原因是大量心包积液时，肺及肺循环受压，肺淤血以致肺活量减少造成。

（2）心前区疼痛：心包壁层表面有膈神经分布，当心包受侵时刺激膈神经产生隐痛，特别是心包积液早期明显，当积液量大时，疼痛症状反而减轻或被其他症状所掩盖。

2．体征　患者端坐呼吸，可有颈静脉充盈或怒张，奇脉为心包积液时特异性的体征，叩诊可发现心浊音界扩大，但由于心包积液常会合并胸腔积液而体征常被掩盖，心音遥远，低血压，有时可闻及心包摩擦音，出现心律失常，最常见的是窦性心动过速和低电压表现，到后期可见到各种心律失常。

（三）诊断

常可根据症状、体征做出诊断，但必要的检查是不可缺少的。

1．胸部 X 线　当心包积液大于 200 ～ 250 ml 时，胸部 X 线即可出现心影扩大，大量心包积液时心影明显扩大，横径大于直径，心室边缘较直，心影呈烧瓶状，但应注意在合并胸腔积液或肺癌时，常被肺内占位或胸腔积液影掩盖心影改变。

2．超声检查　超声检查在心包积液诊断时是必不可少的，也是最敏感的，特别是积液量很少时。敏感性大于 90%，既可明确诊断，又可指导治疗，具有操作简单、诊断迅速、安全、无创的优点。

3．CT 检查　对心包积液的诊断也有较高的价值，不但可以估计积液量，还能显示心包与邻近结构的关系，为临床治疗提供依据。

4．心电图检查　可以显示低电压的早期心包积液迹象，也可有无特异性的 ST-T 改变，虽无直接诊断意义，但可提供间接征象和判断有无心律失常发生，也是心包积液诊断和治疗中不可缺少的检查手段。

5．实验室检查　当心包积液为首发症状或不能明确是否是转移的恶性心包积液时，肿瘤标记物和细胞学检查常是必需的检查。

（1）肿瘤标记物：恶性心包积液中癌胚抗原的含量往往大于 1000 μg/L，对鉴别良恶性积液有一定的帮助。另外，原发肿瘤特异性标记物升高也对诊断有所帮助，目前已成为恶性心包积液的常规检查。

（2）细胞学检查：如能于心包积液中发现恶性细胞，即可明确诊断，但阳性率不高，目前也是常规检查手段之一。

（四）治疗

恶性心包积液严重影响血流动力学，直接危及患者的生命，对发展缓慢的心包积液可给予对症治疗或采取针对原发肿瘤的抗肿瘤治疗以达到缓解，对有症状的心包积液应立即治疗，属急症处理的范畴。

1．心包穿刺术　心包穿刺术是缓解血流动力学异常和痛苦症状的重要措施，还可以获得心包积液用于检查和治疗。对高度怀疑为恶性心包积液的患者，应考虑持续慢速引流，有利于缓解症状和满足反复腔内注药治疗的需要，目前多实施心包腔内置管术。

（1）心包穿刺部位：多采用剑下入路和心前区入路为安全有效的置管引流，多于B超定位或引导下穿刺进行，特别是当心包积液量不是很大时，更应于B超引导下进行，这样可减小并发症的发生率。操作时避免抽取积液速度过快，以免造成回心血量突然增加而产生急性心脏扩张，导致心力衰竭。

（2）适应证：①急性、大量心包积液，临床上出现心脏压塞的症状；②增加迅速的心包积液；③满足心包腔内注药治疗的需要。

（3）禁忌证：严格地讲，只要出现威胁生命的心脏压塞症状，均应立即施行心包穿刺术，无严格的禁忌证。相对禁忌证为：①积液位于心包后壁时，不能盲目穿刺；②有出血倾向者。

（4）抽液量：首次抽取积液一般不超过300 ml，以后每次500 ～ 800 ml，一般在3 ～ 5天内将心包积液引流干净，以便行心包腔内注药治疗。

2．外科治疗　恶性心包积液应用外科手段治疗已渐减少，原因一是目前经腔内化疗、生物治疗及放疗等非手术方法已能有效地控制心包积液，有效率达80% ～ 90%；二是合并心包积液的多为晚期肿瘤患者，体质弱，生存期较短，故很少选择外科手段控制积液，只有在积液量较大，经反复抽取积液、腔内注药等治疗手段仍不能很好控制，一般状况较好，预计生存期较长的患者可采用外科手术治疗。常用的手术方法有心包切开引流术、心包开窗术、部分或全心包切除术。胸腔镜下实施心包开窗术，将积液引流到左胸腔，有损伤小、引流充分和疗效确定的优势。

3．腔内注药治疗　在心包穿刺或置管充分引流后，将药物直接注入心包腔，以达到治疗控制心包积液的目的。常用的药物有抗肿瘤药、免疫调节剂和硬化剂。

（1）抗肿瘤药：直接注入心包腔内，腔内药物浓度是血浆浓度的十几倍。可对肿瘤产生直接的杀伤作用，达到控制心包积液产生的目的，目前这一方法成为首选的治疗方法。常用药物有顺铂、博来霉素、丝裂霉素、氨甲蝶呤等，疗效较好及首选药物为顺铂，经留置中心静脉导管引流联合顺铂腔内注入顺铂治疗恶性心包积液的有效率可达81.3% ～ 100%，亦有顺铂联合恩度行腔内治疗的报道，有效率达到100%[47]。地塞米松具有减轻心包积液的作用，每7天重复一次，但一般不超过3次。

（2）生物制剂：主要应用于对生物制剂治疗敏感的肿瘤，如淋巴瘤、黑色素瘤等，常选择白介素-2、干扰素，其他生物制剂还包括香菇多糖、重组人肿瘤坏死因子、铜绿假单胞菌、沙培林等，有效率为86.7%～90.9%。生物制剂联合化疗药物也有大量研究，有报道卡铂联合白介素-2及顺铂联合香菇多糖腔内注射治疗恶性心包积液的总有效率为84.6%～100%。

（3）抗血管新生药物：有研究发现血管内皮生长因子（vascular endothelial growth factor，VEGF）与恶性心包积液的发生、发展密切相关，若降低积液中VEGF或可控制心包积液的增加。有报道采用重组人血管内皮抑制素治疗恶性心包积液有效率达95%[48]。

（4）硬化剂：应用的目的是使心包发生炎症和纤维化，控制渗液再聚集。常用药为四环素和滑石粉，有报道称有效率达70%，但因其可导致缩窄性心包炎，故目前多用于预计生存期较短的患者。

4．全身治疗　当心包积液量少、无症状或无生命威胁的情况下，特别是对化疗敏感的原发肿瘤，如小细胞肺癌、乳腺癌、淋巴瘤、白血病等，可选择全身化疗或全身化疗联合腔内注药同时进行，对于存在敏感基因突变的非小细胞肺癌亦可行全身靶向治疗或靶向治疗联合腔内注药治疗，亦能达到很好地控制心包积液的目的。具体方案根据不同的原发肿瘤而确定。

5．放疗　对原发肿瘤放疗敏感的肿瘤，如小细胞肺癌、淋巴瘤等，可采用心包照射，常用剂量是30～40 Gy/2～3周，由于其可能发生缩窄性心包炎，故临床仅应用于预计生期短的患者。

（五）护理

1．护理评估与病情观察　心包积液是恶性肿瘤的常见并发症[49]，作为肿瘤急症，严重情况下可导致急性心包填塞。护士应重点掌握心包积液与心包填塞的临床表现和体征。因心包积液的特异性症状不多，且患者大多处于疾病中晚期，容易与肿瘤其他症状相混淆，具有一定的隐匿性，因此护士应对有心包积液的患者加强巡视及病情观察，并重视患者的主诉。其中心包填塞最常见的表现是呼吸困难，常常伴有下肢水肿、心动过速、低血压、奇脉、吸气相收缩压下降常大于10 mmHg、外周静脉搏动明显[50]。若出现心包填塞的征象，应立即通知医生给予紧急处理。

2．基础护理　心包积液导致患者出现呼吸困难、喘憋咳嗽时[51]，患者往往采取半坐或端坐卧位，被动体位使患者活动受限，易发生皮肤压疮。护士应认真评估压疮风险，根据压疮评分，采取护理防护措施，避免压疮发生。常规保持患者床单位及皮肤干燥、清洁，衣物清洁柔软，可使用气垫按摩床，受压骨隆突处以防压疮敷料保护，有下肢水肿者可将肢体抬高30°以利于静脉回流[52]。端坐卧位患者可提供支撑趴伏休息，以减少体力消耗，同时加床档保护避免发生坠床。

3．心包穿刺置管的护理

（1）健康教育：由于有创操作给患者带来焦虑、恐惧情绪，护士应向患者及家属说明心包穿刺置管对于缓解症状、诊断及后续治疗的积极意义，讲解置管过程、穿刺过程中配合及穿刺后注意事项等相关知识，使其消除恐惧，以更平静的心态配合治疗，有利于提高穿刺成功率。

（2）穿刺前准备：护士提前备好穿刺所需物品、药品，选择质地柔软、组织相容性好、对心包膜刺激小的穿刺导管，患者体位改变不易引起疼痛[53]。操作前全面评估患者病情，准备好生命体征监护仪，对喘憋或紧张的患者可给予持续低流量吸氧，咳嗽患者提前应用镇咳药物，携带必要的抢救设备及药品保证患者安全。

（3）穿刺中护理：协助患者取半坐卧位或端坐位，充分暴露穿刺部位皮肤，注意保暖及隐私保护；嘱患者穿刺过程中尽量保持同一姿势，嘱患者平静呼吸，避免咳嗽及深呼吸[54]。与医生配合，在消毒与穿刺过程中严格执行无菌操作，密切观察患者生命体征、意识、面色等变化，如出现异常共同配合抢救。心包内置入管路后，外接引流袋并妥善固定，避免脱管或发生逆行感染。

（4）穿刺后护理：穿刺部位以无菌透明敷料覆盖，注意观察穿刺点有无红肿等炎性反应及渗液情况，常规每 7 天更换敷料；管路上粘贴标识，并标明置管日期时间及操作者，每日观察记录管路置入深度。妥善固定心包置管，指导患者避免管路受压及扭曲打折，尤其睡眠过程中尽量选择对侧卧位，翻身或更换衣物时避免牵拉造成脱管。心包引流过程中护士应密切观察引流液的量、色、性状及患者病情变化，恶性心包积液多为血性，含有脱落细胞及纤维蛋白，导致积液黏稠，应加强冲管，保持管路通畅。首次引流心包积液量不超过 300 ml，以后每次 500 ～ 800 ml，尽量在 3 ～ 5 日内将积液引流干净，利于后续心包腔内注药治疗。引流过程中应保持流速缓慢，避免心包积液过多、过快地引流，使大量血液回心而导致肺水肿[55]；如患者出现血压下降、血氧饱和度急剧降低、患者自觉心悸、出虚汗等不适时，应立即停止放液，配合医生给予相应的抢救措施[56]。而心包积液少量时，脏壁层心包摩擦或导管刺激可能引起疼痛，应耐心向患者解释原因，必要时给予镇痛治疗[57]。患者心包穿刺引流期间限制探视，按时通风，保持室内空气清新，注意患者保暖，避免受凉继发感染[58]。

（5）腔内注药的护理：心包置管充分引流积液后，根据患者病情注入抗肿瘤药物、生物免疫制剂或硬化剂，以达到有效控制积液的目的。护士准备好注入所需药物，注药过程中与医生配合严格无菌操作，密切监测患者生命体征变化及用药后反应。注药结束后夹闭引流管，指导患者每 20 ～ 30 分钟翻身更换卧位，以利于药液在心包腔内均匀吸收。如注入顺铂、博来霉素等化疗药物，应遵医嘱提前应用止吐药物，观察化疗相关毒副作用；注入生物免疫制剂，注意患者有无发热反应，体温超过 38.5 ℃给予退热药物治疗；注入滑石粉、四环素等硬化剂，因可能导致缩窄性心包炎，引起患者疼痛，需给予止痛药物并及时评价疗效。

（6）拔管护理：引流量少于 30 ml/d，临床症状缓解，B 超显示积液消失或少量积液者即可拔管[59]。拔管后进行穿刺点消毒，局部覆盖无菌敷料，穿刺点愈合良好可去除敷料。

4．心理护理　由于任何肿瘤均可转移至心包引起恶性心包积液，且多数患者病程已到晚期，病情复杂、症状重，加之有可能发展为心脏压塞，会给患者心理上造成很大负担。在多数报道中，癌症患者中符合临床诊断标准的抑郁症状发生率为 10% ～ 25%[60]，由症状引发的心理问题不容忽视。护士应向患者简要讲解疾病临床表现、心包穿刺过程、症状护理等方面的知识，消除患者的顾虑；耐心倾听患者感受，如心包引流出血性液，患者也会出现紧张情绪，应给予心理安慰和疏导。

四、脊髓压迫症

脊髓压迫症是指脊椎或椎管内占位性病变引起的脊髓、脊神经根及脊髓的供血血管受压，造成脊髓功能障碍的临床综合征。由恶性肿瘤（转移或原发）引起的脊髓压迫称为恶性脊髓压迫症。脊髓压迫症是晚期肿瘤常见的中枢神经系统急症，约 10% 的肿瘤急症患者首先表现为脊髓压迫症。近 5% 的肿瘤患者出现脊髓压迫症而出现神经系统功能受损表现。其特点是起病急，病程短，发展迅速，如得不到及时的诊治，常发生不可逆的神经损害（如截瘫、排尿排便困难），严重影响患者的生活质量 [61]。

（一）病因

脊髓压迫 95% 以上发生在髓外，其中颈髓占 10%，胸髓 70%，腰骶髓 20%，多个水平压迫的占 10% ～ 38%[62]（表 4-19-2）。约 95% 的患者脊髓压迫是来源于硬脊膜外的肿瘤侵犯的椎体压迫硬脊膜囊的前部所致，脊髓旁肿瘤（如淋巴瘤）可以通过椎间孔侵犯脊髓，产生压迫症状，而不伴有骨侵犯，症状和体征不完全取决于脊髓压迫，继发于血管受侵所导致的缺血也可以是一个因素，尤其是脊髓压迫症状在几小时之内突然发展的。引起脊髓压迫最常见的病因依次是乳腺癌、肺癌、淋巴瘤、前列腺癌、肉瘤、骨髓瘤等。

表 4-19-2　各类肿瘤引起脊髓压迫的发生率

原发肿瘤	脊髓压迫症发生率（%）
乳腺癌	20.6
肺癌	7.0
淋巴瘤	9.0
前列腺癌	7.0
肉瘤	6.6
骨髓瘤	6.0
肾癌	6.0
其他	27.0

（二）临床表现

不同肿瘤发生硬脊膜外转移的部位也有所不同，乳腺癌和肺癌往往造成胸段脊髓压迫，胃肠道肿瘤大多转移至腰骶部，淋巴瘤造成的脊髓压迫，常因肿瘤的局部直接侵犯所致。

大于 90% 的患者的首发症状为疼痛，可在出现神经系统损伤前数天或数月即出现。椎体侵犯产生背部中央痛，开始为一侧，呈间歇性，活动、咳嗽或用力时加重，伴有局部发紧，随着肿瘤的生长可发展为双侧及持续性疼痛。神经根受侵产生单侧或双侧根性痛，用力或躺下时加重，常伴有束带感，肢体发麻、烧灼或针刺感，由后向前放射。脊髓压迫导致进行性肌无力、感觉丧失、便秘、尿潴留等，反射减弱或消失。

（三）诊断

1．X 线　平片可显示骨破坏，是一种常用的影像学检查手段，但其敏感性和特异性均较低，假阴性率高达 10% ～ 17%，通常只有当病变骨质破坏达到 50% 以上才能在平片上有所显现。

2．脊髓造影显像　该方法是确认脊髓压迫诊断和制订治疗计划的标准手段，它可以明确压迫位置、梗阻程度。有脑转移所致颅内高压者禁忌做此项检查。

3．MRI　敏感性为 93%，特异性为 97%，MRI 为非创伤性检查，无需注入造影剂，可显示脊髓全貌，可鉴别硬脊膜内、硬脊膜外、髓外肿瘤等，清晰显示受累椎体、附件、软组织肿块及脊髓受压的节段、范围、程度等，对诊断有较高定位、定性价值，但检查时要求患者静止平卧时间较长，对一些植入心脏起搏器患者也不适用。

4．CT　也可显示大部分病灶的信息，适用于有脑转移但不适合做脊髓造影的患者。

5．PET　能够通过测定具有放射活性的代谢产物来显示肿瘤和骨代谢的信息。通过与 CT 或 MRI 的结合，能够十分敏感地搜寻全身不同部位是否存在放射活性物质的异常代谢灶，并为肿瘤的定位提供重要参考。但对于转移性硬膜外脊髓压迫的诊断，PET 分辨率较差，难以提供更多对诊断或直接治疗有用的信息。

（四）治疗

脊髓压迫是急症，若治疗不及时，将导致患者永久瘫痪、二便失禁。在患者早期出现一些临床表现时，就应及时发现并给予早期治疗，治疗的主要目的是恢复或保留神经功能、缓解疼痛以及维持和重建脊柱的稳定性。主要治疗方法如下：

1．皮质类固醇激素　脊髓压迫症一经诊断，应立即应用，静脉内给予高剂量地塞米松，首次用量为 10 mg，然后每 6 小时再给予 4 mg，可迅速缓解疼痛及改善神经功能。10 ～ 14 天病情稳定后逐渐减量，每 3 ～ 4 天减量 1/3。为防止大剂量应用地塞米松时出现胃肠道应激性溃疡，应予以胃肠黏膜保护剂。

2．放射治疗 [63]　放疗是脊髓压迫的标准治疗方法，其目的是通过减少肿瘤细胞的负荷缓解神经结构的压迫，防止神经损害的进展，缓解疼痛和防止局部复发。不适合手术治疗的患者应在 24 小时内接受放疗。对于预后较好的患者，高剂量的分次放疗是有意义的，传统放疗剂量为 25 ～ 40 Gy，照射剂量分 8 ～ 10 次进行。对于预后较差的患者，通常推荐一次 8 Gy 的单剂量短程放疗。立体定向放疗可以作为一种主要的独立治疗方式，又可作为一种辅助的治疗。目前其主要适应证为：

（1）疼痛发生之前的独立治疗。

（2）常规放疗失败转移瘤进展或局部复发后的独立治疗或手术后的辅助治疗。

（3）减压内固定手术后的治疗。立体定向放疗增大了肿瘤的致死剂量，使靶区外脊髓照射量急剧下降，尤其对于再放疗的病例，其放射生物学优势远远大于传统放疗。放疗可使神经系统症状、体征暂时稍有加重，主要是由于放疗后反应性水肿，这可以通过应用充分剂量的地塞米松得以控制。

3．外科手术 [64]　鉴于脊髓的放射耐受剂量所限，手术治疗依然是脊髓压迫患者的一线治疗。手术治疗最好在 24 小时内进行，如果神经功能恶化迅速加重，手术越早越好，若神经功能的恶化程度是逐渐进展的，则手术可以择期进行，而一旦放疗失败不建议再手术治疗。手术指征包括：诊断不明确，放疗中病情恶化，明确的放疗不敏感肿瘤，原来照射过部位的复发和病理性骨折脊柱不稳定者。针对患者的压迫位置，采取前或后椎板切除术，减压并对脊柱加以固定，手术只适合于一般情况较好的能耐受手术且病灶孤立的患者，术后一般常规再应用放疗。目前，微创技术越来越得到医生（尤其是肿瘤内科医生）和患者的认可，微创技术在获得相同手术疗效的前提下不仅减少了出血、减少了周围组织的损伤、降低了术后疼痛、缩短了康复和住院时间，而且能大大降低术后感染等并发症的发生。微创技术的另一优点是不延误辅助治疗，由于无死腔、组织坏死及切口不愈合的风险，术后辅助放疗可很快进行。微创技术可以在脊柱转移瘤的治疗中联合或独立应用。这些微创技术包括：内镜脊柱手术、微创减压术、经皮椎体内固定术、椎体增强技术、射频消融和冷冻治疗等。

4．化学治疗　总体上化疗的效果不如放疗和手术治疗，仅可用于对之敏感的肿瘤，如淋巴瘤、生殖细胞肿瘤、神经细胞肿瘤等，但不能依靠它来改善神经系统症状，更不能替代放疗及手术在急症处理中的作用。

5．姑息治疗　对临终晚期患者出现脊髓压迫症，积极的治疗无益处，应以姑息治疗为主，如应用激素可缓解相关症状，放疗可缓解疼痛。

（五）护理

1．护理评估与病情观察　熟悉恶性肿瘤引起的脊髓压迫症状，全面评估患者病情，脊髓压迫发生的时间，受累脊髓平面表现出的神经症状，是否存在尿潴留 / 失禁或便秘情况，疼痛的部位、强度及性质，肢体麻木程度，自理能力，心理状况，以及用药副作用、既往病史等情况。详细检查和记录患者的神经功能。根据评估的内容制订有针对性的护理计划。连续评估并记录，以上情况如有变化及时通知医生处理。

2．脊髓压迫导致截瘫的护理

（1）基础护理：保持床单位干燥清洁，及时协助患者更换衣物。晨晚间以温水为患者擦洗身体，保持头发、口腔、手足、皮肤及会阴部清洁。病室温湿度适宜，加强开窗通风，定时空气消毒，保持空气清新。留置尿管的患者每日以生理盐水膀胱冲洗，擦洗会阴，每日更换引流袋，定时夹闭尿管进行膀胱功能锻炼；观察尿液的量、色及性状，预防泌尿系统感染。出现便秘的患者可口服缓泻剂预防，指导患者进行腹部按摩促进排便，具体方法为：患者进餐至少 30 分钟后，取仰卧位，两腿屈曲并放松腹部，将双手重叠放置在右下腹部，并沿着结肠的走向反复地按摩腹部。按摩时的力度要适中，以腹部下陷 1 ～ 2 cm 为宜。每天按摩 1 次，每次按摩 10 ～ 15 分钟 [64-65]。如出现粪便嵌塞可遵医嘱给予甘油灌肠剂或灌肠。

（2）体位护理：对于脊髓压迫 / 损伤的患者，保持正确的卧位至关重要，对于脊柱不稳定或稳定状态不明的肿瘤脊柱转移的患者，仰卧位是常见的休息体位，可以放松紧张的背部肌肉并缓解患部疼痛 [66]。患者卧床期间，应保持肢体处于良好的功能位，避免造成关节挛缩、变形或失用。翻身或变换体位时应做轴线翻身，即保持身体纵轴的一致性；避免身体扭曲、旋转，避免加重脊髓、神经损伤。

（3）饮食护理：应给予患者高营养、高蛋白质、易消化的食物，富含纤维的水果和蔬菜，如苹果、樱桃、石榴、芹菜、菠菜、南瓜、豆类、粗粮谷物等；鼓励患者多饮水，每日饮水量不少于 1500 ml，以起到刺激肠蠕动增加、润滑肠道、减轻便秘及肠内积气的作用。

3．康复护理　全面评估患者的病情、治疗情况、肢体功能、有无疼痛等不适，根据评估结果与多学科团队成员共同制订康复计划。一般认为患者的疼痛在可以忍受的范围内时才应该活动或者在治疗后开始活动，护士应评估患者的疼痛等级、部位和性质等因素，在患者可耐受且不会导致病情恶化的前提下，才可有计划地进行康复护理及功能锻炼 [67]。护士应协助患者制订功能训练计划，促进机体恢复，并将康复训练实施于日常护理工作当中。对于上肢有残存功能的患者，指导其主动变换体位，可在床尾系宽布带，锻炼上肢功能。指导患者在病床上锻炼翻身、起坐、床上移动等。锻炼时要注意患者安全防护，避免意外事件发生，患者多体弱无力且伴有肢体的神经症状，一旦跌倒不但会造成原有病症恶化，还会造成骨折等新的损伤[68]。协助保持关节功能位置，每天应用红花油按摩肢体骨隆突处，注意动作轻柔，预防烫伤。对于需要佩戴颈托、腰托等支具的患者，有学者认为应用支具会在某种程度上降低患者的生活质量[69]，因此护理上提高患者佩戴期间的舒适度很重要，包括及时调整支具的松紧程度、维持其正确位置。应用支具调整后，用记号笔在患者皮肤上标出其位置，护理病历中记录支具的松紧程度。此外，对骨隆突处应重点检视并加额外的软垫保护以防压疮和皮神经受压，可拆卸支具卧位时去掉，以减少对睡眠的影响[70]。

4．并发症护理　虽然仰卧位是脊髓压迫患者最常用的休息体位，但长期卧床容易合并压疮、肺部感染、泌尿系统感染及深静脉栓塞等并发症，一部分患者还可能发生抑郁[71]。因此在不影响神经功能和发生病理性骨折的前提下，应鼓励患者定时翻身，通常建议至少每2小时一次。截瘫患者由于自主神经功能紊乱导致局部缺血，更易发生压疮，应认真进行压疮风险评估，危险部位骨隆突处以泡沫敷料保护，应用气垫按摩床，有条件者可使用特制的翻身床。用药护理方面，大剂量使用激素时，注意有无消化道出血的倾向，观察粪便颜色，必要时做粪便隐血试验[72]。

5．心理、社会支持　建立良好的护患关系是对患者提供有效的心理社会支持的前提。尤其是对恶性肿瘤致脊髓压迫的患者，由于病情重，预后差，患者通常会伴有焦虑、抑郁情绪，甚至沮丧、绝望，对治疗失去信心。护士应耐心倾听患者主诉，及时给予疏导；同时向患者讲解疾病相关知识以及科学康复的措施，对病情有改善的患者多鼓励，帮助其树立信心，积极配合治疗与康复。同时，密切观察患者的心理和精神状态，必要时请心理医师会诊，以便早期诊断和早期干预[73]。在患者治疗与康复的过程中，应积极调动患者家庭以及社会支持系统的资源。特别是在患者居家照顾阶段，指导家属正确参与护理，及时给予患者心理、精神支持及辅导，多陪伴鼓励患者[74]。

五、高钙血症

（一）病因

肿瘤是引起高钙血症的首要原因，其发生率与病种有关，在乳腺癌和多发性骨髓瘤当中发生率最高，大约为40%，其次为非小细胞肺癌，也见于结肠癌、前列腺癌及小细胞肺癌患者。发生高钙血症的主要原因包括：

1．体液性高钙血症　在大多数实体瘤中，由于肿瘤本身分泌的甲状旁腺激素相关蛋白（parathyroid hormone-related protein，PTH-RP）刺激破骨性骨溶解，同时也增加远端肾小管对钙的重吸收，导致高钙血症。

2．局部溶骨性高钙血症　肿瘤的局部骨破坏通过肿瘤细胞产生的一系列细胞因子介导，包括转化生长因子、白介素、前列腺素、肿瘤坏死因子等，从而产生破骨活性。在伴有骨转移的乳腺癌或其他实体瘤中，PTH-RP对骨和肾的影响也参与了局部骨破坏作用[75-76]。

（二）临床表现

高钙血症的临床表现几乎包括各个系统：

1．全身症状　脱水、体重减轻、厌食、瘙痒、烦渴、骨痛增加。

2．胃肠道症状　出现早，有恶心、呕吐、腹痛，晚期可发生顽固性便秘和肠梗阻。

3．神经肌肉症状　疲乏、嗜睡、肌无力、反射减退、癫痫发作，进而出现迟钝及昏迷。

4．肾表现　多尿、夜尿增多、肾功能不全。

5．心脏表现　心电图示心动过缓、P-R 间期延长、Q-T 间期缩短、房性及室性心律失常。

（三）诊断

对所有高钙血症的患者应进行一系列有关的检查，包括血清钙、磷酸盐、碱性磷酸酶、电解质、血尿素氮、肌酐等。高钙血症可出现多种器官系统功能失调，其严重程度与离子钙（非蛋白结合钙）水平和血钙升高的速度有关，在严重低蛋白血症时需用纠正血清钙结果，纠正公式为：纠正钙（mmol/L）=[Ca^{2+}]+0.02（40–[白蛋白]）。酸中毒可增加离子钙水平，2.75 ～ 3.0 mmol/L 为轻度升高，3.1 ～ 3.7 mmol/L 为中度升高，大于 3.7 mmol/L 时可能引起高钙血症危象。心电图常显示心动过缓，P-R 间期延长，Q-T 间期缩短及 T 波宽大。

（四）治疗

无论肿瘤分期如何，凡是有症状的高钙血症均需治疗。双膦酸盐疗效显著且毒副作用低。高钙血症的纠正对肿瘤的整体预后无影响，但可明显改善症状。

1．一般措施　对于轻度高钙血症或应用双膦酸盐治疗后血钙已正常的维持治疗尤其有效。

（1）水化、利尿：输注足量生理盐水，一般每天 3 L，能恢复血容量，增加肾小球滤过率，并抑制近端肾小管对钙的重吸收。呋塞米可进一步阻断对钙的重吸收，并增加钙的排泄，常用量为 40 ～ 80 mg 静脉注射。水化期间应注意水、电解质平衡。

（2）停用可增加血钙的药物：包括利尿剂如双氢克尿噻，维生素 A、D 等。

（3）摄入低钙食物：如限制奶制品入量。

2．减少骨吸收的药物

（1）双膦酸盐：目前是治疗肿瘤性高钙血症的标准药物，同时还能控制骨转移引起的骨痛。双膦酸盐是焦磷酸盐的化学类似物，可抑制破骨细胞介导的骨吸收，第 3 代的帕米膦酸二钠及第 4 代的伊班膦酸和唑来膦酸由于不良反应少，是治疗高钙血症的最常用药物，用药后 20% 的患者发生注射部位刺激、发热和流感样症状，无需处理可自动消退。

（2）降钙素：主要通过抑制骨吸收和增加肾对钙的清除，使血钙降低。能迅速改善高血钙而不良反应少，但作用短暂。当其他措施无效时，该药有效，每次 100 ～ 200 U，皮下或肌内注射，8 ～ 12 小时 1 次。

（3）糖皮质激素：可增加尿钙排泄，减少肠道对钙的吸收，可加强降钙素的作用。主要用于恶性淋巴瘤、白血病、多发性骨髓瘤和乳腺癌，通常需要几天大剂量激素治疗，直至出现明显的降钙效果，一般泼尼松可用每日 1 ～ 2 mg/kg 或相当于此剂量的其他制剂。

（4）普卡霉素（光辉霉素）：具有抑制骨吸收作用，可持续降低血钙水平，一般在 24 ～ 48 小时见效，是治疗顽固性高钙血症的首选药物，有无骨转移均适用。本药对血管的刺激较大，应采用静脉冲入法给药。高钙血症患者通常每周注射一次 15 ～ 20 μg/kg，血清钙的水平将在 6 ～ 48 小时内开始下降。如果在 2 天内没有起效，应该考虑第二次给药。主要副作用为血小板减少、肝功能损害及肾毒性。

（五）护理

1．护理评估与病情观察 高钙血症的症状在不同器官和系统的差异较大，有无症状取决于患者的个体因素，如疾病严重性、慢性病程的长短、已存在的精神疾病、年龄、是否合并使用镇静剂或麻醉药等[77-78]。护士应掌握高钙血症常见的临床表现，密切观察患者生命体征及病情变化，监测血压、呼吸、心率及心律的改变。观察患者的体重，有无水肿、多尿及烦渴，准确记录24小时出入量。观察胃肠道症状，有无厌食、恶心呕吐、消化性溃疡，特别评估是否合并便秘，甚至肠梗阻。观察患者的神经肌肉反应，包括有无乏力、嗜睡、失眠、肌力减退、反应迟钝、癫痫发作、幻觉、意识不清，甚至昏迷。对伴有骨痛的患者严格进行疼痛等级评估，规范记录疼痛部位、强度、性质、有无爆发痛，做好疼痛护理。水化利尿治疗应关注心肺功能情况，尤其是年老体弱患者，避免补液过多或输注速度过快导致左心衰竭和肺水肿。遵医嘱正确留取血标本，在恶性肿瘤相关高钙血症中，除了血钙，还需监测电解质、磷酸盐、尿素氮和肌酐、甲状旁腺激素及相关蛋白[79]，掌握患者病情的动态变化。

2．饮食护理 对高钙血症患者应给予高营养、高维生素、易消化的低钙饮食。尤其注意叮嘱患者不可自行补充钙剂，并减少摄入富含钙质的食物，既要保证患者营养的补充，又要减少钙的摄入，必要时可以请营养师会诊，为患者制订合理均衡的膳食补充计划。除此之外，还需指导患者忌食生冷、油腻及辛辣刺激性食物，注意饮食卫生。鼓励患者多摄取富含纤维的食物，鼓励患者多饮水，预防便秘。

3．用药护理

（1）水化利尿：多数高钙血症患者由于肾浓缩尿功能降低，出现多尿、烦渴，摄入减少[80]，易引起严重脱水。水化治疗可以快速补充血容量，改善肾血流，增加尿量，促进钙排泄。护士应遵医嘱快速补液，输注过程中密切监测患者的血压、心率和心律的变化。对于年老体弱或心肾功能不全患者的应注意调整补液速度，以免诱发心力衰竭、肺水肿。水化过程中注意监测电解质变化，发现异常指标及时通知医生处理，慎防血容量过多及电解质紊乱。水化过程中密切观察患者的尿量，在患者血容量充足条件下，遵医嘱正确使用利尿剂，保持尿量在100 ml/h以上，有助于阻止肾对钙的重吸收作用。应用利尿剂后应加强患者的安全防护，避免患者频繁排尿过程中发生跌倒。

（2）双膦酸盐：遵医嘱正确给药，掌握正确的输注时间和途径，同时注意患者水化情况，使每日尿量不少于2000 ml。输注过程中监测血清钙、磷、镁等指标，如出现血钙降低、低血压、周围神经感觉异常等情况，应慎防低钙抽搐，及时补钙治疗。用药后需注意观察患者有无头昏、乏力、肌肉酸痛、发热等流感样症状及胃肠道反应，体温未超过38.5 ℃，给予物理降温，嘱患者卧床休息、保暖、多饮水；体温超过39 ℃，遵医嘱应用退热剂。

4．安全防护措施 高钙血症患者常出现乏力、心律失常、意识不清甚至昏迷症状，应卧床休息，避免活动频繁或剧烈导致跌伤、严重心律失常，甚至心搏骤停等意外发生。卧床期间，加强基础护理，保持床单位清洁、干燥，指导患者勤翻身更换卧位，预防压疮及坠积性肺炎。如出现意识不清、躁动，应给予床档保护，安排专人陪护，必要时经家属知情同意的情况下可使用肢体保护性约束，但需加强巡视与病情观察，避免约束对患者造成伤害。预防病理性骨折，为卧床患者翻身时应提前告知患者，取得其配合，动作轻柔；截瘫患者应使用硬板床，避免拍背，翻身时至少三人配合采用轴线翻身法，避免身体扭转，加重疼痛甚至发生骨折。部分自理患者应鼓励并协助其小范围床边活动，防止肢体肌肉萎缩；告知患者不可长时间保持同一姿势，不可提举重物，穿防滑鞋避免跌伤。骨转移者应视具体部位佩戴颈托、腰托等支具或拄拐杖。

5．心理护理　高钙血症作为严重的肿瘤代谢急症，症状会不同程度地表现在神经系统、胃肠道、心血管、肾、骨骼肌肉，使患者面临病痛。心理层面的哀伤、焦虑、恐惧、绝望等负性情绪都会随之出现，甚至丧失配合治疗的信心。作为护士应抱有同情心，遇到患者烦躁或宣泄时应耐心倾听；主动讲解疾病知识，通过规范的操作及丰富的理论知识，增加患者信任感，促进其配合治疗。

6．终末期护理　据报道，恶性肿瘤相关高钙血症的死亡风险较高[81]，对高钙血症的治疗可以减轻疼痛和其他症状，改善生活质量，减少住院时间。但是当患者处于终末期时，姑息护理的首要目标则是提高患者的舒适度和症状控制。如果高钙血症不能被逆转，或者对患者干预造成的负担大于获益时，患者可以选择终止这样的治疗，后续的治疗是对症处理，包括在得到患者及其家属同意的情况下实施姑息镇静。重视家属对患者内心慰藉的力量，姑息治疗团队应对患者及家属给予心理社会支持，减轻他们精神上和现实存在的痛苦。

（聂　鋆　张　彦）

参考文献

[1] 王宝明，潘鑫．恶性肿瘤所致的上腔静脉综合征的介入治疗．现代肿瘤医学，2014，22（1）：173-175.

[2] 汪忠镐．汪忠镐血管外科学．杭州：浙江科技出版社，2010：628-652，696-722.

[3] 华胸怀，张玮，冯惠民，等．EBUS-TBNA 在上腔静脉阻塞综合征诊断中的临床应用．中国肺癌杂志，2013，16（9）：482-486.

[4] Scagliotti G，Brodowicz T，Shepherd FA，et al. Treatment-by-histology interaction analyses in three phase III trials show superiority of pemetrexed in nonsquamous non-small cell lung cancer. Thorac Oncol，2011，24（6）：64-70.

[5] Nguyen NP，Borok TL，Weksh J，et al. Safety and effectiveness of vascular endoprosthesis for malignant superior vena cava syndrome. Thorax，2009，64：174-178.

[6] Janice D. Nunnelee. Superior vena cava syndrome. Journal of Vascular Nursing，2007，25：2-5.

[7] Faith N. Colen. Oncologic Emergencies：Superior Vena Cava Syndrome，Tumor Lysis Syndrome，And Spinal Cord Compression. Journal of Emergency Nursing，2008，34：535-7.

[8] Straka C，Ying J，Kong FM，et al. Review of evolving etiologies，implications and treatment strategies for the superior vena cava syndrome. Spring Plus，2016，5（1）：229.

[9] 宋静，罗慧群，柳红娟．15 例癌症合并上腔静脉综合征老年患者的护理．护理学报，2014，21（18）：29-30.

[10] 陈小莉，陈晓琴，廖燕来．浅谈上腔静脉综合征的护理体会．中国肿瘤临床与康复，2008，15（5）：3.

[11] 于爱国，董澈华，刘杰，等．上腔静脉综合征呼吸困难的原因与护理．中华现代护理杂志，2010，16（22）：2675.

[12] 梁超，洪志鹏．胸部肿瘤引起上腔静脉综合征治疗及进展．中华肺部疾病杂志，2011，4（2）：143.

[13] 李长桂．非小细胞肺癌上腔静脉综合征 28 例的护理．中国误诊学杂志，2011，11（27）：6788-6789.

[14] 俞雪芳．上腔静脉阻塞综合征患者足背静脉留置针穿刺的护理．中国临床保健杂志，2009，12（2）：202-203.
[15] 詹莉，翟会珍．上腔静脉阻塞综合征大剂量冲击化疗护理．中国社区医师：医学专业，2010，12（28）：172.
[16] 曾方梅．肺癌致上腔静脉综合征老年病人保守治疗的护理．全科护理，2015，13（21）2093-2094.
[17] Kevin T. Koetters. Superior Vena Cava Syndrome. Journal of Emergency Nursing，2012（38）：135-138.
[18] 钱丽萍，陆勤美，徐小红．36 例上腔静脉压迫综合征放化疗护理体会．实用临床医药杂志，2013，17（8）：12-14.
[19] 尤黎明．内科护理学．北京：人民卫生出版社，2005：96.
[20] 刘玉云，何晓华，高凤平，等．糖尿病伴肺癌上腔静脉综合征病人化疗的护理．全科护理，2012，10（9）：2454-2455.
[21] 葛均波，徐永健．内科学．8 版．北京：人民卫生出版社，2013，116-117.
[22] 宋宁，张卫国．恶性胸腔积液的控制：英国胸科协会胸膜疾病指南（2010）解读．临床荟萃，2011，26（7）：557-563.
[23] 陈灏珠，林果为，王吉耀．实用内科学．14 版．北京：人民卫生出版社，2013，1815-1820.
[24] Son HS，Lee SH，Darlong LM，et al. Is there a role for a needle thoracoscopic pleural biopsy under local anesthesia for pleural effusions? Korean J Thorac Cardiovasc Surg，2014，47：124-128.
[25] 张文平，秦金利，马利军，等．内科胸腔镜对 348 例不明原因胸腔积液的诊断价值．中国内镜杂志，2016，22（1）：45-48.
[26] Haridas N，KPS，TPR，et al. Medical thoracoscopy vs closed pleural biopsy in pleural effusions：a randomized controlled study. Clin Diagn Res，2014，8（5）：MC01-MC04.
[27] Metintas M，Ak G，Dundar E，et al. Medical thoracoscopy vs CT scan- guided Abrams pleural needle biopsy for diagnosis of patients with pleural effusions：a randomized，controlled trial. Chest，2010，137（6）：1362-1368.
[28] 张培芳，罗志扬，陈钢，等．内科胸腔镜在 130 例老年患者不明原因胸腔积液的应用．中国内镜杂志，2013，19（02）：213-216.
[29] 程剑剑，张文平，刘红梅，等．内科胸腔镜对老年人原因不明胸腔积液的诊断价值．中华老年医学杂志，2011，3（4）：279-281.
[30] 江联萍，谭越，成少华，等．重组人血管内皮抑素联合顺铂治疗肺癌合并恶性胸腔积液及恶性心包积液的疗效观察．实用临床医药杂志，2015，19（3）：20-22.
[31] 杜楠，赵辉，王海滨，等．顺铂联合贝伐珠单抗对老年肺癌胸腔积液血管内皮生长因子表达的影响及疗效观察．中华临床医师杂志，2012，6（20）：72-75.
[32] Sharon Wing. Pleural Effusion：Nursing Care Challenge in The Elderly（CE）. Geriatr Nurs，2004，25：348-354.
[33] 赵文静，赵香萍，朱爽，等．大量心包积液合并多脏器功能衰竭的监护．辽宁医学杂志，2015，29（4）：253-255.
[34] 赵素芹，卢庆润．护理干预对恶性胸腔积液胸腔置管引流患者生存质量的影响．齐鲁护理杂志，2012，18（26）：21-22.
[35] Mullon J，Maldonado F. Use of tunneled indwelling pleural catheters for palliation of nonmalignant pleural effusions[Abstract]. Chest，2011；140：996A.
[36] Casey D，Read C，Anderson E. Use of a tunneled pleural catheter in the management of nonmalignant recurrent hepatic hydrothorax. Chest，2012，142：502A.
[37] 任红芬．58 例带侧孔中心静脉导管引流胸腔积液．全科护理，2012，10（1）：193-194.

[38] 郭亚丽．中心静脉导管置管引流胸腔积液的护理．实用临床医药杂志，2014，18（24）：194-195.

[39] 魏长春，刘彦彦，董秋兰，等．大量胸腔积液不同排液方法的临床分析．中国防痨杂志，2002，24（2）：26.

[40] 张萍，张梅，慕景兰，等．中心静脉导管胸腔积液闭式引流的护理体会．中华全科医学，2010，8（4）：528.

[41] 朱代峰，桂淑玉．中心静脉导管引流胸腔积液的临床观察．临床肺科杂志，2010，15（4）：479.

[42] 董彩虹，徐彬，周宁明．超声引导下应用中心静脉导管对少量胸腔积液的穿刺引流．上海医学影像，2009，18（1）：60.

[43] 李艳梅，张红梅，孙红．医疗器械相关性压疮案例分析与风险管理．护理管理杂志，2015，15（2）：137-138，147.

[44] 孙秋燕．深静脉导管引流胸腔积液的护理．天津护理，2012，20（3）：153.

[45] 廖声静．恶性胸腔积液 34 例围术期护理干预．齐鲁护理杂志，2012，18（20）：22-23.

[46] O IDA T，M IMATSU K，Kano H，et al. Pericardiocentesis with cisplatin for malignant pericardial effusion and tamponade. World J Gastroenterol，2010，16（6）：740-744.

[47] 石建华，秦叔逵，朱志真，等．重组人血管内皮抑素单药或联合铂类心包腔灌注治疗恶性心包积液．临床肿瘤学杂志，2011，16（4）：318-321.

[48] 朱彦军，吴晓霞，解婧，等．重组人血管内皮抑制素治疗恶性心包积液 200 例的疗效观察与护理．实用医技杂志，2013，20（8）：916-917.

[49] AF，El-Egaky AM，Mortada SA，et al. Development of implants for sustained release of 5-fluorouracil using low molecular weight biodegradable polymers. Drug Discoveries and Therapeutics，2009，3：287-295.

[50] Spodick DH. Acute cardiac tamponade. N Engl J Med，2003，349（7）：684-690.

[51] West PJ，Cannon M. Heartaches：Malignant Pericardial Effusions. ONF，2013，40（4）：315-317.

[52] 赵文静，赵香萍，朱爽，等．大量心包积液合并多脏器功能衰竭的监护．辽宁医学杂志，2015，29（4）：253-255.

[53] 杜文娟，张桂．应用中心静脉导管引流胸腔积液 51 例的观察及护理．实用临床医药杂志（护理版），2009，5（1）：20.

[54] 何云．心包积液留置中心静脉导管引流的观察与护理．实用心脑肺血管病杂志，2010，18（12）：1883-1884.

[55] 文彬．诊断学．北京：人民卫生出版社，2001：583.

[56] 潘敏，喻贤珍．B 超引导下心包积液穿刺的护理．护理实践与研究，2014，11（2）：56.

[57] 赵荣荣，马丽．中心静脉导管引流治疗恶性心包积液的护理．中国医学文摘：内科学，2006，27（2）：163-164.

[58] 俞桂芳．医院感染预防控制措施探讨．全科护理，2011，9（8C）：2231-2232.

[59] 田玉英，孙爱云，王晓婷．恶性心包积液中心静脉导管引流及腔内化疗护理体会．实用临床医药杂志，2013，14（4）：7-8.

[60] Pirl WF. Evidence report on the occurrence，assessment，and treatment of depression in cancer patients. J Natl Cancer Inst Monogr，2004，32：32-39.

[61] Sun H，Nemecek AN. Optimal management of malignant epidural spinal cord compression. Hematol Oncol Clin North Am，2010，24（3）：537-551.

[62] Cole JS，Patchell RA. Metastatic epidural spinal cord compression. Lancet Neurol，2008，7（5）：459-466.

[63] 刘耀升，何其臻，刘蜀彬，等．脊柱转移瘤脊髓压迫症的治疗进展．中国骨伤，2016，29（1）：94-98.

[64] 杨斌．对脑梗死合并便秘的患者进行防治便秘护理的效果观察．当代医药论丛，2014，12（6）：124-125.

[65] 刘亚红，赵鑫 . 脑卒中患者便秘相关因素分析及护理干预进展 . 现代中西医结合杂志，2012，21（33）：3758-3760.
[66] Wang XS，Rhines LD. Shiu AS，et al. Stereotactic body radiation therapy for management of spinal metastases in patients without spinal cord compression：a phase 1-2 trial. Lancet Oncol，2012，13（4）：395-402.
[67] Quan GM，Pointillart V，Palussière J，et al. Multidisciplinary treatment and survival of patients with vertebral metastases from thyroid carcinoma. Thyroid，2012，22（2）：125-130.
[68] Demura S，kawahara N，Murakami H，et al. Total en bloc spondylectomy for spinal metastases in thyroid carcinoma. J Neurosurg Spine，2011，14（2）：172-176.
[69] Sciubba DM. petteys RJ，kangs，et al. Solitary spinal metastasis of Hurthle cell thyroid carcinoma. J Clin Neurosci，2010，17（6）：797-801
[70] 张蕾 . 脊柱转移癌所致脊髓压迫症的护理 . 天津护理，2013，21（6）：556-557.
[71] Kilbride L，Cox M，Kennedy CM，et al. Metastatic spinal cord compression：a review of practice and care. J CIin Nurs，2010，19（13-14）：1767-1783.
[72] 吴丽 . 脊髓压迫症的治疗与护理 . 求医问药，2012，10（1）：123.
[73] Stubblefield MD，Bilsky MH. Barriers to rehabilitation of the neurosurgical spine cancer patient. J Surg Oncol，2007，95（5）：419-426.
[74] 吕爱红 . 脊髓损伤的院前急救护理 . 中国实用神经疾病杂志，2010，13（6）：68-69.
[75] 石燕，戴广海，焦顺昌 . 恶性肿瘤合并高钙血症 22 例临床特点及预后分析 . 临床肿瘤学杂志，2008，13（12）：1092-1095.
[76] 詹继东，付强，程黎明，等 . 恶性肿瘤相关高钙血症临床特征及预后分析 . 临床荟萃，2014，29（1）：38-40.
[77] Cairo M，Bishop M. Tumor lysis syndrome：new therapeutic strategies and classification. Br J Haematol，2004，127：3-11.
[78] Annemans L，Moeremans K，Lamotte M，et al. Incidence，medical resource utilization and costs of hyperuricemia and tumor lysis syndrome in patients with acute leukaemia and non-Hodgkin's lymphoma in four European countries. Leuk Lymphoma，2003，44（1）：77-83.
[79] 李小梅，焦顺昌，王景文 . 哈里森肿瘤学手册 . 北京：人民军医出版社，2010：189-190.
[80] Clines GA，Guise TA. Hypercalcemia of malignancy and basic research on mechanisms responsible for osteolytic and osteoblastic metastasis to bone. Endocrine Relat Cancer，2005，12：549-583.
[81] Truong NU，Edwardes MD，Papavasiliou V，et al. Parathyroid hormone-related peptide and survival of patients with cancer and hypercalcemia. Am J Med，2003，115：115-121.

第二十节　姑息镇静

肿瘤终末期患者存在多种难治性症状，其发生机制具有多样性和复杂性。姑息镇静作为缓解难治性症状的一个重要手段[1]，在帮助临终患者有尊严地离世中发挥重要作用。

一、概述

（一）定义

姑息镇静为针对存在多种难治性症状的终末期患者，通过合理应用某些镇静药物，降低患者的意识度，有目的地诱导和维持患者处于镇静状态，从而达到减轻患者痛苦但不加速死亡的目的的治疗措施[2]。

（二）分类

姑息镇静通常分为持续深度镇静治疗和间隙性浅度镇静治疗两种类型。持续深度镇静治疗是指应用镇静药物，对难治性症状进行持续性的深度的不均衡的干预，以期减轻患者痛苦，但不加速死亡，由此区别于安乐死，适用于经常规治疗无效或难以耐受药物不良反应的患者。间隙性浅度镇静治疗是对患者进行短暂的浅度镇静治疗，可恢复清醒状态[3]，适用于处于生命危象或睡眠障碍的患者[4]，其合理应用可通过减低患者意识度达到所期待的症状控制水平[5-6]。

二、适应证

姑息镇静常用于缓解终末期患者存在的多种难治性症状，既包括躯体症状又包括心理症状[7]，如：谵妄、烦躁、呼吸困难、疼痛、恶心、呕吐等，常伴有绝望、焦虑、失去意义感。难治性症状或将成为难治性症状是指在一定的时间范围内，经任何常规治疗均无效的症状和（或）因患者无法耐受治疗的不良反应而治疗无效的症状[8]。Claessens 及其同事发表的一篇综述指出，临床实践中可将难治性躯体症状作为姑息镇静的适应证，其中谵妄、呼吸困难及疼痛为最常见的症状[9]。而在终末期患者中，躯体症状往往合并心理症状。Chater 的团队对照顾接受姑息镇静治疗的患者的姑息护理专家进行的一项调查研究发现，一半以上的被调查者认为患者存在一种以上症状，因悲痛、恐惧、恐慌、焦虑、精神压力等非躯体症状在接受镇静治疗[10]。Marco Maltoni 等研究者对姑息镇静相关的文献进行分析，结果也证实终末期肿瘤患者的心理痛苦是姑息镇静的适应证之一[11]。美国国立综合癌症网络（NCCN）公布的姑息照顾实践指南指出，姑息镇静适用于终末期患者，经姑息治疗专家评估确认存在难治性症状且濒临死亡，行镇静治疗前需签署知情同意书等[12]。

有些患者并不存在难治性症状，仅为了避免经历濒临死亡这一痛苦过程而选择姑息镇静，需注意的是，这种情况并不是姑息镇静的适应证[13]。但当患者出现难治性症状，如肌营养性萎缩、脊髓侧索硬化综合征、心力衰竭、呼吸衰竭等，且预期生存时间超过 1 ~ 2 周时，这种情况下难以确定患者是否处于生命终末期，因此，应避免过早使用中度至深度持续镇静治疗[14]。

三、程序

（一）姑息镇静的准备

实施姑息镇静前需做好各项准备工作，如准备药物与器械、制订姑息镇静治疗计划以及熟知合适的镇静程度等[15]。

1．一般准备工作　包括：

（1）准备镇静治疗所需药物及药物应用所需设备如微量泵等。

（2）告知患者和家属治疗相关信息并解答他们提出的问题。

（3）确认姑息镇静相应人员在治疗的实施现场。

（4）确保镇静标准确定后，在具体实施过程中能及时记录时间、效果等。

（5）制订姑息镇静治疗后患者的后续诊疗计划。

2．制订姑息镇静计划　实施姑息镇静治疗时患者可能会出现紧张等情绪的变化，尤其是当其意识水平迅速下降，不能进行交流时。因此主管医师应全程参与治疗[16]，并及时处理可能出现的并发症，如谵妄、镇静不足，或过度镇静。

3．熟知合适的镇静程度　医护人员需了解合理镇静的重要性；镇静治疗意味着需要降低患者的意识度，使其达到缓解症状的水平[17-18]。其强调的是症状控制程度，而不是意识度降低程度，以合适的镇静程度指导药物剂量、是否联合用药以及给药时间。通过连续性评估，进而制订治疗决策，以缓解患者的痛苦，使患者保持一种舒适和可耐受的状态。

（二）姑息镇静的实施

1．姑息镇静药物　姑息镇静常用药物包括苯二氮䓬类、抗精神病类、巴比妥类及麻醉类药物[19]。其中咪达唑仑最为常见，它起效快、半衰期短且有拮抗剂，可快速调整用药剂量或停止用药[20]。应根据具体情况选择药物种类及给药途径。住院患者常选择皮下注射或静脉途径持续给药，即以低剂量药物起始并快速滴定至症状缓解，且不引起痛苦。国外的研究[11]指出，在重症监护单元中，用以管理难治性症状的姑息镇静药物可持续输注，使滴定至患者舒适状态。具体药物种类及给药途径见表 4-20-1。给药剂量与患者的体重、肝肾功能水平、水化状态、用药种类及其他因素相关，范围较广泛。吗啡或其他阿片类药物可用于止痛和缓解呼吸困难。丙泊酚作为常规麻醉剂因起效快且清除快，可用于重症患者的姑息镇静治疗。氟哌啶醇的镇静效果弱于咪达唑仑，不适用于持续镇静。氟哌啶醇作为精神安定剂，如果患者存在谵妄，可用其与阿片类、镇静类药物联合控制谵妄或保护有攻击倾向的躁动患者[21]。需要特别指出，肿瘤患者不应因接受姑息镇静治疗而中断应用阿片类药物控制疼痛或呼吸困难，也不能单独应用阿片类药物以达到姑息镇静的目的，大剂量的阿片类药物可使患者出现嗜睡，临床上认为是继发性镇静，并不推荐[11]。

表 4-20-1　常用于姑息镇静的药物

药物	给药途径	峰值浓度、时间	血浆半衰期
咪达唑仑	ih、iv	ih　20 min；iv 2.5 min	1.5 ～ 2.5 h
左美丙嗪	ih、iv	0.5 ～ 1.5 h	15 ～ 78 h
苯巴比妥	ih、iv	2 ～ 18 h	2 ～ 6 d
丙泊酚	iv	1.5 ～ 2 min	4 ～ 7 h
氟哌啶醇	iv、po	iv 10 ～ 20 min；po 3 ～ 6 h	21 h
氯丙嗪	iv、im、po	po 2.8 h；im 1 ～ 4 h；iv 2 ～ 4 h	6 ～ 9 h
劳拉西泮	iv、im、po	2 h	10 ～ 20 h

注：ih 皮下注射；iv 静脉注射；po 口服；im 肌内注射

姑息镇静治疗通常采取四级阶梯的方法[15]，详见表 4-20-2。镇静药物的最佳剂量是使患者处于舒适且没有痛苦的状态。治疗时，要求以低剂量起始，并以每小时最多 30% 的增量进行快速滴定，直至达到合适的镇静状态[22]。需关注的是，咪达唑仑在使用冲击剂量时，应警惕静脉给药所致窒息的风险，可采取皮下给药的方式，如果患者预计生存时间超过 1 ~ 2 天，其最佳给药方式是经微量泵持续皮下给药，并酌情调整药物剂量。若患者采用间隙性浅度镇静，可规律性减少剂量。如果咪达唑仑镇静效果欠佳，可每 1 ~ 2 小时给予加倍剂量，必要时与 10 mg 的冲击剂量联合，直至达到合适的镇静效果。极少数年轻和长期应用咪达唑仑的患者，可出现疗效欠佳和（或）患者不能再恢复意识，可能与药物代谢的变化相关（特别是 P-450 酶系统），或与咪达唑仑所作用的 GABA 受体变化相关。当镇静效果欠佳时，需进行相关评估检查，排除是否存在干扰或可能逆转镇静的因素，如膀胱或直肠充盈、肠痉挛、不恰当镇痛、尼古丁或其他药物的戒断、谵妄等。若合适的药物剂量不能达到预期效果，且排除其他干扰因素，应进入下一级阶梯的治疗。

四川大学华西第四医院姑息关怀科[23]通过检索评估文献，结合姑息关怀团队 10 余年的临床经验和专家共识，经医院伦理委员会和医务部批准，制订了姑息镇静简易流程，按照意识状态的评估结果，将四级阶梯镇静疗法用药进行了调整和扩展，在四级阶梯用药无效的情况下，可联合第五级阶梯镇静药物，即联合咪达唑仑 10 ~ 20 mg 连续皮下 / 静脉输注或苯巴比妥 25 ~ 50 mg 连续皮下 / 静脉输注 24 小时。经过临床实践证实，姑息镇静治疗对于具有难治性症状的终末期患者是安全有效的，且不会缩短患者的生存期。

表 4-20-2　姑息镇静治疗的四级阶梯用药

阶梯	药物	冲击剂量	持续给予剂量
第一阶梯	咪达唑仑	5 ~ 10 mg ih/iv；必要时每 1 ~ 2 h 重复一次	0.5 ~ 2.5 mg/h ih/iv，如果效果欠佳，给双倍剂量 q1 ~ 2h，同时酌情给予 prn 剂量，当 >20 mg/h 时，便升级至第二阶梯药物
第二阶梯	左美丙嗪	25 mg ih/iv；必要时 2 h 后重复给予 50 mg	0.5 ~ 8 mg/h ih/iv，与咪达唑仑联合应用。如果咪达唑仑和左美丙嗪无效，则停用这两种药物，升级至第三阶梯药物
第三阶梯	苯巴比妥	100 ~ 200 mg ih/iv	40 mg/h ih/ iv，必要时 24 h 之后增加至 60 mg/h。如果苯巴比妥无效，则停用该药物，升级至第四阶梯药物
第四阶梯	丙泊酚	20 ~ 50 mg iv	20 mg/h iv，必要时每 15 min 增加 1 次 10 mg/h，应该在麻醉科医师的指导下给予。在病房，也可以酌情考虑与第二阶梯药物联合应用

注：ih 皮下注射；iv 静脉注射；prn 必要时；q 每

2．药物效果监测　姑息镇静指南指出，需对治疗患者进行密切监测，评估其症状和痛苦减轻情况、镇静深度（意识状态）和潜在的不良事件等[12]。药物在滴定过程中，应至少每 15 ~ 30 分钟监测一次临床参数，具体的时间间隔取决于药物的种类和剂量以及患者的实际情况，一旦达到合适的镇静程度，监测频率可改为每 24 小时一次[24]。

姑息镇静过程中，对无意识患者的症状减轻或痛苦缓解程度的评估很困难。评估工具的合理应用对姑息镇静患者意识状态的评估与管理至关重要。一些评估工具如语言或面部表情、肢体活动及对刺激的反应的监测，可能对深度镇静患者的评估有效，一些研究者建议使用镇静水平进行评估。

美国危重病医学会（Society of Critical Care Medicine，SCCM）指南要求结合 Richmond 躁动 - 镇静评分（Richmond agitation-sedation scale，RASS）对镇静效果进行评价（表 4-20-3）[25]。该评分具有良好的信度、效度，并广泛应用于手术、机械通气、非机械通气、ICU 等各类患者 [26]。一项研究 [27] 应用 RASS 的修订版本对姑息护理病房的患者进行了评估，结果显示该量表可有效地反映患者的镇静程度。美国辛辛那提大学的 Robinson BR 等研究者 [28] 则应用主观镇静问卷对危重成人患者进行了心理学测评。此外 SCCM 推荐的 RASS、Riker 等研究者在 1994 年研制的 Riker 镇静 - 躁动评分 [29]（sedation-agitation scale，SAS）也具有良好的心理学信度和效度。其他可用的主观镇静评价量表还有 Vancouver 相互作用和镇静评分（Vancouver interaction and calmness scale，VICS）、ATICE 评分（adaptation to the intensive care environment，ATICE）、Ramsay 评 分（Ramsay sedation scale，RSS）、MSAT 评分（Minnesota sedation assessment tool，MSAT）、护士镇静交流评分工具（nursing instrument for the communication of sedation，NICS）、肌肉运动评估评分（motor activity assessment scale，MAAS）、SEDIC 评分（sedation intensive care score，SEDIC）、Sheffield 镇静量表（New Sheffield sedation scale，Sheffield）及警觉 - 镇静评分（observer’s assessment of alertness/sedation scale，OAA/S）。

其后 Deschepper[30] 提出了一种综合评估法，包括专业人士的主观评估，神经影像、电生理技术或二者兼有的评估，其更适用于研究机构，在姑息护理中是否可行有待探讨。一项纳入 30 篇文献的 meta 分析 [31] 显示，仅有 4 篇前瞻性研究和 1 篇回顾性研究采用了量表对镇静程度进行评估，且评估量表的信度和效度都有待进一步考证。纳入 14 篇研究的一项 Cochrane 综述 [32] 对接受姑息镇静患者的生活质量和参与者的状态进行评估，其中无一篇将上述指标纳入考量。对于症状评估的报道较少且方法不同，因此数据尚不全面，研究者指出姑息镇静研究应更多采用中间指标，而不仅仅采用终点指标即姑息镇静后生存期。

表 4-20-3 Richmond 躁动 - 镇静评分

评分	程度	描述
+4	有攻击性	有暴力行为
+3	非常躁动	试着拔除气管插管、胃管或静脉管路
+2	躁动焦虑	身体激烈移动，无法配合呼吸机
+1	不安焦虑	焦虑紧张但身体只有轻微的移动
0	清醒平静	清醒自然状态
−1	昏昏欲睡	没有完全清醒，但可保持清醒超过 10 秒
−2	轻度镇静	无法维持清醒超过 10 秒
−3	中度镇静	对声音有反应
−4	重度镇静	对身体刺激有反应
−5	昏迷	对声音及身体刺激都无反应

四、护理

（一）做好基础护理，保持患者整洁、舒适和安全

随着姑息镇静的介入，患者的保护性反射会逐渐减弱，清理呼吸道分泌物的能力也相应减弱。因此，应评估患者呼吸道状况，保持其通畅，必要时予以最小负压吸痰；协助患者保持舒适体位，及时正确地变换体位或使用防压疮床垫预防压疮；保持口唇湿润；予以滴眼液（人工泪液）避免眼睛干涩；保持床单清洁干燥，酌情使用防湿护理垫，必要时留置尿管。另外，护士可根据患者照顾者参与照顾的意愿，给予护理指导，包括保持患者皮肤清洁卫生、协助患者洗浴、洗头梳发、更换衣物等，以减轻照顾者的失落和悲伤感受。

（二）与患者、家属及多学科团队成员建立信任关系，保持连续沟通

在患者治疗全程中，护士应与患者及其家属建立信任关系，并保持良好的沟通，以促进他们与多学科团队成员之间的有效沟通，对于治疗顺利进行以及避免冲突产生都起到至关重要的作用，特别是对于需要制订治疗决策的终末期患者。护士在沟通时，要与患者及家属坦诚相待，多陪伴、多倾听，使患者及家属感到被关注和重视，共同参与所有可能的诊疗方案制订和护理决策，了解患者及家属的真实需求，反馈给团队每位成员以全面了解姑息镇静实施的方案及关键点[33]。

患者及家属选择姑息镇静后，护士的护理重点及沟通内容也随之发生变化。许多家属希望临终阶段患者在免受痛苦的同时尽可能延长生存期，因此，家属可能会疑惑此决定是否正确，从而不断地向护士咨询，护士需耐心解答他们的疑问并不断给予支持，告知家属姑息镇静能够使患者平静舒适地离世而不会加速死亡进程。姑息镇静过程中，家属也承受着巨大的心理精神痛苦，医务人员的陪伴和支持显得尤为重要，需不断地与家属保持沟通，给予详细解答，帮助其适时表达悲伤。

（三）及时准确给药，连续评估镇静程度，保证用药安全

护士应熟知患者的姑息镇静方案，了解所用药物的药理作用、用法用量及相关不良反应。与医师相互配合，给予合适的药物剂量及给药途径。正确选择评估工具，连续、动态地评估和记录患者的镇静程度。根据镇静效果，及时与医师沟通，合理调整药物剂量，准确调控给药速度，尽可能使用微量泵持续泵入，在患者躁动加强时可快速推注 2 ~ 4 ml，然后确定一个维持剂量[34]。动态评估患者的镇静程度，对于间隙性镇静患者，可通过患者清醒时对语言指令的反应酌情调整药物剂量，评估药物不良反应及相关并发症等。若患者出现病情变化，如呼吸频率减慢、呼吸动度减低、氧分压下降、二氧化碳分压升高、血压进行性下降等，需及时与医师沟通，保证患者的用药安全。

目前，姑息镇静在国外被广泛接受并应用于终末期肿瘤患者，而中国仍处于起步阶段，姑息镇静因涉及生存期等伦理问题而备受关注。此方面的研究也将进一步开展，我国姑息镇静将走向规范，成为控制难治性症状的重要手段之一，从而有效促进终末期患者舒适、尊严地离世。

（杨　红）

参考文献

[1] Carter S，Viola R，Paterson J，et al. Sedation for intractable distress in the dying-a survey experts. Palliat Med，1998，12（4）：255-269.

[2] ElsayemA，Curry Iii E，BooheneJ，et al. Use of palliative sedation for intractable symptoms in the palliative care unit of a comprehensive cancer center. Support Care Cancer，2009，17（1）：53-59.

[3] Fine PG. Total sedation in end-of-life care：clinical considerations. J Hosp Palliat Nurs，2001，3（3）：81-87.

[4] Morita T，Inoue S，Chihara S. Sedation for symptom control in Japan：the importance of intermittent use and communication with family members. J Pain Symptom Manage，1996，12（1）：32-38.

[5] Wein S. Sedation in the imminently dying patient. Oncology（Williston Park），2000，14（4）：585-592.

[6] Sykes N，Thorns A. The use of opioids and sedatives at the end of life. Lancet Oncol，2003，4（5）：312-318.

[7] Rich BA. Terminal suffering and the ethics of palliative sedation. Camb Q Healthc Ethics，2012，21（1）：30-39.

[8] Braun TC，Hagen NA，Clark T. Development of a clinical practice guideline for palliative sedation. J Palliat Med，2003，6（3）：345-350.

[9] Claessens P，Menten J，Schotsmans P，et al. Palliative sedation：a review of the research literature. J Pain Symptom Manage，2008，36（3）：310-333.

[10] Schuman-Olivier Z，Brendel DH，Forstein M，et al. The use of palliative sedation for existential distress：a psychiatric perspective . Harv Rev Psychiatry，2008，16（6）：339-351.

[11] Maltoni M，Setola E. Palliative Sedation in Patients With Cancer. Cancer Control，2015，22（4）：433-441.

[12] National Comprehensive Cancer Network. NCCN Clinical Practice Guidelines in Oncology：Palliative Care. v2. 2015. http：//www. nccn. org/professionals/physician_gls/PDF/palliative. pdf. Accessed July 18，2016.

[13] Kohara H，Ueoka H，Takeyama H，et al. Sedation for terminally ill patients with cancer with uncontrollable physical distress. J Palliat Med，2005，8（1）：20-25.

[14] Morita T，Tsuneto S，ShimaY. Definition of sedation for symptom relief：a systematic literature review and a proposal of operational criteria. J Pain Symptom Manage，2002，24（4）：447-453.

[15] 李金祥，陈慧平，张川，等 . 癌症晚期 / 生命有限患者的姑息性镇静治疗（三）. 实用疼痛杂志，2014，10（3）：214-218.

[16] Boorsma M，Wanrooij B，Koelewijn M. Sedatie in de palliatieve fase；naar een kalm einde. Huisarts en Wetenschap，2005，48（9）：389-394.

[17] Wein S. Sedation in the imminently dying patient. Oncology（Williston Park），2000，14（4）：585-592.

[18] Sykes N，Thorns A. The use of opioids and sedatives at the end of life. Lancet Oncol，2003，4（5）：312-318.

[19] Cowan JD，Palmer TW. Practical guide to palliative sedation. Curr Oncol Rep，2002，4（3）：242-249.

[20] 李奕，张川 . 姑息性镇静治疗癌症终末期患者的方法研究 . 中国医药指南，2012，10（1）：54-56.

[21] Troug RD，Campbell M，Curtis JR，et al. Recommendations for end-of-life care in the intensive care unit：a consensus statement by the American College of Critical Care Medicine. Crit Care Med，2008，36（3）：953-963.

[22] Sessler CN，Grap MJ，Ramsay MA. Evaluating and monitoring analgesia and sedation in the intensive care unit. Crit Care，2008，12（Suppl 3）：S2.

[23] 李金祥，陈慧平，吴艳，等 . 生命末期癌症患者难治性痛苦的姑息性镇静 . 实用疼痛学杂志，2015，11（4）：269-273.

[24] Schildmann EK，Schildmann J，Kiesewetter I. Medication and monitoring in palliative sedation therapy：a

systematic review and quality assessment of published guidelines. J Pain Symptom Manage，2015，49（4）：734-746.
[25] ArevaloJJ，Brinkkemper T，van der Heide A，et al. Palliative sedation：reliability and validity of sedation scale. J Pain Symptom Manage，2012，44（5）：704-714.
[26] Ferrell BR，Coyle N，Paice JA. Palliative Nursing. 4th edition. New York：Oxford University Press，2015.
[27] Bush SH，Grassau PA，Yarmo MN，et al. The Richmond Agitation-Sedation Scale modified for palliative care inpatients（RASS-PAL）：a pilot study exploring validity and feasibility in clinical practice. BMC Palliat Care，2014，13（1）：17.
[28] Robinson BR，Berube M，Barr J，et al. Psychometric analysis of subjective sedation scales in critically ill adults. Crit Care Med，2013，41（9 Suppl 1）：S16-29.
[29] Riker RR，Fraser GL，Cox PM. Continuous infusion of haloperidol controls agitation in critically ill patients. Crit Care Med，1994，22（3）：433–440.
[30] Deschepper R，Laureys S，Hachimi-Idrissi S，et al. Palliative sedation：why we should be more concerned about the risks that patients experience an uncomfortable death. Pain，2013，154（9）：1505-1108.
[31] Brinkkemper T，van Norel AM，Szadek KM，et al. The use of observational scales to monitor symptom control and depth of sedation in patients requiring palliative sedation：a systematic review. Palliat Med，2013，27（1）：54-67.
[32] Beller EM，van Driel ML，McGregor L，et al. Palliative pharmacological sedation for terminally ill adults. Cochrane Database Syst Rev，2015，1：CD010206.
[33] Peereboom K，Coyle N. Facilitating goals-of-care discussions for patients with life-limiting disease：communication strategies for nurses. J Hosp Palliat Nurs，2012，14（4）：251-258.
[34] 戴月琴 . ICU 危重患者镇静镇痛的护理观察 . 医药前沿，2015，5（13）：202-203.

第二十一节 舒适护理

一、概述

（一）定义

舒适是指个体身心处于轻松自在、满意、无焦虑、无疼痛的健康、安宁状态时的一种自我感觉。舒适也是患者的基本需要之一。反之，个体身、心、灵不健全或有缺陷，其需求不能得到满足或周围环境有不良刺激，身体出现病理改变，身心负荷过重的一种自我感觉则称为不舒适[1]。

（二）影响舒适的相关因素

1．身体方面 躯体症状如疼痛、呼吸困难、恶心、呕吐、腹胀、便秘、腹泻、水肿、伤口异味、皮肤瘙痒、疲乏、头晕等；因疾病迁延导致自理能力受限，不能进行身体清洁或被动体位而引起不适。

2．心理、灵性方面 指心理上的感觉，如满足感、安全感、尊重感等。如患病后的不公平感，对疾病与死亡的恐惧，不知道家人对自己患病的看法，害怕成为他们的负担，害怕孤独，对治疗效果的担心，对亲人的不舍等；身患癌症之后活着的意义，自己的意愿是否能得到认同，寻求宗教信仰的答案等。

3．环境方面　休养环境的嘈杂、异味、通风不良等。

4．社会方面　包括人际关系、家庭、学校、职业等。如治疗带来的经济负担，身体外形的改变，因疾病导致身体或伤口异味而与家人隔离，因疾病而被迫离开工作岗位不能实现自我价值等。

（三）舒适护理及重要性

舒适护理是一种整体的、个体化的、创造性的、有效的护理模式。它通过对护理活动和舒适的研究，使人在生理、心理、社会交往、灵性等方面达到愉快的状态。舒适护理是整体护理内涵的延伸，其涵盖范围极广，在病情许可的条件下，所有的护理活动都要力求保证患者的舒适[2]。

1995年美国舒适护理专家Kolcaba K. Y. 提出舒适护理的概念，认为舒适护理应作为整体护理达到的结果，提供基础护理与护理研究需注重个体的舒适感觉和患者的满意度[3]。1998年台湾萧丰富先生提出舒适护理模式，又称“萧氏双C护理模式”（Hiao’s double-nursing model），认为舒适护理应从生理、心理、社会以及灵性4个方面给予患者全方位的舒适[4]，强调护理人员应加强舒适护理研究，并将研究成果应用于实践，使其在接受治疗的同时，在护理人员的协助下达到生理、心理、社会交往等方面的最舒适，或缩短、降低其不愉快程度，促进健康及疾病康复[5]。

二、增进舒适的方法

（一）提供舒适的环境

舒适环境的管理是重要的护理活动之一，适宜的声响、光线、气味、温湿度能提高患者的环境舒适度，从病区环境的布置到病床的放置都要以患者舒适为原则[6]。

1．满足患者对安静的需求　肿瘤患者需要一个优雅、安静、舒适、和谐的休养环境。衡量声音强弱的单位为“分贝”。声音在30分贝以下时环境非常安静，40分贝为正常环境，50～60分贝则较为吵闹。健康人群通常对噪声的忍受力较强，而晚期癌症患者的敏感性增加，适应性很弱，少许声音都会影响患者的情绪，使患者感觉不舒适，产生不安和烦躁情绪，甚至出现眩晕、恶心、呕吐等躯体症状，严重时可能出现脉搏或血压等生命体征的改变。因此，平时照顾者要注意“四轻”，即说话轻、走路轻、操作轻、开关门轻，为患者提供安静的环境。

2．适宜的颜色及装饰　病房以及患者房间内的墙壁、家具和装饰宜选择柔和的色彩，可以改善患者焦虑、紧张情绪，使心情变得舒缓。浅蓝和淡绿色使人感到安静舒适，淡粉色使人感到亲切，奶油色给人以柔和悦目宁静的感受。病室内可放置鲜花或绿色植物，墙壁上可以挂上患者喜欢的图画，根据患者喜好提供一个宁静、雅致、温馨的环境。

3．保持空气清新　室内空气污浊可增加呼吸道感染的机会，容易使人出现头晕、疲倦、食欲减退等不适。通风是最简便有效的净化空气的方法。可根据季节及室外温度调整通风的次数及时间，每日保证1～2次、每次20～30分钟的通风时间。需要注意：当室外气流过大（如刮大风）时不宜通风。通风时还应注意为患者保暖，防止空气对流或直吹使患者受凉。

4．合适的温度与湿度　适宜的温湿度会使患者感到舒适。病室和居家室温宜保持在18 ～ 22 ℃，若需沐浴，室温则提高到 22 ～ 24 ℃，室内相对湿度以 55% ～ 60% 为宜。

5．充足的光线　病室内光线充足可使患者感到温暖舒适，因此应经常打开门窗，但光线不宜直射患者面部及皮肤，以免晒伤或发生眩晕。午休时可拉上窗帘遮挡强光便于患者休息。

（二）保持舒适的体位

舒适体位是指能使患者感到轻松自在，肢体处于功能位置，同时维持皮肤完整，避免产生压疮的体位[1]。

舒适体位一般来讲无论患者取何种卧位都要保持头与脊椎呈一条直线，维持患者身体各个关节在功能位上。根据患者实际情况变换体位，避免局部长期受压。注意患者安全，预防身体各部位受伤。变换体位时预先与患者沟通，取得患者的理解和配合。各种体位注意事项如下：

1．仰卧位　是卧床患者最常取的卧位。协助患者平卧，头部距离床头 5 ～ 10 cm；用枕头垫高头部、颈部及肩部；用手深入患者的颈部及腰下的凹陷处，若悬空即以小枕支托；在双膝下置一个标准枕支托；在两小腿下置一小枕，双腿外侧可放长圆枕或毛毯卷；床尾置一个长条枕，双足抵住枕头；置小枕于手肘至手腕处，维持患者肩关节及肘关节功能位。询问患者感受，检查各关节及骨隆突处是否受压，在身体悬空处垫上小枕。

2．翻身侧卧位　将患者双手抱于胸前，将对侧膝盖屈曲立起，脚踏放在近侧脚的膝盖旁，扶住患者肩部与臀部，翻向执行者。也可使用翻身单协助翻身。放入 L 形枕，长边放在患者背部帮助支托背部维持侧卧，短边夹在双腿中间避免双膝摩擦。较瘦者后面可再多放一长型糖果枕，避免 L 形枕移位。注意脊椎是否呈一直线，完成翻身动作后要拉上床挡预防坠床。

3．半坐卧位　先用床头低床尾高的姿势将患者往床头移位。单人时，可利用从腋下拉枕头的方式或直接拉布中单的方式将患者向床头拉动；双人时，可站在两侧以拉中单的方式往床头移位，或一双手置于肩下，另一双手置于腰臀部一同往上移位。将床头抬高呈30° ～ 50°，将 U 形枕置于患者背后，使膝盖屈曲，置一条形枕于膝下；根据情况，使用合适形状的枕头垫高头部并支托颈部、腰部及手肘；各置一小枕于两小腿下，让足跟悬空；床尾置一个长条枕，让双足抵住枕头；检查各关节及骨隆突处是否受压，在身体悬空处垫上小枕。

4．轮椅坐姿　患者头部不要悬空，以软枕或软的衣物支撑；臀部紧靠轮椅背，使背部得以支撑；患者前臂放置于轮椅扶手上，维持身体平衡；调整轮椅的脚踏板到合适的高度，不能太高或太低；冷天备好帽子、毛毯或盖被，小心着凉。

在帮助患者摆放舒适体位时应注意：将床调高到执行者腰部；放下床挡后再执行操作，操作完毕后及时将床挡立起，避免坠床；执行完操作后将床调至适当高度。至少每 2 ～ 3 小时协助翻身，观察骨突处是否有压疮；如患者有特殊原因取被迫体位，需交班并采取其他有效措施预防压疮。

（三）协助患者正确活动

1．行走　有些患者由于疾病或治疗因素导致活动受限，需要协助。有些患者可以使用手杖或辅助器具，行走过程中预防跌倒，主要措施包括：移开走廊中的障碍物，附近放一把椅子以备患者临时休息需要。确保患者和照顾者都穿上防滑鞋。如果使用手杖，请患者使用比较有力的一侧手臂握着，以便把重量保持在可以承受的一侧。提醒患者需站直并向前看，不要向下看着地面。照顾者需站在患者比较虚弱的一侧进行协助。照顾者用手臂扶住患者腰部，并用另一只手牵着患者的手臂或手。尽量靠近患者，以便身体可以作为支撑。可以使用助行器帮助患者行走。

2．如厕　对于有些患者而言，如厕需要协助可能感到尴尬，卧床患者更是如此，因此在协助有需要的患者如厕时要尽可能保护患者的隐私。特别要注意：对于需要协助的患者，主动及时地提供帮助。如果患者可以起床但由于身体极度虚弱不能走到卫生间时，可以在床旁使用便携式坐便器。便后帮助患者及时清理并放回原位。卧床体弱的男患者可以使用便壶，应根据使用者的习惯（如坐在床沿或站起）提供帮助。如果患者不能下床，需使用床用便盆。可以在便盆上撒一些爽身粉以免粘皮肤。将便盆置于臀下，抬高床头以增加舒适度。

3．转运　当患者出入院、检查或治疗时，凡是不能自行移动的患者均需根据患者病情应用平车或轮椅等进行转运。在运送患者过程中，护士或主要照顾者应运用人体力学原理正确操作，避免发生损伤，减轻双方疲劳及患者痛苦，保证患者安全舒适。

（1）轮椅转运：护送不能行走但能坐起的患者可使用轮椅进行转运。使用前确保轮椅无故障；放置轮椅需将椅背与床尾平齐，椅面朝向床头，尽量缩短轮椅与病床间的距离，固定好滑轮；患者起身前询问并观察患者有无眩晕等不适；扶患者坐起，协助穿好衣裤、鞋袜，嘱患者双手置于护士肩上，护士双手环抱患者腰部，协助患者下床、转身站于轮椅前方，嘱患者用手扶住轮椅把手坐于轮椅中；翻下脚踏板，协助患者将双足置于脚踏板上，可用毛毯或薄被围在患者颈部，转运过程中要注意观察患者的病情变化。

（2）平车转运：对于不能起床的患者需使用平车转运。使用前保证平车性能正常；将平车推至床旁；安置好身上的各种导管；根据患者的病情及体重确定搬运方法。能在床上配合的患者可使用挪动法；上肢活动自如者，体重较轻的患者可采用单人搬运法；对于不能活动、体重较重的患者使用双人搬运法；不能活动、体重超重的患者需要三人搬运法；颈椎、腰椎骨折和病情较重的患者需使用四人搬运法。

（3）转运过程中的注意事项：尽量缩短搬运距离，使用节力原则；抬起患者时应尽量使患者靠近搬运者身体；多人搬运患者时动作要一致，同时抬起，平稳移动，避免意外伤害。

（四）保持身体清洁卫生

1．头发舒适护理　健康的头发清洁、有光泽、整齐、密度适度、分布均匀，头皮清洁、无头皮屑、无损伤。头发的生长和脱落与机体营养状况、内分泌状况、遗传因素、压力及某些药物的使用等因素有关。接受过放化疗的肿瘤患者由于药物及放射线的影响，对于毛发均有不同程度的损伤。通过梳头和洗头，增进头皮血液循环，促进头发生长，去除污垢和脱落的头皮屑，消除异味。对于病情较重、自我完成困难的患者，护士或照顾者应予以帮助，保证患者舒适。

照顾者需要帮助患者进行头发健康状况的评估，对于头部有病灶或头部放疗的患者要评估头皮的一般状况。根据自理能力和病情决定清洁头部的方法。对于因自理能力下降不能独立完成梳头动作的患者，照顾者应每天协助梳头。协助患者取舒适及易于梳理的体位，脱发较多的患者可以铺治疗巾或患者的毛巾于枕上，分开头发，由发根梳向发梢。如遇长发或头发打结不易梳理时，应沿发梢到发根的方向进行梳理。梳理完毕要及时清理脱落的头发，协助患者取舒适卧位。根据患者的自理能力和卫生习惯决定洗头频率和方法，身体状况好的患者可在浴室淋浴；不能淋浴的患者可坐于床旁进行床边洗头；卧床患者可进行床上洗头。无论哪种方法都应确保患者安全、舒适及不影响治疗。洗头时要注意保护隐私，关闭门窗，保暖，避免受凉，确保水温合适，注意保护患者双耳、双眼，防止操作中水流入。床上洗头时保护床单、枕头及盖被不被沾湿，如床单位不慎沾湿应立即更换。

需注意：进食后不宜立即洗头；洗头时应关闭门窗，避免对流风；患者卧位应舒适、放松；洗头过程中随时观察患者病情变化，如有异常（寒战、面色苍白、脉速等）应立即停止；及时擦干或吹干头发，使用电吹风时，注意避免温度过高导致患者不适或受伤。

2．口腔舒适护理　口腔内环境温暖潮湿并常有食物残渣，有助于细菌生长繁殖，当机体防御功能下降，并可能伴有因进食或饮水障碍等造成的自我口腔清洁能力下降时，可能导致口腔内致病菌大量繁殖，甚至出现口腔感染性疾病。晚期癌症患者抵抗力降低，更容易遭受病菌侵袭。常见的问题，如口干、黏膜炎、口腔感染、味觉改变、口腔异味等，影响进食和交流。因此照顾者应协助患者进行有效的口腔护理，保持口腔内的良好状况，包括清洁、舒适及维持黏膜的完整。主要措施如下：

（1）刷牙：对能够自理的患者鼓励其自理，协助准备刷牙器具。对卧床或限制活动的患者，可协助患者取半坐卧位或将床头抬高。刷牙时间在每餐后和睡前。建议使用软毛牙刷以减少对口腔黏膜的刺激。昏迷的患者，由护士提供口腔护理，按照护理技术操作规范全面刷洗牙齿、牙龈、牙间隙和咬合面。也可使用推荐的漱口液湿润过的洁牙棒，沿着牙齿、牙龈和舌面轻轻擦洗。如果患者咬住牙刷或洁牙棒，不要松开或试图拉出来。患者的下颌在用力之后会逐渐放松下来，待患者嘴放松后再取出。在口腔护理前后，需要操作者认真洗手，以免因手卫生问题导致细菌进入。

（2）义齿护理：如果患者的义齿能够取下，餐后及睡前建议把义齿取下来用牙刷清洁。可使用清水或义齿专用溶液浸泡义齿。如果义齿松动或不合适，可能会引起口腔黏膜损伤，应及时请口腔科会诊矫正。

（3）唇部护理：在刷牙、漱口或口腔护理之后可在嘴唇涂上水溶性润滑剂以保持口唇湿润，避免使用油性产品。

（4）漱口：漱口是清洁口腔常用的方法，但不能代替刷牙。漱口避免使用含有酒精的漱口水，因酒精可能使口腔黏膜干燥而引起不适。

3．皮肤舒适护理　沐浴是清洁的常用方法，沐浴不但可以使患者的皮肤保持清洁舒适；同时增强皮肤排泄功能，促进皮肤血液循环，放松肌肉，促进睡眠；并有助于早期发现皮肤问题，早诊早治。

（1）淋浴和盆浴：病情较轻、能够自行完成洗浴的患者可采用淋浴或盆浴。洗浴时要注意环境的安全，检查浴室是否清洁，地面放置防滑垫，患者穿防滑拖鞋，避免跌倒，浴室放置方凳以便于患者使用。帮助患者准备洗浴用品及清洁衣物，放于浴室便于取用处。浴室勿加门栓，将“正在使用”指示牌挂于浴室门外，浴室应备有呼叫器，护士应在可呼唤到的地方，并经常询问患者沐浴的情况。当患者使用呼叫器时，护士应立即赶到，在确保患者安全的前提下保护患者隐私。洗浴用水不宜过热，水温保持在 41 ～ 46 ℃。如患者采用盆浴，时间不应超过 20 分钟，浸泡过久易导致疲劳虚脱。沐浴完毕应根据情况协助患者移出浴盆，帮助患者擦干皮肤，协助患者穿好衣裤，返回病室。

(2) 床上擦浴：对于病情较重、卧床、生活不能自理的患者可进行床上擦浴。沐浴前做好充分评估并向患者解释，告知操作的目的及过程、所需要的时间、需要患者如何配合，询问患者是否如厕。如家属陪伴可以与家属共同完成。环境准备：拉上隔帘，维持独立空间，保护患者隐私。关闭门窗，调整室温至 22 ～ 26 ℃。将热水桶、污水桶放于床旁适宜的位置，移开桌椅，备好脸盆、水（脸盆盛水量 1/2 ～ 2/3，放于床旁桌或椅子上）、毛巾、肥皂。协助患者平卧。以浴毯或大单代替盖被，并将盖被折至床尾。清洗过程要动作轻柔，从头到脚，从上到下，由内向外，从远侧到近侧，具体擦洗顺序：面部 - 颈部 - 胸部 - 腹部 - 背部 - 下肢 - 足部 - 会阴部。注意保暖，尽量减少暴露时间，以免受凉。操作时动作轻柔，减少翻动次数，运用节力原则，通常于 15 ～ 30 分钟内完成擦浴。擦浴过程中要注意观察患者病情变化及皮肤情况，如出现寒战、面色苍白、脉搏加快等症状应立即停止擦浴，告知医生给予处理。擦浴时注意保护患者隐私，尽可能减少暴露。擦浴时注意保护伤口和管路，避免伤口受压、管路打折或扭曲。

(3) 超声波洗澡机：目前在中国台湾等地的安宁疗护病房广泛用于舒适沐浴。内地少数医院的姑息病房也有引进使用。

（五）保持良好的休息与睡眠

1．休息　休息是指通过改变当前的活动方式，使身心放松，处于一种没有紧张和焦虑的松弛状态[1]。对患者而言，充足的休息可以减轻疲劳，缓解精神紧张；维持机体生理调节的规律性；减少能量的消耗；促进机体损伤修复。指导和协助患者休息的方法如下：

(1) 增加身体的舒适度：身体的舒适对促进休息非常重要，因此在休息前要帮助患者缓解身体上的不舒适，及时评估患者身体的不适，包括疼痛、恶心、呕吐、咳嗽、喘憋、饥饿、体位等，对于重症患者、老年人、儿童等存在沟通障碍的患者护士要细心观察，及时发现影响患者充分休息的因素。

(2) 促进心理的放松：心情愉快、精神放松是保证休息的关键，护士可以对患者的情绪进行评估，了解引起焦虑和紧张的因素，通过与患者家属、亲戚、朋友的沟通，一同帮助患者排解心中的苦闷和压抑，指导患者以积极的心态正确面对疾病。建立良好的护患关系，取得患者的信任，真诚地运用同理心回应，帮助患者达到最大程度的放松。

(3) 保证环境的舒适：医疗护理工作程序应将操作的时机纳入评估内容，充分考虑到患者的舒适与方便。在做任何操作之前要征得患者的同意，进行充分的解释工作，取得配合。护士在操作时需做到“四轻”，即走路轻、说话轻、开关门轻、操作轻。

2．睡眠　睡眠是一种周期发生的直觉的特殊状态，由不同时相组成，对周围环境可相对地不做出反应[1]。睡眠是休息的一种重要形式，通过睡眠可以使人的精力和体力得到恢复，可以保持良好的觉醒状态，这样才能精力充沛地从事劳动或其他活动。护士应了解睡眠的一些生理特点以及它的时相、周期性，帮助患者促进睡眠。

（1）增加身体的舒适度：人只有在舒适和放松的前提下才能保证正常的睡眠，因此，护士应积极采取措施解决影响睡眠的各种躯体症状，如疼痛、恶心、呕吐、喘憋等。在睡前完成个人卫生护理，穿上宽松舒适的睡衣，选择合适的卧位。

（2）减轻心理压力：轻松愉快的心情才有助于睡眠，相反，焦虑、不安、紧张、恐惧、忧愁等情绪会影响睡眠，护士要善于观察并掌握观察评估的技巧，及时发现患者的心理变化，与患者讨论影响睡眠的原因，共同解决。

（3）创造良好的睡眠环境：除保证安静、舒适的病房环境外，还要将操作的时机纳入评估内容，充分考虑到患者的舒适与方便。如果因病重或疼痛等不适导致夜间无法休息，在症状有所缓解而入睡后，应尽量减少因治疗操作对患者的打扰。另外护士在操作时需做到“四轻”。

（4）合理使用药物：对使用安眠药的患者，护士必须掌握安眠药药理作用、剂量、疗效、用法及副作用，并注意观察患者在用药期间的睡眠情况及身心反应，及时报告医生予以处理。

（5）建立良好的睡眠习惯：护士要与患者共同讨论影响睡眠的原因与解决办法，建立良好的睡眠习惯。包括：根据人体生物节律调整中枢神经，合理安排日间活动，劳逸结合，避免在非睡眠时间卧床，晚间固定就寝时间和卧室，不要熬夜；睡前避免饮用咖啡、浓茶、可乐以及含酒精的饮料，或摄入大量不易消化的食物；睡前可以根据个人喜好选择短时间的阅读、听音乐或做放松操等方式促进睡眠，视听内容要轻松、柔和，避免身心受到强烈刺激。

（6）做好晚间护理：包括协助患者洗漱、排便、更衣、整理床单位等，帮助患者采取舒适的卧位，注意检查身体各部位引流管、伤口、牵引、敷料等引起患者不舒适的情况，并及时给予处理。对主诉疼痛的患者，应根据医嘱正确给予止痛药物。

（王　云）

参考文献

[1] 李小寒，尚少梅．基础护理学．北京：人民卫生出版社，2006：38-40，92-93.
[2] 肖春秀，姜小鹰．舒适护理理论及其在器官移植受者中的应用．现代护理，2007，13（13）：1227-1228.
[3] Kolcaba KY. The art of comfort care. Image J Nurs Sch，1995，27（4）：287-289.
[4] 萧丰富．萧氏舒适护理模式．台湾：华杏出版社，1998：5.
[5] 阎成美，赵婷鹭．舒适护理理论及应用的研究．东南国防医药，2012，14（3）：242-244.
[6] Janice BL，Ann K，Mary H. Introduction to Nursing. New York：Lippincott Williams & Wilkins，1997：152-153.

第二十二节　濒死期护理

医学上一般将死亡分为三期：濒死期、临床死亡期及生物学死亡期。濒死期护理是肿瘤姑息护理中的重要部分。临床上常听到患者说：“死并不可怕，但是等待死亡的过程太痛苦。”有家属也会诉说：“只要他/她没有痛苦地离开就好。”生、老、病、死是生命发展的自然规律，而死亡是生命的最后阶段，是构成完整生命历程的重要组成部分。有些癌症末期患者临近死亡，会出现许多心理精神症状。让患者舒适、安宁、平静地面对死亡，并最大限度地减轻濒死患者生理、心理、灵性、社会方面的痛苦，提高患者生活质量，帮助患者有尊严而安详地离世是每一名医护人员的职责。

一、濒死期的定义及照护原则

（一）定义

濒死（dying），一般指由于各种疾病或损伤而造成人体主要器官功能趋于衰竭，经积极治疗后仍无生存希望，各种迹象显示生命活动即将终结，死亡不可避免并将要发生的时候[1]。Berry P. H. 等将濒死期分为两个阶段：第一个阶段称为濒死进行前期，在死亡前 1 ~ 2 周，第二个阶段则称为濒死进行期，通常在生命中的最后 2 ~ 3 天[2]。又由于患者都是独特的个体，病情不同，更多文献建议以患者所呈现的症状来判断，当患者身体器官及系统的功能渐失，出现以下症状时，则可以确认患者已经进入濒死阶段[3-5]：严重的虚弱无力感；憔悴的外观；越来越嗜睡或烦躁不安；经口摄食越来越困难；注意力越来越差；方向感渐失；皮肤颜色变化；肢体温度改变。

当患者器官功能持续衰竭，上述症状也会更加明显，或是再有以下这些现象出现，此时患者的生命可能只能以日或时计：意识呈现嗜睡至昏迷状态；不正常的呼吸型态；有嘈杂的呼吸音（临终喉鸣）；血压和脉搏会越来越难测量；肢体越来越冰冷及发绀；对外界的刺激反应越来越慢；目光呆滞没有焦点。

护理人员要能够敏锐地观察患者出现的上述症状，提供合适的护理措施，并给予家属正确的信息和指导，以利于家属及早做心理调适及各项事务的准备。

（二）照护的基本原则

随着疾病的进展，患者的症状进一步加重，其生理、心理需求也会随之改变，治疗和照顾的原则也应随之变化。医疗护理团队首先要明确在这个阶段的主要照护目标是能够结合患者身、心、社、灵提供全方位的全人照护，帮助患者维持舒适和尊严，从而维持生活质量，直到生命终点，达到如前所述患者和家属“没有痛苦地离开”的期望。

积极控制症状，提供舒适护理是濒死期护理的首要任务；同时要连续评估是否存在医源性负担、患者的需求是否得到满足以及家属的感受。

二、濒死期患者的临床表现及护理

濒死期患者的症状变化多样，并可能多种症状同时变化，患者的痛苦程度随之增高。以下为患者濒死期常见症状以及护理措施。

（一）神经系统

神经系统症状主要表现为意识的改变，例如出现意识混乱、躁动、嗜睡、反应迟钝或无反应，甚至昏迷。

1．躁动　濒死期患者的躁动及坐立不安通常由多种因素造成，如疼痛、呼吸困难、全身瘙痒、尿潴留、感染、虚弱无力等症状未得到有效控制；某些药物如阿片类药物、抗抑郁药、吩噻嗪类药物可能增强神经肌肉的兴奋性；患者的心理情绪因素如焦虑、恐惧也会导致躁动。症状加剧时患者有可能出现认知错误、错觉及幻觉等情形。此时，症状处理的首要原则为确认并治疗可逆诱因，同时保证患者安全，包括将患者安置于适宜的环境，有足够适宜的灯光，允许家属陪伴，提供心理支持。

2．意识混乱　许多癌症患者在生命末期出现意识混乱。首先表现为嗜睡，随即又转入间断或持续的睡眠状态，对于时间、地点、人物混淆不清。有的患者在嗜睡之后出现木僵状态，为一种可唤醒的无意识状态，对周围事物无正确反应，答非所问，最后陷入昏迷，意识完全丧失，肌肉松弛，感觉及反射均消失。有些濒死期患者也可以始终保持清醒状态。

随着病情的进展，患者意识不清的程度逐渐加重，大部分患者在最后的数日或数小时都处于这种状态中，有一些患者会存在不同的意识状态交替出现。此时，医护人员应与家属保持连续沟通，告诉他们这是濒死期表现，同时指导家属参与基础护理及舒适照顾，鼓励家属维持与患者之间的对话和接触，还要解释止痛药物持续使用的必要性。

3．谵妄　濒死期患者出现谵妄通常是多种因素所致，相应的治疗原则也有所不同，护理措施详见第四章第十八节。

（二）感觉/认知系统

濒死期患者的视力会下降、瞳孔对光反射迟钝，眼睛呈半开状，有时会出现薄膜覆盖眼球充满水状物质，看起来像透明玻璃球，临床上称为眼球结膜水肿，有的称为翼状膜或荔枝膜；但听觉依然存在[6]。此时建议护理上应注意：保证患者安全，预防跌倒、坠床及因视觉改变导致的各种意外伤害；保持病室内环境的光线适宜；鼓励家属多与患者沟通，表达对患者的关爱。

（三）心血管系统

心血管系统的变化随心脏功能减弱而改变，从而造成脉搏增加、减弱或不规则；血压降低；心脏及肺功能不良导致远端肢体发绀；皮肤湿冷、色素沉着；全身冷汗、水肿；部分患者出现发热。护理上应注意：病室温度适宜，根据季节适当保暖；避免使用热水袋、电热宝或电热毯取暖，因此时患者对温度的敏感度下降，避免造成局部烫伤；保持身体的清洁，尤其是身体发热、多汗的情形时。

（四）呼吸系统

1．呼吸困难　濒死前的呼吸困难通常是多种因素造成的且无法完全改善，随着呼吸频率加快，患者常伴随明显焦虑，临终前的呼吸型态通常会浅而费力，出现呼吸暂停的频率也会增加，且出现陈-施呼吸型态（Cheyne-Stroke respirations）。处置原则为：

（1）可给予药物以缓解症状，如吗啡针剂，剂量需严格遵医嘱，可以皮下注射或雾化吸入。

（2）氧气吸入：可以使患者感觉舒适，其有效程度需以患者的主观感受为主。当患者在感受“吸不到气”而害怕时，给予氧疗效果的象征意义会大于实质效果；除治疗所需的高流量面罩吸氧外，对濒死期患者采用鼻导管方式要比面罩方式适当，因为使用面罩会阻碍患者与家属的言语沟通。给氧浓度需考虑患者的心肺功能。

(3) 适当抬高床头，调整患者的舒适度。

(4) 流动的空气可使患者感觉呼吸较为顺畅，利用开窗、室内空调、风扇皆可令患者感到舒适。

(5) 放松技巧可以缓解患者焦躁不安的情绪，借此减少呼吸频率以达到缓解症状的效果。

(6) 评估水分的摄取是否对心肺功能造成额外负担，必要时减少输液量。

(7) 与家属充分沟通，说明症状的变化，并尽可能维持患者的舒适。

2．临终喉鸣（death rattle）　主要是由于濒死期患者喉头肌肉松弛无力，无法将聚集在喉头部的口腔分泌物吞咽或排出，呼气的同时震颤喉部肌肉而发出“呼噜呼噜”类似痰音的噪声，这样的声音十分明显，常困扰着家属，让他们感到焦虑。处理原则：

(1) 向家属解释清楚这类声音为患者濒死阶段的正常现象，并不会造成不适，不影响呼吸且并非痰液阻塞，吸痰并不能改善症状，反而会增加患者痛苦。

(2) 协助患者采取舒适体位，有些患者取侧卧或半坐卧位，可让音量有所减轻。

(3) 可遵医嘱使用一些抗胆碱能药或激素类药物。在给药的同时，护士需要随时评估药物作用、症状改善情况及副作用。

（五）泌尿系统

随着病情加重，患者的尿量会逐渐减少，主要因为肾功能减退、摄入量减少，也可能与部分药物有关。有时可能出现尿潴留或尿失禁；在最后阶段，尿量会越来越少，甚至无尿。

在疾病末期，由于患者意识不清，难以说明尿潴留引起的不适，但可能会表现为烦躁不安，因此，护士需要主动评估，查看膀胱充盈情况，必要时可给予导尿。如患者尿失禁可使用看护垫、尿不湿等，保护会阴部皮肤的清洁。当尿量变少时，要告知家属这是患者濒死期正常的生理变化。

（六）肌肉骨骼系统

主要表现为虚弱无力，身体活动耐力降低、身体变得不灵活、关节僵硬、移动时可能会感到疼痛，有时甚至无法进行有效的吞咽动作；肠道运动功能减低，粪便堆积干结于肠道内而发生便秘。护理上应注意：协助维持日常生活的基本需求，包括翻身、身体清洁、口腔清洁等；注意安全，预防跌倒、坠床；如果已经出现吞咽困难，要告知家属切勿强迫进食或饮水，以免发生误吸；正确预防和处理便秘。

（七）其他

1．食欲缺乏　很多临终患者会逐渐出现食欲缺乏，由于此时患者全身基础代谢率降低、身体需求量少，因此患者并不感觉饥饿，但大部分家属会十分紧张，担心患者会因为未足量进食导致营养不良，甚至要求管饲给食或肠外营养。

医护人员应理解家属的这些行为都是爱的表达方式，需要与家属沟通并进行专业讲解，告知给予濒死期患者过多营养可能会增加其身体负担。

2．外观改变　患者会表现出进行性消瘦，恶液质；眼睛半睁、眼神呆滞，球结膜水肿；

嘴无法关闭；全身皮肤晦暗；因摄入减少导致皮肤黏膜干燥。护理上应注意：提供眼部、口腔护理及身体清洁、适当的皮肤按摩，以保持眼睛、口腔、唇部及皮肤不会干燥，避免损伤，有时候患者更容易接受自己的亲人为自己提供私密部位的清洁，护士可以指导家属如何正确操作。

在照顾临终患者时，虽然症状控制因人而异，但无论患者的状况如何，提供每天最基本的护理是必需的，包括口腔护理、各种管路护理、二便的护理、面部及身体的清洁、翻身摆位、受压部位皮肤的照护、眼睛的护理，即使患者当时可能无法表达或不再清醒，也必须要细致地照顾他们到最后一刻，让他们尊严舒适地离世。

三、濒死期患者的心理变化及处理

从患者得知自己患病到终末期，通常会经历恐惧、焦虑、抱怨、愤怒、沮丧、疏离感等情绪经验。当患者的生理功能渐渐衰退至临终期时，患者常常会意识到身体状况的改变，在"能量已经耗尽"的情形下，心理反应也跟着退缩，焦虑恐惧感降低而沮丧感增加，患者常常会表现出"无奈""听天由命"的情绪反应，也有些患者会觉得快要"解脱"了。

有些对病情了解得很清楚的患者，即使在被告知疾病进展后，可能就已经在为死亡做准备，但当这一刻即将来临时，仍是百感交集，不甘心、舍不得、放不下，随之而来的悲哀、沮丧等现象都是正常的反应。对于一些部分知情或根本不知情的患者，在出现濒死症状时会有更多的疑问与要求，情绪变化也更加明显，医护人员应恰当地应用沟通技巧告知实情，引导面对，同时帮助患者有效地控制症状，让他们免于身体症状的困扰，有尊严、平静而无憾地离世。

在这个阶段，护理人员应与家属一起，主动倾听患者的心声，同理他们心中的难过与不舍，陪伴他们回顾人生，了解其未完成之社会灵性的需求。在做任何护理操作时尊重患者的选择，体现出充分的尊重，维护其人的尊严（详见第五章 心理、社会、灵性支持）。

四、濒死期患者家属的需求

世界卫生组织（WHO）情绪问卷结果显示：肿瘤晚期患者家属在焦虑、失望、痛苦、烦躁等方面的得分均很高[7]。如同患者本身的情绪反应，家属在陪伴照顾临终患者时同样会遭遇身、心、灵方面的困扰。很多临终患者的家属可能只是了解到自己的亲人将不久于人世，但对于亲人离世的过程一无所知。当意识到真正分离的时刻就要来临，看着自己亲人的生命逐渐消逝时，家属的哀伤也逐渐增加，看到一些临终症状如躁动、呼吸困难、临终喉鸣的出现时自己却束手无策，会产生焦虑与不安，担心亲人会承受更多的痛苦。及时评估家属关于死亡的想法，指导他们正确面对死亡并克服自身的恐惧，才能够有效地支持患者，帮助他们平静、有尊严地离开[8]。

WHO 在最新的姑息照顾的概念中强调：患者及其家庭都是护理对象，属于同一个护理单元[9]。此时，医疗护理团队要明确告知家属接下来患者有可能出现的症状以及治疗护理措施，在执行各项处置之前给予充分的沟通。对于家属因为持续陪伴患者造成的身心交瘁，护理人员需要提供实质性的协助。例如：建议家人轮流照顾，以减轻体力、健康状态的负担；很多家属从未经历临终患者的照护，对于亲人的离世以及离世后应该做的一无所知、手足无措，此时护士应该告知家属后事的准备以及相关内容；对家属而言，情绪的宣泄很重要，护理人员可以倾听、同理他们的哀伤以及照顾患者的感受，理解他们的辛苦，帮助家属寻找陪伴患者的意义与价值，特别是主要照顾者（详见第五章 对主要照顾者的支持）。

五、临死觉知

（一）定义

临死觉知是患者死亡过程中的一个重要组成部分[1]。生命终点何时到来没有人能够确切给予答案，但一些癌症末期患者在临近死亡的那一刻会清楚地意识到自己将不久于人世，会透露一些信息或表现情绪的变化，这种对死亡的知觉，称为临死觉知。

（二）意义

Maggie Callanan 和 Patricia Kelly（1994）提到，有些濒死患者会借由一些言语、手势、表情来表达某些讯息，他们依照临床经验将这些讯息归纳为以下两点：①患者很想让亲友们分享那种面临死亡的感受；②患者为了要走得平静，而向亲友们做出某些要求。因此，照顾者需要留意濒死患者发出的种种信息，关注他们的所说所做[10]。

（三）临床表现

患者在出现一些不寻常的话语、动作时，似乎是神志不清的表现，首先要确定是否为谵妄。病情导致患者出现说话有气无力，词不达意，或有情绪的转变，甚至喃喃自语，说一些自己才知道的话语。《安宁缓和护理学》一书总结了以下现象，有助于照顾者对临死觉知现象的理解，如下[6]：

1．以旅行当比喻　濒死患者常会用将去旅行之类的比喻来告诉周围的人们他们即将辞世的讯息。如“我要去旅行，要帮我打扮得漂漂亮亮的”“我要去坐船了，不知道风浪会不会很大”等。

2．看到特别的人、事物　如濒死者有时候会说看到已经去世的亲人或好友；看到另一个世界的景象，像是“一个很亮、有光，很温暖的地方”“一个很美丽的地方”，但可能因为患者描述模糊，不容易听懂；看到精灵、神明、天使等人，他们会说出来，并不感觉害怕；还有的患者会说看到自己，仿佛灵魂出窍一般，有时候会说“感觉自己飞出去了”。

3．预知死亡的时间　许多患者都比医护人员、亲人清楚自己所剩的日子不多了，似乎也能预知将在何时离开，有的患者将日期、时间都说得很清楚，有的则要求在一定时间内要回家或见特定的人。

4．回光返照　有些濒死患者在非常衰弱或昏迷不醒的时候，突然有一天变得精神好转或清醒起来，甚至要求进食、与家人正常交流。

5．回忆过去　濒死者会不断述说陈年往事而无法停止。

6．用举止来表示一切　濒死者不只是用语言方式表达，还可以借各种非语言来告诉我们他们的状况，如拼命用手抓、试着去触碰医护人员和照顾者见不着的人或物、面带微笑、点头、挥手、沉默、专心凝视等。

（四）护理措施

指导陪护者注意倾听濒死患者所说的每句话、每件事情。遇到不解的状况时，要用温和的语气询问，并耐心地等待回答，不要催促，不要勉强和猜测。不论患者说话多荒谬或偏离现实，都要接受，不要试图改变或反驳，否则会让患者感到孤立和挫折，从而不再愿意交流。照顾者要尽量不错失任何一个讯息，同时要注意各种关键意义的表达，并注意分析每个接收到的讯息，尽力达成其心愿。若不知道该说什么，就什么都不说，陪伴、倾听、用肢体语言表示对他的关心。如果获得的是“何时才能让我走得平静”等讯息，不可忽视，因为此刻他正要求你为他做某件事情。我们要尽量想办法完成并随时告诉他。当无法完成时，也应坦白告知真相，并帮助应对失望情绪。若获得的是“将在何时离开”，就需考虑濒死者是否希望有人陪伴，则要允许家属陪伴在旁。

六、死亡后的护理

当患者的脉搏、呼吸、心搏完全停止，血压消失，各种反射消失，瞳孔散大且固定，所有有意识及无意识的活动都停止时，就进入了临床死亡期。护理人员要妥善进行死亡那一时刻遗体的处理，帮助家属安排后事的处理，同时进行必要的哀伤辅导。

（一）死亡后的尸体变化

从临床死亡期到生物学死亡期，整个中枢神经系统及各个器官新陈代谢完全停止。随着生物学死亡期的进展，相继出现尸冷、尸斑、尸僵及尸体腐败等现象。尸冷是死亡后最先发生的现象，一般情况下死亡后 10 小时内尸温下降速度约为每小时 1 ℃，10 小时后每小时下降 0.5 ℃，大约持续 24 小时，尸温与环境温度相同。测量尸温常以直肠温度为准。尸斑出现的时间一般是死亡后 2 ~ 4 小时，最易发生于尸体的最低部位。若患者死亡时为侧卧位，则应将其转为仰卧位，以防面部颜色改变。尸僵一般在死亡后 1 ~ 3 小时开始出现，4 ~ 6 小时扩展到全身，12 ~ 16 小时发展至最硬，24 小时后尸僵开始减弱，肌肉逐渐变软，称为尸僵缓解。尸体腐败的常见表现有尸臭、尸绿等，一般死亡后 24 小时先在右下腹出现，逐渐扩展至全腹，最后波及全身。

（二）尸体护理

在死亡后的几个小时，逝者的身体会发生变化，以下措施可以帮助尸体保持清洁，维护良好的外观。包括：拉上隔帘或屏风，维护逝者的隐私，减少对同病室其他患者情绪的影响。请家属暂离或共同进行尸体护理。确保患者仰卧，并用枕头把头部略微抬高，使用大单或薄被遮盖尸体。清洁面部，将义齿放回到患者口中，帮助患者闭上口眼，若眼睑不能闭合，可用毛巾湿敷或于上眼睑下垫少许棉花，使上眼睑下垂闭合。嘴不能闭紧者，轻揉下颌或用毛巾卷起来放在下颌之下以保持颌骨闭合。用血管钳将棉花垫塞于口、鼻、耳、肛门、阴道等孔道。动作尽量轻柔。清洁全身，拔除各种导管，胸腹腔引流管在拔除前尽量放出引流液，缝合伤口用辅料覆盖。为逝者穿上衣裤，填写身体识别卡，通知太平间。家属需陪伴逝者至太平间安置尸体，并与太平间工作人员商量尸体放置及火化事宜。

（三）丧亲者居丧期的护理

做好死者的尸体护理，体现对死者的尊重，是对丧亲者心理的极大抚慰。引导丧亲者面对现实，陪伴他们并认真聆听他们的倾诉。鼓励其宣泄感情，哭泣是最常见的情感表达方式，创造适当的环境让他们在逝者身旁多些时间，诉说离别的话。评估丧亲者的需要，尽可能提供帮助和支持，如无法做到也要耐心解释，以取得谅解与合作。发现家属中的重要人物和“坚强者”，鼓励他们互相安慰，相互给予支持和帮助。患者去世后，丧亲者会面临许多需要解决的家庭实际问题，一般临终关怀机构可以通过信件、电话、访视等方式对死者家属进行追踪随访，以保证死者家属能够获得来自医护人员的连续的关爱和支持。

（王 云）

参考文献

[1] 李嘉诚基金会“人间有情”全国宁养医疗服务计划办公室．姑息医学．汕头：汕头大学出版社，2008：143-145.

[2] Berry PH，Griffie J，Heidrich DE. The dying Process. In：Kuebler KK，Heidrich DE（Eds）. End of Life care-clinical Practice Guidelines. Philadelphia：Saunders，2002：39-49.

[3] Kuebler KK，Heidrich DE（Eds）. End of Life care-clinical Practice Guidelines. England：Mosby，2006：39-49.

[4] Kinzbrunner BM，Weinreb NJ，Policzer JS（Eds）. Twenty common problems in End-of-Life care. New York：McGraw Hill，2002：257-274.

[5] Faull C，Carter Y，Woof R（Eds）. Handbook of Palliative care. Oxford：Blackwell Science，1998：307-330.

[6] 蔡丽云，赖允亮，顾乃平，等．安宁缓和护理学．台中：华格那企业有限公司，2004：602-614.

[7] 陈海燕，鞠蓓蓓，路必琼，等．肿瘤晚期患者家属护理需求与情绪状态调查与干预．上海护理，2008，8（6）：18-20.

[8] 陆宇晗，姑息护理 // 徐波．肿瘤护理学．北京：人民卫生出版社，2008：162.

[9] Street AF，Love A，Blackford J. Managing family centered palliative care in aged and acute settings. Nurs Health Sci，2005，7（1）：45-55.

[10] Callanan M，Kelley P. 最后的礼物．王明波，译．台北：正中书局，1994.

第五章　心理、社会、灵性支持

第一节　灵性评估与照顾

现代姑息医学从临终关怀发展而来，从早期只是关注终末期患者的照顾发展到要在整个疾病过程中发挥指导作用，其目标也已经从“让患者安宁离世”发展为要做“患者生命的守望者”，这是医学进步的必然结果。无论是临终关怀还是全程的姑息治疗，其理念和模式都是一致的。姑息医疗团队一直在努力实现对患者的“四全”照顾模式：全人、全家、全程、全队服务。希望建立以多学科专业团队形式为患者及家属在不同的时间、地点提供连续的照顾机制，通过建立良好的沟通渠道和服务网络，以门诊、居家、日间服务和病房共同照顾等方式，更有效地帮助患者及家属，控制疼痛等症状，并提供心理、社会和灵性支持。

从姑息医学的照顾模式可以看到，姑息医学所涉及的领域并不只是单纯的医学问题，还包括了大量社会功能的完善及医疗体系的改良。其对疾病的管理也不仅是从躯体的角度，而是涉及整个人性的层面，其中灵性的照顾就是一个十分重要的问题。要实现对患者及家属的灵性照顾，首先要了解灵性的含义、评估方法以及灵性照顾的基本方法和重点。

一、灵性的定义

灵性又称为精神性（spirituality）。关于灵性的定义一直以来众说纷纭，早期定义多来源于各宗教，因此也有人认为灵性就是宗教的问题，有人也会把它等同于心理、思想意识等概念，其实这些理解都是不恰当的。

在哲学层面，精神被定义为过去事和物的记录及此记录的重演。但这个定义很难让多数人理解灵性的实际内容。O'Brien M. E.（1982）提出“灵性是超越物质，是对终极目的与价值的思考”。Speck P. W.（1998）提出“灵性是在某一生活经验中，思考存在的意义”。而中国台湾“安宁疗护之母”赵可式博士整合多位学者的建议，将灵性定义为“一个人思考存在的意义，其中包含个人内在丰富的源头和意识，体会到存在的意义与价值”。

综合各个定义，其共同特性为：一个人的灵性与他 / 她的世界观、人生观、价值观以及其所处环境和经验相关，包括了其生活原则；灵性的需求就像生理及心理需求一样是人性的一部分，每个人都有灵性需求；灵性来源于心理又高于心理，属于自我超越的范畴；灵性的层次和强度可以不同，能够使人内心安宁的就是有利的。

英国的 Derek Doyle[1] 对患有致命性疾病的患者关于灵性的调研结果发现，有很多问题是患者在遇见死亡时经常感到困惑和质疑的，包括“人为什么生来要受苦？最后要死去？为什么我这么年轻就要死了？为什么好人不长命而坏人健康长寿？上帝在哪里？保持信仰与否有什么差别？我的一生有什么可以值得别人记得的？我活着有什么用？”等。这些困惑很难用简单的宗教或心理问题来对待。依据心理学家马斯洛的“需求层次理论”，最高层次的需要是“自我实现”。有很多英雄人物在面对死亡时，会选择勇往直前，它的含义是“舍生取义”，这在另一些人看来却是“自我毁灭”。实际上这呈现了一个事实，即每个人对事物或事件赋予的意义和价值不同。而这种超越心理需求范畴的需要或目标则为灵性需求。有研究指出：即使是资深的医护人员，在辨认患者的某个行为言语是否为灵性困扰的表现时也常常混淆，有人认为只有提到宗教或上帝才属于灵性议题，另一些人可能将这些表现诊断为心理问题而让他们接受相应治疗[2]。灵性问题虽然包涵了许多与信仰有关的心理现象，但它绝不等同于宗教或心理问题。

灵性与个人所处的社会环境、个人教育背景及生活经历等有关，生活中个人会形成或接受一些观念并随着时间的强化而固定下来，成为他深信不疑的原则。这些原则可能是与生命意义或信仰相关的“大原则”，也可能只是与历史经验、文化习惯有关的“传统观念”，它们都属于灵性的范畴，会对个人的行为产生影响。不同的生活环境、不同受教育程度的个人在灵性的层次和强度上也会有所差异。

二、灵性痛苦

在肿瘤患者经历的痛苦中，有很多痛苦不能单纯从躯体、社会和心理角度解释，相对于灵性的多重定义来说，这种灵性痛苦的存在更易于理解。

（一）灵性痛苦的定义

北美护理诊断协会（North American Nursing Diagnosis Association，NANDA）把灵性痛苦（spiritual distress）定义为：个人的生活原则被打破时所带来的痛苦，而这些原则贯穿其一生，与个人的身体和心理社会本性为一体又超越其上。即个人突然遭遇变故，突然对原本深信不疑的事情或道理（原则）感到质疑或不再相信，从而产生“现在已经不再是真的了！”“天要塌了！”“我不知道还能相信什么了！”的痛苦感觉。

这一定义比较容易理解并被广泛地接受。其中“生活原则”或“令人深信不疑的事情”包括：上帝/神对人的庇佑或爱、与亲近的人之间（亲子、夫妻、情侣）的爱与被爱、善有善报的信仰、只要努力一定有收获的信念等；也包括即便每个人都知道人都要经历死亡，仍坚信“我一定要活着”或是“我一定会活着”的想法。在对待治疗上，如个人认为“吃吗啡止痛就会变成吸毒者”，当他因疼痛需要使用吗啡镇痛时，就会产生强烈的抵触情绪和自信心下降的痛苦等，并可能会因此出现拒绝按要求用药或自行减量等行为，导致疼痛控制不良。当类似的原则或观念被打破后，人会产生不同程度的自我质疑和思维混乱的痛苦情形，这就是灵性痛苦，也称为灵性困扰。在患有致命性疾病和濒死期患者身上，灵性痛苦的发生和表现尤其严重。

（二）晚期肿瘤患者的灵性痛苦

对晚期肿瘤患者来说，他们所面临的“变故”非常严重，这时其“生活原则”很容易受到挑战或被打破。晚期癌症患者的灵性痛苦最具有典型性，终末期患者面对死亡的威胁时常见的感受包括：来自躯体、心理、精神等方面的痛苦；失去尊严；对亲人、对生命、对世界、对拥有的不舍；不甘心；不放心；对死亡情境及死后世界的未知等。晚期癌症患者所面临的痛苦中，灵性痛苦较为常见。灵性痛苦出现的原因来自许多方面，包括个人缺乏正确的人生观与价值信念体系；缺少健康的人际关爱；自我尊严感丧失；死亡恐惧；不舍；心愿未了；个人所预期的死亡意义与其信仰或文化间的冲突等。

晚期肿瘤患者的灵性痛苦往往与身体、心理和社会痛苦同时存在，这些灵性痛苦往往与生命意义与死亡相关联，而目前公众对死亡话题的讨论和沟通并不多，这无疑加重了患者在这方面的痛苦和困惑。因此，医护人员要给予足够关注并及时提供辅导和帮助。

三、灵性的评估与照顾原则

（一）同理心的概念

对于患者灵性痛苦的识别、评估与照顾，心理学家和姑息医学专家给出了一致的建议。Buckman R. 建议，对于患者存在灵性不安的感受应予以同理心响应（empathic response），说出患者想说的话；反之，如果不确定患者是怎么想的，就以开放性问题去理清，再给予同理心回应。

在癌症患者的灵性评估与照顾中，医护人员需熟悉同理心的概念并在与患者和家属的沟通中恰当应用。同理心在心理学上也称“共情”，它有三个条件：站在对方的立场去理解对方；了解导致这种情形的因素；将对对方设身处地的理解让对方了解。简单地说，同理心就是医护人员用自己的话说出患者的感受，同理心的语言表达需包括事件和情绪两方面要素。如对患者说：你觉得很难过……（情绪），因为不能再照顾孩子……（事件）；或者这件事……（事件）让你感觉到很苦恼……（情绪）。同理对方是一种沟通立场和能力：同理的过程包括对对方理性和情感状态的感受。在沟通中，越是有能力去清晰感受对方的内心世界的种种感受和态度，就越能了解对方，越有能力与对方建立良好的治疗性关系。同理的过程也是引导对方进行自我表达、自我探索和自我了解的过程，让他们有可能接受新的观念。同时，同理心的回应还可以帮助患者减压，这种释放压力的方式本身就是一种治疗。

（二）灵性的评估

用同理心与患者沟通是进行灵性评估的基础。医护人员用开放性的问题与患者沟通，并通过同理心的回应来帮助他们找到自己灵性痛苦的关键所在。例如在晚期肿瘤患者灵性评估中，帮助患者表达自我并回顾人生，常采用的问题如下：最令您难忘的是……您最想要做的是……您未了的心愿是……曾经让您后悔的是……可能补救的办法是……您最思念的或最想见的人是……您能做的一件有意义的事是……请说说看您想要接受的照顾。

有一些固定的问题表格来筛查和评估患者的灵性问题。中国台湾卫生机构《安宁住院疗护标准作业参考指引》（2001）之《安宁疗护灵性需要评估及辅导计划》列出了常见的灵性问题可供参考（表 5-1-1）。

表 5-1-1　患者的灵性需要评估表

灵性上的助力（strength）	灵性上的困扰（distress）
1．生命有意义与价值	12．生命无意义、无价值
2．痛苦有意义	13．痛苦无意义
3．死亡有意义	14．恐惧死亡
4．相信死后有生命	15．无助
5．认命	16．失去希望、绝望
6．安详 / 平安	17．怨天
7．有希望	18．尤人
8．能宽恕及被宽恕	19．忧郁
9．冲突化解与和好	20．罪恶感
10．接受生命的限度	21．不甘心
11．其他	22．不放心
	23．愤怒
	24．麻木
	25．孤立隔绝
	26．恩怨未化解
	27．不能宽恕
	28．自怜
	29．自杀意图
	30．其他

（三）灵性照顾

为患者提供灵性照顾的方法有很多，同理心的回应是最基本也是最重要的手段。运用同理心沟通患者，陪伴和帮助他们顺利度过灵性痛苦阶段是患者最需要的也是最有效的照顾方法。医护人员在为患者提供灵性照顾时，重点关注的内容包括：发现和肯定患者的人生意义；学会宽恕与被宽恕；来自家庭、社会等方面的爱的需要；建立和维持希望的需要；对患者的信仰或信念的尊重；尊严问题等。

中国台湾黄晓峰教授在对存在灵性痛苦的患者进行辅导的实践中提出了“同理三明治”的沟通方法，强调了同理心回应的三个步骤：首先，识别患者当前的感受和情绪反应，接着找出引起这样的情绪反应的原因，然后帮他理清和说出这些情绪以及情绪根由的联结（同理）；表达同理之后说明提供辅导需要讲明的道理（理论）；最后再同理一次（再同理）。这样“三段论”式的沟通，拉近了护患的距离，让患者意识到原本观念所带来的痛苦并更容易接受新的观念，使沟通更有成效。

在运用同理心提供灵性照顾的同时，需注意应发自内心地对患者和家属以及他们的权利表示尊重和重视。同时，在沟通过程中善于总结经验，学习他们的长处并灵活运用到对其他患者的同理过程中。

（四）晚期肿瘤患者的灵性照顾

对于晚期肿瘤患者的灵性照顾，中国台湾的赵可式博士用“幽谷伴行”来形容这一过程[3]。死亡使人谦卑，医护人员应具备同理心与患者一起探索人生之幽径，在意义的探索中，重思生命的真谛，将生命的零碎经验拼成一幅完整图，在整合生命的高峰经验中成长。晚期肿瘤患者灵性照顾的主要内容和方法包括：

1．人生回顾　每一个人都有独特的人生经历，在临终阶段，引导患者回顾一生，检视过去的成功或失败，找到人生的意义和价值，从而能够感恩惜福，活在当下。

2．转换生命价值观　医护人员通过引导晚期肿瘤患者重整人生、关系及生活模式，协助他们对生命价值进行理性思考，重新探索自己面对世界的态度，形成新的生命价值观。希望通过自我发现及自我肯定，促进临终患者的生命成长及阶段转化。

3．处理未完成的事务，完成心愿，为死亡做准备。协助患者妥善处理各种日常事务，包括传授人生阅历，建立生命延续感，并达成最后心愿。患者常见的最后的愿望包括：希望减轻痛苦；希望回家度过最后的生命阶段；希望还有创造力、美感或参与娱乐；希望被当作有感觉、有思想、有价值、有尊严的人看待；对亲人的希望；对死亡情境的期望；对身后事的安排；对临终抢救的意愿；对宗教或其他信仰支持的希望；捐献器官或遗体捐赠等利他的希望等。

4．与他人建立并维持和谐的关系　协助患者整理在世的人际关系，对过往的恩怨和愤怒能够释怀，鼓励患者和家属表达谅解、宽恕、爱及被爱。

5．陪伴，共同面对　医护人员全程陪同患者走过悲伤的所有阶段，共同面对死亡的事实，谈论希望与害怕的事物等。让患者知道有人愿意与他为伴，为他分担。在患者的临终阶段，陪伴和倾听尤为重要。

6．尊严疗法　加拿大Harvey Max Chochinov博士于2007年提出尊严疗法（dignity therapy）[4]，采用访谈形式对患者提出9项问题，由医护人员、心理医师或精神学家实施，随后将访谈录音转录成文本，整理归纳，最后将文本返回给被访者及他们希望给予的人。实施过程以同理心为基础，也是对被访者治疗的过程。

（五）癌症疼痛患者的灵性照顾

在癌症疼痛患者身上，灵性痛苦往往与躯体疼痛共存，并在很多时候加剧了患者疼痛的感受和历程。一些患者对于疼痛及镇痛治疗存在的误区影响了疼痛有效控制，这也属于灵性痛苦的范畴。

医护人员首先应该清楚认识到的是：患者是疼痛的主体，如果患者对镇痛药物存在恐惧或是认为疼痛需要忍耐，就会出现不愿意或不按照医嘱服用镇痛药物的行为，导致疼痛控制不良。这些“习惯了”的想法，包括患者对疼痛和疼痛药物的误区、顾虑或错误观念，都属于灵性痛苦范畴或精神层面的困扰，需要用同理心沟通。

医护人员在与癌痛患者沟通时可灵活运用“同理三明治”的方法。当医护人员了解到患者因为担心阿片类药物成瘾而不愿意服用足量镇痛药时，如果对他说：“你放心，合理地使用阿片类药物不会上瘾！我们有很多的证明材料……”患者通常不会接受你说的道理，因为“用吗啡会上瘾”是他多年来形成的固有的观念，很难因为医护人员的一句话而立刻发生改变。换一种方式，可以这样说“因为你觉得用止痛药会上瘾，所以你就希望少吃药？”待他点头后我们可以再说：“你现在的剂量不能缓解你的疼痛，再增加剂量你又担心上瘾，所以你在疼痛与上瘾之间痛苦挣扎？”这样以同理心去沟通让患者感到医护人员能够理解他的想法，并使他更加明确地意识到他困惑和痛苦的原因，之后开始考虑“如果止痛药不会上瘾有多好！”这时医护人员再把前面的道理与他分享，患者就会更愿意接受新的观念。之后要再次用同理心帮助患者理清困惑、接受道理和正确的做法，“你原来的观念与我说的道理差距很大，会让你一时难以选择；但如果你坚持原来的看法，你的疼痛还会继续，希望你能够把自己解放出来……”这样“三段论”式的沟通方式可明显提高患者接受正确观念的可能性，让患者能够更好地发挥在疼痛控制上的主观能动性，从而提高疼痛管理的整体效果。

四、医护人员在灵性照顾方面的自我训练

要想做好患者的灵性照顾，姑息照顾人员需要受到良好的培训和自我训练。对此，中国台湾赵可式、黄晓峰等教授提出以下建议：学会倾听，主动而积极地听，不要急着提供答案；经常称赞患者，并让自己成为患者最好的支持者；对于患者难以回答的问题，不要勉强回答；学会使用开放性的问题去了解患者的真实想法和感受；运用同理心回应，帮患者理清思路和情绪；尽量让患者说，不打断他的话，避免说“你先听我说……”；如果一定要说明解释，把这些信息做成“同理 - 说明 - 再同理”三明治；即使谈到自己熟悉的宗教或灵性经验，也让患者尽量陈述，而不是医护人员在说教；不要指挥患者“你应该如何……”；不说空泛而不着边际的安慰话，这样会令患者自我封闭，令家人感到不悦。

姑息医学以“四全照顾”的模式关注患者的灵性及整体照顾，这种努力已经证实可以在患者整个疾病过程中发挥作用[5]。每一位医护人员应熟悉癌症患者灵性痛苦的表现，能够准确识别并恰当应用灵性照顾的方法为患者提供全方位的支持和辅导，从而有效提高终末期患者的生活质量。

（陈　钒）

参考文献

[1] Doyle D，Jeffrey D. Palliative care in the Home. New York：Oxford Univ. Press，2000，71-82.
[2] Highfield MF，Cason C. Spiritual needs of patient：are they recognized？ Cancer Nursing，1983，6（3）：187-192.
[3] 莎拉·凯瑟迪 . 幽谷伴行 - 安宁照顾的意义 . 赵可式，译 . 台湾：光啟出版社，1992：165-174.
[4] Hack T，McClement S，Chochinov HM，et al. Learning from dying patients during their final days：life reflections gleaned from dignity therapy. Palliat Med，2010，24（7）：715-723.
[5] Temel JS，Greer JA，Muzikansky A，et al. Early palliative care for patients with metastatic non-small-cell lung cancer. N Engl J Med，2010，363（8）：733-742.

第二节　死亡教育

死亡是人类生命的终结，总是与不确定性、恐惧和绝望联系在一起，让人们本能地回避。然而，随着近 40 年临终关怀和姑息治疗在我国的发展，关于死亡的话题、终末期患者的生活质量以及死亡质量越来越多地得到人们的关注，不同学科都在从不同角度开始研究死亡和濒死现象。本节将从医护人员的角度阐述如何引导晚期癌症患者面对和接受死亡，帮助

他们对即将到来的死亡保持乐观顺应的态度，为自己的离开做好充分准备，让最后的生命阶段过得更有意义，从而安详、尊严地离世。

一、概述

（一）死亡的概念

《辞海》（1979）生物分册中注释：死亡是机体生命活动和新陈代谢的终结。人和高等动物的死亡可分为因衰老而发生的生理死亡 / 自然死亡，因疾病造成的病理死亡，因机体受到机械性、化学性或其他因素造成的意外死亡。死亡的过程分为临床死亡和生物学死亡两个阶段。临床死亡是指反射消失、心搏呼吸停止，但组织细胞似进行着微弱的代谢活动；生物学死亡指机体的生理功能陷于不能恢复的状态，细胞的功能停止。美国布莱克（Black）法律词典定义：死亡是“生命之终结，即在医生确定血液循环完全停止以及由此导致的呼吸、脉搏等动态生命活动停止时”[1]。

传统的死亡标准是以心肺功能的停止为标志，这一标准沿袭了数千年之久。但是医学界和伦理学界没有停止对新的死亡概念和标准的探索。由于医学技术的进步，心肺死亡标准失去了它的权威性，心搏和呼吸停止并不表明必然死亡。1968 年世界医药科学组织评议会在日内瓦召开，他们借鉴了美国哈佛医学院提出的“脑功能不可逆性丧失”的脑死亡的标准，提出了判断脑死亡的标准：对周围环境没有反应；完全没有反射和肌肉张力；没有自主呼吸；如果不用人工辅助器，动脉压会骤降；脑电图呈直线反应。由于呼吸、心搏的停止可以用机器和药物来维持，但脑功能不可能，由此脑死亡的概念更科学地反映了死亡现象的本质特征。目前，脑死亡的定义和标准普遍被医学界和社会接受，许多国家已通过立法形式确认了“脑死亡标准”的权威性[2]。脑死亡概念的确立及立法是医学科学对生命现象认识的进一步深化，也是生命伦理学上的突破，它避免了大量医疗资源的浪费，也推动了器官移植技术的进步，让更多的患者受益。

（二）对待死亡的态度

对待死亡的态度即人们对死亡的思考或看法。通常对待死亡的态度有三种类型：接受死亡，认为死亡是不可避免的，生老病死是人类自然规律；蔑视死亡，多见于有宗教信仰的人，认为死亡是一种解脱或新生活的开始；否认死亡，认为医学的发展可以让人永生。

人类对死亡和濒死的态度受到多种因素影响，可概括成社会性因素和个人因素两大类。社会性因素包括居住地域的传统文化、生活习惯、政治环境等。不同的历史时期，不同国家、民族、地域，由于其物质文明和精神文明发展不同步，人们对死亡和濒死的态度有很大差异。例如，东西方文化不同，导致人们对死亡的态度有差异。人们对死亡的态度还受到个人因素包括年龄、性别、文化程度、职业、家庭环境、社会阅历、宗教信仰、健康状况等的影响。

过去中国人对待死亡和濒死普遍存在不接受的态度，对死亡具有很高的排斥性。但近几十年，随着社会经济和文明的进步，人们在关注优生、优活的同时，也越来越关注优逝。优逝即传统意义上的善终，又称为尊严死亡、平静死亡等。Weisman A. D.（1972）提出优逝指意识到并接受即将来临的死亡，而且能够妥善处理情感上和物质上的重要事情。也有学者提出优逝不能被广泛定义，更多指遵从个人的意愿和方式处理事情，它取决于临终者的体验[3]。无论何种定义，优逝的构成要素均包括症状控制、社会关系、心理社会和存在的意义几个方面，例如没有疼痛、获得尊重、良好的家庭关系和医患关系、接受死亡、做好准备、不成为他人的负担、人生有价值、良好的环境、有独立和自理能力、维持希望和快乐等。目前已有许多研究在探索全面的照顾模式以促进这一目标的实现[4]。在中国，优逝的概念也逐渐被引进到医学生教育和临床实践中。

（三）对医护人员开展死亡教育的必要性

西方国家自1960年起，死亡教育就成为学校教育的一门学科。人们不再认为死亡是需要回避的话题。死亡教育是引导人们科学、人道地认识死亡、对待死亡，以及利用医学死亡知识服务于医疗实践和社会的教育。

现代社会疾病谱发生了很大变化，慢性病正在成为人类健康的主要威胁，由于这类疾病迁延难愈、易反复并呈渐进性加重等特点，特别是恶性肿瘤患者，面对不能治愈的现实，对死亡的预期和对死亡的接受过程中，要经过一个艰难的心路历程。临终患者在医院中获得常规化救治，并在医院中死去，是现代社会死亡的一个特征。大多数患者和家属没有科学的死亡观，对死亡持否认态度，或忌讳谈论死亡，或极度恐惧死亡，导致患者在临终阶段无法接受死亡将至的事实。有的患者对医护人员产生怨恨情绪，有的患者在绝望和恐惧中选择了自杀，有的患者在希望和恐惧的心理痛苦中离开人世，给自己和家属留下遗憾。对临终患者进行死亡教育，帮助他们安详、舒适地离开，并帮助家属接受事实，顺利度过悲伤期，是肿瘤姑息治疗的任务之一，也是肿瘤专科护士的重要职责。

护理是接受死亡的职业，护士又是特殊的死亡教育者。但是临床中发现，许多护士自身对死亡没有正确的认识，对死亡持反感态度，不愿意理睬临终患者或和临终患者在一起，护士对临近死亡的患者感到害怕和焦虑，采用不同的防护措施保护自己；对主动谈及死亡的患者和家属回避或加以阻止；以非人格化的态度对待临终患者。另外，护士缺乏对死亡的心理调适和处理技能，不知道如何与临终患者及其家属沟通；缺乏对临终患者对死亡态度及心理阶段的评估知识；不了解死亡过渡阶段护士应起的作用；缺乏帮助死亡患者家属减轻悲伤的知识和技能等。因此，肿瘤专科护士必须首先接受死亡教育，才能对临终患者及家属进行死亡教育。

对医护人员开展死亡教育的目的主要包括以下四个方面：帮助人们形成科学的人生观和死亡观，能够以正确的态度对待死亡和濒死；提高护士照顾临终患者的知识和能力，从而增强自信，减轻工作中的压力；提高护士与患者和家属有效沟通的能力，帮助他们接受和面对死亡，并为离世做好充分准备；提高护士照顾临终患者的专业能力，有效控制症状，帮助患者安详、舒适、尊严地离世，有效提升生命的意义和品质，从而促进优逝目标的实现。

二、进行死亡教育的原则和方法

（一）尊重患者的权利，恰当应用沟通技巧告知实情

接纳疾病是接纳死亡的前提，因此进行死亡教育的首要原则是尊重患者的权利，告知实情，帮助患者面对和接受当前的疾病状况。

虽然近几十年许多研究显示隐瞒病情给患者带来的种种弊端，但临床工作中，这种现象仍然普遍存在。大多数医护人员对患者提出的问题采取避重就轻的态度，仅把实情告诉家属。国外有调查将原因分为以下几个方面：害怕被患者家属责备；害怕患者本身并不想知道实情并担心你会告诉他；害怕患者知情后情绪激动或采取极端行动；害怕患者失去生活的信心；害怕在告知患者实情时流露出自己的悲观情绪；害怕不知道如何回答患者的问题以及个人对疾病和死亡的恐惧。在中国的文化背景下，个人自主的观念并不深，家庭其他成员往往自以为“保护”患者才不让医护人员告诉患者实情。医护人员既要尊重患者的自主权又要尊重家属的自主权，这就形成了矛盾，而且给临床工作带来了很多不便。患者经常会询问自己的病情，而医护人员又不敢说出实情，不信任无疑影响了正常的医患交流。同时，不能据实告诉患者进行治疗和检查的目的和内容，使得患者无法正确配合治疗和护理，很多工作不能顺利进行。近年来，许多调查研究显示大部分患者都想知道自己的诊断、治疗及预后，而患者对医护人员的不满意来自于医护人员不能给予他们准确的信息，癌症患者希望医护人员更尊重他们的意见而不是家庭成员，几乎所有的患者都反映家庭成员影响了他们获得关于自己疾病的信息。由此可见，患者越来越重视自己的自主权利，开始要求控制自己生命的权利，而隐瞒病情弊大于利。

自主、行善、公平及互助是生命伦理学的基本原则。有自主行为能力的患者拥有知情权、参与权和选择权。患者有权了解自己的病情、治疗及预后，有权参与自己的治疗意见，并在医生的专业意见下做出符合自己意愿的决策。患者只有知情，才可能接纳疾病，而接纳疾病是接纳死亡的前提。医护人员应了解并尊重患者的权利，特别是在患者临终阶段，医护人员应在全面评估的前提下告知病情信息，并尊重患者对临终或濒死阶段的治疗和抢救措施的意见，引导患者正确坦然地对待死亡，而不应采取回避或敷衍的态度。

（二）充分评估患者对待死亡的态度及其影响因素

一个人的思维方式和想法决定了他对待事物或事件的态度，从而影响他的行为。患者对死亡的态度决定了他对治疗的反应、选择何种治疗方式、如何处理人际关系，以及面对死亡的应对方式。而死亡态度又受到社会因素和个人因素的影响，因此，医护人员在进行死亡教育前应全面评估患者的死亡态度及影响因素，包括患者的所在的社会、团体、地域、种族、语言、文化程度、信仰、生活阅历、健康状况、家庭关系等。对患者不同的死亡观念及言行不能妄加评断。尊重患者的文化和信仰，理解患者对死亡的态度、观念和表达，使用患者的语言谈“死”，而不应取笑或刻意去纠正患者的说法。

全面评估患者的死亡态度及其影响因素的目的在于：一方面了解患者对待死亡的真实态度，从而确定辅导的方向和目标，引导患者对死亡保持开放、乐观、顺应的态度。另一方面，明确影响患者死亡态度的相关因素，有助于医护人员理解患者对人、对事、对物的思想、态度和行为方式，从而促进有效沟通，制订个体化、有针对性的辅导计划。

（三）针对不同心理阶段进行死亡教育

肿瘤患者从诊断、治疗、复发、转移到临终阶段，每一阶段都有复杂的心理体验。初次诊断癌症且疾病尚未进入终末阶段，患者处于茫然、困惑或否认中，此时不宜谈论死亡的话题，应为患者提供正确的诊疗信息，指引他们进入规范治疗的路径。当进入治疗阶段，患者的情绪状态逐渐趋于平稳，大多数患者会平静坦然地谈论将来，包括死亡，他们表示自己已经做好了最坏的打算，但是要接受最好的治疗。这个阶段医护人员应引导患者提前做好预嘱，包括病情危重不能沟通时希望谁来做决策代理人、临终抢救的治疗决策、希望得到怎样的照顾以及身后事的安排等，尽可能不等到危机来临的时候才做决定。进入临终阶段，患者的情绪反应逐渐变得复杂。美国精神医学专家伊丽莎白·库伯勒·罗斯总结出患者进入临终阶段通常会经历的心理阶段，包括否认期、愤怒期、协议期、沮丧期、接受期。

当患者得知自己患了癌症、病情加重或进入临终阶段，通常第一反应是否认，表现出不相信、怀疑诊断的真实性或多处求医试图否定先前的诊断，接着会慢慢平静下来，半信半疑，尝试接受，也可能采取隔离机制代替防卫机制保护自己。患者何时能度过否认期，取决于如何得知实情、他应对压力的经历和方式。医护人员应理解这是患者的正常的防御性反应，给他们时间去接受，不要勉强他们谈论病情或死亡，也不要强化否认反应。陪伴和耐心倾听很重要。

否认反应通常不会持续过久，取而代之的是愤怒，患者通常表现出抱怨、发脾气、嫉妒，甚至憎恨，而且常常将这些愤怒情绪发泄在医护人员和主要照顾者的身上，让照顾者感到委屈、难过、无所适从。医护人员应耐心倾听了解患者引发愤怒的原因，例如原来的生活秩序被打乱、家庭角色发生改变、疼痛导致活动受限带来的挫折感和无助感、死亡临近带来的恐惧等。作为医护人员和家属应理解、尊重和包容，让他们感到被理解、被关怀，同时鼓励患者参与自我照顾，在参与的过程中感受自己存在的价值，有助于患者恢复平静和理智。

有的患者进入协议期，出现讨价还价的行为，向医护人员做出一些承诺，希望能够拖延时间去完成一些事情，或源于恐惧，或源于内疚。医护人员应充分评估患者出现这些行为的想法，给予更多的理解、关怀和疏导，但不应根据患者的要求提供过度或不合时宜的治疗。

有的患者可能进入抑郁期或沮丧期，面对无法治愈的病情、无休止的治疗、身体形象改变、沉重的经济负担及临近的死亡等，常感受到强烈的失落感，表现为消极、绝望、悲伤，甚至出现自杀倾向。医护人员应评估了解患者沮丧的原因，陪伴、倾听，鼓励患者说出顾虑和担忧，提供有针对性的辅导，并恰当应用沟通技巧帮助患者建立和维持希望。

如果患者在前几个心理阶段得到很好的支持和辅导，最终患者将进入接受期，这个阶段患者通常表现平静，不再恐惧和绝望，他们需要休息，并开始思考如何为离开做准备。医护人员应充分评估患者的需求及可获得的资源，制订可行的计划，协助患者完成心愿。

患者进入临终阶段通常会出现这些心理情绪反应，这五个心理阶段可能顺次出现，可能交替出现，也可能仅出现其中一个阶段。医护人员应准确评估患者对死亡的心理反应，针对不同心理阶段进行死亡教育，适时给予辅导和支持。

（四）当患者谈及死亡话题，全面评估患者的意愿和信息需求，坦诚回答

很多临终患者会问这样的问题“我是不是要死了？”医护人员经常不知如何作答而采取敷衍或回避的态度，而这种态度又会增加患者的不确定感，让患者更加困惑和焦虑。事实上，一些患者已经在心理上做好了各种应对准备，他们迫切需要知道真实的答案；而另一些患者在心理上并没有做好接受坏消息的心理准备，只是试探，希望医护人员的回答是否定的。因此，医护人员首先应判断患者的真实意愿，可以向患者提问题如“你为什么这样想？你为什么觉得自己要死了？”用这样的问题评估他们是否已经做好心理准备。有的患者能够

说出一些符合当前状况的理由，例如感觉自己症状加重、身体状况日渐衰弱等，医护人员则应坦诚回答，恰当应用沟通技巧如实告知患者当前的疾病状况，引导他们接受和面对。而另一些患者可能转移话题谈论其他事情，这提示他们实际上没有准备好接受坏消息。这时，医护人员不应勉强患者谈论死亡。Dahlin C. 提出[5]，当患者问起自己还有多长时间时，护士也可以这样问他“你是在问一个具体时限吗？”以确定患者是否需要时间参加或亲历某一特定事件；或者问“您觉得还有多长时间？”通过这样的问题允许患者表达他的猜测和担心；如果不太确定，也可以先这样问“其他人怎么说？”先评估患者已经了解多少信息以及信息是否准确，接着，根据具体情况，告知预期的生存时间。多数情况下患者离世的具体时间很难准确预测，可根据具体情况告知患者可能要以星期计算、以月计算、以天计算或以小时计算。

此外，告诉患者的信息内容取决于患者希望知道的信息、患者的实际想法和愿望以及以往应对危机的能力。对于在心理上准备好接受“死亡临近”这一消息的患者，医护人员应运用恰当的沟通技巧，引导他们提出问题，鼓励他们说出对死亡的顾虑和担忧，并结合患者的具体情况给予充分的解释。回答患者的问题应现实，例如患者问“我死前会不会很痛？”医护人员应告知患者有很多种方法控制疼痛，将尽所能地减少他们的痛苦。

（五）尊重患者的权利，引导患者讨论预立医疗照护计划

随着医学技术的进步，许多患有致命性疾病患者的生命终期依靠气管插管、呼吸机、人工喂养等生命支持措施才能得以维持。对大部分终末期癌症患者，这些措施的使用不但不能逆转病情，反而增加患者的痛苦，延长了死亡的过程。不仅如此，很多情况下，患者已经无法表达意愿和参与决策，这些措施使用的决策多来自于家属，是否符合患者本人的意愿也无从得知。很多时候，家属的意见也不尽一致。这让医护人员在技术进步和伦理学原则面前感到困惑。这种状况与以往研究阐述的优逝中提到的保持舒适、自主决策、做好准备等目标均不相符。

预立医疗照护计划使患者可以在意识清醒时，在获得病情预后和临终抢救措施的相关信息下，根据个人的生活经验和价值观，表明自己对临终阶段的治疗和护理的意愿，用来表达临终治疗护理意愿的口头和书面意见被称为生前预嘱，也称预立医疗指示[6]，包括在临终阶段自己不能做决策的时候希望谁来做决策代理人以及选择何种医疗决策。

医护人员应尊重患者的自主权和决策权，与患者和家属连续沟通疾病进展情况，在合适的时机，应用恰当的沟通技巧，讨论终末阶段可能面临的治疗选择、不同治疗决策的利弊、患者希望的生活质量和意愿等，引导患者讨论预立医疗照护计划，以便在终末阶段不能决策时也能得到符合自己意愿的治疗和照顾。

（六）协助终末期患者建立和维持希望

癌症给患者带来打击，面对疾病不能治愈、死亡即将来临的事实，许多患者感受到强烈的失落、疏离、悲伤和威胁感，尤其到了终末阶段，这种感觉更为强烈，每个人都希望活着，但疾病的终末阶段让患者不得不转换角色，去面对即将到来的死亡。姑息护理中，医护人员有责任为患者减轻痛苦和提供支持性照顾，评估和理解患者的希望和绝望，应用循证措施帮助终末期患者重拾希望，维持希望，尽可能促进患者在生理、心理、社会和精神方面达到完好状态，让最后的生命阶段过得舒适、充实和完满。

Karin Dufault 教授提出的经典的关于希望的护理理论中，将希望描述为一种多维度的和动态的生命力量，以自信而又不确定的期望为特征，对个人来说，具有现实可能性和个性化意义[7]。她强调希望通常具有特异的和普遍的两个相互关联的层面，特异层面的希望指患者将期望集中在实现具体的目标上，例如可以活到某一时间参加一个对他来说特殊的节日，而普遍层面的希望指患者对未来有宽泛的积极的感知，没有具体的目标和要求。Karin Dufault 提出希望包括情感、精神、关系、认知、行为及背景六个维度，每一维度都包含了建立和维持希望的重要内容。其中希望的情感维度包含了快乐、信心和力量等积极情感，同时也包含了不确定感、害怕、愤怒、痛苦甚至绝望等负性体验。希望的精神维度提出希望与患者的精神完好状态密切相关，灵性实践形式为患者提供了找到生命的意义、建立希望和超越自我的力量。维持与重要成员的关系是希望的重要维度，提出了希望与社会支持的关系。认知维度则包含了一些需要制订计划和努力实现的目标，医护人员应准确识别这些目标并协助评估其现实可及性，寻找可获得的资源去实现目标，从而提升希望。行为维度包括维持希望的应对方法，包括制订目标、控制症状、面对疾病、安排事务等。背景维度则包含了影响希望水平的相关因素，例如健康状况、经济稳定性、认知能力、痛苦症状等，识别相关因素有助于医护人员采取有针对性的策略帮助患者维持希望。

常用的护理措施如下：

1．提供安静的、单独的空间给患者表达，有足够的时间倾听患者诉说，对患者的主诉表示尊重和关注。保持坦诚的态度、目光接触，感受患者的音调，恰当应用身体语言，反馈的信息与患者需求的信息保持一致。如果在患者希望表达的时候，护士没有时间倾听或敷衍，患者就会感到被忽略和被物化，从而表现出退缩、脆弱、焦虑和对医护人员的不信任。

2．希望是患者的一种主观感受，通过访谈全面评估患者的疾病状况、与他人的关系、对生命意义的理解、当前生活的目标、如何去实现目标以及可能的影响因素等，根据评估结果制订有针对性的护理措施。

3．未缓解的躯体症状给患者带来痛苦和挫折感，有效控制症状是患者保持希望的重要措施。医护人员需应用专业知识和技能帮助患者有效控制痛苦症状。

4．恰当应用幽默，幽默有时是应对令人震惊的事件产生的影响的有效方式，发掘死亡的幽默寓意，以一种幽默的方式运用它，可能驱散死亡焦虑。指导患者学习放松技术、想象或回忆美好的事情；用象征、比喻、艺术的表达帮助患者理解疾病和死亡的含义，艺术品和文学作品常常用形象、符号和声音表达生命、死亡和超越的主题，让人们在感受的过程中认识和应对死亡；鼓励患者读诗、听音乐、看画、制作礼物、策划和参加创意活动；鼓励阅读书籍、电影或其他艺术作品，分享积极的故事等，通过这些方式感受和表达情感。

5．尊重患者的信仰，为其参加信仰或灵性实践活动提供便利。

6．评估患者的主要家庭和社会关系，帮助建立和维持一种开放、坦诚、相互信任的关系，指导他们主动了解患者的需求，采取尊重、倾听、肯定的态度给患者以最大的支持，以减轻患者的孤独感和维持希望。

7．引导患者回顾人生，寻找生命的意义和积极的应对方式。通过这样的方式增强自我控制感，在当前的健康状况下找到现实可及的目标，并协助其获得必要的资源，将大目标分解成小目标去逐一实现，帮助患者达成目标和完成心愿。有的患者书写博客、微信等，记录自己生命的印记并与他人分享，减轻孤独感并启发他们；有的患者通过笔记、卡片、视频留下嘱托，特别是即将离世的父母对年轻的孩子；遗嘱捐赠也是一种体现意义的形式，包括器官捐赠、财物捐赠等；有的患者为自己设计葬礼，通过仪式和悼文再现生命的价值，并将要表达的情感和内容传递给他人。医护人员应鼓励和协助患者完成，但要注意不要勉强他们去做自己不情愿的事情而成为一种负担。

（七）死亡临近时，积极预防和控制痛苦症状，促进患者舒适尊严离世

临近死亡和死亡后对患者和家属的照顾是重要的护理功能。死亡临近时，患者的生理、心理、精神、文化问题都是独特的、多种多样且不断变化的。因此，护理目标应随着患者的需求和意愿随时进行调整。

死亡临近时，积极控制痛苦症状是医护人员的首要任务。死亡临近的症状通常出现在死前 2 ~ 3 天，一些症状加重，新的症状出现。呼吸困难、临终喉鸣、尿失禁或潴留、躁动、易激惹、谵妄和恶心呕吐是较为常见的症状。有一些死亡以患者逐渐睡去为特征。另一些患者以症状加重为特征，包括躁动、谵妄、幻觉，有时抽搐，继之昏迷至死亡。护士应进行细致评估，特别是对已经出现认知障碍、不能沟通的患者，准确识别痛苦症状并做出细致评估，对症状进行积极的预防和控制，最大化控制痛苦症状，将死亡过程的痛苦最小化，从而保证患者舒适尊严地离世。

加重和新出现的躯体症状引起患者和家属的焦虑和恐惧，护士应尽可能向患者和家属解释疾病进展过程的各种表现和死亡临近的预兆，允许家属陪伴，表示会积极预防和减轻患者的痛苦，并指导家属如何参与照顾。同时，根据患者病情变化的情况及时评估照顾者的需求。

Carl Rogers 的理论提出在终末期护理中应与患者和家属建立帮助的关系，通过移情、无条件地关注、真诚和注意细节实施以患者和家属为中心的护理[8]。站在患者的角度去理解他的感受；态度亲切，不加主观判断、无条件地接受他们的诉说，传递一种尊重、开放、信任、认可和包容，而不是一种职业化的表情，也不用回答所有问题。护士应引导开放性问题，例如“您在想什么？”“有什么顾虑我能帮你解答的？”通过提出问题鼓励患者表达顾虑和担忧。对于许多终末期问题，医护人员需要与患者和家属共同讨论。在能够参与决策的情况下患者是首选的决策者，决策过程也需要家属的参与，以保证决策实施过程中患者和家属的意见一致，从而为患者提供最大的支持。对没有决策能力的患者，如果提前签署了委托医疗代理人的文件，可以作为医护人员采取医疗措施的指引，如果没有也可通过家庭会议对决策达成共识。家庭会议需要有医护人员、患者、家属或决策代理人参加。医护人员告知患者当前的疾病状况、将要进行的治疗的利与弊，如气管插管、呼吸机、心肺复苏等，引导患者和家属做出符合患者利益的决策。

（八）死亡教育的对象应包括家属

提供以患者和家属为中心的照顾是姑息护理的重要原则。家属作为主要照顾者，为患者提供最主要的家庭社会支持，这种关系对癌症患者或者进入终末期的患者接纳疾病、对死亡保持乐观顺应的态度、维持希望、让最后的生命阶段过得有质量有意义非常重要。

家属对死亡的态度直接影响到终末期患者的死亡态度和有效沟通。有些家属自身对死亡有恐惧心理而在濒死期疏远患者，有家属认为亲人的死亡归咎于自己关心不够，有家属执意

要求医生抢救而不征求患者的意见，有家属极力阻止患者提及死亡。家属的这些心理和行为导致了患者不能够表达自己的愿望，不能遵从自己的意愿选择离开的方式。因此，医护人员首先应评估家属关于死亡的态度，引导他们正确面对死亡并克服自身的恐惧，才能够有效支持患者，帮助他们平静安详地离开。

指导家属与患者进行坦诚沟通，尊重患者的自主权，共同应对终末期的各种问题。护士应充分评估患者的家庭社会支持系统的作用，与家属建立信任关系。向家属告知对患者隐瞒疾病诊断和病情的弊端，指导和协助家属告知患者实情，在诊治全程中尊重患者的自主权，坦诚沟通。并教会家属理解和应对患者在不同疾病阶段的情绪反应，指导家属陪伴、倾听、支持和关怀患者，引导和帮助患者进入接受期。

患者进入终末阶段，通常感受着复杂的生理、心理、精神及社会关系方面的痛苦体验。医护人员应指导家属有效的居家护理措施，协助家属帮助患者建立和维持希望，寻找现实可及的目标，并帮助他们完成心愿。例如通过帮助患者保持自己的爱好和完成一些任务，与他人交流，参与亲友的活动，帮助他们积极寻找能够给予希望的地方或事物。另一些患者可能在为自己的离开做准备，包括遗产的分配、器官捐赠、墓地选择、葬礼的安排等，家属应理解患者，这是他们在终末阶段维持希望的模式，不可回避或阻止，应按照患者的意愿积极寻找资源帮助达成。对家属来说，也可充分利用有限的时间与亲人一起度过，共同完成心愿，减少遗憾，从而也有助于减轻丧亲后的悲伤。

死亡临近时，护士对家属的照顾尤为重要。连续沟通病情变化，解释死亡临近的症状和体征，指导家属一起参与患者的护理，包括预防和控制症状及做好后事准备。在患者濒死期，告诉家属可以坐下来陪伴、触摸、倾诉，表达他们对亲人的爱；允许亲人离开，向患者保证他/她离开后你会好好活着，让患者毫无牵挂地离开；提醒家属主动与患者沟通，了解患者离开前还希望见到哪些人，并与他们道别。

患者死亡之后，护士应与家属和主要照顾者保持连续的沟通并提供支持性的建议和辅导，包括解释各种身体的变化，尊重习俗和个人意愿做好殡丧计划，提供早期哀伤辅导等。在美国，殡丧条例中提出如果死亡发生在医院，工作人员应主动与家属或决策者提出关于器官捐献的可能性[9]。在中国，器官捐赠相关工作和政策在逐步推进和完善，公众的意识也逐渐提升。医护人员也应具备这样的理念、意识及沟通能力，从而让更多有需要的患者受益。

（陆宇晗）

参考文献

[1] 朱珉，陈实，陈栋，等．“脑死亡”立法的伦理学思辩．医学与哲学，2003，24（5）：39-41.

[2] 吴晓玲，王艳萍．脑死亡的无效治疗与经济及医学伦理学问题．中国临床康复，2003，7（4）：600.

[3] Goldsteen M，Houtepen R，Proot IM，et al. What is a good death：Terminally ill patients dealing with normative expectations around death and dying. Patient Educ Couns，2006，64（1-3）：378-386.

[4] Britt-Marie T，Birgitta A，Monica E，et al. A good Death：Development of a Nursing Model of Care. J Hosp Palliat Nurs，2002，4（3）：153-160.

[5] Dahlin C. Communication in palliative care：an essential competency for nurses. In：Ferrell BR，Coyle N，Paice JA. Palliative Nursing. 4th ed. NY：Oxford University Press，2014：100-101.

[6] Goede M，Wheeler M. Advanced directives，living wills，and futility in perioperative care. Surg Clin North Am，2015，95（2）：443-451.
[7] Dufault K，Martocchio BC. Symposium on compassionate care and the dying experience. Hope：its spheres and dimensions. Nurs Clin North Am，1985，20（2）：379-391.
[8] Rogers C. On Becoming a Person-A Therapist View of Psychology. Boston：Houghton Mifflin，1961.
[9] Department of Health and Human Service，Health Care Financing Admission，Medicare and Medicaid Programs. Hospital Conditions of Participation：Identification of Potential Organ，Tissue，and Eye Donors and Transplant Hospitals' Provision of Transplant-Related Data. Final rule. Federal Register，1998.

第三节　对主要照顾者的支持

一、概述

（一）定义

照顾者（caregiver）是指负责照顾和看护弱势群体的人，国外学者一般将家庭照顾者分为主要照顾者和次要照顾者。一般通过四种方法认定主要照顾者：①从照顾任务的“量”上认定，认为照顾任务多的称为主要照顾者，而协助主要照顾者做一些辅助性工作，或完成一些具体任务如买药、请医生等的称为次要照顾者[1]。②从照顾任务的“质”上认定，认为对照料负主要责任的人为主要照顾者[2]。③从照顾时间的“长短”上认定，认为照顾时间最长的是主要照顾者[3]。④认为对个体的健康和幸福负有最多责任的人为主要照顾者，而提供补充性、间歇性照顾的为次要照顾者[4]。这种划分有利于区别照顾者承担责任和任务的多少，也可显示出照顾者的多样性，但是不能体现照顾者角色的变化性。近年来，国内外专家对主要照顾者的定义[5-6]主要为：①具有照顾责任但在照顾过程中不取酬劳的人。②同患者生活在一起照顾患者的生活起居及处理医疗相关问题的主要亲属。③患者的家庭成员，包括父母、配偶、子女和兄弟姐妹，且与患者同住。由此可见，国内定义主要照顾者的依据是照顾责任、不取酬劳和家庭成员。患者不管是在住院期间，在社区服务中心接受支持治疗，还是在家中休养，照顾者在患者的诊疗全程中的作用不可忽视。目前绝大多数的照顾责任由亲属承担，部分由护工、保姆等非家庭成员承担，可见家庭是患者基本也是最主要的社会支持体系。

（二）以家庭为中心的照顾

以家庭为中心的照顾是姑息护理的一个基本原则，终末期的患者处于整个家庭系统之中，患者的疾病影响整个家庭，反过来家庭成员的反应也影响着患者。因此，制订护理计划不仅包括患者个体的需求，而且包括患者所处的家庭系统。治疗性的护患关系以及护士与主要照顾者之间的关系是以家庭为中心的姑息护理的重点。恶性肿瘤发病率逐年增加，长期的慢性病程、反复的治疗过程、不容乐观的预后等，给患者带来身体上和精神上的痛苦，其主要照顾者也承受着难以解脱的压力，他们不可避免地要面对患者的医疗、护理问题，承担起安排住院和住院期间的繁杂事务、漫长治疗中的坎坷和沉重的经济负担，承受着来自社会、家庭、自身工作和发展的压力以及可能失去至亲的恐惧和伤痛等。当面对这些压力，主要照顾者会产生无助、无奈、焦虑、抑郁、恐惧等心理不适，这种不适如得不到及时疏导，可能会导致严重的心理问题[7]。如果患者希望最后的阶段在家庭里度过，主要照顾者的责任就更为重要，护士要理解他们的感受，关注他们的需要，及时给予支持和辅导，对主要照顾者的支持应从患者疾病诊断开始直到患者离世后的整个居丧期。

二、肿瘤患者主要照顾者的需求

（一）信息方面的需求

1．患者疾病治疗及预后相关信息　对于照顾者来说，他们最迫切想了解患者的疾病诊断、疾病阶段、治疗计划以及疾病的预后。这些信息可以帮助他们对自己和患者后续的工作、生活和治疗的安排做好应对和准备，包括家庭角色的转变、经济来源、对治疗费用的可负担程度、对家庭其他成员如父母及子女的照顾安排等。此外，主要照顾者了解这些信息也可以为患者在不同阶段的诊治护理提供更好的支持和照顾。

2．参与护理的相关知识和技能　有调查显示，主要照顾者在面对癌症患者伴发疼痛时多表现出担忧、害怕、紧张、着急、无助的心理[8]。另有研究表明，照顾者的自我效能越高，心理压力越小，消极情绪越少，积极情绪越多[9]。恶性肿瘤的治疗周期较长，主要照顾者在患者全程诊治中发挥作用，特别是在治疗间歇期、治疗康复期或终末期居家照顾阶段，承担起陪伴和护理的主要任务，他们需要更多的参与和承担照顾任务的护理知识和技能，包括患者的饮食、起居、清洁、舒适、安全的照顾、卧床患者的皮肤管理、造口护理、中心静脉管路的维护、伤口换药、肠内营养、引流管的观察与护理，疼痛、恶心呕吐、便秘、呼吸困难等症状的预防和处理等。

（二）心理、精神、社会方面的需求

1．主要照顾者的心理情绪反应　肿瘤患者一经诊断，整个诊疗过程中都感受着复杂的心理体验，多数患者得知患癌症时会有一个震惊时期，称为“诊断休克”[10]，随之而来的是否认，认为医生弄错了；然后不相信自己会那么倒霉，会遇到这种事，于是要求主要照顾者陪着到处去看病，期望得到不一样的诊断结果。有的患者表现出明显的愤怒情绪，并且追问“为什么是我？”甚至把这个结果联系到主要照顾者，例如“一定是他们做的事情总是让我生气，因为医生说情绪可能是得癌症的原因”“一定是他经常在我旁边吸烟，害得我吸了不少二手烟，所以得肿瘤”。随之表现出来的情绪就是抱怨和发脾气。当患者的情绪发泄过后，现实还是存在的，于是就有了“讨价还价”，也称协议期，患者催促主要照顾者，多处就医，试图寻找更有效的治疗，只要能够多活一点时间就好。这时候的照顾者明知事实已经无法改变，又不知如何去告诉或安慰患者，由此感到巨大的压力。当疾病进展时，患者可能会沮丧、抑郁，患者的这些情绪反应直接影响到主要照顾者的心理情绪。主要照顾者承受着巨大的压力和痛苦，并且感到委屈，面对患者的情绪变化，他们感到无所适从，不知道如何与患者沟通、如何应对。尽管家庭成员已经被告知了疾病诊断的严重性，但是通常从确诊开始，主要照顾者的心情就会随着疾病的发展经历各种起伏。许多主要照顾者突然意识到患者的死亡是不可避免的，“它严重打击了我，像一支箭射中了我，我的父亲不会康复了”“我再也不是某一个人的女儿了，以后再也没有妈妈（爸爸）了”“一想起她/他（患者）过几天就要离

开我了，说没就没了，心里就难受”。当主要照顾者用“新的眼睛”看见患者的身体或活动能力的改变时，比如患者的体重下降、极度衰弱、无法活动或者心智下降，会引发担忧，当意识到患者无法恢复时，主要照顾者开始感受到分离前的焦虑和悲伤。这时，主要照顾者的心理精神痛苦需要得到医护人员专业的支持和帮助。

2．主要照顾者的压力　照顾者负担调查研究常用测量工具包括照顾者负担量表（Zarit caregiver burden interview，ZBI）[11]、照顾者压力指标（caregiver strain index，CSI）[12]及自设量表[6]。有研究采用 ZBI 调查照顾者的负担与生存质量的关系，表明照顾负担水平显著影响照顾者的生活质量，患者日常生活能力和照顾者的特征可影响照顾负担，对照顾者生活质量产生间接影响[13]。另一项调查结果也表明，76.7% 的肺癌晚期患者家庭照顾者存在照顾负担，其中轻度负担者占 53.7%。女性照顾者负担高于男性；家庭经济状况好、身体健康状况好及文化水平低者的照顾负担分别低于经济状况差、身体健康状况不好及文化水平高的照顾者[11]。有调查显示主要照顾者压力性负荷明显存在，从重到轻依次为经济方面、社会功能、心理负荷及身体负荷，这些因素对照顾者的工作、学习及生活娱乐等方面产生不同程度的影响[15]。其中每日照顾时间超过 8 小时、与患者关系为配偶的主要照顾者照顾负担较重[16]。有研究采用自制量表对胃癌术后患者照顾者的负担进行调查，结果显示胃癌术后患者家庭照顾者心理、社会方面的负荷较大。照顾者的照顾负荷总分、身体负荷及心理负荷均受患者病程分期、照顾者与患者的社会关系的影响；心理负荷则单独与照顾者性别有关；社会负荷与各影响因素均无相关性[6]。照顾者的心理、精神压力表现在知道实情后表现出震惊、否认、恐惧等情绪反应，自己难以接受坏消息的同时又担心患者知道实情后思想负担重、难以承受、不利于治疗等，从而不愿意告诉患者实情，但是在隐瞒的背后他们承受着巨大的心理压力和精神上的痛苦。

三、对肿瘤患者主要照顾者的支持

（一）提供信息支持

主要照顾者在患者的诊疗全程中起到陪伴和支持的作用，因此他们对患者的疾病、诊疗、康复等信息的了解有助于更好地发挥作用。医护人员不但要尊重患者的知情权，同时也要关注主要照顾者对疾病诊疗信息的需求，准确评估和识别主要照顾者的信息需求，与患者和主要照顾者均保持连续开放的沟通，及时告知疾病的诊断、分期、发展、并发症、预后等信息，让他们都能够了解当前的疾病状况，保持获得的信息一致，以便患者和家属共同商量做好关于各自的工作、生活和照顾等方面的安排。治疗过程中及时将治疗计划、用药信息、疾病发展、病情变化等信息与患者和照顾者沟通，以取得他们的理解和配合。在讲解相关知识时，根据照顾者的文化水平接受程度的不同，用通俗易懂的语言讲解，可结合口头和书面的材料，由浅入深，提供准确和实用的信息，针对照顾者的顾虑和担忧及时给予个体化的解释和辅导。

（二）帮助主要照顾者应对情绪反应，接纳疾病

当患者刚诊断为癌症开始治疗时，通常人们更多关注患者的疾病治疗而容易忽略患者和照顾者的心理、情感、社会需求。然而，有调查表明，癌症一经诊断，患者和主要照顾者

就出现明显的心理、精神上的困扰和痛苦，因此，患者和主要照顾者的心理、精神、社会需求在治疗一开始就应得到足够的关注[15-17]。主要照顾者的心理情绪反应是随着患者疾病的诊断、治疗、进展、康复或临终这样的发展过程动态变化的，同时也随着患者在不同阶段的情绪反应而波动。医护人员应及时评估主要照顾者的心理、情绪反应和需求，根据具体情况给予支持和辅导。例如，在疾病诊断初期，医护人员应帮助主要照顾者尽快走出否认期，才能帮助患者面对和接受疾病，尽早进入规范化治疗路径。当疾病进展，治愈性治疗不再起效的时候，医护人员应告知主要照顾者，并应用专业知识和沟通技巧引导和支持他们适时转换治疗阶段，与患者一起做出符合他们利益的决策。当亲人即将离世，主要照顾者感受到即将分离的失落和悲伤时，医护人员应给予足够的关注，陪伴、鼓励主要照顾者诉说，耐心倾听他们的感受，以同理心回应，给予正确疏导，使家属的内心压力得以释放。

在临床工作中，有的照顾者会说："想到他过几天就有可能永远离开我了，以后再也看不到他的身影，听不到他说话，再也没有一个人可以听我说说心里的话了，心里就特别难受。"这就是预感性悲伤，实际上，这种悲伤从癌症诊断确立就开始了，只是到了患者临终阶段表现得格外严重。癌症患者从出现临终征兆，进入濒死期到临床死亡这一过程通常有一段时间，实践中发现，在这一阶段对其主要照顾者实施健康教育，包括相关疾病知识及心理压力疏导，可以有效降低患者照顾者的焦虑水平[18]，及时评估照顾者的悲伤程度，鼓励照顾者倾诉，使其多陪伴患者，和患者沟通交流，分享内心的悲伤感受，谈论有关死亡的感觉或彼此安慰鼓励，医护人员应适时提供关于疾病的治疗和转归，以及持续的病情变化信息，并及时提供心理情绪的支持，对于预防和减轻丧亲后的悲伤、顺利渡过悲伤期非常重要。

（三）促进主要照顾者与患者之间坦诚沟通，鼓励患者知情和自主决策

在临床，许多家属担心患者受到伤害而要求医护人员隐瞒病情，这给临床工作带来了很多不便，也影响了正常的医患交流，患者也无法正确配合治疗和护理，很多工作不能顺利进行。而大部分患者都想知道自己的诊断、预后、治疗及可能的副作用，因此，医护人员应主动与主要照顾者沟通，让他们理解隐瞒给患者带来的种种弊端，不再阻拦医护人员告知患者实情，并从患者的权利和感受出发与他们进行坦诚沟通，让患者感到主要照顾者是他们最有利的支持者，能够共同面对疾病和各种困境，共同参与决策。同时患者与主要照顾者的坦诚沟通可消除患者对疾病的不确定感，有助于增进彼此的理解和情感沟通，消除以往的积怨及减轻过分的内疚和哀伤，表达彼此对对方的爱和嘱托，协助患者达成心愿，使他们在有限的时光里过得无憾。此外，随着疾病进展，进行连续开放的沟通可以让患者实时了解自己的情况，减少猜疑和困惑，也有时间和机会为自己的工作、生活和其他事务提前做好安排。告知患者实情的最佳方式是召开家庭会议，在告知实情的过程中强调温和、理解和移情的重要性，应选择合适的时间和地点，方便患者自由提问和表达感受；从患者的角度来考虑他的感受，知道什么时候停止说话、什么时候该倾听；给患者足够的时间来宣泄情绪，不回避患者提出的问题，允许患者提出观点和参与决策；给予确切的、实际的、个体化的建议而不是模糊的简要建议。

（四）指导主要照顾者参与患者的护理

有些患者希望自己生命的最后阶段在家里度过，在家中，患者生活在熟悉的环境里，不

受医疗机构规定的探视时间限制，有家人陪伴，可自主安排自己的时间和活动。主要照顾者从在家照顾自己体弱多病的亲人的过程中获得责任感和充实感。但是晚期癌症患者症状复杂，家属没有经过专业培训，因此居家护理过程中家属会感受到很大的压力，需要得到专业人员的指导和支持。医护人员应加强对照顾者的护理知识和技能的培训，包括照顾患者饮食、起居、活动、术后康复、锻炼、症状管理、预防应对药物不良反应、实施非药物疗法及心理精神支持等，从而提高照顾者的参与照顾和应对困境能力。还要教会主要照顾者识别患者的高危症状，如肠梗阻、上消化道出血、阿片类药物中毒等情况的表现，以及化疗药物常见不良反应的预防和应对等，一旦出现能够及时和医护人员沟通。在心理精神支持方面，鼓励家属多陪伴患者、倾听、表达情感。鼓励家属参与患者的照护活动，以减轻患者的孤独情绪，家属也从参与的过程中得到安慰[19]。

（五）为主要照顾者提供社会家庭支持

照顾肿瘤患者的时间长短及照顾者的经验直接影响着照顾者的生活质量[20]，在长期照顾患者的过程中，对患者疾病复发的恐惧和对治疗的不确定感给他们带来精神上的压力和经济上的负担，同时，对患者的长期照顾使照顾者失去自我时间、个人生活和工作等，这些都影响着主要照顾者的生活。

因此，医护人员应及时评估主要照顾者的负担和需求，提供照顾技能的培训，提供情感支持，建立家庭支持服务系统，帮助照顾者处理家庭照护中的各种压力，在生理、心理、精神、社会方面提供更多的帮助和关怀。包括：提高对疾病、治疗、康复或临终的认知水平，有效应对负面情绪；指导主要照顾者统筹安排时间，学习放松训练、释放压力，提高心理调试能力和自我照顾能力；通过搭建社区或信息平台，为主要照顾者提供支持和帮助，告知主要照顾者遇到困难时应采取什么样的措施、通过何种途径可以获得帮助等，借此提高照顾者的危机处理能力，消除不确定感，增强其积极照顾患者的经历和感受；加强三级医院和基层医院的转诊扶持机制，提高基层医院提供居家照顾的能力，也可根据患者的疾病阶段采取住院与居家交替提供照顾的方式，由此减轻主要照顾者的负担和压力。

（国仁秀）

参考文献

[1] 王来华，约瑟夫·施耐德．论老年人家庭照顾的类型和照顾中的家庭关系——一项对老年人家庭照顾的“实地调查”．社会学研究，2000，15（4）：27-41.

[2] Goodhead A，McDonald J. Informal caregivers literature review. Wellington：Victoria University，2007.

[3] 王永红，胡雁，陈三妹，等．外科大手术患者主要照顾者照顾负荷及其影响因素的研究．中华护理杂志，2012，47（2）：101-104.

[4] Cumming JM. Statistical modeling of caregiving burden and distress among informal caregivers of individuals with amyotrophic lateral sclerosis，Alzheimer's disease，and cancer. Fort Collins：Colorado State University，2011.

[5] 陈虹，姜潮，孙月吉，等．晚期癌症病人主要照顾者心身障碍及影响因素．中国行为医学科学，2002，11（5）：575.

[6] 戈晓华，夏海鸥，尹涛，等. 胃癌术后患者家庭照顾者负担及其影响因素分析. 护理管理杂志，2009，9（11）：1-2，5.
[7] 沈雁英，代宏，朱建国. 肿瘤心理学. 北京：人民卫生出版社，2010.
[8] 王艳晖，董凤齐. 癌症疼痛患者的主要照顾者心理体验的质性研究. 中国实用护理杂志，2015，31（25）：1925-1928.
[9] Keefe FJ，Ahles TA，Porter LS，et al. The self-efficacy of family caregivers for helping cancer patients manage pain at the end-of-life. Pain，2003，103（1-2）：157-162.
[10] 于保法. 肿瘤患者心理变化与探索. 北京：中国协和医科大学出版社，2004.
[11] 张莉莉，张立杰，黄晓兰. 肺癌晚期患者照顾者负担状况及其影响因素分析. 中华护理教育，2011，8（12）：531-533.
[12] 王建华，姜亚芳. 消化系统癌症晚期患者主要照顾者压力性负担调查分析. 护理学报，2011，18（17）：35-37.
[13] 石晶，张凌云，金波，等. 结构方程模型在癌症患者家属生活质量评价中的应用. 现代肿瘤医学，2009，17（8）：1546-1548.
[14] 张莉莉，余利君，于丽，等. 原发性肝癌晚期病人主要照顾者压力负荷调查分析. 护理研究，2009，23（17）：1519-1521.
[15] Surbone A，Peccatori FA. Unmet needs of cancer survivors：Supportive care’s new challenge. Supp Care Cancer，2006，14（5）：397–399.
[16] Ganz PA（Eds）. Cancer survivorship：today and tomorrow. New York：Springer，2007.
[17] Ganz PA，Desmond KA，Leedham B，et al. Quality of life in long-term，disease-free survivors of breast cancer：a follow-up study. J Natl Cancer Inst，2002，94（1）：39–49.
[18] 杨爱玲，陆萍，徐全英，等. 护理干预对消化道癌症患者家属身心反应作用. 国外医学护理学分册，2005，24（6）：302-304.
[19] 杨艳杰，邱晓惠，卢明俊，等. 癌症患者生存质量分析. 中国公共卫生，2005，21（2）：212-213.
[20] Grant M，Sun V，Fujinami R，et al. Family caregiver burden，skills preparedness，and quality of life in non-small cell lung cancer. Oncol Nurs Forum，2013，40（4）：337-346.

第四节 居丧期护理

在临床护理工作中，面对癌症和临终患者，医护人员往往更多地关注患者的需求，却忽略了对家属的安慰与关怀。许多居丧期家属难以接受亲人即将离世或已经离世的事实，感受着强烈的悲伤和痛苦。悲伤带来的情绪压力不仅能降低人的免疫力，还影响到一个人的生存意志，悲伤过度的人死亡率明显增高[1]。因此做好居丧期家属的悲伤辅导，帮助家属顺利度过悲伤期是姑息护理的重要任务之一。

一、概述

（一）居丧的定义

随着逝者被宣告死亡，那些与逝者有着亲密血缘关系或法律关系的人们就被称为居丧者。居丧者常常会出现一系列情绪、认知及行为上的反应，身体健康及社会功能受损，身心疾病的发病率以及死亡的风险也随之增加[2-4]。居丧期赋予个体一种特殊的状态，他们需要同时承担义务和享有特殊的权利。义务是指对遗体的处置、各种纪念仪式、处理逝者的遗产及根据遗嘱处理各项事务。权利包括在一段时间内可免除社会活动如工作以及弱化某些角色如家庭角色。

（二）失落的定义

失去是指某种关系或财物的缺失，而失落是一种源自“失去”带来的情绪或感受，常伴随着悲伤反应以及哀悼的情感表达。对于不同的人而言，失去同样的东西可能会产生不同的影响，这取决于他们之间关系的密切程度，每一次失去对于个人的影响程度都不同。

（三）悲伤的定义

悲伤是在一个人可能失去对自己有意义有价值的人或事物以及失去之后的心路历程[5]，每个人都生活在一个家庭里，家庭成员的离去，给整个家庭系统带来负面影响，如失去父亲后就不再是某个人的女儿了，没有办法扮演女儿的角色。当死亡来临时，生者感受到的悲伤不仅仅是痛苦的表达，更是对与逝者曾有过的共同生活的缅怀。这些感受可以表现为愤怒、沮丧、孤独、悲哀、愧疚、遗憾、平静等。

（四）哀悼的定义

哀悼的解释有许多种版本。Kagawa-Singer 将哀悼解释为“在某人死亡后的社会习惯和文化习俗”。这一定义突出了与逝者分离过程的外部表现，并将居丧者最终整合到家庭，也在某种程度上与社会整合[6]。DeSpelder L. A. 和 Strickland A. L. 认为，哀悼并不仅仅是对失去的反应，而且也是居丧者将失去融入未来生活的过程。这个过程至少部分是由社会和文化传统表达悲伤的形式决定的[7]。一个关于丧亲的公开认知包括了参加各种死亡和哀悼仪式，前面提到的这些形式由于民族和文化传统以及个人选择不同而有很大差异。在我国，亲人去世时要守夜，而在北方一些农村，亲人去世后的 3 年内不穿颜色鲜亮的衣服，春节时不放鞭炮、不贴春联。在南非，为了表达尊敬，祖鲁人的妻子通常要哀悼 1 年。在亚洲和拉丁文化中会在传统的亡灵节当天把食物带到墓地并且留在那儿过夜，以表达对逝者的缅怀和尊敬。生者通过这些方式履行义务、从与逝者的关系中解脱出来或表达自己的情感。

社会学创始人之一 Durkheim E. 认为“居丧不是因为不幸失去而伤害到个人感受的自然运动，它是由团体强加的责任”[8]。通过一些仪式和行为使个人和团体之间产生联系，亲人已逝，生活还要继续，也就是说哀悼是失去感的外在的社会化的表达。此外，个人如何向外在表达失落受到文化、习俗、宗教等因素的影响，因此有的人可能对失落毫无反应，有的人则哀号或大声痛哭，有的人则表现得很坚忍和平静。护士应了解他们所护理的患者、家属及其朋友对表达悲伤和哀悼的文化背景，基于评估结果制订适当的居丧期辅导计划并实施。

二、居丧及殡丧准备

接受姑息治疗的患者会呈现出一种慢病的死亡过程，即使患者临近死亡，家属仍有许多事情可以做。面对和接受亲人即将离世的事实，在有限的时间内陪伴、倾听，帮助亲人达成心愿，并遵照他们的意愿安排殡丧仪式和处理相关事务，这不仅仅是对患者的关怀和照顾，家属在这一过程中更能够获得安慰和平静，也为自己即将到来的居丧期间应对悲伤做好准备。

当患者临近死亡，医护人员应告知家属常见的临床表现，允许他们参与到对亲人的照顾中来。更为重要的是指导家属多陪伴患者、抚触患者，在患者意识尚清楚的时候把握时机沟通，包括引导患者回顾人生经历，在特定的生命阶段和特定的事件中肯定他的生命价值，对他的付出表示感谢，对他的错误表示宽恕等，让患者感到生命的圆满和亲人的关怀。同时，家属要充分表达自己的情感，说想说的话，做想做的事情，以免留下遗憾。例如，有的家属说每天忙于工作，结婚纪念日都没有陪伴爱人，感到愧疚，说出来就会感到轻松，得到亲人的谅解也可就此释怀。

此外，应了解患者未完成的心愿，有无对他人的嘱托和期望。往往患者在表达了这些愿望或做好了各种安排后会平静安详地离世。患者会交代自己身后事的安排，如房产、存款等，以及丧事、仪式、墓地的选择等，例如在什么地方举行葬礼、在葬礼上的穿戴、遗体的处理等。有的患者有宗教信仰，希望在安魂曲的感召下离开，有的希望葬礼上播放生前喜欢的音乐、朗诵其最爱的诗歌等。有的患者不希望举行遗体告别仪式，仅仅希望以讣告的形式发出，有的患者希望捐献自己的遗体，有的希望遗体火化后撒向江河，有的希望自己的骨灰盒沉入海底成为海洋生物的居所，有的希望将自己的骨灰撒向森林等，医护人员应指导家属了解患者的想法，并按照患者的意愿做准备，这样才能让家属和患者双方都不留遗憾，如果居丧者感到自己已经按患者的意愿解决了所有的事情，就容易接受亲人离世的事实，从而更好地应对失落。

三、悲伤辅导

（一）悲伤的特征

1．悲伤的过程是动态变化的，是有阶段性的　50% ～ 85% 的人会在丧亲后的最初几周甚至几个月内体验到强烈的悲伤情绪并伴随出现各种哀伤反应，如过度的怀念、闯入想法和画面、烦躁不安、认知混乱等 [9-10]。但这种悲伤反应随着时间的推移不断变化，它是一种适应的过程，持续时间一般认为需要 6 个月到 2 年 [5]。也有学者指出，悲伤没有绝对的终结时间，悲伤实际持续的时间因人而异，并且很大程度上依赖于周围的情境。

2．悲伤具有个性化的特征　悲伤的程度、持续时间、表现形式因人而异，并受到多种因素的影响，例如逝者的疾病特征、年龄、与逝者生前的亲密程度、临终前参与护理的情况等。研究表明居丧者与逝者关系越亲密、逝者年龄越小、对于逝者离世没有心理准备、距离丧亲事件时间越短，其哀伤反应越重 [11]。另外，居丧者的年龄、人格特征、自身健康状况、以往的生活经历、支持系统的力量、文化及宗教背景也影响着悲伤的程度。

3．悲伤是有限度的　丧亲之后，居丧者处于高度失落的情感期，这时的悲伤反应及行为表现都是正常的，但是悲伤是有限度的，当正常的反应持续时间过久过强，就有可能变成病态。常见的不正常的悲伤有：不正常的否认、麻木呆滞、无缘由的恐惧、强迫性思维、迟来的悲痛、极度绝望、幻想和幻觉等，并且这种哀伤反应迟迟无法缓解，有的研究者将这种不正常的悲伤反应称为“延迟性哀伤” [12]。当居丧者表现出严重焦虑、抑郁、其他情绪问题、药物滥用、自杀想法时，应及时发现并提供干预措施。

（二）悲伤的类型及表现

1．预感性悲伤　是指个人感知到有可能失去对自己有意义有价值的人或事物时，在改变自我过程中所出现的理智和情感的反应和行为。这种悲伤反应发生在丧亲之前。

2．正常悲伤　是失落常见的感受、行为和反应，通常发生在丧亲之后，主要表现形式有：

（1）生理方面的表现：丧亲之后，悲伤者会感到持续 20 ~ 60 分钟身体痛苦的感觉——喉咙发紧、呼吸困难、频繁叹气、觉得腹部空空、肌肉无力并有心痛紧张的感觉。Parkes C. M.（1972）另外加上了抽泣和号哭，并称这些身体的痛苦感觉为“剧痛样”，这种感觉常常在丧亲后不久发生，并可能持续 2 周。有调查表明，丧亲后的 6 个月内，居丧者生理方面的症状较多，如抑郁、神经质、持续恐惧、头痛、眩晕、失眠、食欲缺乏、消化不良、呕吐、胸痛等。

（2）情绪方面的表现：忧郁、悲伤、痛苦、愧疚感、愤怒、否认、精神问题等。有的会出现不断“找寻”逝者的行为，或没完没了地谈论逝者和濒死时的情况。

（3）认知方面表现：居丧者可表现出不相信，尤其是死亡发生得很突然的时候。感到困惑，思绪混乱，注意力不集中或健忘等。全神贯注于逝者濒死的过程，强迫性思念，逝者受病痛折磨和濒死的场景总是在眼前。不肯承认亲人已经死亡的事实，仍希望逝者会回来，尝试用各种方法和逝者相见。并经常梦到逝者，对逝者的照片全神贯注地凝视，视觉、触觉、嗅觉、听觉产生短暂幻觉。

（4）行为方面的表现：失眠或惊醒、食欲缺乏或亢进、恍惚、心不在焉、远离人群、叹气、哭泣、持续地过度活动、工作受损，避开逝者的遗物以回避想起逝者，接近逝者生前去过的地方找寻有关逝者的记忆。

3．复杂性悲伤　正常的悲伤反应持续过久过强，就可能转变为复杂性悲伤，有四种类型：

（1）慢性悲伤：特点是正常悲伤反应不消退，持续很长一段时间。

（2）延迟性悲伤：特点是居丧者有意或无意地避免失落的痛楚，正常的悲哀反应被抑制或推延（例如拒绝和别人谈及悲伤，对逝者的一切后事都不感兴趣）。有的对逝者仍不放手，徒劳地想留住逝者。

（3）夸大性悲伤：是一种严重的悲伤反应，可能会导致噩梦、过激行为、恐惧感，甚至出现自杀倾向。

（4）隐性悲伤：是指居丧者并没有意识到由于失落而导致其正常的生活受到干扰，例如每天沉浸在对逝者的追忆中而不去工作、不参加社会交往活动。

（三）悲伤反应的阶段

悲伤是有阶段性的，通常分为四个阶段：第一阶段，最初得知而产生的失落，是个体意识到重大丧失已经发生而采取的正常反应。常见的反应有震惊、麻木、混乱、不相信等，比如受到惊吓、情绪失去控制、感觉生活失去意义、不知所措、陷入极度的悲伤。有时因为陷入其中表现为混乱和崩溃，可能看不出悲伤，有时间歇性哭泣，无法接受，出现反复无常的情绪表现。第二阶段，面对失落，感到心痛。常见的反应有难过、愤怒、遗憾，甚至会出现罪恶感和愧疚感，认定这一事件与自己有关，例如年轻的胃癌患者因为肿瘤进展，其母亲一直自责没有好好地照顾女儿的饮食，而致患病。第三阶段，绝望。对正常生活失去兴趣，感到生活失去了意义。居丧者通常表现出沉默、孤独、悲哀、无助、空虚、虚弱等反应。这个时期是很痛苦的，因为所有的支持仪式都结束，支持者逐渐离开，最后要独自面对，这个时期最需要人陪伴，可是大部分陪伴者都出现在开始阶段却疏忽了对这一阶段的陪伴。第四阶段，重新调整和恢复正常生活。居丧者可表现出需要他人帮助，开始与人交流和表达，逐渐恢复到正常生活中。

（四）悲伤辅导

1．急性悲伤期的护理　丧亲之后，居丧者会出现一系列的急性悲伤反应。有的居丧者会出现晕厥、心脑血管意外等急症，因此，提前评估居丧者的健康状况是必要的。这时，护士应将处于急性悲伤期的居丧者安排到安静的房间，陪伴和抚慰是对他们最好的支持，一个紧紧的拥抱可能比任何言语安慰都更有用。如果他身边有一个能够只是倾听的人，可能会很有帮助。做好倾听者，不对居丧者所表达的情感进行对错、好坏的评判。在为居丧者提供支持时，一个基本的原则是不要让当事人压抑自己的感情，或者要求他们“坚强”和“勇敢”。由丧失引发的激烈情绪和消极想法可能不是人们所希望看到的，但在居丧的世界中，它们是合理的，等悲伤的居丧者平静下来以后，向居丧者解释死亡是每个人的终点，是无法避免的自然规律，使居丧者形成正确的认识，帮助居丧者走出对死亡的认识误区，提高居丧者的心理承受能力[13]，并告诉他们“我们已经尽力了，您也已经尽力了”，以减轻家属愧疚和自责的感觉。在尸体料理过程中，尊重患者和家属的生活习俗和宗教信仰，尽量满足居丧者的心理需要，允许逝者的亲属或朋友参与，认真地按照操作规程做好尸体料理。帮助居丧者接受“逝者已逝”的事实，给他们表达对亲人尊敬和爱的机会，有条件的可参加逝者的葬礼，在葬礼上向逝者告别，这也是一种通过社会仪式达到缓解悲伤的途径。

2．识别正常的悲伤反应，及时提供辅导和支持　丧亲以后，居丧者会表现出一系列悲伤反应的表现，如果居丧者正常的悲伤被压抑或被阻止，可能在无法控制的状况下，出现难以处理的复杂性悲伤。因此，护士首先理解悲伤的表现形式和程度各不相同，不同阶段也不尽相同，能够识别居丧者的正常的悲伤反应，及时评估他们的需求是辅导与咨询最终的目标，不是被依赖，而是调动居丧者自我疗愈的能力，使其能够面对和处理生命中的问题，与逝者进行一场真正的告别，可以怀念，但需面对和接受亲人离世的事实，正确处理各种情绪反应，重新投入新的生活，而不是沉浸在痛苦中不能自拔，甚至无法正常生活和工作。

鼓励丧亲者充分表达感情和感受，而不是只与对方说“节哀、保重”而已。恰当应用非语言共情技巧，陪伴、倾听和鼓励居丧者表达悲伤，以同理心回应他的情绪反应，引导面对。失去亲人后的几天，居丧者经历着悲伤痛苦，痛苦的程度和表达方式各不相同。有的居丧者回到医院办理后续手续，常会向主管护士反复讲述逝者生前的事情，通过这种方式来表达他的悲伤。护士应认真倾听，聆听的时候可以紧握着他们的手，并恰当应用沟通技巧让家属毫无保留地宣泄内心的痛苦，可以与他们一同回忆与逝者生前共同经历的事情，并表示理解。有的居丧者可能会出现一些寻找行为，希望回到熟悉的场所重新体会与逝者生前共同度过的时光。这时，护士应尽量满足居丧者的要求，有时居丧者会因丧失亲人而产生愧疚感，并常常自责对逝者照顾不周，未尽到责任。护士应通过询问和引导，让居丧者将自责和内疚表达出来，帮助他们排除因悲伤而产生的非理性的、不符合现实的认识和想法。

3．居丧期随访支持　作为表达悲痛的方式，葬礼和其他一些悼念仪式为居丧者提供了社会支持，使哀悼变得轻松些，这些形式帮助居丧者接受亲人死亡的事实，结束分离的痛苦感觉，开始尝试着融入新生活中。但对于一部分居丧者，在处理逝者后事的过程中，在家族成员的陪伴下，悲伤的情感还没有来得及表达，等到所有的事情都结束了，亲朋好友都离开后，才感受到分离的痛苦，睹物思人，感到绝望，生活一片空白，没有意义。有的家属试图回避，拼命工作，或借酒消愁、吃药排遣时间，减轻悲伤。在这一过程中，社会支持自始至终都是重要的力量。医护人员应鼓励居丧者参加各种社会活动，通过与朋友、同事一起看电影、听音乐、聊天等，抒发内心的情感，获得心理的抚慰，尽早从悲伤中解脱出来，把感情投入到另一种关系中，逐步与他人建立新的人际关系[14]，当居丧的个体重新投入到新生活中时，需要自信，也需要他人的鼓励和支持。

事实上，社会支持在整个居丧期都很重要，医护人员、社工及志愿者可以通过不同的形式对居丧者进行悲伤辅导。一次重大丧失的第一个周年纪念日一般是从悲痛中恢复过来的时机，这时他人的支持非常重要。当他人仍记得这件事，主动与自己联系时，居丧者都会认为这是真正的支持。因此，在逝者离去 1 个月、1 周年时打电话或者发短信对居丧者进行随访和慰问是必要的。在我国，哀伤辅导主要有以下几种形式：个体辅导，在线支持，家庭哀悼，团体哀悼等。

国外在这方面做的工作较多，值得借鉴与学习，例如组建由临床护理专家、社会工作者、护理服务指导者组成的居丧服务小组，帮助居丧者处理好居丧事宜。还可以通过参加逝者的葬礼、电话随访、邮寄信件、上门访视、发放抚慰卡片或支持组织的杂志等形式，与居丧者家属保持联系，给予恰当的支持和辅导，帮助他们顺利度过正常悲伤期。居丧者还可能参与到有组织的支持团体中去，分享彼此的故事。大多数这样的支持团体建立在相似性的基础上。成员经历了类似的丧失之痛，他们将这种丧失融入生活，走到一起，彼此来交流感想。例如，“寡妇互助小组”“居丧者支持计划”“丧亲家庭组织”（BFO），为失去父母或兄弟姐妹的儿童、青少年等群体提供帮助，通过一些分享活动，促使其悲痛体验正常化，减轻痛苦，帮助居丧者从对逝者的感情依恋中解脱出来，帮助他们燃起希望、培养助人意识、与他人建立心理亲密性、恢复正常情绪。有的小组成员全部由有类似丧亲经历的人组成，有的小组成员由训练有素的专业人员组成。还有网络悲痛咨询等，这些组织都致力于引导居丧者重新开始新的生活。威廉·华尔顿博士认为，一个完整的哀悼过程，要完成四项任务：首先是接受丧失的事实，承认事情已经发生，逝者不会再回来。其次，必须经历悲伤的痛苦。逃避和压抑这种痛苦反而会使痛苦延长，甚至在日后引发抑郁症。再次，重新适应一个逝者不存在的新环境，也包括重新面对自己。最后，当能将情感重新投入到新的关系中继续有效地生活时，哀悼任务才算全部结束。而哀伤辅导者的任务就是要陪伴丧亲家属，协助他们完成这四项任务[15]。

4．对儿童的居丧支持

（1）对于儿童，所有死亡事件中影响最大的应是父母的去世。父母的去世意味着儿童将无人抚养，从而失去安全感和爱，失去了原先可以依靠的情感和支柱。失去父亲或母亲的儿童一般会建立起一套记忆、情感和行为模式，重构已故父母的形象。这一过程包括建立一种和已故父母之间联系的内在表达，而这种联系随着儿童的成长和成熟，以及悲伤程度的减弱而改变，随着时间的流逝，儿童可能重新认识失落的含义。失去已是事实，但儿童应对失落的过程是动态变化的。

当儿童试图去理解一位亲人之死的事实时，他有时会认为自己也负有部分责任。琳恩·德斯佩尔德和艾伯特·斯特里克兰在《最后的舞蹈：邂逅死亡与濒死》中举例：一个母亲死于癌症晚期的孩子，可能会认为当妈妈需要休息时她十分吵闹。她会想："如果我当时不烦妈妈，她现在就会好好活着。"自己活着而父母去世这一事实可能导致儿童产生"活着的内疚感"。一位父亲死于白血病的 4 岁男孩画了一幅画，在画里，爸爸对孩子说："我对你很生气！"妈妈对孩子的画感到吃惊，她问："你为什么把爸爸画成对你很生气呢？"孩子解释道："因为你和我还可以在一起玩，而爸爸却再也不能了。"孩子处在对父亲去世的情感困惑中，他试着理解父亲离他而去的事实。为了消除儿子的困惑，这位妈妈做了一件充满智慧的事情。她说："给我讲讲这幅画吧。"换言之，她问了一个开放性的问题，她希望能得到反映儿子真情实感的信息。无意识作画和其他形式的艺术疗法是治疗年幼儿童情绪创伤的很好的方法，它们能帮助儿童探索和表达隐藏不露却在一直困扰他们的情感。居丧儿童的艺术作品可以为其提供一个安全的、注意力集中的环境，这种环境使他们能够表达自己的情感，从而有助于他们摆脱悲痛、治愈创伤[16]。

（2）兄弟姐妹之死：对于儿童来说，兄弟姐妹的死亡不像父母的死亡带给他们安全感的丧失那么严重。然而这种丧亲之痛也会给他们带来一定的负面影响，让他们感觉自己也容易死去，尤其是逝去的兄弟姐妹和他的年龄相仿时。父母或照顾者应关注这些儿童的感受，多一些时间陪伴、倾听和鼓励他们表达悲伤。如果一个孩子说他感到很内疚，可以问："要怎样你才能原谅自己呢？"父母不仅要鼓励孩子表达自己的情感，自己也应积极寻求外部支持，从而更好地应对失落。

（3）帮助孩子应对失落：回应孩子对死亡天生的好奇心和忧虑，父母不一定需要告诉孩子关于死亡的所有细节，也不应认为他还不懂而不理睬孩子的问题。想要帮助孩子度过危机的成人和父母，必须考虑到孩子的直觉和体验世界、应对变化的方式。与孩子讨论死亡时，要把讨论的内容控制在他的理解能力范围之内，解释要简单，把握基本事实，及时确认他们已经理解的程度。以下原则有助于帮助孩子应对失落：第一，开诚布公是最重要的。第二，不要回避死亡的话题。不要等出现危机才讨论，在日常生活事件中找到合适的时机，讨论死亡的话题。第三，把解释设定在孩子能理解的水平上。将儿童的兴趣和理解能力作为指导方针，父母就能提供一种适合孩子情况的特定解释。例如：父母在给孩子读图画书的时候，跟她分享一位逝去亲人的故事。在和孩子互动的过程中，有的成年人自然而然地就会谈论死亡的话题，当和孩子谈论这一话题时，一个成年人所能做的最重要的事情是做一个好的听众。虽然坦率的交流能够更好地帮助一个孩子处理危机，但是解释一定要适应他的认知发展水平。例如：对于一个妈妈患有重病的非常年幼的孩子，人们可以只是简单地告诉她"妈妈的肚子有点痛，医生正在想办法治好她"。对于一个上学的儿童可以讲得更加复杂一点，比如说"妈妈需要接受医生的治疗，因为她肚子里长了一个不该长的东西"。孩子可以以恰当的方式参与到对生病的家庭成员的护理工作中。例如，儿童可以在野地里采一束花或者画一幅画送给患者。这种活动让孩子表达出了他对亲人的热爱和关心。

阅读关于濒死、死亡和居丧儿童或者是关于宠物之死的读物可以使成人与儿童之间的关于死亡的讨论变得容易，同时为儿童创造分享感受的机会。在选择一本和年幼的孩子一起读的书时，或向一个稍大的孩子或青少年推荐一本新书时，成年人首先应当亲自阅读并考察这本书，评价其文学价值以及它是如何描绘死亡的是非常重要的。注意作者描述濒死、死亡和居丧时所用的词语也很重要。使用“闭眼”“离去”“熬过丧亲期”之类的委婉语，可能表明这位作者不熟悉应对悲伤的理论和观点，称死亡为睡眠的故事也不是很恰当。一本合适的书籍可以为成人和儿童提供一个谈论失落的机会。

5．对于老年人的居丧支持　对失去子女的老年人的居丧期支持尤为重要。唯一孩子的离世所引起的亲子关系的丧失可能会变成“永远的居丧”。对于年迈的父母来讲，他们不仅失去了成年的子女，也失去了他们生活的照料者和精神慰藉的源泉，这种丧亲在情感上和经济上给居丧者带来沉重的压力和痛苦。在国外成立有各种各样的援助团体，为身患重病的子女和失去子女的父母提供信息和帮助。一个称为“富有同情心的朋友”的组织为居丧的父母提供广泛的支持，由居丧父母建立的被称为“分享社区”的团体，使人们可以在这个团体中分担悲痛感受。在我国主要是亲友帮助居丧的父母，包括通过陪伴、聆听、寄吊唁卡或信等方法，也有丧亲的父母们聚在一起，其有着相似的经历，谈论各自的丧亲之痛，彼此提供抚慰和支持。每个人与他们孩子之间的联系方式都是不同的，居丧者不可能按照剧本用某种“正确的方式”来表达悲痛，因此，应以多种方式从多个方面为居丧者提供社会支持和帮助。

（国仁秀）

参考文献

[1] 崔以泰，黄天中 . 临终关怀学理论和实践 . 北京：中国医药科技出版社，1992：132.

[2] Prigerson HG，Shear MK，Newsom JT，et al. Anxiety among widowed elders：Is it distinct from depression and grief? Anxiety，1996，2（1）：1-12.

[3] Prigerson HG，Bierhals AJ，Kasl SV，et al. Traumatic grief as a risk factor for mental and physical morbidity. Am J Psychiat，1997，154：616-623.

[4] Stroebe M，Schut H，Stroebe W. Health outcomes of bereavement. Lancet，2007，370（9603）：1960-1973.

[5] 徐波 . 肿瘤护理学 . 北京：人民卫生出版社，2008：174.

[6] Kagawa-Singer M. The cultural context of death rituals and mourning practices. Oncol Nurs Forum，1998，25（10）：1752-1756.

[7] DeSpelder LA，Strickland AL. The Last Dance. 9th ed. Mountain View，CA：Mayfield，2011.

[8] Durkheim E. The Elementary Forms of Religious Life. New York：Collier，1961：443.

[9] Bonanno GA，Kaltman S. The varieties of grief experience. Clin Psychol Rev，2001，21（5）：705-734.

[10] Prigerson HG，Vanderwerker LC，Maciejewski PK. A Case for Inclusion of Prolonged Grief Disorder in DSM-5. In：Stroebe MS，Hansson RO，Stroebe W，eds. Handbook of Bereavement Research and Practice：Advances in Theory and intervention. Washington DC：American Psychological association，2008.

[11] 何丽，王建平，尉玮，等 . 301 名丧亲者哀伤反应及其影响因素 . 中国临床心理学杂志，2013，21（6）：932-936.

[12] Prigerson HG，Horowitz MJ，Jacobs SC，et al. Prolonged grief disorder：Psychometric validation of criteria proposed for DSM-V and ICD-11. PLoS Med，2009，6（8）：e1000121

[13] 郑家萍，孙伟，蒋中陶 . 癌症临终患者家属的哀伤护理研究进展 . 上海医药，2014，35（8）：38-41.

[14] 张俊红，王晓燕 . 心理疗护对居丧期家属悲伤情绪的影响 . 齐鲁护理杂志，2014，20（11）：98-99.

[15] 李嘉诚基金会“人间有情”全国宁养医疗服务计划办公室．姑息医学．汕头：汕头大学出版社，2008.
[16] 琳恩·德斯佩尔德，艾伯特·斯特里克兰．最后的舞蹈：邂逅死亡与濒死．上海：上海人民出版社，2013.

第五节　伦理问题

护士在从事姑息护理中需要经历伦理考虑、沟通和决策的过程，为患者和家属呼吁他们的权利，以协助他们做出明智的决定。伦理原则的应用有助于护士在姑息护理中面临伦理困境时找到解决问题的最佳方法。

一、医学伦理学基本原则

Beauchamp T. L. 和 Childress J. F. 在《生物医学伦理学原则》中提出自主原则、不伤害原则、有利原则和公正原则为目前国际医学伦理界广泛接受的四项基本原则[1]。

1．自主原则　要求医护人员对患者的自主权予以尊重，提供信息，保证患者充分行使自主权。依照这个原则，知情同意、保护患者隐私等是对医护人员基本的道德要求。

2．不伤害原则　要求医护人员在为患者提供服务时，应不使患者的身心受到伤害。不伤害原则对护士的要求：①重视患者的利益，为患者的利益着想；②具备扎实过硬的专业知识与技能，保证患者的健康和生命安全；③对可能存在危险或伤害的护理措施进行利弊分析，选择利益大于危险或伤害的护理措施。

3．有利原则　在西方又称为行善原则。有利原则要求医护人员的行为不仅有利于患者的康复，而且有利于医学事业和医学科学的发展，有利于促进人群和人类的健康。

4．公正原则　要求护士：①公正地分配卫生资源；②态度上能够公正地对待患者；③公正地解决护患纠纷。

二、终末期癌症患者常见的伦理问题

（一）关于告知癌症患者实情

1．告知癌症患者实情的现状　美国 1961 年的调查中，90% 回复问卷的医生表示不会优先告知癌症患者其诊断的信息。20 世纪 60—70 年代，随着美国个人权利运动的发展和民众受教育水平的提高，患者参与治疗和获得更多疾病信息的权利得到法律和医学伦理学的承认和保护。为了评估医生对于是否告知癌症患者病情的态度变化，1977 年用同样的问卷做了调查，264 名回复者中 97% 表示会优先告知癌症患者其诊断的消息[2]。1992 年 Woodard L. J. 综述 35 篇文章得出结论——对有能力的癌症患者（包括孩子）告知诊断实情是符合道德、伦理、法律和治疗需要的。并且提出通过认识到影响告知实情的因素，恰当应用沟通技巧，医护人员可以顺利完成病情告知[3]。后续开始了如何告知癌症患者其诊断、除了诊断还需要告知哪些内容、由谁以什么方式方法来告知这些内容患者更容易接受、告知病情后如何给予患者姑息照顾、如何培训医护人员告知的技巧等主题的研究讨论。

由于社会文化和公众自主意识薄弱等原因，知情同意原则在我国并未得到充分的实施，主要阻力来自于对癌症患者心理承受能力的顾虑、患者知情权利意识的缺乏、医护人员对患者知情权利的忽略等。2000年王菊香等调查显示确诊时即被告知病情的患者不及半数（41%），手术前或特殊治疗前医生不得不告知实情的也不在少数（43%），患者猜测到自己的病情而多方打探，从资料管理的疏忽之中或护士日常治疗必需的“解释”“解答”之中查获一个“癌”字的亦有10%[4]。

2．影响医护人员告知患者实情的顾虑和障碍

（1）担心告知病情真相给癌症患者带来负面影响，是医护人员和患者家属选择不告知的主要原因[5]。

（2）医生担心未得到家属的同意而告知患者实情会引起不满和医疗纠纷。临床实践中医护人员仍担心直接告知患者实情可能导致其情绪低落、病情恶化等状况发生，而引起家属的埋怨或指责。这些顾虑让医护人员选择先告诉家属而不告诉患者，从而忽略患者的自主权。

（3）医护人员未得到充分的告知实情的技巧培训。告知患者实情的整个过程和处理患者的情绪反应都需要有熟练的技能，而医护人员由于缺乏培训、没有精力和时间评估和满足患者的需求、对进一步的治疗缺乏足够的信心等，在告知患者病情时承受着心理负担，害怕在告知患者实情时流露出自己的悲观情绪以及个人对疾病和死亡的恐惧，害怕不知道如何回答患者的问题[6]。赵秋利的调查中也显示60.6%的医生未接受过癌症告知的相关培训[5]。

3．告知病情的利弊分析　医学的进步在一定程度上消除了人们对癌症的恐惧，减轻了患者的痛苦，甚至使一些患者有了治愈的可能。这为实现癌症患者的知情同意权利奠定了一定的基础。告知癌症患者诊断和预后的有利方面主要有：

（1）体现对患者的尊重：医患双方在法律上是平等的，但是在医疗信息掌握上又是不平等的。患者渴望医生能及时、详细地告知病情，交代诊疗方案以及在诊疗过程中可能会出现的情况及预后，使患者感受到平等和尊重，从而建立起对医护人员的信任。

（2）有利于患者配合治疗：患者只有在了解自己所患疾病后才能积极接受和配合各种治疗措施，以相对稳定的心态和情绪面对疾病。

（3）减少医患矛盾：现代就诊模式认为就诊是由医生与患者共同履行的一种社会契约行为，只有双方尊重彼此的权利，才能更好地履行各自的责任和义务。因此，实施知情同意，有利于改善医患关系，降低医疗纠纷，维护社会的和谐安定。

（4）患者有时间实现自己的愿望：告知患者病情及预后可以让晚期癌症患者有机会、有计划、有意义地安排自己有限的生命，选择完成一些尚未实现却非常想实现的愿望，也体现了对患者的人文关怀。

医护人员告知患者实情的普遍顾虑是担心患者出现负面情绪反应。然而，Cazzaniga L. F.发现，告知患者诊断结果并未导致患者焦虑和抑郁增加，其生存质量水平也未下降[7]。国内部分学者研究，初诊癌症的住院患者得知病情后2周内SCL-90各项评分指标均明显高于暂不告知病情的患者，半个月后及出院前又逐渐恢复到入院时水平[8]。赵欣欣等的调查显示知道病情组患者得知病情1个月后患者焦虑、抑郁情绪明显低于不知病情组患者[9]。由此可见，患者有知情的需求，知情可以减少患者的猜疑、焦虑，对保持稳定情绪、接受疾病和治疗有益。因此，医护人员和家属应充分了解告知患者实情利大于弊，并积极探索和掌握告知的有效策略与方式。

4．应用伦理学原则分析如何告知癌症患者病情[10-14]　癌症的病情告知并非简单地告诉

或交代，而应根据患者对疾病的认识程度、性格特征、心理承受能力、文化教育水平和患者家属的意愿等方面灵活应对，既不能粗暴地忽视癌症患者的知情权，也不能盲目简单地强调知情权。具体应该注意以下问题：

（1）做好评估工作，包括心理评估在内的综合评估：在告知癌症患者病情前，评估患者的性格特点及心理承受能力，同时要预测患者可能出现的心理和情绪变化。除外要了解患者心理状态及其变化，还要根据患者的性别、年龄、婚姻状况、学历、职业、社会文化背景、家庭经济状况、癌症诊断、病期、病程、是否住院或患其他疾病等进行综合分析、评估。评估患者及家属或者照顾者对目前他们处境的理解，获得他们已经知道了哪些细节、他们还想知道哪些内容。考虑文化背景及其他可能影响信息需求的因素，根据个人的特点提供个性化的信息支持。

（2）获得患者及家属或者照顾者的同意，选择适当的时间、适当的地点、适当的人员参与病情讨论。

首先，给患者选择何时讨论病情的权利，避免刻意框定时间，除非是在生命的最后几天；其次，谈话时选择安静的环境，并面对面地直接交流。另外，应征求患者的意见，确认讨论病情时患者希望在场的家属或者照顾者。同时询问患者是否可有其他医务人员（包括同组医生、护士、心理医生等）参加此次讨论。

（3）将准确的信息以合适的方式告知患者及其家属或者照顾者：在与患者及其家属或者照顾者讨论病情前，医务人员要充分掌握患者癌症诊断分型、分期、后续治疗情况、疾病可能的发展方向、可能出现的症状、对功能有哪些影响和预计生存期等情况。保证医护团队不同成员向患者本人或者不同家属提供的信息和方法的一致性。与患者及其家属或者照顾者沟通病情不能一蹴而就，需要循序渐进，不能期望一次讨论可以让患者及其家属或者照顾者理解所有诊断、治疗等内容。所以要在不同的治疗阶段或出现新的情况时注意及时讨论沟通。沟通的同时要获知患者及其家属或者照顾者感到恐惧、关心的问题，以及他们对该次讨论的心理反应。医护人员要根据癌症患者各阶段的心理特点，科学地运用语言的技巧性和艺术性，设法减轻或消除其焦虑、孤独、忧郁等心理，使患者获得勇气和信心。

（二）临终决策中的伦理问题

国内外有关临终决策的内容主要涉及拒绝复苏、生命维持治疗、预先指示等相关问题。拒绝复苏主要是患者不希望实施胸外按压、除颤、使用起搏器等。生命维持治疗主要包括使用人工呼吸装置、器官移植、心肺复苏术、营养支持、血液透析等。预先指示是指患者在个人意识清楚且具有决策能力时预先设立的医疗照护选择，包括生命意愿和医疗委托人。

1. 拒绝复苏、生命维持治疗的伦理问题[15-19] 随着医疗抢救技术的进步，越来越先进的技术、仪器（如呼吸机、心脏起搏器、血液透析等）运用于延长临终患者生物学意义的生命，以期延缓死亡的自然过程和推迟死亡时间，但并不能挽救生命。这些医疗措施的结果对于患者来说，如果神志清醒，会在极其痛苦的所谓的“治疗和检查”过程中等待死亡；如果神志丧失，则任由各种医疗仪器维持生命，没有生活质量和尊严地维持生命。这都是与伦理学原则不相符的。对于患者家属来说，经济上要负担巨额的医疗费用，精神上要承受巨大的压力，特别是要面对付出却没有任何结果的严酷现实。同时大量医疗资源用在不合时宜的治疗上造成浪费。

Liu LN 等调查发现，癌症患者愿意入住 ICU、接受心肺复苏、营养支持、机械通气的比例分别为 36.0%、27.3%、24.3%、26.7%[20]，提示患者对终末阶段保持生活质量和尊严的愿望和需求。王丽英等调查显示医护人员中有 68.8% 不建议对晚期癌症患者实施心肺复苏，75.6% 的医护人员认为首要原因是不想让患者继续痛苦下去，73.3% 认为即使抢救过来生活质量也会非常低，59.3% 的医护人员希望患者能够有尊严地离开[21]。由此可见，医护人员与患者对于终末阶段的愿望和目标是一致的。

在癌症患者终末期医疗决策问题上，根据伦理学原则，患者可根据自己的文化、态度及信仰等做出符合自己意愿的决策。而医护人员应尊重患者的意愿，并恰当应用伦理学原则引导他们做出最佳决策。撤除生命支持措施的推荐指南见表 5-5-1[22]。

表 5-5-1　撤除生命支持措施的推荐指南

阐述决定	医疗团队成员在撤除生命支持措施的问题上达成共识；明确决策者（患者或代理人），并与患者 / 家属商定执行步骤；将决定以及医疗计划都记录在病历中
明确目标	确保患者保持舒适；方便亲人探视和陪伴
确认步骤	患者和家属的需求目标保持一致，即保持患者的舒适；叙述撤除生命支持措施的计划；确保及时治疗增加痛苦的症状（例如：足够的镇痛和镇静）；告知预期生存时间
安静的环境	提供隐私空间；允许探视和陪伴；移除各种线、管，关闭显示器和警报；保留一个静脉通道用来实施镇静或镇痛给药治疗
撤除后症状管理	主治医生要参与；备好控制症状的药物；给药应该以预期剂量为指导；药物应该滴定至有效剂量；持续输注效果通常优于单次给药
终止治疗	停止非必要的医疗措施；不延长生命或加速死亡；可逐日终止
移除机械通气	保持患者的舒适
濒死期护理	医生确认并告知家属患者已经死亡；向家属再次确认患者及家属的决定是正确的；多学科团队事后检视

2．预先指令（advance directive，AD）、患者自主决策行为（patient self-determination act，PSDA）、生命支持治疗的医嘱（physician orders for life-sustaining treatment，POLST）

预先指令是预立医疗照护计划的一种形式，通常是一个书面声明，声明在患者不能与医护人员进行沟通的情况下谁来代理决策和采取何种医疗措施。预先医疗照护计划还有两个其他的形式：生前预嘱和永久的医疗委托书。永久的医疗委托书将个人权利授权给另一个人在其不具备能力时代替其做出医疗决策。这个人可能是他的亲戚或朋友。法律一般优先考虑个人的选择，包括血缘最近的亲属。大多数法规要求这一授权以书面形式生效。美国是发展预先指令最早最完善的国家。早在 1976 年加利福尼亚州就通过了《自然死亡》的法案，规定具备决策能力的成年人可以拒绝一切无用的延续生命的医疗措施，提出了不予心肺复苏（do not resuscitate，DNR）这个概念[23,24]。

患者自主决策行为是预先指令的延伸。美国国会 1990 年通过了《患者自主决定权》法案，法案规定医院、养老院等医疗机构必须在成年患者入住时提供有关预先指令的信息，并有义务教育机构内成员关于预立医疗照护计划的相关知识。法案也明确指出患者有权接受或拒绝医疗措施，有权设立预先指令等[25]。

虽然美国及其他国家已经将预先指令的制订合法化、常规化，但现实实施的情况并不容乐观，还存在很多问题，如预先指令的设立率不高，存在较强的种族差异性；设立预先指令的时间过于临近死亡时间；医疗委托人的决策不符合患者的意愿等；签署的预先指令无法发放给所有相关人员，让参与者都知晓；可能会限制急诊医学的发展等。原因来自许多方面，主要包括：预先指令内容过于标准化，不具特异性；不同族裔之间存在较大的文化差异；没有相关政策监督预先指令的实施情况等。近些年，随着姑息医学的发展，随着优逝理念的推广和普及，人们也在越来越关注终末期生活质量，自主决策、尊严离世是患者的权利，这种观念也正在被人们所接受。这无论从保证患者终末阶段的生活质量，还是从医疗资源的合理使用方面都是有益的。但是国内在这方面的相关法律法规、医疗保障制度以及公众教育等仍有待进一步完善和发展[25-28]。

生命支持治疗的医嘱（POLST）是一个关于临近死亡的患者是否进行生命支持治疗的特定的标准化医嘱。作为法律文件，POLST 表格由患者和医生签署，并且是患者在不同医院转诊时的交接文件。在为临终患者提供连续的护理和支持时，POLST 用于患者和医生之间的沟通是有效的，它使得护士、医疗机构和紧急救援人员能够尊重患者是否需要维持生命治疗的意愿。生命支持治疗医嘱是灵活的，可以随着患者的愿望和身体状况的改变而不断调整。生命支持治疗医嘱文件不能代替预先指令，因为预先指令提供了关于临终患者的意愿的大致轮廓，并允许指定代理人在自己不能表达意愿时代替他做出决定。如果两种能够一起使用，既可以减少临终不必要的治疗，减少患者和家属的痛苦，又可以使患者的意愿得到明确和尊重。

无论是预先指令、患者自主决策行为还是生命支持治疗医嘱，均应在患者清醒并可接受疾病晚期的事实的情况下，由主管医护人员与患者及家属共同制订。引导患者做出符合他们意愿和利益的决策，既尊重了患者的自主权利，又使患者在生命终期免受伤害，同时避免不合时宜的治疗造成的医疗资源的浪费，这既符合伦理学有益无害的原则，也是维护患者的尊严和权利，实现优逝的重要措施。

（三）关于终末期人工喂养和补液

营养支持伦理原则认为，为患者提供食物和水属基本护理，适用于所有患者。而管饲营养则属于医疗干预，需经患者知情同意。医护人员需向患者提供下列信息：疾病诊断及其依据、营养不良的风险程度；治疗方案及其选择（肠内营养和肠外营养的选择，PVC、PICC 或 CVC 的选择等）；病情预后及潜在并发症（CVC 的血气胸等）；治疗费用。

管饲营养能否提高生活质量，能否延长生存时间，目前仍存在争议。是否需要维持营养支持和补液涉及许多法律和伦理的问题。但总体原则取决于营养支持和补液是否符合患者的最大利益，如果其风险超过了获益的机会则不是合适的治疗选择。同时强调医护人员应尊重患者及其家属的自主权。虽然伦理学强调患者和家属有充分的自主权，但医护人员作为专业人员，有责任应用专业知识和能力并恰当运用伦理学原则帮助患者和家属分析利弊，引导他们做出符合患者利益的决策。终末期患者随着病情进展，进食逐渐减少，医护人员在实施营养支持时需考虑以下方面：患者的病情有无逆转的可能，营养支持能否使患者维持或重获良好的生活质量，营养支持是否只是延长濒死期的痛苦过程。如果肿瘤患者营养支持和补液并不能改善患者的功能状况、不能减轻疲乏等痛苦症状，则不是适宜的医疗决策。

（四）关于安乐死[16,29-31]

2001 年 4 月 10 日荷兰上议院通过了《根据请求终止生命和帮助自杀（审查程序）法》。这个法案明确规定："医生不仅要确定患者的病情，还要与患者建立密切关系，达到对患者的全面了解，医生须根据目前的医学经验判断患者的疾病是否无法治愈并且饱受折磨；提出这个要求必须是患者自愿的；申请者需清醒地了解自己的病情，请求必须是独立自主做出的；对于申请安乐死患者的医学建议必须由主治医生与另外一名与此病例无关的医生进行商讨并独立提出书面建议；该实施行为必须符合司法部确定的'医学上合适的方式'；行为实施结束后必须报告"。这是第一个通过安乐死立法的国家。2002 年 5 月 16 日比利时议会众议院通过一项安乐死法案，允许医生在特殊情况下对患者实行安乐死，从而成为继荷兰之后第二个使安乐死合法化的国家。大体上，比利时安乐死法案的内容与荷兰相仿。

美国具有特殊的国家体制，各州的立法可以在管辖范围内不受干涉。俄勒冈州是美国第一个通过法案承认安乐死合法的州，1994 年选民选票通过《尊严死亡法》，法案中规定做出安乐死决定的人必须是成年人，并且经诊治预期生存时间不超过 6 个月的患者可申请。2008 年 11 月，华盛顿州成为美国第二个承认安乐死的州，通过了名为《尊严死》的新法律，与俄勒冈州规定类似，但不同的是，该项法律中规定了医护人员可以拒绝，申请者必须是华盛顿州居民，患者提出安乐死的申请必须是分两次在有见证人时提出书面申请，时间间隔为 15 天，并且对见证人与患者的关系进行了明确规定。2009 年 12 月 31 日蒙大拿州成为美国第三个承认安乐死的州，州宪法赋予了绝症患者有权选择死亡，医生为患者开具结束生命的药物不必担心受到起诉。美国的安乐死立法虽然各州不尽相同，但都有明确规定医生可以对患者实施安乐死，但受严苛的条件限制，不仅从患者自身情况而且还要从患者申请安乐死的程序上进行严格限制，这在一定程度上避免了安乐死被滥用。

安乐死是用医学的、人为的方法加速死亡以结束痛苦，而姑息医学和临终关怀的原则强调通过积极控制症状减轻患者的痛苦，提供身、心、社、灵全方位照顾，提高患者和家属的生活质量。在对待死亡的问题上，姑息医学强调既不加速也不延缓死亡，帮助患者积极地活到最后一刻。在我国医疗和法制体系体制尚不够完善的条件下，安乐死的实施可能产生一系列的纠纷和社会问题，甚至催生新形式的犯罪。而姑息医学的理念和原则更符合我国的国情和社会道德要求。在这一过程中，医护人员应积极控制患者的痛苦症状，帮助临终患者了解死亡，坦然面对和接纳死亡，并做好准备，让最后的生命阶段过得有意义，从而舒适、尊严、安详地离世。

随着姑息护理实践范围的不断扩展，护士承担越来越多的角色，在实践中也会面临更多的伦理困境和挑战，作为医护人员不但要掌握专业知识，还要遵循伦理学自主、不伤害、有利和公正的基本原则，以患者和家属为中心，引导和支持他们做出符合患者价值观和利益的决策。

（刘晓红　李　丹）

参考文献

[1] Beauchamp TL，Childress JF. Principles of Biomedical Ethics. Oxford：Oxford University Press，2008.

[2] Novack DH，Plumer R，Smith RL，et al. Changes in physicians' attitudes toward telling the cancer patient. JAMA，1979，241（9）：897-900.

[3] Woodard LJ，Pamies RJ. The disclosure of the diagnosis of cancer. Prim Care，1992，19（4）：657-663.

[4] 王菊香，施卫星 . 癌症患者对病情告知反应的调查 . 中国医学伦理学，2000，71（3）：11-12.

[5] 赵秋利，张荣 . 癌症患者病情直接告知阻碍的原因分析及对策 . 护理学杂志，2013，28（23）：53-55.

[6] Fallowfield L，Jenkins V. Communicating Sad，Bad，and Difficult News in Medicine. Lancet，2004，363（9405）：312-319.

[7] Cazzaniga LF，Maroni D，Bianchi E，et al. Anxiety，depression and informed consent in patient referred to a radiotherapy department. Tumori，2003，89（2）：176-182.

[8] 赵跃萍，曲爱娜 . 初诊肺癌住院患者在告知病情前后身心症状评分指标变化 . 武警医学，2011，22（4）：343-344.

[9] 赵欣欣，刘祖望，郭静波，等 . 病情告知对肿瘤晚期患者抑郁焦虑情绪影响的分析 . 现代肿瘤医学，2013，21（12）：2815-2817.

[10] Rabow MW，McPhee SJ. Beyond breaking bad news：how to help patients who suffer. West J Med，1999，171(4)：260–263.

[11] Clayton JM，Hancock KM，Butow PN，et al. Clinical practice guidelines for communicating prognosis and end-of-life issues with adults in the advanced stages of a life-limiting illness，and their caregivers. Med J Aust，2007，186（12 Suppl）：S77，S79，S83-108.

[12] Windwick B，Aubin D，Beard P，et al. Canadian disclosure guidelines：being open and honest with patients and families. 2011. C. P. S. Institute，Editor. Edmonton.

[13] Watson M，Lucas C，Hoy A，et al. Communication：Breaking bad news. Oxford：Oxford University Press，2009，1-23.

[14] 李菁 . 我国癌症患者知情同意的现状与实施方式研究 . 经济与社会发展，2012，10（11）：69-73.

[15] 闵婕，冯英明，张贺龙，等 . 关于晚期恶性肿瘤放弃治疗的思考 . 医学与哲学，2005，26（7）：50-51，58.

[16] 王林，霍玉芝，丁晓勇，等 . 晚期恶性肿瘤放弃治疗的伦理学问题 . 中国医学伦理学，2006，19（3）：33-34，42.

[17] 闫瑞敏，索志敏，张保祯 . 恶性肿瘤治疗中有关伦理学方面一些问题的探讨 . 内蒙古医学院学报，2009，31（1）：211-213.

[18] 刘小红，吴梅利洋，邱林凤，等 . 恶性肿瘤临终患者善终认知的质性研究 . 护理学杂志，2016，31（3）：44-47.

[19] 周雯，倪平，毛靖 . 患者临终决策意愿的研究现况 . 护理学杂志，2016，31（1）：107-109.

[20] Liu LN，Chen CH，Liu TW，et al. Preference for aggressive end-of-life care and their determinants among Taiwanese terminally ill cancer patients. Cancer Nurs，2015，38（3）：E9-E18.

[21] 王丽英，胡雁，陆箴琦，等 . 肿瘤科医护人员对晚期肿瘤病人实施预立医疗照护计划态度及影响因素调查 . 护理研究，2012，26（5）：1177-1181.

[22] Prendergast，T. J.（2007）. Palliative care in the intensive care unit setting. In：A. M. Berger，J. L. Shuster，Jr.，J. H. Von Roenn，（Eds. ），Principles and practices of palliative care & supportive oncology，3rd edition（Chapter 76，pp. 849-865）Philadelphia，PA：Lippincott，William & Wilkins. Reprinted with permission.

[23] ELNEC- 核心教程 © CH & AACN，2007. Revised：March 2013. Module 4：Ethical Issues in Palliative Care

Nursing Faculty Outline. Page M4-15.
[24] 王丽英，胡雁 . 预立医疗照护计划的国内外发展现状 . 医学与哲学（临床决策论坛版），2011，32（3）：40-42.
[25] McCloskey EL. The Patient Self-Determination Act. Kennedy Inst Ethics J，1991，1（2）：163-169.
[26] Conelius J. A literature review：Advance directives and patients with implantable cardioverter defibrillators. J Am Acad Nurse Pract，2010，22（5）：250-255.
[27] Moore KA，Rubin EB，Halpern SD. The Problems with Physician Orders for Life-Sustaining Treatment. JAMA，2016，315（3）：259-260.
[28] 吴梅利洋，曾铁英 . 预立医疗自主计划的意义及实施策略 . 护理研究，2014，28（12）：4355-4357.
[29] 翟晓梅 . 安乐死的概念问题 . 自然辩证法通讯，2000，22（3）：86-93.
[30] 刘三木，汪再祥 . 关于安乐死的若干争议问题之讨论 . 法学评论，2004，6：95-102.
[31] 刘刚 . 国内安乐死研究综述 . 四川文理学院学报，2011，21（1）：155-160.

第六节　姑息照顾中护士的压力管理

工作压力是护理人员在日常工作中所承受的各种身心负荷，是他们在主观上产生的不适应[1]。在姑息护理过程中，不仅患者，事实上护士也是脆弱的一方。护士不仅要面对患者及家属的痛苦、姑息照顾小组成员的紧张和悲伤，同时也经历着自身的痛苦和悲伤。护士在各类压力冲突中既是参与者，也是见证者[2]。随着专科护理的发展，护理职能在扩大，对患者的护理目标也趋于全面、细致和专业化。在对终末期患者的姑息护理中，护理的专科职责主要为 3 个方面：缓解疼痛及其他痛苦症状；为患者提供身、心、灵、社会的全面照顾；帮助家属应对悲伤[3]。有调查显示，护士在与终末期患者的沟通中通常不难发现患者的心理情绪变化，但在帮助终末期患者应对当前疾病状况和谈论死亡的问题上感到困难[4]。这与国外的研究结果一致，Feudtner C. 等人对从事姑息护理的护士照顾终末期患者态度调查中发现，护士在与患者和家属谈论死亡问题时感到困难[5]。

一、压力的种类

MD Anderson 癌症诊疗中心的护士咨询师 John S. Luguette 结合多年的工作经验提出护士承受的压力主要表现为：紧张、哀伤、抑郁、职业倦怠、同情疲劳等。

（一）紧张

适度的紧张（stress）有利于激发人的潜能。当个人遇事时通常会产生一个直觉感受，这个直觉感受就是紧张。职业紧张或称职业应激，指在某种职业条件下，客观需求和主观反应之间失衡而出现的（可感受到的）生理变化和心理压力，以及由于不能满足需求而引起相应的（可察觉的）功能性紊乱[6]。有研究表明，过重的职业紧张因素存在，会对工作能力、健康造成不利的影响[7]。直接面对患病的弱势群体，疾病危重、生命脆弱、责任重大，都给从业护士带来很大的压力[8]。

姑息护理是一项复杂而充满挑战的工作，护士每天工作在临床一线，面对的是复杂的病情、人际关系、突发事件、职业发展、环境等，尤其需要具备多种能力应对挑战和压力。

（二）哀伤

哀伤（grief）是指一个人在面对损失或丧失时出现的内在的生理和心理反应。内在心理方面则主要包括情感与认知两个部分[9]。

在姑息护理过程中，护士面对的患者病情危重，住院时间长，患者身体虚弱，容易对护士产生心理投射，引发护士对患者的同情，这种同情会逐步升华为共情，甚至会向亲情进一步转化，最终使护患之间建立一种近似亲人的关系。当患者的病情恶化或死亡时，会使护士产生一种失去亲人的感受。哀伤者不能有效度过哀伤已成为导致各种精神障碍的原因[10]。有文献报道[10]，就诊于精神卫生门诊的患者中，有 15% ～ 21% 心理障碍的患者是由于不能有效度过哀伤而造成的。同理，护士的哀伤情绪如果得不到疏解，将严重影响工作，甚至会影响护士的生理及心理健康。

（三）抑郁

抑郁（depression）是一种心境异常低落、不愉快的负性情绪状态[11]。工作相关的抑郁、焦虑、愤怒是人们经常体验到的负性情绪，这些情绪状态不但影响人的认知功能，也会给身心健康带来不利影响[12]。焦虑是对应激的适应性反应，过度担心是焦虑症状的核心；而抑郁则是一种严重的负性情绪，会导致心理变化波动[13]。长期处于抑郁状态会给人们的日常工作和学习带来消极影响，甚至导致心理障碍的发生，严重影响个体的心身健康、工作能力、躯体活动和社会交往。最重要的是，抑郁障碍者的自杀、自伤甚至伤害他人的危险性增高[14]。

抑郁是在环境和个体等多种因素相互作用下发生的[11]。Kessler 总结了近 20 年有关压力和抑郁的研究结果后指出，生活事件与抑郁的产生密切相关，并且压力强度与抑郁程度之间存在剂量 - 反应关系。另外，在相同的压力条件下，不同个体表现的抑郁程度也不同。人格是反映个体差异的普遍的相对稳定的行为倾向指标，有研究显示，人格特质与焦虑、抑郁情绪的发生有着显著的相关性[15]。张斌等的研究中显示，人格特质中的外倾性与工作相关的抑郁、焦虑、愤怒呈显著负相关，即外倾性人格的护士在工作中表现出更少的抑郁、焦虑、愤怒的负性情绪[16]。外倾性人格表现为热情、表达能力强、善支配、有活力、自我肯定，这些正是护士所需要具备的关键特质[17]。有研究表明，外倾性人格特质的个体在遇到应激时，情绪调节自我效能感较高，倾向于采用积极的情绪调节和应对策略，这样有利于负性情绪的化解[18]。除了以上生活事件和人格特质这两个因素外，护士的职业认同感对于护士负性情绪反应的产生也存在着极大的影响。护士职业认同是指护士本人对护理职业所持的看法和感受，以及决定自身职业行为倾向的心理状态。职业认同是职业发展的内在激励因素，职业认同一旦陷入危机，个体内在的工作动力将受到严重影响，容易出现焦虑、抑郁等负性情绪。

（四）职业倦怠

研究显示，护士是职业倦怠（burnout）的高发人群[19-20]。职业倦怠最早是由美国临床心理学家 Freudenberger H. J. 于 1974 年提出的，即指人们在从事连续、紧张、大量的工作而又无法获得预期目标时产生的一种对工作的厌恶和冷淡，对服务对象的疏忽和不负责任以及由此导致的身心耗竭状态[21]。1981 年 Maslach C. 等汇总多方意见并统一了职业倦怠的定义，又称“心身耗竭综合征”（burnout syndrome，BS），即对在工作中长期遭受到的情绪和人际关系压力的延迟反应，具体表现为情感耗竭、去个性化和个人成就感降低[22]。情感耗竭是指个人认为自己所有的情绪资源都已经耗尽，感觉工作特别累，压力特别大，对工作缺乏动力和冲劲，在工作中会有挫败感、紧张感，甚至出现害怕工作的情况[23]。去个性化是指个体会与工作以及其他与工作相关的人员保持一定的距离，对工作不如以前那么热心和投入，总是很被动地完成自己分内的工作，对工作的意义表示怀疑，并且不再关心自己的工作是否有价值[23]。个人成就感降低是指个体对自己持有负面的评价，认为自己不能有效地胜任工作，或者怀疑自己所做工作的价值，认为自己的工作对社会、对组织、对他人并没有什么贡献[23]。

护士发生职业倦怠的信号包括感到身心精力枯竭，工作效率下降，与家人、同事、朋友的联系减少，因患者或其家属的事而失眠，质疑自己的工作能力，感受不到工作的价值，对工作（量、压力、时间等）感到不堪重负，感觉得不到上级、同事及组织的重视和支持，情绪变得不稳定、易怒，对工作感到恐惧等。

王世英等对护士群体职业倦怠的产生原因进行了总结归纳，包括：护理工作职业特点、护理工作职业压力、护士多种工作角色冲突、护士工作人格特征、工作环境和护士职业认同感差、护士对工作的满意度低六个方面[24]。目前护士人力资源短缺是全球的共性问题。护理工作负荷重、班次不固定让护士感到工作方面的压力；患者病情复杂、护理知识和技能不断发展更新让护士感到学习方面的压力；护士社会地位低下、发展前景不明、待遇低下使护士感到生存方面的压力；医患关系紧张、患者维权意识增强让护士感到安全方面的压力。对于姑息护理专业的护士来说，他们在工作中需同时兼任照顾者、教育者、研究者、心理咨询师等多重角色，时刻满足患者及家属包括生理、心理、社会、家庭、情感、情绪等多个方面的各类需求，护士很容易对自身角色的界定产生模糊感，甚至将工作与个人生活混为一谈，进而出现角色冲突。角色冲突和角色模糊（又称为角色压力）是造成护士职业倦怠的诱因，而角色模糊水平越高，护士职业倦怠水平亦越高[25]。

（五）同情疲劳

Figley C. R. 在 1995 年提出同情疲劳（compassion fatigue）是与悲情个体长期工作产生的一个消极结局[26]。同情疲劳是在目睹了他人的痛苦后产生的情绪、生理、灵性方面的耗竭感[27]。当护士出现同情疲劳时，护士自身的情感麻木，无法感知任何情感，从而对他人的伤痛表现出漠不关心。

护士发生同情疲劳的早期信号包括：护士对于患者的痛苦感同身受；与患者的沟通被悲悯的情绪掌控，容易遗忘某些重要环节或干预措施；与工作相关的一些负性情绪、想法或梦境开始影响护士的生活、社会交往甚至睡眠；拒绝参加一些能够让护士想起某位患者的活动；提封闭式问题，不断换话题，或回答患者的问题公式化，回避一些痛苦的话题；把工作角色带回家；把精力过分倾注于某位复杂的患者身上；感觉到压抑，想退缩；工作占据生活时间导致生活的乐趣减少等。

姑息护理工作中，患者在生命的终末期，病情危重，护士目睹许多生命挫折和痛苦后，如果不被及时疏导，护士的心理情绪反应可能产生两极分化，一个极端就是对患者及家属的痛苦司空见惯，漠不关心，另一个极端就是过多关注患者的痛苦，对此感同身受，护士自身的情绪随着患者的痛苦水平起伏，进而遗忘了自己的专业角色。这两种极端反应都不利于护理工作的顺利进行。

因此，医护人员应熟悉各类压力的定义及表现，及早采取措施干预，避免让压力进一步发展。工作中需明确一点：医护人员会特殊关注某些患者或家属，这是正常的，但要记住他们需要的不是亲人，而是专业的医务人员。

二、应对压力的方法

有研究显示，作为影响压力与抑郁间关系的重要的个体变量，应对方式是影响个体抑郁发生的重要因素。应对方式是个体面对环境所采取的手段、方法、策略，不同的应对方式可降低或增加应激水平，从而影响应激和情绪间的关系[11]。庄楚璇等[11]的研究显示，消极应对方式对抑郁程度有正向作用，积极应对方式对抑郁程度有反向作用，与 Haghighatgou H. 等[28]的研究结果一致。当个体面对压力时，若采用主动沟通、寻求帮助、改变认知、面对问题等积极应对方式，压力容易被化解；相反，若采用幻想、逃避、自责等消极应对方式，压力便得不到有效解决，使个体陷入抑郁情绪状态中。

在 MD Anderson 癌症诊疗中心的护士压力应对手册中，将方法概括为以下几个方面：

（一）隔离技巧

1．设置界限　注意区分同情与共情之间的不同，护理人员应定时审视自我的情感表达，不要在工作中掺杂个人情感因素；以临床实践和循证理论为依据提供护理措施，保证护理工作的准确和专业；铭记个人的角色和职业范围，不要越界工作或扮演职业范围外的角色，必要时可与同事、老师等探讨自己的职业范围与界限；学会将工作与生活分开，尽量不要将家安置在工作场所内，下班后离开工作地点和角色，就不要再去思考工作上的事情。

2．远离压力源　允许自己在繁忙的工作中有短暂的休息，如利用午餐时间给自己放个假；当感到工作压力过大，可以通过申请更换照顾对象、工作时间、工作内容等方式远离压力源。

3．原谅　可以将自己受到的压力、委屈写下来，在文字中表达自己的不满和愤懑，表述自己的理由和观点，以这种方式宣泄内心的压力。如果不奏效，可以重复书写。在书写过程中，理清事件的逻辑和条理，最终原谅对方。完成这一过程后，也可以销毁这些文字，并以此作为事件的终结。

4．事后总结　在经受压力事件后，医护人员可以向信任的同事倾诉，或向有经验的人寻求指导和帮助。给自己一些时间和空间去回想事件的经过。必要时可以寻求心理咨询或专业干预。

5．想象　利用想象的手法，帮自己完成角色的转化。例如，当迈出工作单位的大门那一刻，想象有一把刀将你与工作剥离，向自己强调已将患者交给了其他可信任的同事；将下班洗澡的过程想象成洗去身上的压力的过程；将换下工作服的过程想象成角色变化的仪式。

（二）放松技巧

1．腹式呼吸法　采取放松姿势，深吸气使腹部膨起，憋气，然后经口呼气，每个动作持续 4 秒。以 3 轮呼吸为一个周期。定期利用此方法，可帮助护士放松。

2．自我说服法　遇到压力或问题时，第一反应可能是“不行，我做不到”；这时护士应注意分析事件，分清哪些是真的困难、哪些是臆想出来的困难，直面事实真相和困难本身，以解决问题为最终目的，告诉自己“这件事非常棘手，我需要帮助”；最后，在问题解决时，要肯定自己“我就知道我能做到”。

3．肌肉放松法　取舒适坐位或卧位，将自己的脚趾尽可能紧地蜷起并坚持 5 ～ 10 秒，然后松开并放松 10 ～ 15 秒。在小腿、大腿、背部、肩部、颈部、面部和头部，依次重复以上的动作。

4．意象导引法　在一个安静的地方，深呼吸 2 ～ 3 次，将思想放空，想象自己在一片海滩上，天空蔚蓝，白云悠闲地飘浮在空中，阳光温柔地洒在你的身上，暖洋洋的，沙滩轻柔地托载着你的身体，使你感到舒适而柔软，海浪拍打着岸边，一只海鸥在海边飞翔，不时发出鸣叫。然后想象自己的身体开始下沉……最后，慢慢调整好状态后睁开双眼，舒展身体。

5．冥想法　选取一个安静、舒适的场所（建议光线柔和或采用自然光），在特定的时间（如早餐前或傍晚），取舒适的姿势（建议坐位），集中注意力想某件事（不能是工作中的事）。每天可练习 10 ～ 20 分钟。

（三）团体疗法

1．团队合作　允许团队中有压力的护士暂时离开压力源，转为照顾一些情况简单的患者，整个团队为有压力的护士提供一些支持和帮助，如哭泣时的纸巾、拥抱、鼓励等，或是让其休假以调整自身状态，也可与同事分享自己的经历以减少孤立感。

2．事件应激会谈（critical incident stress debriefing ，CISD）　事件应激会谈是以减轻不良事件造成的压力，保护医护人员，减少压力应激反应为目的的群体会议。目前比较常用是的由 Mitchell 与 Evans 在 1995 年提出的 Mitchell 模式，分为七步，并且必须由专业人员主持。

3．悲伤支持小组　悲伤支持小组采用公开与自愿的会员制，通常是由一名咨询师或是特定的人员主持。会员们在小组提供的一个安全隐秘的场所 / 平台中表述自己的真实感受。同时，在悲伤支持小组帮助下，护士能够对经历的事件做一个终结，走出哀伤。

4．技巧培训小组　技巧培训小组是由一名知识丰富的人员领导的一组人员，主要利用成功的案例培训护士应对各类事件的技巧，并通过角色扮演的方法，让护士熟悉并掌握这些技巧。

5．社会支持小组　以地理位置为主要依据进行分组，主要是自然形成的小组，社会关系对支持小组的形成有着重要影响。

（四）尊重生命，热爱生命

1．赋予意义　照顾终末期患者，能使护士收获很多：能够与人进行更深层次的沟通；通过努力，将痛苦的时光转换为成长和精神疗护的过程；学会珍视脆弱而又神秘的生命过程；发现生活的目标和意义。同时，护士应学会用健康、积极的方式纪念逝者。在经历过死亡后，要通过参加一些测评或利用某些方式对过去做一个终结，如参加追悼会、制作纪念海报或纪念品、给逝者写一封信、通过阅读诗篇祈祷缅怀逝者，以上这些方式可以帮助护士接受患者的死亡，表达哀伤，早日脱离痛苦，重新投身到工作中。

2．精神放松法　给自己一些时间去欣赏美景，重新发现大自然的神奇。对于有宗教信仰的人，可以定期去做礼拜，也可以向牧师、智者寻求指点和帮助。也可以让自己有一些私人的时间和空间，让自己的精神放松一下。

3．反思练习　每天回想一下自己的经历，无论是积极的还是消极的，成功的还是失败的，可以是某个想法或问题，也可以是某个事件，从中总结出经验与教训。另外，可以每天在纸上写下来自己今天做的或遇到的三件好事，可以是成功抢救患者这类的大事，也可以是一个笑容、一个拥抱这样的小事，甚至可以是自己所听到的一个笑话。每当出现负性情绪时，可以拿出自己写下的这些好事，反复阅读，借此让自己心情愉悦，赶走负性情绪。

4．应对职业倦怠　护士应不断地增加自己的技能水平和认知水平，积极参加跟自己专业相关的培训和继续教育，以适应快速发展的医疗护理技术。正向肯定自己取得的所有成功或成就。也可以不断拓展自己的职业范围，规划好自己的职业发展方向。

5．维持工作与生活的平衡　在工作角色与生活角色间划一条界线。常见的护士帮助“过量”的信号包括：虽然有同事替班，依然告知患者或家属自己的座机号码；允许家属随时打电话；在非工作时间与患者见面；超越专业工作范畴进行家庭访视；与对方如家人一般地相处；参与到家庭的决策制订中；家属反过来安慰你，担心患者的死亡会影响你的生活等。护士应学会享受生活，以一种健康的、平衡的方式生活，以一种正常的、积极的方式庆祝生活中的幸福事。建议护士去参加健身活动，保证充足的睡眠，与能对自己产生积极影响的人交朋友，去不同的地方旅游，培养健康的兴趣爱好如唱歌、跳舞、画画、阅读等。

（谷友惠）

参考文献

[1] 李小妹. 护理学导论. 长沙：湖南科学技术出版社，2009.

[2] Wittenberg-Lyles E，Goldsmith J，Ferrell B，et al. Communication in Palliative Nursing. New York：Oxford University Press，2013：253-266.

[3] Faull C，Carter Y，Woof R. Handbook of Palliative Care. London：Black Well Science Ltd，1998：3-101.

[4] 陆宇晗，国仁秀，刘莉. 肿瘤科护士对照顾终末期癌症患者的职责认同与负性感受研究. 中国护理管理，2011，11（2）：84-86.

[5] Feudtner C，Santucci G，Feinstein JA，et al. Hopeful thinking and level of comfort regarding providing pediatric palliative care：a survey of hospital nurses. Pediatrics，2007，119（1）：186-192.

[6] Rice PL. Stress & Health. 北京：中国轻工业出版社，2000.

[7] Johnson JV，Stewart W，Hall EM，et al. Long-term psychological work environment and cardiovascular morality among Swedish men. Am J Public Health，1996，86（3）：324-331.

[8] 刁利华，郭勇，陈定中. 护士心理健康维护的研究进展. 中华护理杂志，2004，39（8）：612-615.

[9] 陈维梁，钟莠筠. 哀伤心理咨询：理论与实务. 北京：中国轻工业出版社，2006：2.

[10] Worden JW. Grief Counseling and Grief Therapy：A Handbook for the Mental Health Practitioner. 3rd ed. New York：Springer Publishing Company，2002：1-4.

[11] 庄楚璇，王妤. 应对方式对护士抑郁程度的影响分析. 齐鲁护理杂志，2013，19（20）：55-56.

[12] Innstrand ST，Langballe EM，Falkum E. A longitudinal study of the relationship between work engagement and symptoms of anxiety and depression. Stress Health，2012，28（1）：1-10.

[13] 赵莉，谭敏，吴玉琼. 综合培训对本科护生实习前焦虑和抑郁的影响. 护理学杂志，2009，24（10）：

69-71.
[14] 胡少华．抑郁障碍的社会经济负担及对策．中华预防医学杂志，2005，39（4）：283-284.
[15] Amelink M，Hashimoto S，Spinhoven P，et al. Anxiety，depression and personality traits in severe，prednisone-dependent asthma. Respir Med，2014，108（3）：438-444.
[16] 张斌，陈燕，王叶飞，等．护士职业认同对人格特质与工作相关的抑郁、焦虑、愤怒关系的中介作用．中华护理杂志，2015，50（7）：864-868.
[17] 李瑞英，李淑兰，李四燕．护士人格特征与职业要求的相关性研究．护理学杂志，2006，21（15）：1-4.
[18] 赵鑫，史娜，张雅丽，等．人格特质对社会适应不良的影响：情绪调节效能感的中介作用．中国特殊教育，2014，(8)：86-92.
[19] O'Mahony N. Nurse burnout and the working environment. Emerg Nurse，2011，19（5）：30-37.
[20] Garrosa E，Rainho C，Moreno-Jiménez B，et al. The relationship between job stressors，hardy personality，coping resources and burnout in a sample of nurses：a correlational study at two time points. Int J Nurs Stud，2010，47（2）：205-215.
[21] Freudenberger HJ. Staff burn-out. J Soc Issues，1974，30（1）：159-165.
[22] Maslach C，Jackson SE. The measurement of experienced burnout. J Organ Behav，1981，2（2）：99-113.
[23] 刘伟，胡淑芬，吴焰．护士职业压力与工作倦怠调查研究．中国护理管理，2009，9（7）：30-32.
[24] 王世英，盛荣，袁丽，等．护士职业倦怠研究进展．解放军医院管理杂志，2011，18（2）：184-185.
[25] 李兆良，高燕，冯晓黎，等．论医护人员职业倦怠的原因与对策．医学与社会，2005，18（6）：26-27.
[26] Figley CR. Compassion fatigue：Coping with secondary traumatic stress disorder in those who treat the traumatized. New York：Brunner/Mazel，1995.
[27] Sabo B. Reflecting on the concept of compassion fatigue. Online J Issues Nurs，2011，16（1）：1.
[28] Haghighatgou H，Peterson C. Coping and depressive symptoms among Iranian students. J Soc Psycho，1995，135（2）：175-180.

第六章　中医护理在肿瘤姑息照顾中的应用

中医药治疗肿瘤历史悠久，是我国肿瘤防治的重要组成部分，它以独特的视角认识生命和疾病现象，在长期的实践中形成了抵御疾病、维护健康的有效方法和手段[1]。中医护理是中医学的重要组成部分，中医护理将中医整体观念和辨证施护的理念应用于临床，通过中医养生、饮食调护、中医用药以及中医护理技术等方法，可缓解肿瘤患者的症状、提高机体抵抗力、预防并发症、促进康复等，从而有效提高肿瘤患者的生活质量。中医的整体调养和中医技术的优势尤其适用于中晚期癌症患者。

第一节　中医养生

养生即是保养生命、养身之意，所谓养，即保养、调养、补养，所谓生，就是生命、生存、生长[2]。中医养生是指遵循中医的理论体系，以中医整体观念与辨证论治为理论基础，采取形神兼顾的辨证施护方法，如通过起居、饮食、情志及运动在四时中的不同辨证调养，起到增强体质、预防疾病及缓解或减轻症状的作用。本节简单介绍四时养生及运动养生。

一、四时养生

所谓四时养生，就是指按照一年四季气候阴阳变化的规律和特点进行调养，即依据农历气节均分[3]。四时气候变化的突出表现是春温、夏热、秋凉、冬寒。生物随着大自然气候的变化，形成了春生、夏长、秋收、冬藏的相应规律，也就是春季自然界阳气始生，人体气机开始活跃；夏季自然界阳气旺盛，人体气机外浮；秋季自然界阳气收敛，人体气机下降；冬季自然界阳气内藏，人体气机下沉。春夏阳气发泄，气血易于趋向体表，人体多表现为皮肤松弛，疏泄多汗；秋冬阳气收敛，气血易趋向于里，人体多表现为皮肤致密，少汗多尿。《灵枢・本神》指出："智者之养生也，必须顺四时而适寒暑"。人体要顺应四时的变化，春保肝，夏保心，秋保肺，冬保肾。遵从"春夏养阳，秋冬养阴"的养生原则，即春夏要注意保养阳气，秋冬注意保养阴精，以达到增强体质的目的。肿瘤患者无论是在治疗期间还是治疗间歇期，都应遵循四时养生的原则，以促进身心处于完好状态。

（一）春季养生

1．概述　春三月是指从立春、雨水、惊蛰、春分、清明、谷雨至立夏前一天的 3 个月时间，在这段时间里，随着阳气的逐渐生长、阴气的逐渐衰退，天气由寒转暖，万事万物也萌发生机。《黄帝内经》中的《素问・四气调神大论》这样写道："春三月，此谓发陈，天地俱生，万物以荣。夜卧早起，广步于庭，披发缓行，以使志生，生而勿杀，予而无夺，赏而勿罚，此春气之应，养生之道也。逆之则伤肝，夏为寒变，奉长者少”。意为春天3个月是生发的季节，也是一年的开始，好像天地从此再生，万物都有发展的现象。人们要适应这环境，晚些睡觉，早点起床，在庭院里散散步，同时把束发散开，放宽衣上的带子，让身心感到舒畅，还要内存“生而勿杀、予而勿夺、赏而勿罚”等愉快的意念，这是春季养生的正确方法。违反这个方法，则会伤害肝，在夏天炎热的时候，可能发生寒性疾病，承受的长夏之气就少了。中医认为，春气通于肝，天人相应，故春季养生重在养肝，遵循养阳防风的原则，方能预防疾病。

2．起居调养　春季阳气始升，气候变化大，应晚睡早起。春季乍寒乍暖风气当令，人体皮肤腠理开始疏松，对风寒邪气抵抗不足，易患感冒、风湿、风疹、麻疹等传染性过敏性疾病，所以居室要空气流通，注意口鼻保健，尽量不去人多、空气浑浊的公共场所。同时，衣着要宽松保暖，不可使寒凉之气侵袭肌腠而损伤人体内的少阳春生之气，俗话所说的“春捂”即是这个意思。初春时节特别是生活在北方地区的不宜顿去棉服，年老体弱者换装尤宜谨慎，但“春捂”太过而阻碍阳气的正常生长也不正确。故《千金要方》主张春时着衣宜“下厚上薄”，以养阳收阴，从而顺应自然。

3．饮食调养

（1）春季饮食应增甘少酸，因为五行中肝属木，味为酸；脾属土，味为甘；木胜土，酸味食物有收敛固涩的作用，不利于肝气的舒展，而甘味食物能养脾之气，滋养人体的阳气，有利于人体春日的新陈代谢。食物可选择大枣、山药、芋头、枸杞、核桃、花生、荸荠、甘蔗等，菊花茶和薄荷水能清除肝热，忌饮酒，避免伤肝。同时，为适应春天人体阳气上升和肝气疏泄的需要，宜吃温补阳气的食物，如韭菜、香椿、茼蒿、大蒜、葱、荠菜、菠菜等，以助升发。

（2）春季白天气候转暖，风多物燥，常会出现皮肤、口舌干燥，嘴唇干裂等现象，还应进食新鲜蔬菜及水果，以补充维生素和水分，而大辛大热大寒之品则不适宜多食。

4．精神调养

（1）肝主升发阳气，喜条达疏泄，恶抑郁。要想肝气顺应自然，应做到精神愉悦“以使志生”才是，而郁郁不舒“使志不生”和大喜大悲大怒“使志过生”均不可取。如果日夜忧愁、思虑过度，则会影响肝的疏泄功能，进而影响其他脏腑的生理功能。按照中医理论，怒伤肝，故春季养生必须戒怒。

（2）春季应重视精神调摄，多沐浴春日暖阳，使身心感到舒畅，以顺应春季升发之气。

5．运动调养　春天里，人们常会出现“春困”，表现为精神不振、困乏嗜睡，中医认为“久卧伤气”久睡会造成新陈代谢迟缓，气血循环不畅，致使体质虚弱，病患滋生，可以通过运动来消除。春天阳气升发，树林、河边空气中的负氧离子较多，对人体有利，人们可在此进行太极拳、体操、慢跑、散步、郊游、登山、放风筝及骑脚踏车等体育锻炼，以舒展筋骨、畅通气血。

（二）夏季养生

1．概述　夏三月是指从立夏、小满、芒种、夏至、小暑、大暑至立秋前一天的3个月时间，在这段时间里，随着阳气渐长至极致而阴气渐退，天气逐渐变得炎热，万事万物均生长至盛况。《黄帝内经》中的《素问·四气调神大论》这样写道：“夏三月，此谓善秀，天地气交，万物华实。夜卧早起，无厌于日；使志无怒，使华英成秀；使气得泄，若所爱在外，此夏气之应，养长之道也，逆之则伤心，秋为痎虐，奉收者少”。其大意是指夏天3个月是繁荣的季节，天地交泰，云胜至雨，草木都在开花结果。人们应该晚些睡，早点起床，不要厌恶日长，并使心上没有郁怒，毛孔能够宣通，好比夏花齐放，喜形于色，这是调养夏天“长”气的养生方法。若不如此，内伤于“心”，秋天易生疟，承受“秋收”气也就减少，甚至冬天还要生病。夏季属火，入通于心，而夏季之末为长夏，属湿土，入通于脾，所以在夏季需要防止暑湿火热之邪。

2．起居调养

（1）夏季昼长夜短，要晚睡早起，在早晚适当的接受阳光照射，以顺应阳气的充盈，利于气血的运行。夏季户外活动时，应避开烈日炽热之时，防止中暑。外出时，穿轻便透气的衣服，戴上遮阳帽、太阳镜，以减少紫外线对皮肤和眼睛的灼伤。夏三月，人们在劳动或饮食时，均易出汗，这时需顺应自然让其透出，不可立即脱去衣服。

（2）良好的睡眠对解除“苦夏”十分重要。可采用午间小憩来补充，午睡有利于提高工作效率，午睡时间因人而异，一般以半小时到1小时为宜。夏天暑热外蒸，人体毛孔张开，不可露天夜宿，不能当风吹扇，否则风入毛孔最易着凉感冒。夏季衣服单薄，夜间入睡后被褥容易滑落，注意腹部保暖，否则易患腹痛痢疾诸症。

（3）“冬不坐石，夏不坐木”。夏季气温高，湿度大，久置露天的木头含水分较多。虽然其表面看来是干燥的，但经太阳暴晒，会向外散发着潮气，若久坐其上，则可诱发痔疮、关节炎等病症。

3．饮食调养

（1）夏天汗出较多，易伤人体阴津和脾胃的消化功能，饮食原则以清淡、新鲜、甘凉为主，如西瓜、苦瓜、绿豆、冬瓜、丝瓜、黄瓜等。适当进食酸味食物，如草莓、番茄、柠檬、乌梅、葡萄、山楂、菠萝、芒果、猕猴桃等，既可防止流汗过多而耗气伤阴，又能生津止渴，健胃消食。

（2）补充水和无机盐，人体汗出过多后，常会耗伤津液，宜补充水分和电解质，豆制品、水果、蔬菜等都是钾的重要来源。解暑材料以茶水为最佳，特别是绿茶，有消暑解渴、清热泻火的功效。可在早晚食粥，午餐时喝汤，达到清凉解暑、养胃清肠的目的。

（3）夏季勿过食冷饮，以防脾胃受损，从冰箱取出的食物应先在常温下静置一段时间，且一次不能进食过多。如骤然进食大量冷饮，会引起胃肠痉挛，生冷热炙蕴结于脏腑，以至诱发秋痢。

（4）注意饮食卫生，由于气温高，细菌繁殖快，生吃瓜果要洗净削皮，做凉拌菜时，注意清洗干净；用于切熟食的刀、板须与切生肉生菜的分开；在炒菜时加醋，可达到杀菌消毒、防止胃肠道疾病的效果。

4．精神调养　中医认为夏天利于心脏的生理活动，人们要顺应天气的变化，学会养“心”。在炎热的夏季，当气温超过30 ℃、日照时间超过12小时后，人们极易烦躁不安，会出现情绪和行为异常，特别是中老年人，医学上称之为“夏季情感障碍”，主要表现为情绪烦躁、好发脾气、心境不佳、行为古怪等。好发脾气是因为气温升高加剧了人们的紧张心理、心火过旺。中老年肿瘤患者更要注意保护心脏，培养乐观外向的性格，有利于气机的通泄。古代夏季养生学倡导“调息静心，常如兆雪在心”，人们常说的“心静自然凉”是有科学道理的。

5．运动调养

（1）穿着上，夏季运动时最适合穿着棉织品，款式越宽松，颜色越浅，散热效果就越好。运动者切忌长时间穿着被汗水浸湿的衣物继续锻炼，否则可引起皮肤疾病。

（2）地点上，夏季运动适合在公园庭院、河、湖边等空气新鲜的地方。选择室内健身时，注意远离空调，锻炼结束后也不应直接吹空调。

（3）时间上，夏季运动最适合的时间是清晨和黄昏。中午气温高，容易中暑，不宜进行户外运动。

（4）运动量上，夏季锻炼可下降到平日运动量的 1/3 ～ 1/2，时间以 20 ～ 30 分钟为宜。运动要从低运动量、短时间开始，让身体慢慢适应炎热的天气。

6．其他调养　“冬病夏治”是中医养生理论的精髓所在。“冬病”指的是某些好发于冬季，或在冬季加重的疾病（如支气管炎、哮喘、风湿性关节炎等），在夏季这些病情会有所缓解，如果在其发作缓解的夏天辨证施治，适当内服和外用药，可以有效预防冬季旧疾复发，或减轻症状。

（三）秋季养生

1．概述　秋三月是指从立秋、处暑、白露、秋分、寒露、霜降至立冬前一天的 3 个月时间，在这段时间里，天气由暖转寒，万事万物也逐渐凋零。《黄帝内经》中的《素问·四气调神大论》这样写道：“秋三月，此谓容平，天气以急，地气以明。早卧早起，与鸡俱兴；使志安宁，以缓秋刑；收敛神气，使秋气平；无外其志，使肺气清，此秋气之应，养收之道也。逆之则伤肺，冬为飧泄，奉藏者少”。其大意是指秋天 3 个月是从容平定的季节，天气渐燥，地气清肃。人们应当早睡，早起床。在精神上做到收敛意志与神气，平心静气，不能像夏天一样松弛，才能适应秋气，调养好“收”气。不然会累及“肺”，到冬天生消化不良的飧泄病，因而承受“冬藏”气也少了。具体来说，秋季属燥金，入通于肺。燥易伤阴，且肺为娇脏，最怕伤阴，所以秋季养生应特别注意培护阴气，以应阴长阳衰的肃杀之气。

2．起居调养　秋季，自然界阳气由疏泄趋向收敛，故应早睡早起；早睡以顺应阴精之收藏，早起以顺应阳气的舒展。在秋季，人体腠理汗腺由开放转为致密状态，“秋冻”是秋季非常有效的养生方法，是指在天气逐渐转凉的秋天，应适当“迟添衣”，有意识地让机体“冻一冻”，从初秋起即进行耐寒锻炼，以加强对晚秋寒潮的适应能力，所谓“春捂秋冻”说的就是这个道理。但儿童和老年患者体质较弱，对冷空气敏感，在早、晚应多穿衣服，避免受凉感冒。“白露身不露，寒露脚不露”。这句谚语提醒寒露节气后，应及时增添衣物，注意身体和足部的保暖。纵欲过度不利于阴精潜藏，故秋季应该适当减少房事次数，以保养阴精。

3．饮食调养

（1）秋季天气干燥，特点有二：其一，燥邪伤人，容易耗人津液，进而出现口干、咽干及大便干结、皮肤干裂等症状；其二，燥易伤肺，肺喜清肃濡润，燥则津伤。秋季养生应坚持“秋冬养阴”的原则，针对人体津液干燥征象，饮食应“少辛增酸”“燥者润之”，宜多食酸甘化阴、养肺生津功能的果蔬，代表性的水果有梨、荸荠、香蕉、甘蔗、苹果、葡萄、山楂等，代表性的蔬菜有百合、藕、银耳、萝卜、番茄、菌类等，多喝豆浆，对预防和治疗秋燥有较好的效果。中老年肿瘤患者可食用芝麻、核桃、蜂蜜、乳制品以润肠通便，少食辛辣之品，如辣椒、生姜、葱、韭菜、蒜类等，因过食辛辣易伤人体阴精。秋天尤其提倡食粥，将上述润燥之品与粳米、糯米、玉米煮粥食用，如玉米红薯粥，既可补充营养又能润燥养肺。

（2）饮食不宜过量。因为秋天气候宜人，食物丰富，人们味觉增强，睡眠充足，往往进食过多，摄入热量过剩，会转化成脂肪堆积起来，使人发胖“长秋膘”。因此，肥胖者秋季更应注意减肥，要注意饮食量，不能放纵食欲、暴饮暴食。

4．精神调养　到了深秋时节昼短夜长，秋雨绵绵秋风萧瑟，万物肃杀的自然环境和阴霾寒冷的天气，会给人们带来凄凉和迟暮的感觉，使人悲哀伤感。为防忧伤肺，情志上宜使夏季放诸于外的神气逐渐收敛，以应秋收之势，多与人交流，倾吐内心的情感和苦乐，可以得到内心的宁静，宜培养多种爱好，如琴棋书画、养鸟养鱼、花卉盆景、读书写作和郊游垂钓等活动，以调适情绪，升华情趣。

5．运动调养　秋高气爽，也是锻炼的好季节。个人可根据自己的具体情况选择不同的锻炼项目。秋主收藏，人体阴精阳气处在收敛内养阶段，运动也应遵循“收养”的原则，即注意动与静的合理安排，可选择一些适合自己的户外活动，如吐纳健身法、散步、做操、打球、爬山、郊游、打太极拳和练气功等耐寒锻炼等。因“秋须守其内”，秋天运动应温和，以汗液将出未出为度，不宜进行激烈运动以致大汗淋漓，否则汗液流失太多易伤津液。老年患者锻炼应减少膝关节的负重，不宜长时间做屈膝的运动，注意做好膝关节的保暖工作，可戴护膝，防止膝关节遇到冷刺激后疼痛加剧。

（四）冬季养生

1．概述　冬三月是指从立冬、小雪、大雪、小寒、大寒至立春前一天的3个月时间，在这段时间里，阴气到极致。《黄帝内经》中的《素问·四季调神大论》这样写道：“冬三月，此谓闭藏，水冰地拆，无扰乎阳。早卧晚起，必待日光；使志若伏若匿，若有私意，若已有得；去寒就温，无泄皮肤，使气亟夺，此冬气之应，养藏之道也，逆之则伤肾，春为痿厥，奉生者少”。其大意是指冬天3个月是闭藏的季节，河水结冰，田地开裂，到处是阳衰阴盛的现象。人们要早些睡，非待太阳上升不要起床。精神方面需像埋伏、藏匿般地镇定起来，但内心还是要像预期的事情得到满意解决一样地高兴。避寒就暖，也不要经常出汗，使体力愈加耗散，这是保养冬天“藏”气的方法。否则会内伤肾气，到春天发生痿厥，难以充分接受次年的“春生”之气。中医认为冬季是万物收藏的季节，养生要注意“敛阴护阳”，以潜藏阳气于内为目的，以防寒助阳为方法。同时，中医认为“肾主藏精，冬天养肾”。冬天的养生之道就是闭藏养阳之道。

2．起居调养

（1）冬季寒邪当令，但室内应经常开窗换气，保持空气清洁。起居宜“早卧晚起，必待日出”。保证充足的睡眠时间尤为重要，从传统养生学的角度分析，冬季适量增加睡眠时间有利于人体阳气的潜藏和阴精的积蓄，能使人体达到“阴平阳秘，精神乃治”的健康状态。

（2）寒为阴邪，常伤阳气，穿着上应选择吸湿透气、柔软爽身的棉制品，随着气温的降低及时增加衣服。晚上的温度更低，夜卧时需加多衣被，使四肢暖和，气血流畅，这样可以预防许多疾病的发生。

(3) 在冬季人体尤其要注意重点部位的保暖。一是颈部。在冬季患咳嗽后，最好穿高领服装外加围巾，保护好颈部后，病情容易治愈。二是背部。背部是人体的阳中之阳，风寒邪气极易通过背部侵入而引发外感性疾病。平时宜穿棉背心，睡时背部也要保暖，避免寒邪的侵袭损伤阳气。三是脚部。脚远离心脏，供血不足，保暖能力差，可每晚坚持用热水泡脚，以促进全身的血液循环，改善睡眠。

(4) 冬季人体皮肤容易出现皲裂和脱皮，洗澡次数不宜太频，水温也不宜太高。若温度过高，皮肤处于开泄状态，人体闭藏的阳气升发体外，不利于冬季阳气的收藏。此外，冬季藏精，要减少性生活的次数，才能达到保养“阳气”、养精蓄锐的效果。

3．饮食调养

(1) 人体经过春夏秋三季消耗，进入冬季后，处于腠理致密、潜藏沉静的状态，是吸收食补精华、修复身体的最佳进补季节，冬季气候严寒，遵循“虚者补之，寒者温之”的古训，忌食生冷，宜进食辛温或辛热的食物以温阳散寒，可适当增加能量较高食物的摄入，如牛肉、羊肉、鸡、鱼、牛奶等。坚果热量高、脂肪高，性味偏温热，可以进食花生、核桃、板栗、榛子、杏仁等，以助御寒。遵循“秋冬养阴，无扰乎阳”的原则，冬季当养肾，可进一些具有补肾益肾功能的食品，如核桃、板栗、桂圆等。“黑色食品”能固肾强肾，亦宜择食，如黑米、黑豆、黑木耳、紫菜之类。

(2) 冬天寒冷干燥，鼻咽部和皮肤比较干燥、容易上火，因此宜进食新鲜蔬菜和水果，以补充维生素，代表性的食物是萝卜、白菜、柚子、甘蔗，民间有“冬季萝卜赛人参”的说法。冬季饮食不可过咸，因冬季出汗少，咸味入肾，会致肾水更寒，有扰心阳，减少食盐摄入可减轻肾的负担。

4．精神调养

(1) 严寒的冬季，朔风凛冽，草木凋零，阳气潜藏，人体的代谢也处于相对缓慢的水平，所以，冬季精神调养也要着眼于“藏”。到了冬天，情志最好是“若伏若匿，若有私意，若已有得”，就是说冬天里不可像春天一般精神外露，或者豪情满怀，或者意气昂扬，整个人应该处于一种内敛状态，情志不可外抒，遇事做到含而不露，秘而不宣，使心神安静自如，避免各种不良情绪的干扰和刺激，让自己的心情始终处于淡泊宁静的状态，使体内阳气得以潜藏。

(2) 冬天的天气时常是阴冷晦暗，此时人们的心情也会受其影响，要防止“冬季情感失调症”，症状的主要表现是在冬季发生情绪抑郁、懒散嗜睡、昏昏沉沉，是由于寒冷的气候所致，但一味保暖不能达到预防效果，正确的方法是多晒太阳。在冬天患有抑郁症的人容易加重病情，所以在这个节气里要注意调节自己的心态。保持乐观，节喜制怒，多听音乐，经常参加一些户外活动以保持身心健康。

5．运动调养

(1) 冬季运动非常重要，民间有“冬练三九”之说。中医认为动则生阳，运动可以促进新陈代谢，产生热量，提高神经中枢调节体温的能力。《黄帝内经》称“冬三月早卧晚起，必待日光”，意思是说在冬季等太阳出来之后，再进行晨练才正确，特别是冬季的清晨常常有雾，应避免在严寒、大雪、强风中锻炼。

(2) 冬季运动要适量，不可大汗淋漓，不宜选择运动量过大的运动方式。中医认为，冬天皮肤开泄，会使阳气走失，而不利于其闭藏。可进行一些出汗少的运动方式，只要达到全身暖和、四肢不滞即可。可选择在房间里打坐，练深呼吸和吐纳。晴好天气应选择打太极拳、做养生操、散步等方式适量运动。

(3) 由于人身之阳气根源于肾，故冬天经常叩齿有益肾、强肾之功，肾“在液为唾”，冬日以舌抵上颚，待唾液满口后，慢慢咽下，能够滋养肾精。

二、运动养生

中国传统的运动养生健身方法有很多种类，其流派、功法及作用特点各异，运动是形式，养生是目的，每一项锻炼身体的运动都有其适应证和适应人群，均要注意适度，只要达到健身的目的即可[2]。运动养生方法很多，如太极拳、太极剑、马王堆导引术等，以下简单介绍太极拳、八段锦、五禽戏。

（一）太极拳

太极拳以“太极”为名，系取《易·系辞》中“易有太极，是生两仪”之说，“太极”指万物原始的“浑元之气”。其动而生阳，静而生阴，阴阳二气互为其根，此消彼长，相互转化，不断运动则变化万千。太极拳源远流长，深受人民大众的喜爱，它起源于清代陈王廷，是将意、气、身融为一体的运动形式，因太极图呈浑圆一体、阴阳合抱之象。太极拳正是以此为基础，形体动作以圆为本，一招一式均由各种圆弧动作组成，动作舒展、柔和而又绵绵不断，似行云流水，如环无端。外可活动筋骨，内可流通气血，不但用于技击、防身，而且更广泛地用于健身防病，是一种行之有效的传统养生法。

各种流派的太极拳很多，其中24式简化太极拳对各种慢性病，如神经衰弱、神经痛、高血压、心脏病、肠胃炎、溃疡病、遗精、肝病、肺病、腰部劳损、关节炎、风湿寒腿、糖尿病、内痔等都有一定的预防和治疗作用，对中晚期肿瘤患者缓解症状有益。练习中应注意以下几点：

1．操作场地空气流通，湿度适宜，忌对流风，以防复感风寒；操作者根据时令气温选择服饰，以不妨碍肢体运动为宜。

2．操练动作用力适中、均匀，避免运动幅度过猛过大，以可耐受为宜。

3．操作时如有体力不支、面色苍白、感头晕目眩等不适即刻停止。

（二）八段锦

八段锦是由八种不同动作组成的健身术，故名“八段”。因为这种健身动作可以强身益寿、祛病除疾，其效果最佳，有如展示给人们一副绚烂多彩的锦缎，故称为“锦”。八段锦是我国民间广泛流传的一种健身术，早在南宋时期，即已有《八段锦》专注，并有“文八段”（坐式）和“武八段”（立式）等不同形式。为了便于推广流传，还有人将其编成歌诀。八段锦不受环境场地限制，随时随地可做，术式简单易学，运动量适中，强身益寿作用显著。八段锦动作通过外在肢体的屈伸俯仰和内部气机的升降开合，使全身筋脉得以牵拉舒展，经络得以畅通，从而实现“骨正筋柔，气血以流”的功效。

八段锦大体分为坐式和站式两大类。站式八段锦可强身健体、舒经活络，对病患可有针对性的调治；坐式八段锦适合于慢性、虚弱性疾病患者，特别是中晚期肿瘤患者。练习中应注意：

1．根据身体情况或病情，选择站式或坐式八段锦。

2．空腹或进餐 1 小时之内不宜做操。

3．锻炼时，衣着应宽松舒适，并注意安全。

4．要求锻炼者有较高的自觉性、主动性和持之以恒的精神，且动作尽可能到位，以取得较好的效果。

（三）五禽戏

“禽”在古代泛指禽兽类动物，“五禽”是指虎、鹿、熊、猿、鸟五种禽兽，“戏”即游戏、戏耍之意。所谓五禽戏，就是指模仿虎、鹿、熊、猿、鸟五种动物的动作和神志，组编而成的一套锻炼身体的功法，它是我国古代著名医家华佗整理总结而成的。华佗根据“像其形，取其意”的方法原则创编了“五禽戏”，这其中“取其意”的思想方法是指人的情志活动，要像虎一样威猛，像鹿一样奔放，像熊一样敦厚，像猿一样机警，像鸟一样飘逸。这种体育养生思想既锻炼了外在形体，同时又锻炼了情志，从而达到“形神兼备”“内外兼修”的功效。

五禽戏对失眠[4]、抑郁[5]、糖尿病[6]、慢性阻塞性肺疾病[7]有一定的预防和治疗作用，肿瘤患者合并失眠、抑郁症状较多，勤习五禽戏可有效改善这些症状。练习中应注意：

1．操作场地空气流通，湿度适宜，忌对流风，以防复感风寒；操作者根据时令气温选择服饰，以不妨碍肢体运动为宜。

2．操练动作用力适中、均匀，避免运动幅度过猛过大，以能耐受为宜。

3．操作时密切观察面色、体能情况，若有体力不支、面色苍白、头晕目眩等不适即停止休息。

恶性肿瘤作为一种慢性疾病，有预后差、症状复杂、治疗周期长等特点，尤其是中晚期肿瘤患者。护士应掌握中医养生的理念、原则和方法，并指导患者将其恰当地应用到日常生活和诊疗全程，从而维持机体的整体健康状态，提高对疾病的抵抗力和活动耐力，以期有效缓解症状、预防并发症、提高生活质量。

（杨　茉　郭　敬）

参考文献

[1] 陈燕，陈偶英，张广清 . 中医护理学 . 北京：中国中医药出版社，2013.
[2] 陈佩仪，王俊杰，杨晓玮 . 中医护理学基础 . 北京：人民卫生出版社，2012.
[3] 徐波，马双莲，薛岚 . 肿瘤护理学 . 北京：人民卫生出版社，2007.
[4] 黎光昇 . 健身气功 . 新编五禽戏结合放松功治疗慢性失眠的研究 . 南京中医药大学，2009.
[5] 邱添莹 . 健身气功・五禽戏结合药物治疗轻中度抑郁症的研究 . 南京中医药大学，2011.
[6] 陈亮，李怡 . 传统体育运动对 2 型糖尿病的干预作用 . 环球中医药，2010，3（2）：153-155.
[7] 贾蕖 . 健身气功・五禽戏早期干预对稳定期慢性阻塞性肺疾病患者的影响 . 南京中医药大学，2008.

第二节　饮食调护

人以水谷为生，饮食是维持人体生命活动必不可少的物质基础，是人体、脏腑、四肢百骸得以调养的源泉。通过饮食，吸收水谷精微营养全身，维持人体正常的生命活动。《备急千金要方・食治》中指出："食物排邪而安脏腑，悦神爽志，以资血气。若能用食平疴，释情遣疾者，可谓良工"。中医学历来重视饮食调养，并积累了丰富而宝贵的经验，逐渐形成了独特的饮食调养理论和调养原则。

一、中医饮食调护的意义

饮食调护是指在疾病治疗过程中，根据辨证施护的原则，进行营养膳食方面的护理，注重调整阴阳、协调脏腑，损有余而补不足，使五脏功能旺盛，气血充实。许多研究显示不良饮食习惯、营养摄入不足、摄入过多或营养不均衡与肿瘤发生有关[1]。由于癌症本身为消耗性疾病，加上手术及放化疗等抗肿瘤治疗，易损伤正气，出现脾胃功能受损，严重影响营养的吸收与利用。中医强调食药同源，食物同中药一样，具有四气五味和升降沉浮的特性[2]，因而许多食物具有治疗和补益的作用。饮食调护配合治疗，是中医学的一大特色。中医素有"药补不如食补"之说。应用中医理论对肿瘤患者进行合理的饮食调护、保证治疗顺利进行、预防并发症以及促进康复都极为重要。

二、饮食的性味与功效

食物与药物一样，具有寒、热、温、凉之四性，辛、甘、酸、苦、咸之五味以及升降浮沉等作用。凡能减轻或消除寒证的食物可温中补虚，消除冷痛，如生姜、羊肉、红糖等，一般属于温热性；凡能减轻或消除热证的食物可清热生津止渴，如西瓜、梨子等，一般属于寒凉性；而如扁豆、莲子等寒热作用不明显的食物，属于平性。

中医的治疗原则是"寒者热之、热者寒之"，在治疗肿瘤时，可根据疾病的寒热属性选择食物或忌口。如患者症候属寒者，要忌口寒凉食物，如鸭、芦笋、藕、梨、绿豆等；患者症候属热者，需禁忌温热食物，如羊肉、狗肉、虾、黄鳝、葱、姜、大蒜、椒、橘子、荔枝等。

食物的五味与治疗的关系非常密切，不同味的食物具有不同的治疗作用。如辛能散能行，善于行气导滞、解表散寒；甘能补、能缓、能和，长于补益、和中缓急；酸能收、能涩，善于收敛固涩；苦能泄、能燥，有通泄热结、降泄肺气和清热泻火燥湿的作用；咸能软、能下，有软坚散结和泻下的作用。因此，在选择时应当性味合参，方为恰当。故《素问・脏气法时论》说："气味合而服之，以补精益气"。正是由于食物有寒热温凉之异、酸苦甘辛咸之别、补泻之殊，才能同药物一样发挥扶正祛邪和调节阴阳平衡的作用。虽然其作用可能比较缓慢，但却更适合于正虚邪恋的肿瘤患者。饮食调护必须根据患者的体质、疾病的性质，选择不同性味的食物进行配膳，做到寒热相宜，五味调和，从而有益于健康。具体如下：

1．平性食物性味平和，既没有寒凉之偏性，又没有温热之偏性，具有补益、和中的功效。如猪肉、鸡蛋、山药、木耳、花生、香菇、银耳、胡萝卜、白菜、玉米、红薯等，常用于各类患者，尤其是疾病恢复期的患者。

2．寒性食物性味苦寒、甘寒，具有清热、泻火、解毒的功效，如苦瓜、西瓜、丝瓜、莲藕、萝卜、荸荠、梨、葫芦、莴笋、绿豆及各种动物的胆等。常用于实热证的调护，但寒性食物易损伤阳气，故阳气不足、脾胃虚弱患者应慎用。

3．热性食物性味辛温、辛热，具有温中散寒、益火助阳的功效，如猪肉、生姜、大蒜、花椒、胡椒、辣椒、桂皮、白酒等，常用于各种阴寒内盛的实寒证的调护。但热性食物多辛香燥烈，易助火伤津，故热证、阴虚火旺者忌用。

4．温性食物性味甘温，具有温中、补气、通阳、散寒的功效，如羊肉、鸽子肉、鲤鱼、糯米、南瓜、桂圆、荔枝、大枣、红糖等，常用于阳气虚弱的虚寒证或实寒证轻证的调护，热证和阴虚火旺者慎用或忌用。

5．凉性食物性味甘凉，具有清热、养阴的功效，如鸭肉、兔肉、甲鱼、豆腐、罗汉果、李子、豆芽、芹菜、白菜、茶叶、小麦、小米等。常用于虚热证的调护，但久用也能损伤人体阳气，故素体阳虚或脾气虚弱者应慎用。

三、饮食种类

（一）粥食类

粥食类是以粳米、粟米、糯米等富含淀粉的谷类和某些果实、蔬菜或肉类，加水煮成的半流质食品。若加入的食物有渣，不易同煮，可先煎熬取汁或绞取汁液，再与谷类同煮。粥食适用范围较广，尤其适用于脾胃虚弱者。

（二）汤羹类

汤羹类以肉、蛋、奶、鱼、银耳等具有滋补作用的食物为主，或适当配以其他药物，和水一同煎煮或煨炖而成。可根据食物的滋味、性质加入适当的调料。汤羹有汤和羹之分，较稀薄者为汤，稠厚者为羹。汤羹具有补益滋养、清润的功效，如银耳羹能滋养肺胃之阴。

（三）膏滋类

膏滋又称煎膏，一般选取滋养补益食物加水煎煮，取汁液浓缩至一定稠度，加入炼制过的蜂蜜或白糖、冰糖，再浓缩至呈半固体状。食用时以沸水冲服。膏滋具有润燥生津、滋养补肾等功效，如秋梨蜜膏可清热润肺止咳。

（四）菜肴类

菜肴类可选用的食物较多，如蔬菜、肉类、禽蛋等，制作方法多样，如蒸、烩、炖、焖、凉拌等，制作菜肴时一般要加入适当调味品，作为食疗菜肴，应针对食疗的目的合理选择和搭配食物，包括调味品。一般肉类、禽蛋类偏于补益，蔬菜类具有多种功效。

（五）饮料类

常用的饮料类除汤饮外，还有酒浆、乳、茶、露、汁等。酒剂是将某些食物或药物加酒浸泡过滤后制成；乳品则常用人乳，牛、羊、马等动物乳以及酥酪等乳类制品制成；茶类为单独用茶叶与某些食物、药物混合制成；露是将菜果草木花叶等含水之物，取其鲜品，蒸馏得水；汁则是新鲜多汁的植物果实、茎叶或块根，捣烂绞取汁液或压榨取汁制成。

（六）散剂类

散剂类是将食物晒干或烘干、炒脆后，研磨而成的细粉末。所用食物多为富含淀粉、蛋白质的谷物、干果，亦可加入适宜的药物。食用时以沸水调匀食用，或以温水或米汤送服，具有健脾开胃之功效。

四、饮食调护的原则

（一）因人因病，辨证施食

由于个体生活习惯和体质的不同，感受的病邪也不同，即使感受过同一病邪，也会因体质的差异而表现出不同的症候，因而饮食调护时应根据病症的性质选择相宜的食物。如外感风寒者，若是身体强壮的成年人，可选用发散作用较强的食疗方如姜糖饮、葱白粥等；对于体虚而感风寒的老年患者，食疗时宜搭配补益食品，如人参桂枝粥、木耳粥等。

（二）因时因地，灵活选材

选择食物时应根据四时气候特点及地理环境之差异，因时因地，灵活选取不同性质、不同功效的食物进行调理。夏令宜用清凉饮料或消暑食物，以清解暑热；秋季宜选用滋燥补阴的食物，以防燥邪袭肺。此外各地寒温差异较大，南北生活习惯不同，故饮食调护应因地制宜，灵活选用。必须审证求因，辨证配食，才能达到治病求本的目的，如燥实痞满便秘患者宜用牵牛子粥；气虚便秘患者宜用胡桃粥，津亏便秘患者宜用鸭梨粥等。

（三）重视调整

患者体质从形成过程来看，首先个体体质继承了自身家族遗传特性，发育生长过程是一个不断演变的规律性过程，因此其具有稳定性；同时个体体质又受地域、饮食、情志和各种社会环境的影响，会产生相应改变而出现差异性。肿瘤患者的体质多以虚弱、失调为主，尤其是气虚质、阳虚质、郁滞质、瘀血质等体质类型较为多见。肿瘤患者通过长期中药、饮食等可以调理病态体质，恢复平和体质。因此，体质又具有可调性，运用中医药及饮食调整偏颇体质是预防肿瘤和促进患者康复的重要手段。

五、饮食调护的基本要求

（一）饮食有节

1．饮食定量　指进食宜饥饱适中，恰到好处，则脾胃足以承受。使人们可以及时得到营养的供应，以保证各种生理活动的正常进行。过饱则会加重胃肠负担，使食物停滞于肠胃，不能及时消化，影响营养的吸收和输布。同时脾胃功能因承受过重而受到损伤。《素问·痹论》中指出："饮食自倍，肠胃乃伤"。反之，过饥则机体营养不足，无以保证营养供给，就会使机体逐渐衰弱，影响健康。

2．饮食定时　指进食宜有较为固定的时间。有规律地定时进食，可以保证消化、吸收功能有节奏地进行，脾胃可协调配合，有张有弛，反之食无定时，或忍饥不食，打乱了胃肠消化的正常规律，则会使脾胃功能失调，消化能力减弱，食欲逐渐减退，损害健康。《老老恒言·饮食》中指出："日中而阳气隆，日西而阳气虚，故早饭可饱，午后即宜食少，至晚更必空虚"。因此，在日常护理工作中，应指导患者按时进餐，养成良好的饮食习惯。

（二）平衡配膳

由于各种食物所含的营养成分不同，只有做到各种食物兼而有之，全面搭配，才能使人体得到均衡的营养，满足各种生理活动的基本需要。

1．种类多样，合理膳食　《素问·脏气法时论》中指出："五谷为养，五果为助，五畜为益，五菜为充，气味合而服之，以补精益气"。粱谷、肉类、蔬菜、果品等是饮食的主要组成部分，具有补益精气的作用。人们必须根据需要，合理调配饮食，使五味和谐，有助于机体消化吸收，滋养脏腑、筋骨、气血，益于健康。反之则会引起气血阴阳的平衡失调。

2．和五味，寒热调和　中医将食物的味道归为"酸、苦、甘、辛、咸"五味，五味对人体的作用各不相同，五味调和，有利于健康。《素问·生气通天论》中指出："阴之所生，本在五味，阴之五官，伤在五味"。如果长期偏食，就会引起机体阴阳平衡失调，从而导致疾病。《素问·生气通天论》中指出："膏粱之变，足生大丁"。指出了嗜食肥美食物的人，内多滞热，足以导致疔毒疮疡的发生。此外食物也有寒热温凉的不同性质，若过分偏嗜寒或热，能导致人体阴阳的失调易病。

（三）饮食宜卫生

新鲜清洁的食物，可以补充机体所需要的营养，而腐烂变质的食物不可食，否则易出现腹痛、泄泻、呕吐等中毒症状，重者可出现昏迷或死亡。《金匮要略·禽兽鱼虫禁忌并治》中指出："秽饭、馁肉、臭鱼，食之皆伤人"。此外，大部分食物不宜生食，而是需要经过烹调加热后变成熟食，方可使用。一方面使食物更容易被机体消化吸收，另一方面使食物得到清洁、消毒。《备急千金要方·养性·道林养性》中指出："勿食生肉伤胃，一切肉惟须煮烂"。

（四）保持良好的进食习惯

1．进食宜愉悦　良好的环境和愉悦的心情有利于食物的消化吸收。整洁的环境和愉悦的情绪可使肝气调达，食欲大增，脾胃健旺。

2．进食宜缓慢　进食时应该从容和缓，细嚼慢咽。急食则食不消化，暴食则会骤然加重肠胃负担，还容易发生噎、呛、咳等意外。

3．进食宜专注　进食时应将头脑中的各种琐事尽量抛开，把注意力集中到饮食上，既可以品尝到食物的美味，又有助于消化吸收和增加食欲。反之，则纳食不香，影响消化吸收。

（五）注重食后护理

1．食后要漱口　食后要注意口腔卫生。经常漱口可以口腔保持清洁，牙齿坚固，并能防止口臭、龋牙等疾病。《饮膳正要》中指出："晚餐不可多食，食后漱口，清旦刷牙，不如夜分刷牙，齿疾不生"。

2．食后宜摩腹　食后摩腹有利于腹腔血液循环，促进胃肠的消化功能。

3．食后宜散步　进食后不宜立即卧床休息，宜做从容和缓的活动。

六、饮食宜忌

饮食宜忌是中医养生防病的重要环节，特别是在疾病治疗的过程中，食物的选择既要知其所宜，又要知其所忌，《金匮要略・禽兽鱼虫禁忌并治》中指出："所食之味，有与病相宜，有与身相害，若得其宜则益体，害则成疾，以此致危，例皆难疗"。因此要根据患者的疾病证候类型进行饮食调护，使饮食与治疗相配合，达到防病治病的目的。

（一）因时配膳

由于四时气候的变化对人体的生理、病理有很大影响，因此人们应当在不同的季节根据饮食宜忌，合理选择调配不同的饮食，保持人体阴阳的协调平衡。

1．春季　气候转温，万物生发，宜适当食用辛温升散的饮食，如枣、香菜、葱、韭菜炒鸡蛋等，忌食生冷、黏杂之品。

2．夏季　炎热酷暑，万物蒸荣，腠理开泄，宜进食清淡、解渴、生津、消暑之品，如西瓜、冬瓜、丝瓜、绿豆汤、乌梅小豆汤、荷叶粥、藿香茶等，忌食寒凉、厚味之品。

3．秋季　凉爽干燥，万物肃杀，饮食应以滋阴润肺为主，可适当食用一些柔润食物，如芝麻、蜂蜜、鸭梨、乳品、甘蔗、糯米、莲藕、银耳羹等，以益胃生津，忌食辛燥、温热之品。

4．冬季　气候寒冷，万物收藏，宜食用滋阴潜阳、热量较高的食物，如谷类、羊肉、龟肉、鳖肉、木耳等，而且宜食热饮食，以保护阳气，忌食生冷寒凉之品。

（二）因地配膳

我国地域辽阔，不同地区由于地势高低、气候条件各异，人的生理活动和病变特点也不尽相同，应根据不同地域分别配制膳食。如我国东南沿海地区，气候温暖潮湿，居民易感湿热，宜食清淡除湿的食物；西北高原地区，气候寒冷干燥，居民易受寒伤燥，宜食温阳散寒或生津润燥的食物。

（三）因人配膳

1．儿童　儿童身体娇嫩，为稚阴稚阳之体，身体发育处于"成而未全，全而未壮"的阶段，宜食性平和，易于消化、健脾开胃的食物，而且食物的品种宜多样化及粗细粮、荤素合理搭配，不可偏嗜，忌食滋腻峻补之品。

2．青年人　青年人气血旺盛，宜食营养丰富的血肉有情之品和五谷杂粮、新鲜果菜，忌暴饮暴食、寒热、饥饱无度。

3．老年人　老年人脾胃功能虚弱，运化无力，气血容易亏损，宜食清淡、温热熟软之品，忌食生冷、黏硬、不易消化之品。

4．体胖者　体胖者体内多痰湿，饮食宜清淡，如多食青菜、水果等含纤维素多的食物，忌食肥甘厚腻、助湿生痰之物。

5．体瘦者　多阴虚内热，血亏津少，宜食滋阴生津、养血补血的食物，忌食辛辣、燥烈之品。

（四）辨证配膳

食物有四性五味之别，疾病有阴阳表里之分、寒热虚实之辨，配膳时要根据患者疾病的证候类型指导患者选择不同属性的食物，以达到配合治疗的目的。寒证患者宜食温性食物，忌食生冷瓜果等凉性食物；热证宜食凉性食物，忌食辛辣等热性食物。阳虚者宜温补壮阳，可常食羊肉、韭菜等，忌食生冷寒凉之品；阴虚者宜滋补养阴，可常食粥、银耳、鸭肉等，忌食温热辛燥之品。实证患者应根据病情之轻重缓急，采取急则治其标、缓则护其本和标本兼治的原则，选择适宜的食物。

（五）辨药施膳

为避免食物与药物之间发生相互作用而影响病情和治疗效果，护理人员要了解食物与药物宜忌，合理调配饮食，达到恢复健康的目的。一般服药期间要注意忌食生冷、腥膻、黏腻等不易消化及有特殊刺激性的食物。特殊禁忌如黄连、桔梗、乌梅忌猪肉；人参忌食萝卜；白术忌桃、李、大蒜；茯苓忌醋；地黄、何首乌忌葱、蒜、萝卜；甘草忌鲤鱼；薄荷忌鳖肉。

七、饮食调护在肿瘤患者不同治疗阶段的应用[3]

（一）放疗期间

中医认为放射线是一种热性杀伤物质，属“火邪”“火毒”范畴，可耗灼人体阴液[4]，患者常出现咽干喉痛、口渴欲饮、心烦便秘、尿黄等表现。因此，患者放射治疗期间宜食用滋阴生津，清热凉血之品，如甲鱼、泥鳅、苦瓜、黄瓜、冬瓜、西瓜、梨、柑、橙、柿子、绿豆、赤小豆、丝瓜、木耳、百合、莲子、大枣、山药、杏仁、生蜂蜜等。忌食热性、辛辣、香燥等食物，如羊肉、鹿肉、狗肉、牛肉、兔肉、辣椒、蟹、荔枝、龙眼等。应多食含纤维素丰富之食品。保持排便通畅，切忌进食滋腻碍胃食物。

（二）化疗期间[5]

1．对于化疗药物引起的心脏毒性，患者常出现胸闷、心慌、心悸、乏力等不适。可进食益气养阴、宽胸理气、活血化瘀的食物，如葛根粉、大枣、百合、枸杞子、柑橘、山楂、槐花、麦冬、太子参等。

2．对于化疗药物引起的消化道反应，可表现为恶心、呕吐、食欲减退等，应选择理气和胃、化湿止呕的食物，常用如生姜、柑橘、陈皮、山药、薏苡仁、白扁豆、山药、大枣、神曲等。

3．对于化疗药物引起的肝毒性，可多食具有滋养肝阴、清利湿热、疏肝利胆作用的食物以减轻肝的损害，如赤小豆、西瓜皮、枸杞子、菊花、山药、甲鱼、苦瓜、冬瓜、芹菜等。

4．对于化疗药物引起的肾损害，可通过补肾利尿药物，促使毒素排泄，防止肾损害。故除指导患者在化疗期间多饮水外，宜多食具有补肾利尿作用的食物，如茯苓、绿豆、赤小豆、冬瓜皮、西瓜皮、玉米须、甲鱼、冬虫夏草等。

（三）治疗期间的饮食禁忌

所谓“忌口”，是指患者对某些食物的禁忌，《金匮要略》中说“所食之味，有与身为害”，是指饮食不当会对身体不利，甚至造成毒害。“忌口”就是通过控制饮食来避免这种不利和毒害。忌口在食疗中具有重要意义。一般认为恶性肿瘤的患者应禁忌发物，如狗肉、羊肉、虾、蟹、香椿等。与肿瘤发生有关的致癌食物应避免，如熏制、腌制、霉变等食物。饮食禁忌也是在中医辨证论治的体系下运用的，如羊肉对于属热毒或者阴虚阳亢的肿瘤患者是发物，对于阳虚血虚的患者则是食疗使用的食材。故食疗忌口还需与中医辨证相结合，因人、因时、因地全面指导患者的饮食。

八、中医食疗在肿瘤患者症状中的应用[6-7]

（一）肺癌

1．肺脾气虚证　久咳痰稀，胸闷气短，神疲乏力，腹胀纳呆，浮肿便溏。舌质淡苔薄、边有齿痕。肺脾气虚型患者宜进食补益肺气、脾气的食品，如山药、栗子、糯米、粳米、猪肚、扁豆等、百合、薏米等。食疗方：糯米山药粥。

2．肺阴虚证　咳嗽气短，干咳痰少，潮热盗汗，五心烦热，口干口渴。舌赤少苔，或舌体瘦小、苔薄。肺阴虚型患者宜进食滋阴润肺的食品，如蜂蜜、核桃、百合、银耳、秋梨、柑橘、葡萄、萝卜、莲子、芝麻等。食疗方：核桃雪梨汤。

3．气滞血瘀证　咳嗽气短而不爽，气促胸闷，心胸刺痛或胀痛，痞块疼痛拒按，唇暗。舌紫暗或有瘀血斑、苔薄。气滞血瘀型宜进食行气活血，化瘀解毒的食品，如山楂、柑橘、桃仁、大白菜、芹菜、白萝卜、生姜、大蒜等。食疗方：白萝卜丝汤。

4．痰热阻肺证　痰多咳重，痰黄黏稠，气憋胸闷，发热。舌质红，苔黄腻或黄。痰热阻肺型患者宜进食清肺化痰的食品，如水梨、白萝卜、荸荠等或白萝卜、生姜、梨适量切片，水煎代茶饮；咯血者可吃海带、荠菜、菠菜等。食疗方：炝拌荸荠海带丝。

5．气阴两虚证　咳嗽有痰或无痰，神疲乏力，汗出气短，午后潮热，手足心热，时有心悸。舌质红苔薄，或舌质胖有齿痕。气阴两虚型患者宜进食益气养阴的食品，如莲子、桂圆、瘦肉、牛乳、蛋类、鱼肉、山药、海参、黄芪等，可每日用西洋参煎水代茶饮。食疗方：菜沫粥、桂圆山药羹。

（二）胃癌

1．脾气虚证　纳少、腹胀、便溏、气短、乏力、舌淡苔白。脾气虚证型患者宜食补中健脾的食品，如鸡蛋、瘦猪肉、羊肉、大枣、桂圆、白扁豆、山药、茯苓。

2．胃阴虚证　胃脘嘈杂、灼痛，饥不欲食，口干、口渴、便干，舌红少苔乏津。胃阴虚证型患者宜食滋补胃阴的食品，如莲子、山药、百合、大枣、薏苡仁、枸杞等。

3．血虚证　体表肌肤黏膜组织呈现淡白，头晕乏力，全身虚弱，舌质淡。血虚证型患者宜食补气养血的食品，如大枣、桂圆、山药。

4．脾肾阳虚证　久泄久痢、水肿、腰腹冷痛、肢冷、便溏、乏力，舌淡胖，苔白滑。脾肾阳虚证型患者宜食温补脾肾的食品，如羊肉、桂圆、肉桂、生姜等。

5．热毒证　胃脘灼痛、消谷善饥、面赤、口渴喜冷饮、便干，舌红苔黄。热毒证型患者宜食疏肝清热的食品，如海带、紫菜、杏仁、绿豆、藕粉、菊花、蒲公英、金银花等。

6．痰湿证　脾胃纳运功能障碍及胸脘痞闷、纳差，苔腻。痰湿证型患者宜食清热除湿的食品，如荸荠、马齿苋、赤小豆等。

7．血瘀证　固定疼痛、肿块、出血，舌质紫暗，或见瘀斑瘀点。血瘀证型患者宜食活血祛瘀的食品，如桃仁、山楂、大枣、赤小豆等。忌粗糙、坚硬、油炸、厚味之品，忌食生冷性寒之物。

8．肝胃不和证　脘胁胀痛、嗳气、吞酸、情绪抑郁，舌淡红、苔薄白或薄黄。肝胃不和证型患者宜食疏肝和胃的食品，如山楂、山药、萝卜、生姜、桂花等。

9．指导患者戒烟酒，宜食健脾养胃的食品，如山药、红枣等。根据食滞轻重控制饮食，避免进食过饱。

10．便秘者，指导患者进食富含膳食纤维的食物，如蔬菜、水果、粗粮等。

11．腹胀者，指导患者进食增加肠动力的食物，如苹果、番茄、白萝卜等，避免产气食物的摄入。

12．吞酸、嗳气者，应避免产酸的食物，如山楂、梅子、菠萝等。

（三）乳腺癌

1．气滞痰凝证　乳房肿块胀痛，两胁作胀，心烦易怒。或口苦，头晕目眩。舌苔薄白或薄黄。气滞痰凝证型患者宜食疏肝理气、化痰散结的食品，如陈皮、丝瓜、李子、海带、紫菜等。食疗方：海带汤。

2．冲任失调证　乳房肿块胀痛，两胁作胀，头晕目眩。或月经失调，腰腿酸软，五心烦热，目涩，口干。舌质红，苔少有裂纹。冲任失调证型患者宜食调理冲任、补益肝肾的食品，如红枣、甲鱼、桑葚、黑木耳等。食疗方：红杞鲫鱼汤。

3．毒热蕴结证　乳房肿块迅速增大，疼痛或红肿甚至溃烂翻花，分泌物臭秽等，或发热，心烦，口干，便秘。舌质暗红，舌苔黄白或黄厚腻。毒热蕴结证型患者宜食清热解毒、活血化瘀的食品，如莲藕、苦瓜、葡萄、柠檬、大白菜、茄子、香菇等。食疗方：菱角汤或菱角薏米粥。

4．气血两虚证　疲倦乏力，精神不振，食欲不振，失眠多梦，口干少津，二便失调。舌淡，苔薄白。气血两虚证型患者宜食益气养血、健脾补肾的食品，如龙眼肉、大枣、茯苓、山药、黑芝麻等，多食瘦肉、牛奶及蛋类等。食疗方：小米大枣粥。

5．气阴两虚证　乏力、口干苦、喜饮，纳差，乏力，腰腿酸软，五心烦热。舌质干红，少苔或薄苔。气阴两虚证型患者宜食益气养阴的食品，如黑木耳、银耳、鸭肉等。食疗方：莲藕小米粥。

6．瘀毒互结证：肿瘤增长迅速，神疲乏力，纳差消瘦，面色晦暗。或伴有疼痛，多为刺痛或胀痛，痛有定处。或伴有乳房肿物坚韧，若溃破则腐肉色败不鲜。舌淡或淡暗，苔白。瘀毒互结证型患者宜食解毒化瘀的食品，如苦瓜、丝瓜、海带、海蜇、马蹄等。食疗方：绿豆粥。

7．恶心者，宜食促进消化、增加胃肠蠕动的食品，如生白萝卜捣汁饮用；呕吐者，进食止呕和胃的食品，如频服姜汤（生姜汁 1 汤匙，蜂蜜 2 汤匙，加开水 3 汤匙调匀）。

8．化疗期间，宜食促进消化、健脾开胃、补益气血的食品，如萝卜、香菇、陈皮、菠菜、桂圆、金针菇等，禁食辛辣及油炸的食品。

9．放疗期间，宜食生津养阴、清凉甘润的食品，如藕汁、雪梨汁、萝卜汁、绿豆汤、冬瓜汤、竹笋、西瓜、橙子、蜂蜜、甲鱼等。

（四）结肠癌

1．脾肾阳虚证　腹胀隐痛，久泻不止，大便夹血，血色黯淡，或腹部肿块，面色萎黄，四肢不温。舌质淡胖，苔薄白。脾肾阳虚证型患者宜食温阳健脾的食物，如山药、桂圆、大枣、南瓜等。忌生冷瓜果、寒凉食物。食疗方：桂圆大枣粥。

2．肝肾阴虚证　腹胀痛，大便形状细扁，或带黏液脓血或便干，腰膝酸软，失眠，口干咽燥，烦躁易怒，头昏耳鸣，口苦，肋胁胀痛，五心烦热。舌红少苔。肝肾阴虚证型患者宜食滋阴补肝肾的食物，如芝麻、银耳、胡萝卜、桑葚等。忌温热之品。食疗方：银耳羹。

3．气血两亏证　体瘦胀满，面色苍白，肌肤甲错，食少乏力，神疲乏力，头昏心悸。舌质淡，苔薄白。气血两亏证型患者宜食益气养血的食物，如大枣、桂圆、莲子、鸡蛋等。食疗方：桂圆莲子汤。

4．痰湿内停证　里急后重，大便脓血，腹部阵痛。舌质红或暗紫，苔腻。痰湿内停证型患者宜食化痰利湿的食物，如白萝卜、莲子、薏苡仁、赤小豆等。忌大温大热之品。食疗方：赤小豆苡仁粥。

5．瘀毒内结证　面色黯滞，腹痛固定不移，大便脓血，血色紫暗，口唇黯紫，或舌有瘀斑，或固定痛处。瘀毒内结证型患者宜食化瘀软坚的食品，如桃仁、紫菜、油菜等。禁食酸敛类，如柿子、杨梅、石榴等。食疗方：桃仁紫菜汤。

6．急性腹痛患者诊断未明确时应暂禁食。腹泻患者宜食健脾养胃及健脾利湿的食物，如胡萝卜、薏苡仁等。严重腹泻者适量饮淡盐水。

（裴燕翔　王　坤）

参考文献

[1] 陈辰，房静远 . 饮食因素影响结直肠癌发生的研究进展 . 中华医学杂志，2014，94（26）：2069-2072.

[2] 刘革新 . 中医护理学 . 北京：人民卫生出版社，2008.

[3] 陆明，邓皖利，范磊 . 肿瘤病人食疗义理探索 . 药膳学术年会暨药膳高级研修班论文集 . 2013.

[4] 李德琼，石朝玉，段朝丽 . 肿瘤患者放疗后的辨证施护体会 . 中国中医药现代远程教育，2014，12（5）：120-121.

[5] 刘丽娟 . 癌症化疗患者实施中医辨证饮食护理 . 中国实用医药，2011，6（26）：201.

[6] 国家中医药管理局 . 关于印发胃疡等 19 个病种中医护理方案（试行）的通知 . 2015-09-08. http：//www.satcm. gov. cn/e/action/ShowInfo. php?classid=26&id=21643.

[7] 国家中医药管理局 . 关于印发促脉证（阵发性心房颤动）等 20 个病种中医护理方案（试行）的通知 . 2014-03-27. http：//www. satcm. gov. cn/e/action/ShowInfo. php?classid=26&id=19212.

第三节　中医用药

中医药以其特有的药物性质和功效，越来越多地在肿瘤的综合治疗中发挥作用，尤其是与西医结合治疗肿瘤患者，在提高抗肿瘤治疗效果、减轻化疗药物毒副作用、提高患者免疫力等方面都有较好的效果。中药在临床上主要分为内服中药、外用中药、静脉输注中药注射剂三种剂型。随着中医药越来越广泛的应用，护士应掌握中医用药的给药时间、剂量、方法及注意事项，以保证治疗安全。

一、内服中药的护理 [1]

（一）中成药

1．用药前询问过敏史，密切观察用药反应。

2．一般丸剂、片剂、胶囊、滴丸等用白开水送服，胶囊不能锉碎或咬破。

3．散剂、酊剂、膏剂、细丸以及某些贵重细料药物，不必煎煮，可用白开水或汤药冲服或含服。

4．合剂、混悬剂、糖浆剂、口服液不能稀释，应摇匀后直接服用。

5．祛寒药可用姜汤送服，祛风湿药宜用黄酒送服。

6．呕吐患者在服药前先服少量姜汁，亦可先嚼少许生姜片或陈皮，预防呕吐。

7．对于婴幼儿、危重患者，可将药调化后喂服。

（二）中药汤剂

1．煎煮中药的方法

（1）煎药用具以砂锅、瓦罐和陶瓷罐为佳，搪瓷、不锈钢和玻璃器皿亦可作为煎煮器具，忌用铁、铜、锡、铝等容器煎煮中药。

（2）煎药用水以水质洁净、矿物质少为原则，除处方有特殊规定用水外，一般用井水、自来水、蒸馏水或纯净水。煎药须用凉水或凉开水，忌用开水煎药。

（3）水量应根据药物的性质、药量、吸水程度和煮药时间而定。一般第一煎的加水量以水超过药物表面 2 ~ 3 cm 为准，第二煎的加水量以水浸过药物表面即可。煎煮花、叶、全草类药物，加水量要适当增多一些；煎煮矿物类、贝壳类药物时，加水量可稍减。煎药时应一次将水加足，避免在煎药过程中频频加水，如不慎将药煎糊，应弃去，不可加水再煎后服用。

（4）一般复方汤剂加水搅拌后应浸泡 30 ~ 60 分钟，以花、叶、草类等药为主的方剂浸泡 20 ~ 30 分钟，以根、茎、种子、果实类等药材为主的方剂浸泡 60 分钟。

（5）煎药火候以先武后文为原则。

（6）煎药时间从水沸开始计算，一煎 20 ~ 30 分钟，二煎 10 ~ 20 分钟。

①解表、芳香类药物一煎 15 ~ 20 分钟，二煎 10 ~ 15 分钟。②受热易变性的药物应待其他药物煎好前 5 ~ 10 分钟加入。③滋补类药物一煎 40 ~ 50 分钟，二煎 30 ~ 40 分钟。④有毒性的药物需久煎，60 ~ 90 分钟。

2．服药的具体时间　应根据药物的性能、功效、病情遵医嘱选择适宜的服药时间。

（1）清热解表药：饭前 1 小时，避风寒或增衣被或辅之以粥以助汗出。

（2）消食化积药：饭后服。

（3）泻下药：饭前服入。

（4）安神药：睡前半小时服。

（5）补益药：空腹服。

(6) 生津润燥、清暑解热药：不拘时间频服。
(7) 健胃药：饭前服。
(8) 止泻药：及时给予，按时再服，腹泻停止予以停药。
(9) 平喘药：宜在哮喘发作前 2 小时服用。
(10) 催吐药：宜清晨、午前服。
(11) 峻下逐水药：宜清晨空腹服。
(12) 润肠通便药：宜空腹服用。

3. 成人每次一般服用 200 ml，心力衰竭及限制入量的患者每次宜 100 ml，老人、儿童遵医嘱服用。

二、外用中药的护理 [2]

(一) 中药外敷

中药外敷临床上常用于癌痛患者的治疗、经外周静脉输注刺激性药液引起静脉炎的预防与治疗，例如如意金黄散、四黄膏等中药制剂外敷，但皮肤破溃的患者禁用。

1. 用药前评估患者的体质、年龄、既往史、过敏史、敷药皮肤情况，并做好解释。
2. 用生理盐水棉球擦拭清洁局部皮肤。
3. 根据敷药面积取大小适合的纱布，用棉签或涂药板将药物均匀地涂抹在纱布上，厚薄适中，药物面积应略大于患处。
4. 将涂好药物的纱布敷于患处，以胶布或绷带固定，松紧适宜。
5. 敷药期间应注意观察患者的不适反应及皮肤情况。
6. 遵医嘱按时摘除外敷纱布，并用生理盐水棉球擦拭清洁局部皮肤。
7. 如意金黄散应用蜂蜜或绿茶调成糊状，建议可用防水敷料粘贴固定。

(二) 中药湿敷

见中医护理技术的中药湿热敷。

三、中药注射剂的使用及护理 [3-4]

(一) 中药注射剂使用原则

1. 严格掌握适应证，合理选择给药途径。能口服给药的，不选用注射给药；能肌内注射给药的，不选用静脉注射或滴注给药。必须选用静脉注射或滴注给药的应加强监测。
2. 辨证施药，严格掌握功能主治。临床使用应辨证用药，严格按照药品说明书规定的功能主治使用，禁止超功能主治用药。
3. 严格掌握用法用量及疗程。按照药品说明书推荐剂量、调配要求、给药速度、疗程使用药品。不超剂量、过快滴注和长期连续用药。
4. 严禁混合配伍，谨慎联合用药。中药注射剂应单独使用，禁忌与其他药品混合配伍使用。谨慎联合用药，如确需联合使用其他药品，应谨慎考虑与中药注射剂的间隔时间以及药物相互作用等问题。

5．用药前应仔细询问过敏史，对过敏体质者应慎用。

6．对老人、儿童、肝肾功能异常患者等特殊人群和初次使用中药注射剂的患者应慎重使用，加强监测。对长期使用的在每疗程间要有一定的时间间隔。

7．加强用药监护。用药过程中，应密切观察用药反应，特别是开始 30 分钟。发现异常，立即停药，采用积极救治措施。

（二）常用抗肿瘤中药注射剂的护理

1．华蟾素注射液

（1）基本概况：华蟾素的成分为华蟾蜍毒素，主要含吲哚类总生物碱，为微黄色或淡黄色的澄明液体，pH 4.0 ～ 6.0。可解毒、消肿、止痛，用于热毒内蕴所致的中、晚期肿瘤，慢性乙型肝炎等。

（2）护理要点：给药前评估患者既往史、过敏史。予以静脉输注，禁止使用静脉推注的方法给药。本药对血管刺激性较大，建议使用中心静脉导管通路输入。治疗过程中，使用带过滤终端的输液器。熟悉配伍禁忌，不宜与强烈兴奋心脏药物同用，如氨茶碱、异丙肾上腺素等。不宜与抗生素类药物合用，如阿米卡星、头孢唑林、卡那霉素、庆大霉素等。不宜与维生素类药物合用，如维生素 C、维生素 A、维生素 K_1 等。不宜用林格注射液、0.9% 氯化钠注射液、右旋糖苷 -40 作为溶媒。不宜与氨甲苯酸、地塞米松合用。严格控制输液速度，宜缓慢滴入。儿童以 20 ～ 40 滴 / 分为宜，成年人以 40 ～ 60 滴 / 分为宜。华蟾素注射液稀释后，应在 2 小时内完成输入。需联合用药时，两次用药间隔应大于 6 小时。

用药过程中密切观察患者的反应，特别是首次用药及每次开始用药的 30 分钟内，如出现任何不良反应，及早发现，及早处理。部分病例在连续用药数次、数天后也会出现不良反应，因此，还应继续观察患者用药后的不良反应。门诊用药结束后注意观察 15 ～ 20 分钟，确定安全的情况下才可离开。老年患者、儿童、肝肾功能异常者使用本品时，应加强安全性用药监护。输液过程中若出现循环系统症状、呼吸系统症状、皮疹、药物热或静脉炎等不良反应时，应及时给予对症处理。

2．艾迪注射液

（1）基本概况：艾迪注射液的成分有斑蝥、人参、黄芪、刺五加。辅料为甘油（供注射用）。为浅棕色的澄明液体。pH 3.8 ～ 5.0。可清热解毒、消瘀散结，常用于原发性肝癌、肺癌、直肠癌、恶性淋巴瘤、妇科恶性肿瘤等的治疗。

（2）护理要点：给药前评估患者既往史、过敏史。心脏疾病史、出血倾向者禁用。孕妇及哺乳期妇女禁用。予以静脉输注，禁止使用静脉推注的方法给药。因本品含有微量的斑蝥素，外周静脉给药对注射部位有一定刺激，可在静滴本品前后给 2% 利多卡因 5 ml 加入 0.9% 氯化钠注射液 100 ml 静滴。因本药对血管刺激性较大，建议使用中心静脉导管通路输入。注意配伍禁忌，不宜与人血白蛋白连续滴注，不宜与肝得健联合使用，以免产生絮状物。给药速度：首次给药开始宜 15 滴 / 分，30 分钟后如无不良反应，可控制在 50 滴 / 分内。

用药过程中密切观察用药反应，特别是首次用药及每次开始用药的 30 分钟内，如出现任何不良反应，及早发现，及早处理。个别病例在连续用药数次、数天后也会出现不良反应，因此，还应继续观察患者用药后的不良反应。门诊用药结束后注意观察 15 ～ 20 分钟，确定安全的情况下才可离开。老年人、儿童患者、肝肾功能异常者使用本品时，应加强安全性用药监护。输液过程中若出现循环系统、呼吸系统不良反应及全身皮疹或发痒、舌头发麻、呼吸困难、面色绯红、胸闷，应及时停药并给予对症处理。

3．康莱特注射液

（1）基本概况：康莱特注射液成分有注射用薏苡仁油，辅料为大豆磷脂、注射用甘油。为水包油型白色的乳状液体。pH 4.8 ～ 6.8。具有益气养阴、消肿散结的作用，适用于不宜手术的气阴两虚脾虚湿困型原发性非小细胞肺癌及原发性肝癌，配合放化疗有一定的增效作用，对中、晚期肿瘤具有一定的抗恶液质和止痛作用。

（2）护理要点：给药前评估患者的既往史、过敏史。对薏苡仁油、大豆磷脂、甘油过敏者慎用；在脂肪代谢严重失调时（急性休克、急性胰腺炎、病理性高脂血症、脂性肾病变等患者）禁用；肝功能严重异常者慎用；孕妇禁用。检查药品，如液体出现油水分层（乳析现象）或瓶身有漏气、裂纹等与说明书外观不符的情况，不能使用。注意配伍禁忌：本药含有成分较多，不宜与其他药物同时输注。予以静脉输注，禁止使用静脉推注的方法给药。本药对血管刺激性较大，建议使用中心静脉导管通路输入。治疗过程中，使用带过滤终端的输液器。如使用外周静脉输入时，防止渗漏至血管外引起刺激性疼痛，冬季可用 30 ℃温水预热，以减轻药物刺激。如有轻度静脉炎出现，可在注射本品前和后输注 5% 葡萄糖溶液 50 ～ 100 ml，并有计划地更换输液部位。给药速度：首次使用，滴注速度应缓慢，开始 10 分钟调节至 20 滴 / 分，20 分钟后如无不良反应可持续增加，30 分钟后滴速可控制在 40 ～ 60 滴 / 分内。

用药过程中密切观察用药反应，特别是首次用药及每次开始用药的 30 分钟内，如出现任何不良反应，及早发现，及早处理。个别病例在连续用药数次、数天后也会出现不良反应，因此，应连续观察患者用药后的不良反应。门诊用药结束后注意观察 15 ～ 20 分钟，确定安全的情况下才可离开。老年人、儿童患者、肝肾功能异常者使用本品时，应加强安全性用药监护。输液过程中若出现寒战、发热、轻度恶心、过敏性皮疹、剥脱性皮炎、过敏性休克、局部皮肤肿胀、疼痛、静脉损伤、心血管系统损害等不良反应时，应立即停药并给予对症处理。

（王　坤　陈　扬）

参考文献

[1] 国家中医药管理局 . 关于印发胃疡等 19 个病种中医护理方案（试行）的通知 . 2015-09-08. http：//www.satcm. gov. cn/e/action/ShowInfo. php?classid=26&id=21643.

[2] 张素秋，石福霞 . 中医护理技术操作实训 . 北京：人民军医出版社，2011.

[3] 中药注射剂临床使用基本原则 . 中华人民共和国卫生部、国家食品药品监督管理局、国家中医药管理局联合下发卫医政发［2008］71 号文《关于进一步加强中药注射剂生产和临床使用管理的通知》. 2008.

[4] 张素秋，白杨，周姣媚 . 中药注射剂应用手册 . 北京：人民军医出版社，2013.

第四节　中医护理技术

中医护理技术是以脏腑学说为基础，经络学说为核心，通过刺激特定部位，以通经脉、调气血、调整阴阳而达到防病治病的目的 [1]。其中耳穴贴压、穴位按摩、穴位贴敷、灸法等六项操作是肿瘤患者临床中常用的中医护理技术[2]。

一、耳穴贴压[3-4]

（一）原理

耳穴贴压是采用王不留行籽、莱菔籽等丸状物贴压于耳郭（耳廓）上的穴位或反应点，通过其疏通经络、调整脏腑气血功能，促进机体的阴阳平衡，达到防治疾病、改善症状的一种操作方法，属于耳针技术范畴。

（二）适用症状

耳穴贴压可预防或减轻肿瘤患者的疼痛、失眠、恶心呕吐、腹胀、腹泻、便秘、咳嗽等症状。

（三）临床应用

1．护理评估　主要临床表现、既往史，是否妊娠；疼痛的耐受程度；耳部皮肤情况；有无胶布、药物过敏史。

2．操作要点

（1）准备用物：治疗盘、耳豆板（王不留行籽或莱菔籽）、探棒、止血钳、75% 酒精、无菌棉签、污物碗。

（2）核对医嘱，做好操作前解释。

（3）告知患者局部会出现热、麻、胀、痛的感觉。

（4）协助患者取舒适体位，建议尽量取坐位，以避免操作中菜籽脱落入耳。

（5）探查耳穴敏感点，确定贴压部位。

（6）用 75% 酒精自上而下、由内到外、从前到后消毒耳部皮肤。

（7）用止血钳夹住菜籽贴敷于选好的穴位上，根据患者对疼痛的耐受程度，适度按压，使其有热、麻、胀、痛的感觉，即为“得气”。

（8）每日上、下午为患者按压一次，每次 1 ～ 2 分钟，观察耳部皮肤情况，询问有无不适。

（9）核对医嘱，告知注意事项，整理用物，洗手。

3．取穴（图 6-4-1）

（1）疼痛：交感、神门、皮质下、疼痛部位对应穴位（如胃痛，取胃）。

（2）失眠：心、肾、神门、枕。

（3）恶心呕吐：胃、脾、神门。

（4）腹胀：胃、脾、大肠、交感、皮质下。

（5）腹泻：胃、脾、大肠、小肠、交感、神门。

（6）便秘：胃、脾、大肠、交感、皮质下、便秘点。

（7）咳嗽：肺、气管、神门、皮质下。

（8）食欲不振：胃、脾、交感。

（9）焦虑：心腧、肝腧、神门、脑、皮质下。

（10）气促胸闷：肺、气管、脾、肾、神门、皮质下。

（四）注意事项

耳郭（耳廓）局部有炎症、冻疮或表面皮肤有破溃者，有习惯性流产史的孕妇不宜施行。耳穴贴压每次选择一侧耳穴，双侧耳穴轮流使用。夏季易出汗，一侧留置时间 1 ~ 3 天，冬季留置 3 ~ 7 天。观察患者耳部皮肤情况，留置期间应防止胶布脱落或污染，对普通胶布过敏者改用脱敏胶布。患者侧卧位耳部感觉不适时，适当调整胶布粘贴的松紧度。

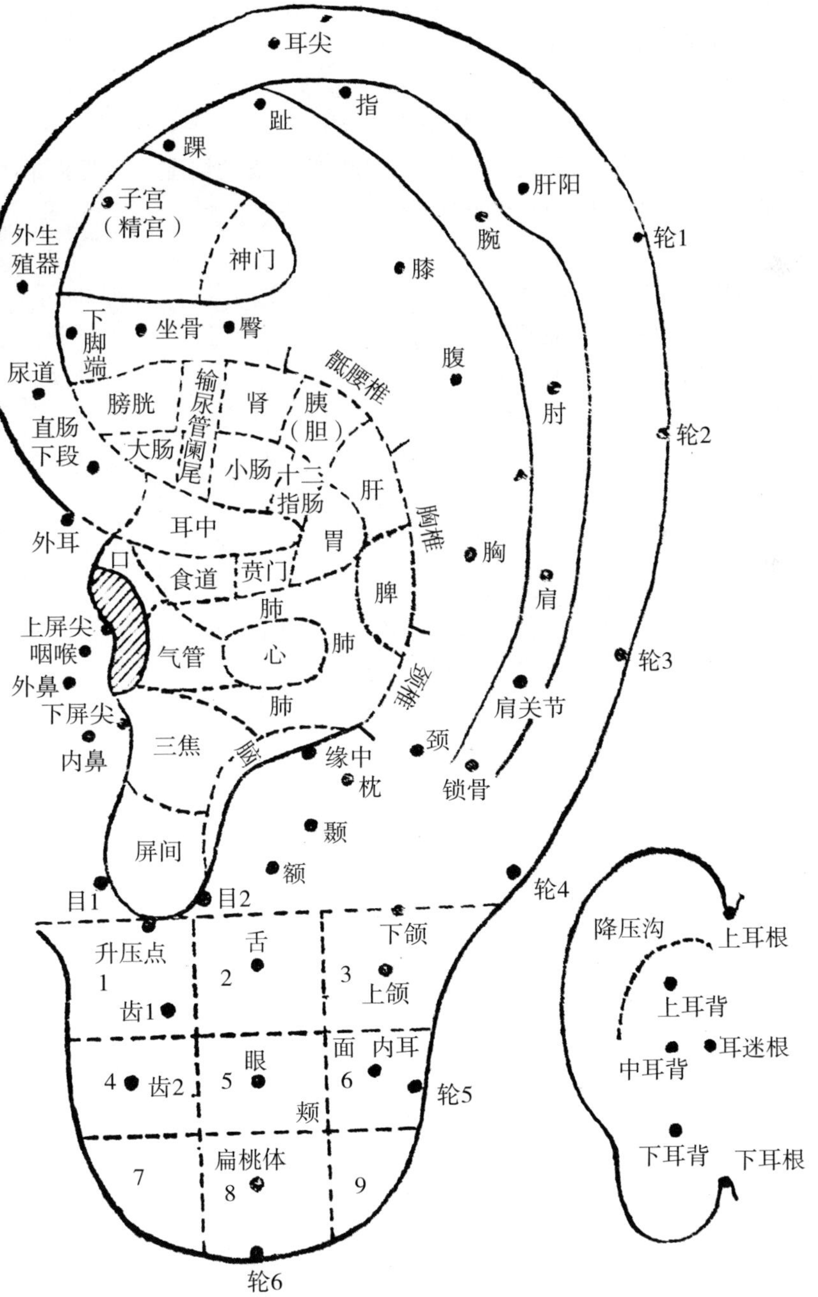

图 6-4-1　耳穴位置图

二、穴位按摩

（一）原理

穴位按摩是利用手法作用于人体穴位，通过局部刺激，达到疏通经络、调动机体抗病能力的一种操作方法。

（二）适用症状

适用于化疗引起的恶心呕吐、便秘等症状。

（三）临床应用

1．护理评估　主要临床表现、既往史；按摩部位皮肤情况；对疼痛的耐受程度；年龄、体质及心理状况；女性患者是否处于妊娠期。

2．操作要点

（1）准备用物：根据穴位准备治疗巾、治疗单、手消毒剂，必要时可备点穴棒。

（2）核对医嘱，做好操作前解释。

（3）告知患者局部会出现酸、麻、胀、痛的感觉。

（4）协助患者取舒适体位，暴露按摩部位，注意保暖。

（5）用拇指或手掌鱼际部位（或点穴棒）适度按摩选定穴位，局部有酸、麻、胀、痛感即为“得气”。

（6）操作中观察局部皮肤，询问患者有无不适，及时调整手法或停止操作。

（7）每日上、下午为患者行穴位按摩一次，每穴 1 ～ 2 分钟。

（8）操作后协助患者整理衣着并取舒适体位，整理床单位。

（9）核对医嘱，告知注意事项，整理用物，洗手。

3．取穴（图 6-4-2、图 6-4-3）

（1）恶心呕吐：内关、公孙、足三里、中脘、天枢、气海。

（2）便秘：支沟、天枢、大肠腧、上巨虚、照海。

（四）注意事项

注意为患者保暖及保护隐私。操作者应修剪指甲，以免损伤患者皮肤。用力要均匀、柔和、持久，禁用暴力。注意观察患者的反应，密切观察患者有无特殊不适情况。进行腰腹部按摩时，嘱患者排空膀胱。

三、穴位贴敷

（一）原理

穴位贴敷技术是将药物研成粉末状，与水或其他介质调配成糊状，敷贴到人体穴位，通过刺激穴位、激发经气，达到通经活络、清热解毒、活血化瘀、消肿止痛、行气消痞作用的一种操作方法。

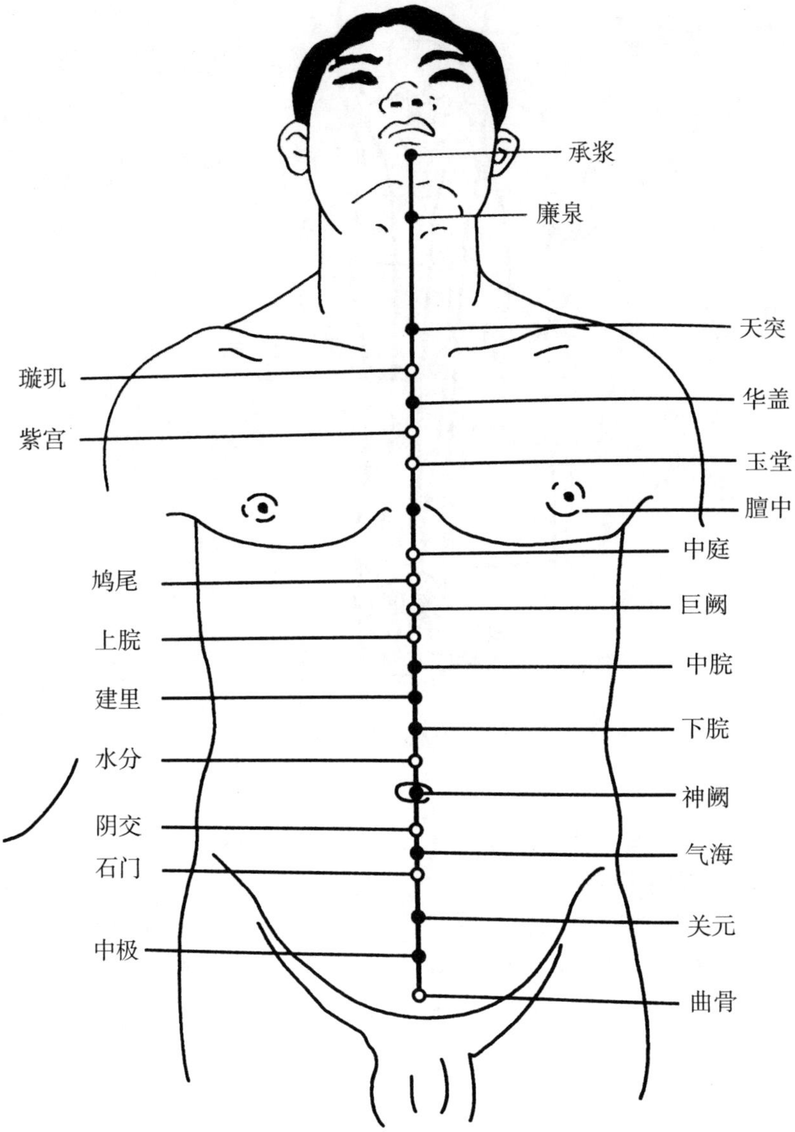

图 6-4-2　人体前部穴位图

（二）适用症状

适用于癌痛、恶心呕吐、便秘等。

（三）临床应用

1．护理评估　主要临床表现、既往史及过敏史；患者敷药部位的皮肤情况；年龄、体质及心理状况；病室环境及温度。

2．操作要点

(1) 准备用物：治疗盘、调制的药物、药匙、敷料、纱布、压舌板、0.9% 生理盐水棉球，

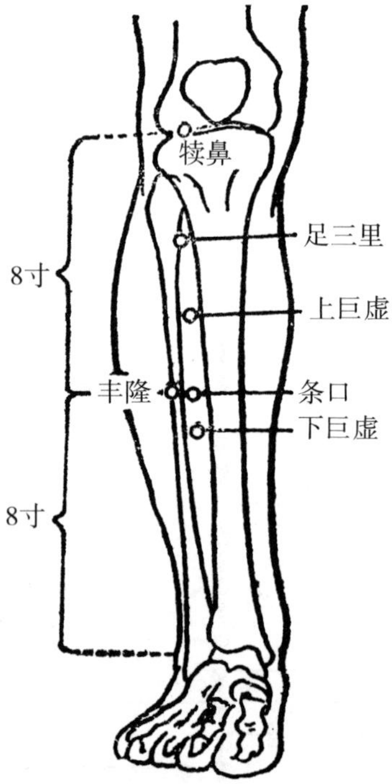

图 6-4-3　人体下肢穴位图

必要时备一次性中单、胶布或绷带、棉垫、屏风、毛毯等。

（2）核对医嘱，做好操作前解释。

（3）告知患者：①皮肤敷药后可能会出现药物着色；②有污染衣物的可能；③用药后反应；④贴敷时间一般为 6 ～ 8 小时；⑤敷料如有松动或脱落，及时告知护士。

（4）协助患者取舒适体位，暴露敷药部位皮肤（必要时垫一次性中单），注意保暖、保护隐私。

（5）用生理盐水棉球擦拭皮肤，观察皮肤情况。

（6）将调制好的药物用压舌板均匀地涂抹于敷料上，贴敷于相应穴位，做好固定。

（7）一般情况下，厚薄以 0.2 ～ 0.3 cm 为宜，温度以 38 ～ 40 ℃为宜。

（8）为避免药物受热溢出污染衣物，可再加敷料或棉垫覆盖，以胶布或绷带固定，松紧适宜。

（9）随时询问有无不适感。

（10）摘取敷料后协助患者用温水清洁局部皮肤，整理衣着并取舒适体位，整理床单位。

（11）核对医嘱，告知注意事项，整理用物，洗手。

3．取穴（图 6-4-2、图 6-4-4）

（1）疼痛：阿是穴（疼痛部位）。

（2）恶心呕吐：双侧内关穴。

（3）便秘：神阙穴。

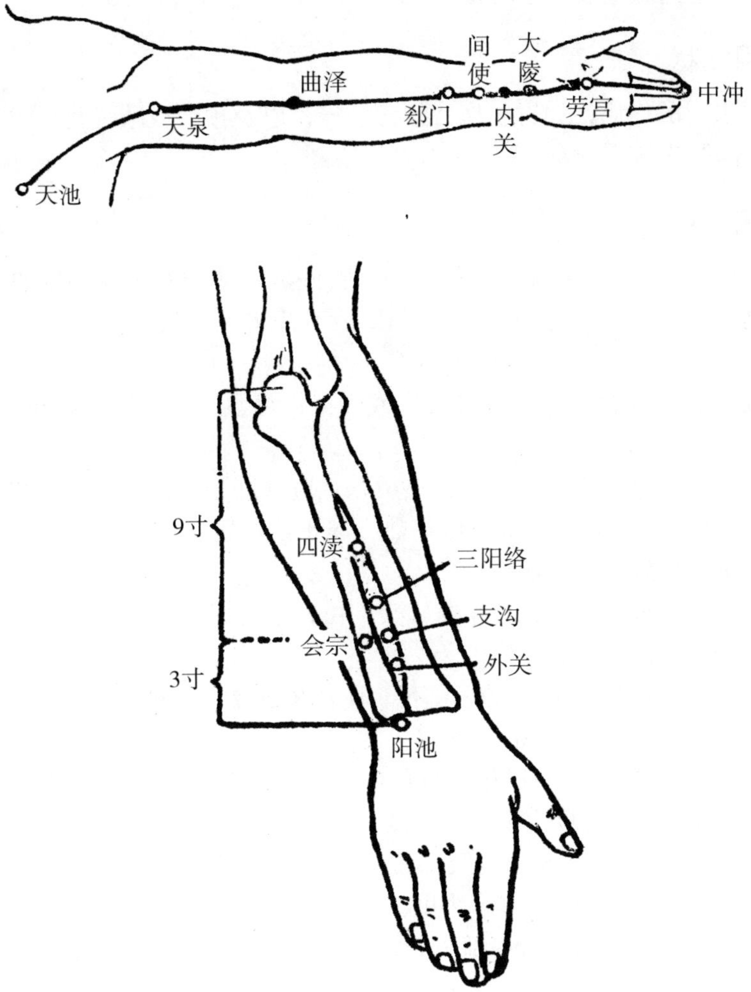

图 6-4-4　人体上肢穴位图

（四）注意事项

根据病情、年龄、药物、季节可适当调整贴敷时间，小儿应酌情缩短贴敷时间。孕妇的脐部、腹部、腰骶部及某些敏感穴位，如合谷、三阴交等处不宜敷贴，以免局部刺激引起流产。红肿、溃烂处不宜敷贴药物，以免发生化脓性感染。残留在皮肤上的药物不宜使用肥皂擦洗，应以温水清洗。局部出现红疹、瘙痒、水疱等过敏现象，应立即撤除，通知医生，配合处理。

四、灸法

（一）原理

灸法是以艾绒为主要原料，制成艾条或艾柱，点燃后在人体某穴位或患处熏灸，利用温热及药物的作用，达到温经散寒、调和气血、消瘀散结、扶阳固脱作用的一种操作方法。

（二）适用症状

适用于寒湿引起的疼痛，如胃脘痛、腰背酸痛，以及预防或减轻化疗引起的乏力、吞酸嗳气、腹胀、腹泻等症状。

（三）临床应用

1．护理评估　主要临床表现、既往史、是否妊娠；体质及施灸部位的皮肤情况；有无出血病史或出血倾向；对热、气味的耐受程度；女性患者是否处于妊娠期；病室环境及温度。

2．操作要点

（1）准备用物：治疗盘、艾条、打火机或火柴、弯盘、小口瓶、纱布；必要时备浴巾、屏风、计时器。

（2）告知患者：①局部皮肤有烧灼、热烫感觉应立即告知护士；②艾绒点燃后会有较淡的中药燃烧气味；③施灸后局部皮肤微红灼热，属于正常现象。

（3）核对医嘱，做好操作前解释。

（4）协助患者取舒适体位，充分暴露施灸部位，注意保暖及保护隐私。

（5）点燃艾条，遵医嘱实施相应的灸法。

1）温和灸：将点燃的艾条对准施灸部位，距离皮肤 2 ~ 3 cm，以局部出现温热感为宜，每处灸 10 ~ 15 分钟，至皮肤出现红晕为度。

2）雀啄灸：将点燃的艾条对准施灸部位 2 ~ 3 cm，一上一下进行施灸，如此反复，一般每穴灸 10 ~ 15 分钟，至皮肤出现红晕为度。

3）回旋灸：将点燃的艾条悬于施灸部位上方约 2 cm 处，反复旋转，移动范围约 3 cm，每处灸 10 ~ 15 分钟，至皮肤出现红晕为度。

（6）施灸过程中密切观察患者局部皮肤情况，随时询问有无灼痛感，及时调整距离，防止烫伤。

（7）施灸中应及时将艾灰弹入弯盘，防止灼伤皮肤。

（8）施灸结束，立即将艾条插入小口瓶，熄灭艾火。

（9）用纱布清洁施灸处皮肤，协助患者穿衣，取舒适体位，整理床单位。

（10）核对医嘱，告知注意事项，整理用物，洗手。

（11）酌情开窗通风，注意保暖，避免对流风。

3．取穴（图 6-4-2、图 6-4-3、图 6-4-5）

（1）胃脘痛、腰背痛：阿是穴（疼痛部位）。

（2）乏力：双侧足三里。

（3）吞酸嗳气：胃俞、足三里、中脘。

（4）腹胀：中脘、肝俞。

（5）腹泻：以脐为中心，上、下、左、右旁开 1 ~ 1.5 寸（回旋灸）。

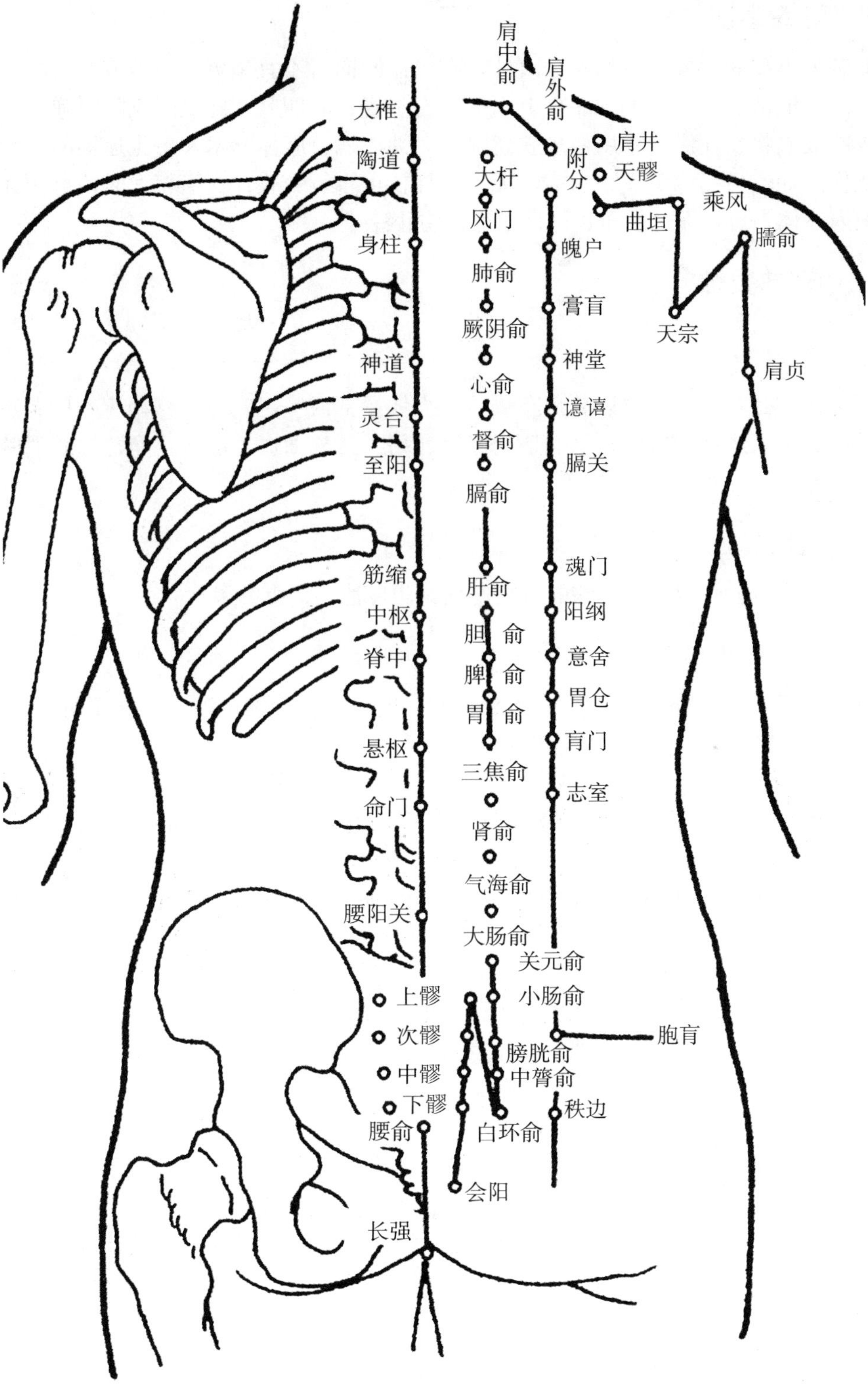

图 6-4-5　人体背部穴位图

（四）注意事项

大血管处、皮肤感染、溃疡、瘢痕处，有出血倾向者不宜施灸。空腹或餐后 1 小时左右不宜施灸。一般情况下，施灸顺序自上而下，先头身，后四肢。施灸时应随时弹落艾灰，以防烧伤皮肤或衣物。注意观察患者皮肤情况，对糖尿病、肢体麻木及感觉迟钝的患者尤应注意防止烧伤。如灸后局部出现小水疱，无需处理，可自行吸收；水疱较大时，可用无菌注射器抽吸疱内液体，覆盖无菌纱布，保持干燥，防止感染。

五、中药热熨敷

（一）原理

中药热熨敷是将中药加热后装入布袋，在人体局部或一定穴位上移动，利用温热之力使药性通过体表透入经络、血脉，从而达到温经通络、行气活血、散寒止痛、祛瘀消肿等作用的一种操作方法。

（二）适用症状

适用于肿瘤患者脾胃虚寒所致的胃脘疼痛、腹冷泄泻、呕吐等症状。

（三）临床应用

1. 护理评估　病室环境、温度；主要症状、既往史、药物过敏史、月经期及是否妊娠；对热和疼痛的耐受程度；热熨部位的皮肤情况。

2. 操作要点

（1）准备用物：治疗盘、遵医嘱准备的药物及器具、凡士林、棉签、纱布袋 2 个、大毛巾、纱布或纸巾，必要时备屏风、毛毯、温度计等。

（2）告知患者：①热熨前，排空二便。②感觉局部温度过高或出现红肿、丘疹、瘙痒、水疱等情况，应及时告知护士。③操作时间为 20 分钟。

（3）核对医嘱，做好操作前解释。

（4）根据医嘱，将药物放入纱布袋内（双层），加热至 60 ～ 70 ℃，备用。

（5）取适宜体位，暴露药熨部位，注意保暖，必要时用屏风遮挡患者。

（6）用棉签在药熨部位涂一层凡士林，将药袋放到患处或相应穴位处用力来回推熨，以患者能耐受为宜。力量要均匀，开始时用力要轻，速度可稍快，随着药袋温度的降低，力量可增大，同时速度减慢。药袋温度过低时，及时更换药袋或加温。推熨时间为 5 分钟。

（7）推熨结束后将药袋放到患处或相应穴位处热敷 15 分钟。

（8）药熨敷操作过程中注意观察局部皮肤的颜色情况，及时询问患者对温度的感受。

（9）操作完毕协助患者擦净局部皮肤，整理衣着并取舒适体位，整理床单位。嘱患者避风保暖，多饮温开水。

（10）核对医嘱，告知注意事项，整理用物，洗手。

3. 取穴（图 6-4-2）

（1）胃脘疼痛：阿是穴（疼痛部位）。

（2）腹冷泄泻、呕吐：神阙。

（四）注意事项

大血管处、皮肤破损及炎症处、局部感觉障碍处忌用。操作过程中应保持药袋温度，温度过低则需及时更换或加热。药熨温度适宜，一般保持 50 ～ 60 ℃，不宜超过 70 ℃，年老者、婴幼儿及感觉障碍者，药熨温度不宜超过 50 ℃。操作中注意保暖。药熨过程中应随时听取患者对温度的感受，观察皮肤颜色变化，一旦出现水疱或烫伤，应立即停止，并给予适当处理。

六、中药湿热敷

（一）原理

中药湿热敷技术是将中药煎汤或其他溶媒浸泡，根据治疗需要选择常温或加热，将中药浸泡的敷料敷于患处，通过疏通气机、调节气血、平衡阴阳，达到疏通腠理、清热解毒、消肿止痛的一种操作方法。

（二）适用症状

适用于放疗患者Ⅱ～Ⅲ级急性放射性的皮肤损伤、经外周静脉输注刺激性药液引起的静脉炎等症状。

（三）临床应用

1．护理评估　病室环境、温度；主要症状、既往史及药物过敏史；对热的耐受程度；局部皮肤情况。

2．操作要点

（1）准备用物：治疗盘、药液、敷料、水温计、镊子 2 把、纱布，必要时备中单、屏风等。

（2）告知患者：①湿热敷时间为 20 ～ 30 分钟。②如皮肤感觉不适，如过热、瘙痒等，及时告知护士。③中药可致皮肤着色，数日后可自行消退。

（3）核对医嘱，做好操作前解释。

（4）取合理体位，暴露湿热敷部位。

（5）测试温度，将敷料浸于 38 ～ 43 ℃药液中，将敷料拧至不滴水即可，敷于患处。

（6）及时更换敷料或频淋药液于敷料上，以保持湿度及温度，观察患者皮肤反应，询问患者的感受。

（7）操作完毕，清洁皮肤，协助患者取舒适体位。

（8）核对医嘱，告知注意事项，整理用物，洗手。

（四）注意事项

外伤后患处有伤口、皮肤急性传染病等忌用中药湿热敷技术。湿敷液应现配现用，注意药液温度，防止烫伤。治疗过程中观察局部皮肤反应，如出现水疱、痒痛或破溃等症状时，立即停止治疗，通知医师。注意保护患者隐私并保暖。

（陈　扬　郭　敬）

参考文献

[1] 国家中医药管理局医政司 . 护理人员中医技术使用手册 . 2015.
[2] 张素秋，孟昕，李莉 . 常见病中医护理常规 . 北京：人民军医出版社，2012.
[3] 国家中医药管理局 . 关于印发胃疡等 19 个病种中医护理方案（试行）的通知 . 2015-09-08. http：//www. satcm. gov. cn/e/action/ShowInfo. php?classid=26&id=21643.
[4] 国家中医药管理局 . 关于印发中风等 13 个病种中医护理方案（试行）的通知 . 2013-05-16.

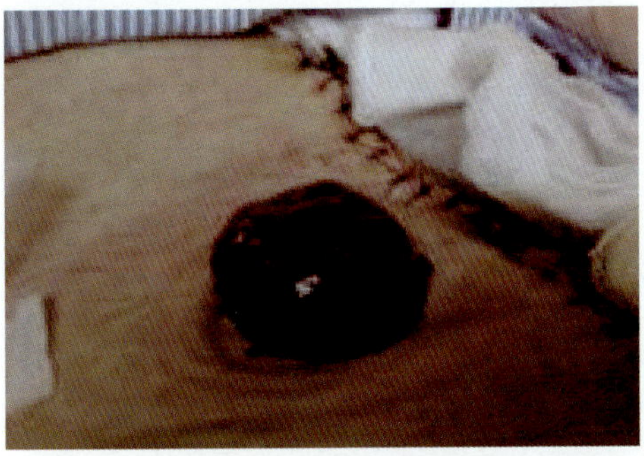

彩图 4-14-1　造口坏死

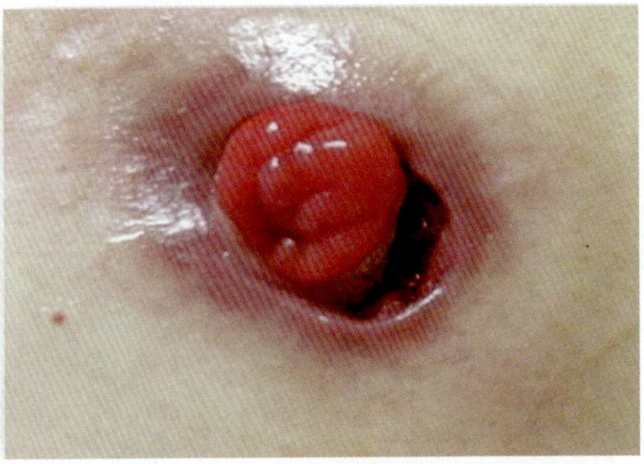

彩图 4-14-2　造口皮肤黏膜分离

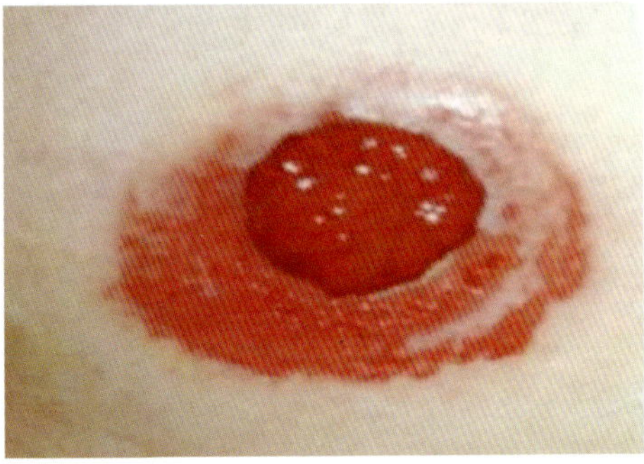

彩图 4-14-3　造口粪水性皮炎

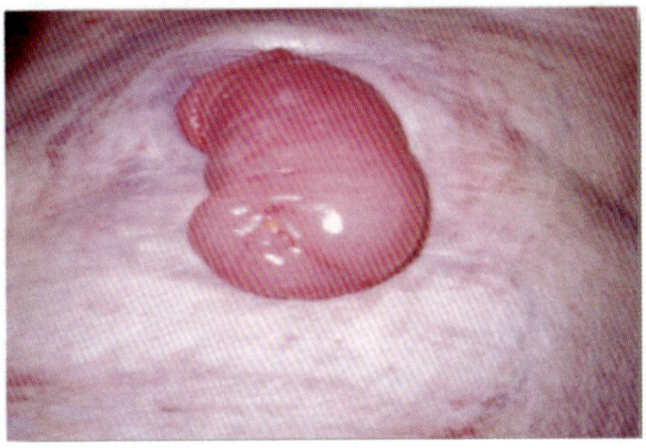

彩图 4-14-4　造口脱垂

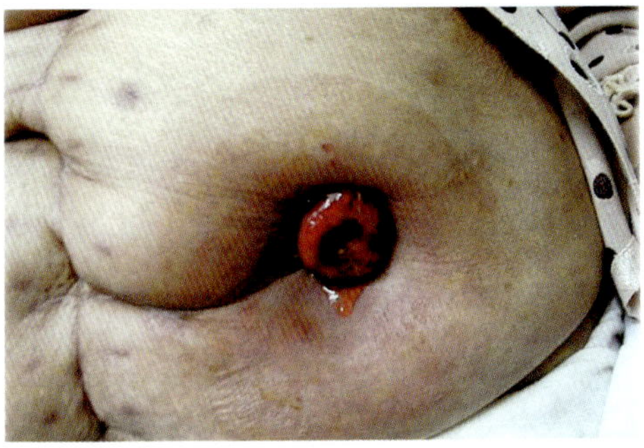

彩图 4-14-5　造口回缩

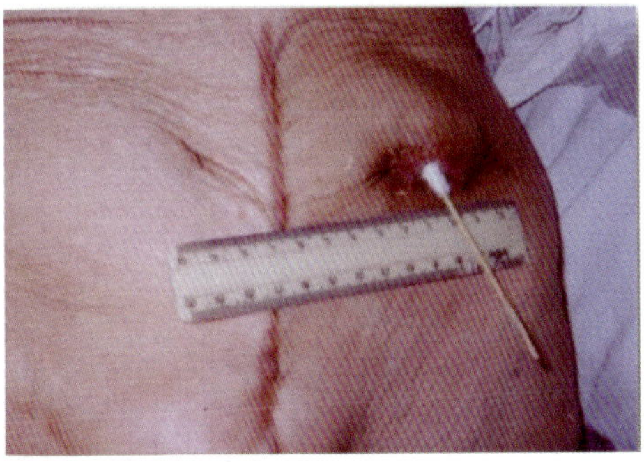

彩图 4-14-6　造口狭窄

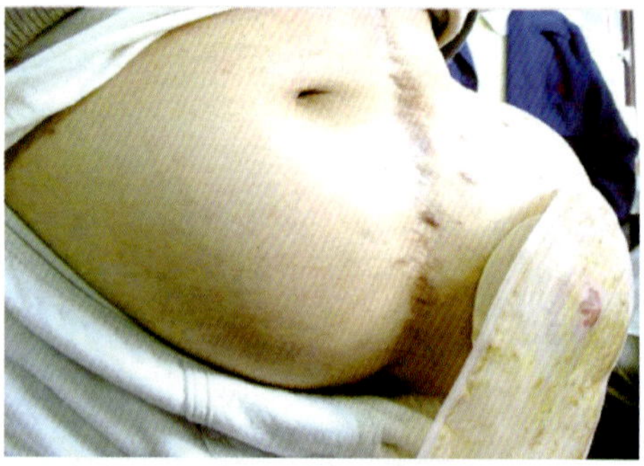

彩图 4-14-7　造口旁疝

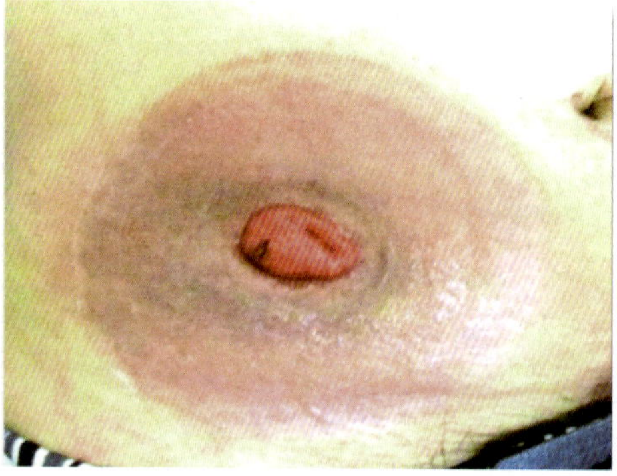

彩图 4-14-8　造口过敏性皮炎

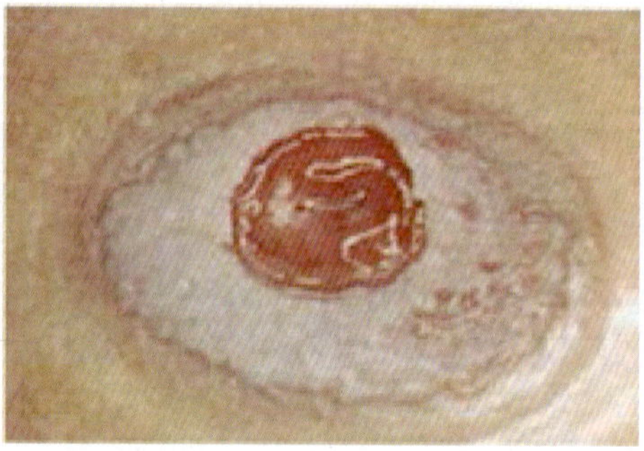

彩图 4-14-9　造口尿酸盐结晶